임상심리사

2급

> 1차 필기 핵심분석

자격증 한 번에 따기

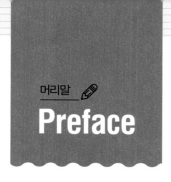

머리말

Preface

임상심리사 2급 시험을 준비하는 수험생분들께

임상심리사 2급 시험은 국가기술자격 중 보건복지 분야의 유일한 시험으로 심리상담 및 심리평가를 다룰 수 있는 말 그대로 임상심리사로서의 자격을 평가하는 시험입니다. 시험 과목에 있어서도 1차에서는 심리학개론, 이상심리학, 심리검사, 임상심리학, 심리상담을 치러야 하며, 2차 시험에서는 합격률이 매우 낮은 임상실무의 턱을 넘어야 합니다.

저자가 계속해서 '시험'이라는 말을 강조하는 이유는 임상심리사 2급을 최종적으로 취득하기 위해서는 1년 이상의 실습수련을 받았거나 2년 이상의 실무에 종사한 사람이 '시험'에 합격해야 하기 때문입니다. 즉, 실습수련 및 실무종사 경력과 시험합격을 위한 수험생활과는 차이점이 있습니다.

먼저, 시험 대비를 위해서는 시험 평가 영역에 대한 광범위한 지식과 용어에 대한 이해가 바탕이 되어야 합니다. 아무리 수련 과정에서 임상심리에 대한 다양한 개념과 심리평가에 대한 방법론과 절차를 습득했다 하더라도 시험에서 출제되는 텍스트의 경향과는 다소 차이가 있을 수 있습니다. 그런 이유로 수험 적합성이 있는 텍스트에 친숙해져야 합니다.

또한, 합격률의 경우 1차 시험과 2차 시험의 합격률이 어느 정도의 경향성 있기 때문에 그에 맞는 수험 전략이 필요합니다. 1차 시험의 경우는 비교적 쉬운 난이도로 출제를 하며 과거부터 지속적으로 출제되었던 문제가 반복적으로 출제되는 경향이 있습니다. 다만, 해를 거듭할수록 난도가 올라가는 경향이 분명히 짙으므로 기출문제만 암기하는 식의 학습은 결코 지양해야 합니다.

1차 시험은 보다 폭넓은 이론 개념에 입각하여 문제 중심으로 학습하는 전략을 추천 드립니다. 2차 시험은 합격률이 보통 한 자릿수에서 20%대에 맞춰지므로 100명 중 80명 가까이는 떨어진다는 것을 유념해야 합니다. 이에 대비하기 위해서는 필연적으로 1차 시험 때부터 정석으로 학습을 해야 한다는 것으로 귀결됩니다. 상기하였듯 1차 시험을 기출문제 암기식으로 학습했다면 2차 시험을 준비하는데 과도하게 오랜 시간이 소요될 수 있으며 기초에 대한 부족으로 낙방을 거듭할 수 있습니다.

따라서 저자는 다시 한 번 공부에 대한 정석을 강조 드립니다. 이론에 대한 학습과 문제풀이, 이해되지 않는 용어에 대한 반복 학습, 틀리는 문제에 대한 점검이 바로 공부에 대한 정석임을 다시 한 번 말씀드립니다.

본 교재는 시험에 출제되는 용어에 최대한 부합하도록 이론의 내용을 구성하였습니다. 해당 이론이 어떻게 필기 문제로 출제되는지를 본문의 용어 및 기출문제란을 통해 보여줌으로써 수험 적합성을 높이고자 하였습니다. 10년치 가까이 되는 문제가 책 한권에 반영되어 있으므로 출제의 경향성을 파악하기에 충분할 것입니다. 단원이 끝나고 나서는 2차 시험에 대한 예고편이자 대비로써 출제되는 영역에 대한 문제와 간략한 해설을 제공하였습니다.

본 교재가 임상심리사 2급 시험에 합격하는데 좋은 밑거름이 되어 기초를 쌓고 심화 지식을 축적함으로써 2차 시험까지 대비할 수 있는 길을 열어주는 데 일조하기를 희망합니다. 책이 나오기까지 편집과 교정 디자인에 심혈을 기울여 주신 ㈜서원각 임직원분들께 감사의 말씀을 전합니다.

저자 허용 드림

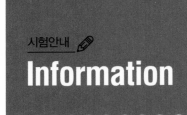
▌ 임상심리사

임상심리사는 인간의 심리적 건강 및 효과적인 적응을 다루어 궁극적으로는 심신의 건강 증진을 돕고, 심리적 장애가 있는 사람에게 심리평가와 심리검사, 개인 및 집단 심리상담, 심리재활프로그램의 개발과 실시, 심리학적 교육, 심리학적 지식을 응용해 자문을 한다. 임상심리사는 주로 심리상담에서 인지, 정서, 행동적인 심리상담을 하지만 정신과 의사들이 행하는 약물치료는 하지 않는다. 정신과병원, 심리상담기관, 사회복귀시설 및 재활센터에서 주로 근무하며 개인이 혹은 여러 명이 모여 심리상담센터를 개업하거나 운영할 수 있다. 이 외에도 사회복지기관, 학교, 병원의 재활의학과나 신경과, 심리건강 관련 연구소 등 다양한 사회기관에 진출할 수 있다.

▌ 수행직무

국민의 심리적 건강과 적응을 위해 기초적인 심리평가, 심리검사, 심리치료상담, 심리재활 및 심리교육 등의 업무를 주로 수행하며, 임상심리사 1급의 업무를 보조하는 직무

▌ 진로 및 전망

임상심리사, 심리치료사

▌ 시험정보

① 수수료

　㉠ 필기 : 19,400원

　㉡ 실기 : 20,800원

② 출제경향 : 국민의 심리적 건강과 적응을 위해 기초적인 심리평가, 심리검사, 심리치료상담, 심리재활 및 심리교육 등의 업무를 수행하는 능력평가

③ 취득방법

　㉠ 시행처 : 한국산업인력공단

　㉡ 응시자격 : 임상심리와 관련하여 1년 이상 실습수련을 받은 자 또는 2년 이상 실무에 종사한 자로서 대학졸업자 및 졸업예정자 등

　㉢ 시험과목

　　• 필기 : 심리학개론, 이상심리학, 심리검사, 임상심리학, 심리상담(시험시간 : 2시간 30분)

　　• 실기 : 임상 실무(시험시간 : 3시간)

　㉣ 합격기준

　　• 필기(매 과목 100점) : 매 과목 40점 이상, 전 과목 평균 60점 이상

　　• 실기(100점) : 60점 이상

직무분야	보건 · 의료	중직무분야	보건 · 의료	자격종목	임상심리사 2급	적용기간	2020. 1. 1 ～ 2024. 12. 31

직무내용 : 국민의 심리적 건강과 적응을 위해 기초적인 심리평가, 심리검사, 심리치료 및 상담, 심리재활 및 심리교육 등의 업무를 주로 수행하며, 임상심리사 1급의 업무를 보조하는 직무이다.

필기검정방법	객관식	문제수	100	시험시간	2시간 30분

필기 과목명	문제수	주요항목	세부항목	세세항목
심리학 개론	20	1. 발달심리학	1. 발달의 개념과 설명	1. 발달의 개념 2. 발달연구의 접근방법
			2. 발달심리학의 연구주제	1. 인지발달 2. 사회 및 정서 발달
		2. 성격심리학	1. 성격의 개념	1. 성격의 정의 2. 성격의 발달
			2. 성격의 제이론	1. 정신역동이론 2. 현상학적 이론 3. 특성이론 4. 인지 및 행동적 이론 5. 심리사회적 이론
		3. 학습 및 인지심리학	1. 학습심리학	1. 조건형성 2. 유관학습 3. 사회 인지학습
			2. 인지심리학	1. 뇌와 인지 2. 기억 과정 3. 망각
		4. 심리학의 연구 방법론	1. 연구방법	1. 측정 2. 자료수집방법 3. 표본조사 4. 연구설계 5. 관찰 6. 실험
		5. 사회심리학	1. 사회지각	1. 인상형성 2. 귀인이론
			2. 사회적 추론	1. 사회인지 2. 태도 및 행동

필기 과목명	문제수	주요항목	세부항목	세세항목
이상 심리학	20	1. 이상심리학의 기본개념	1. 이상심리학의 정의 및 역사	1. 이상심리학의 정의 2. 이상심리학의 역사
			2. 이상심리학의 이론	1. 정신역동 이론 2. 행동주의 이론 3. 인지적 이론 4. 통합이론
		2. 이상행동의 유형	1. 신경발달장애	1. 유형 2. 임상적 특징
			2. 조현병 스펙트럼 및 기 타 정신병적 장애	1. 유형 2. 임상적 특징
			3. 양극성 및 관련 장애	1. 유형 2. 임상적 특징
			4. 우울장애	1. 유형 2. 임상적 특징
			5. 불안장애	1. 유형 2. 임상적 특징
			6. 강박 및 관련 장애	1. 유형 2. 임상적 특징
			7. 외상 및 스트레스 관련 장애	1. 유형 2. 임상적 특징
			8. 해리장애	1. 유형 2. 임상적 특징
			9. 신체증상 및 관련 장애	1. 유형 2. 임상적 특징
			10. 급식 및 섭식장애	1. 유형 2. 임상적 특징
			11. 배설장애	1. 유형 2. 임상적 특징
			12. 수면–각성장애	1. 유형 2. 임상적 특징
			13. 성기능부전	1. 유형 2. 임상적 특징
			14. 성별 불쾌감	1. 유형 2. 임상적 특징
			15. 파괴적, 충동조절 및 품 행장애	1. 유형 2. 임상적 특징
			16. 물질 관련 및 중독장애	1. 유형 2. 임상적 특징
			17. 신경인지장애	1. 유형 2. 임상적 특징
			18. 성격장애	1. 유형 2. 임상적 특징
			19 변태성욕장애	1. 유형 2. 임상적 특징

필기 과목명	문제수	주요항목	세부항목	세세항목
심리 검사	20	1. 심리검사의 기본개념	1. 자료 수집 방법과 내용	1. 평가 면담의 종류와 기법
				2. 행동 관찰과 행동평가
				3. 심리검사의 유형과 특징
			2. 심리검사의 제작과 요건	1. 심리검사의 제작과정 및 방법
				2. 신뢰도 및 타당도
			3. 심리검사의 윤리문제	1. 심리검사자의 책임감
				2. 심리검사에 관한 윤리강령
		2. 지능검사	1. 지능의 개념	1. 지능의 개념
				2. 지능의 분류
				3. 지능의 특성
			2. 지능검사의 실시	1. 지능검사의 지침과 주의사항
				2. 지능검사의 절차
				3. 지능검사의 기본적 해석
		3. 표준화된 성격검사	1. 성격검사의 개념	1. 개발 과정
				2. 구성 및 특성
				3. 척도의 특성과 내용
			2. 성격검사의 실시	1. 성격검사의 실시와 채점
				2. 성격검사의 기본적 해석
		4. 신경심리검사	1. 신경심리검사의 개념	1. 신경심리학의 기본 개념
				2. 인지 기능의 유형 및 특성
				3. 주요 신경심리검사의 종류
			2. 신경심리검사의 실시	1. 면담 및 행동관찰
				2. 주요 신경심리검사 실시
		5. 기타 심리 검사	1. 아동 및 청소년용 심리 검사	1. 아동 및 청소년용 심리검사의 종류
				2. 아동 및 청소년용 심리검사의 실시
			2. 노인용 심리검사	1. 노인용 심리검사의 종류
				2. 노인용 심리검사의 실시
			3. 기타 심리검사	1. 검사의 종류와 특징
				2. 투사 검사의 종류와 특징
				3. 기타 질문지형 검사의 종류와 특징

필기 과목명	문제수	주요항목	세부항목	세세항목
임상 심리학	20	1. 심리학의 역사와 개관	1. 심리학의 역사	1. 심리학의 현대적 발전
				2. 임상심리학의 성장과 발전
				3. 임상심리학의 최근 동향
			2. 심리학의 제이론	1. 정신역동 관점
				2. 행동주의 관점
				3. 생물학적 관점
				4. 현상학적 관점
				5 통합적 관점
		2. 심리평가 기초	1. 면접의 제개념	1. 면접의 개념
				2. 면접의 유형
			2. 행동평가 제개념	1. 행동평가의 개념
				2. 행동평가의 방법
			3. 성격평가 제개념	1. 성격평가의 개념
				2. 성격평가의 방법
			4. 심리평가의 실제	1. 계획
				2. 실시
				3. 해석
		3. 심리치료의 기초	1. 행동 및 인지행동 치료의 제개념	1. 행동 및 인지행동 치료의 특징
				2. 행동 및 인지행동 치료의 종류
			2. 정신역동적 심리치료의 제개념	1. 정신역동치료의 개념
				2. 역동적 심리치료 시행 방안
			3. 심리치료의 기타 유형	1. 인본주의치료
				2. 기타 치료
		4. 임상심리학의 자문, 교육, 윤리	1. 자문	1. 자문의 정의
				2. 자문의 유형
				3. 자문의 역할
				4. 지역사회심리학
			2. 교육	1. 교육의 정의
				2. 교육의 유형
				3. 교육의 역할
			3. 윤리	1. 심리학자의 윤리
				2. 심리학자의 행동규약
		5. 임상 특수분야	1. 개념과 활동	1. 행동의학 및 건강심리학
				2. 신경심리학
				3. 법정 및 범죄심리학
				4. 소아과심리학
				5. 지역사회심리학

필기 과목명	문제수	주요항목	세부항목	세세항목
심리 상담	20	1. 상담의 기초	1. 상담의 기본적 이해	1. 상담의 개념 2. 상담의 필요성과 목표 3. 상담의 기본원리 4. 상담의 기능
			2. 상담의 역사적 배경	국내외 상담의 발전과정
			3. 상담관련 윤리	윤리강령
		2. 심리상담의 주요 이론	1. 정신역동적 상담	1. 기본개념 2. 주요 기법과 절차
			2. 인간중심 상담	1. 기본개념 2. 주요 기법과 절차
			3. 행동주의 상담	1. 기본개념 2. 주요 기법과 절차
			4. 인지적 상담	1. 기본개념 2. 주요 기법과 절차
			5. 기타 상담	1. 기본개념 2. 주요 기법과 절차
		3. 심리상담의 실제	1. 상담의 방법	1. 면접의 기본방법 2. 문제별 접근방법
			2. 상담의 과정	1. 상담의 진행과정 2. 상담의 시작과 종결
			3. 집단상담	1. 집단상담의 정의 2. 집단상담의 과정 3. 집단상담의 방법
		4. 중독상담	1. 중독상담 기초	1. 중독모델 2. 변화단계이론 3. 정신약물학
			2. 개입방법	1. 선별 및 평가 2. 동기강화 상담 3. 재발방지
		5. 특수문제별 상담유형	1. 학습문제 상담	1. 학습문제의 기본특징 2. 학습문제 상담의 실제 3. 학습문제 상담 시 고려사항
			2. 성문제 상담	1. 성문제 상담의 지침 2. 성 피해자의 상담 3. 성 상담 시 고려사항
			3. 비행청소년 상담	1. 청소년비행과 상담 2. 비행청소년에 대한 접근방법 3. 상담자의 역할 4. 비행청소년 상담 시 고려사항
			4. 진로상담	1. 진로상담의 의미 및 이론 2. 진로상담의 기본지침 3. 진로상담 시 고려사항
			5. 위기 및 자살상담	1. 위기 및 자살상담의 의미 및 이론 2. 위기 및 자살상담의 기본지침 3. 위기 및 자살상담 시 고려사항

01 발달심리학

section 1 발달이란?

1. 발달의 의의

(1) 발달의 개념

① 인간의 발달이 시작되는 수정의 순간에서부터 죽음에 이르기까지의 전 생애를 통해 나타나는 모든 변화의 양상과 그 과정을 발달(development)이라고 한다.

② 발달을 연구하는 심리학 분야를 발달심리학이라고 한다. 전 생애 동안 인간이 어떻게 변화하는지 신체적, 사회적, 정서적, 도덕적 및 지적 발달의 과정을 연구하는 분야다.

③ 최근 들어서는 노년기를 포함한 전 생애로 연구대상이 확대되면서 생애발달심리(life-span developmental psychology)로 불리기도 한다.

용어 및 기출문제

○ **핵심이론정리**

시험에 나오는 핵심 주체만을 골라 정리한 이론! 혼자서도 쉽게 공부할 수 있도록 최대한 알기 쉽게 구성하였습니다.

용어 및 기출문제

람과 구별되는 독특성은 인간이 가지고 태어나는 기질적인

하는 방법은 일란성 쌍생아와 이란성 쌍생아 또는 일반 형
을 비교하는 것이다. 연구결과 일란성 쌍생아의 경우 상관이
이란성 쌍생아는 0.3으로 나타났다. 특히 외향성과 신경증
쌍생아 연구에서 일란성 쌍생아의 상관이 이란성 쌍생아의
배가 넘는 것으로 나타났다.

된 일란성 쌍생아 혹은 이란성 쌍생아들이더라도 성격특질
나타나는데, 이는 환경 역시 성격 형성에 중요한 영향을 미친

기출

유전이 성격특질에 미치는 효과를 알아보기 위한 방법으로 가장 적합한 것은?

① 함께 자란 일란성 쌍생아의 비교
② 양육환경이 다른 일란성 쌍생아의 비교
③ 함께 자란 이란성 쌍생아의 비교
④ 양육환경이 다른 이란성 쌍생아의 비교

○ **용어 및 기출문제**

중요한 용어 또는 처음 보는 용어들을 자세하게 정리해 두어 명쾌하게 개념 이해를 할 수 있습니다. 또한 관련 이론에 대한 기출문제를 수록하여 출제유형을 파악할 수 있습니다.

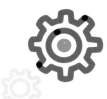

핵심예제 O----------

각 챕터별로 꼭 풀어봐야 할 대표 예제를 구성하고 정답과 해설을 수록하여 시험을 더욱 완벽하게 대비할 수 있습니다.

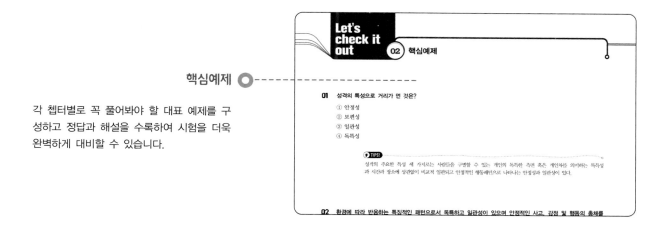

Let's check it out

02 핵심예제

01 성격의 특성으로 거리가 먼 것은?

① 안정성
② 보편성
③ 일관성
④ 독특성

TIPS!

성격의 주요한 특성 세 가지로는 사람들을 구별할 수 있는 개인의 독특한 측면 혹은 개인차를 의미하는 독특성과 시간과 장소에 상관없이 비교적 일관되고 안정적인 행동패턴으로 나타나는 안정성과 일관성이 있다.

02 환경에 따라 반응하는 특징적인 패턴으로서 독특하고 일관성이 있으며 안정적인 사고, 감정 및 행동의 총체를

최신 기출문제분석 O----------

최신 기출문제를 자세한 해설과 함께 수록하여 최근 출제경향을 파악하고 실제 시험에 대한 적응력을 높일 수 있습니다.

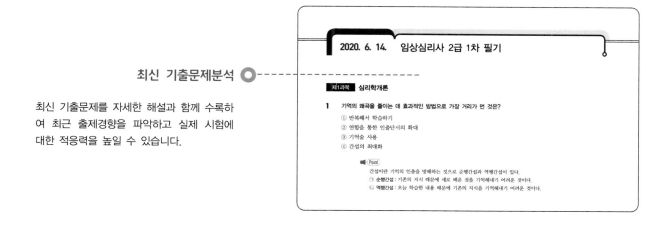

2020. 6. 14. 임상심리사 2급 1차 필기

제1과목 심리학개론

1 기억의 왜곡을 줄이는 데 효과적인 방법으로 가장 거리가 먼 것은?

① 반복해서 학습하기
② 연합을 통한 인출단서의 확대
③ 기억술 사용
④ 간섭의 최대화

Point

간섭이란 기억의 인출을 방해하는 것으로 순행간섭과 역행간섭이 있다.
㉠ 순행간섭 : 기존의 지식 때문에 새로 배운 것을 기억해내기 어려운 것이다.
㉡ 역행간섭 : 오늘 학습한 내용 때문에 기존의 지식을 기억해내기 어려운 것이다.

차례 ✏️
Contents

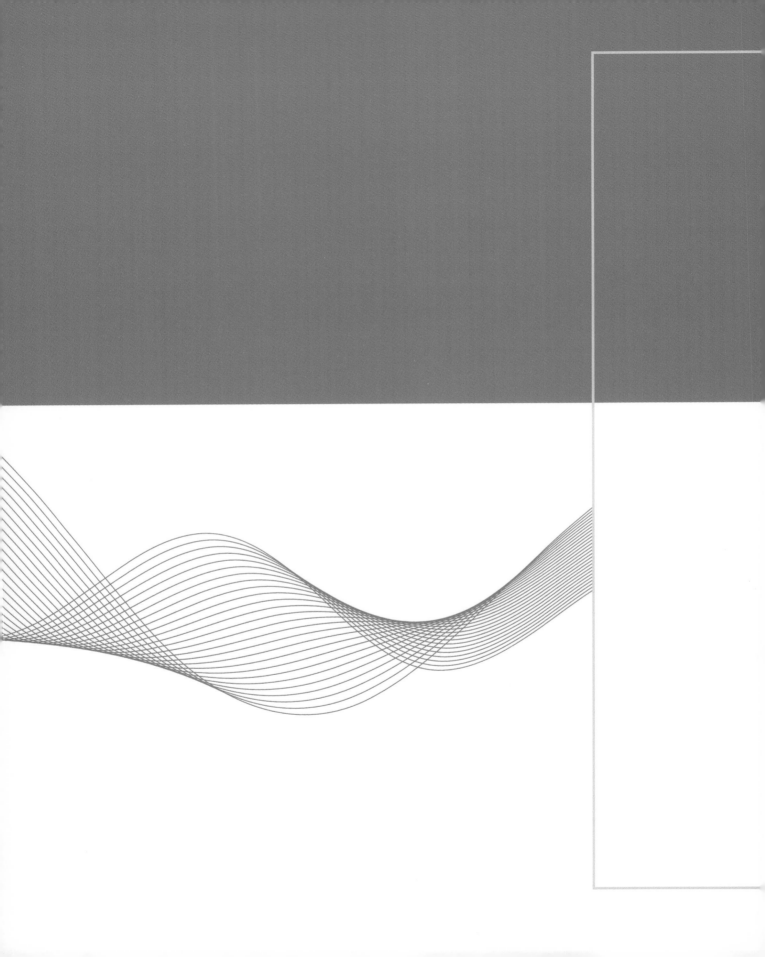

PART

01

심리학개론

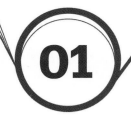

01 발달심리학

section 1 발달이란?

1. 발달의 의의

(1) 발달의 개념

① 인간의 발달이 시작되는 수정의 순간에서부터 죽음에 이르기까지의 전 생애를 통해 나타나는 모든 변화의 양상과 그 과정을 발달(development)이라고 한다.

② 발달을 연구하는 심리학 분야를 발달심리학이라고 한다. 전 생애 동안 인간이 어떻게 변화하는지 신체적, 사회적, 정서적, 도덕적 및 지적 발달의 과정을 연구하는 분야다.

③ 최근 들어서는 노년기를 포함한 전 생애로 연구대상이 확대되면서 생애발달심리(life-span developmental psychology)로 불리기도 한다.

(2) 발달의 원리

① 발달이란 인간의 성장* 발달에서 공통적으로 관찰되는 기본적인 경향성 또는 원리이다. 학자들 간 견해의 차이는 있으나 대체로 들고 있는 일반적인 원리가 있다.

② 상호 작용성
  ㉠ 개체의 발달은 유기체가 가지고 있는 유전적 소질과 환경적 영향의 상호 작용에 의해 이루어진다.
  ㉡ 발달은 성숙과 학습의 상호작용에 의해 이루어진다.

③ 순서성과 방향성 발달에는 일정한 순서와 방향에 따라 이루어지는데, 두미 발달의 원칙(머리 → 발), 근원발달의 원칙(안 → 바깥, 팔 → 손목 → 손 → 손가락), 세분화 발달의 원칙(전체운동 → 특수운동) 등이 있다.

④ 분화와 통합성 : 처음에는 모든 행동이 미분화되어 전체적인 반응을 하던 것이 특수적·부분적 반응으로 분화되며 동시에 몇 개의 반응이 통합되어 새로운 체제가 형성된다.

⑤ 연속성과 주기성 : 개체의 일생은 변화의 연속이고 이 변화는 주기성을 갖고 이루어진다.

성장과 성숙
성장이란 신체의 양적 변화에 초점이 맞춰져 있다(신장, 체중 등). 성숙이란 성장을 기초로 해서 나타나는 신체 내부의 생리적, 생화학적(유전자, 호르몬 등)인 질적 변화다.

⑥ 개인차와 항상성 : 모든 개인의 발달에는 개인차가 있으며 또한 모든 특성은 어릴 때부터 성숙할 때까지 비교적 항상적*이다.

(3) 퀴블러-로스(Elisabeth Kübler-Ross)의 죽음의 5단계 이론

구분	내용
부정 (Denial)	• 갑작스럼 죽음의 소식 충격으로 사실을 부정하려고 함 • 애써 부정하려고 하다보면 고립감, 소외감에 빠지기 쉬움
분노 (Anger)	• 더 이상 부정할 수 없음에 심리적 분노를 일으킴 • 주위 사람들의 잘못으로 자신이 죽게 되었다며 외적 귀인
타협 (Bargaining)	• 죽음이 연기되거나 지연될 수 있도록 타협하는 단계 • 절대자, 초자연적 대상에게 맹세하는 형태로 타협
우울 (Depression)	• 병세 악화로 자신의 죽음 확신 • 반응성 우울 : 병으로 인해 잃어버린 가족, 직장, 외모 등에 대해 슬퍼하는 반응으로 그들이 적극 개입해주길 원함 • 예기 우울 : 자신이 사랑하는 모든 것을 잃게 될 것이라는 예비적 슬픔에서 오는 반응
수용 (Acceptance)	• 죽음에 임박한 사람으로 수용의 반응을 보임 • 체념 상태는 아니지만, 할 것을 다 했다는 느낌을 가짐

2. 발달심리의 이론적 접근

(1) 학습 이론적 관점

① 행동주의적 접근
　㉠ 환경이 인간의 구조와 행동에 끼치는 영향이 크다고 보는 환경결정론적 성격을 지니며, 개인이 주어진 환경을 대처해 나가는 능력은 배제한다.
　㉡ 스키너(Skinner)의 조작적 조건형성이론은 환경이 인간의 긍정적 행동에만 보상을 줌으로써 강화된다는 입장으로 환경결정론적 인간관을 근거로 한다.

② 사회학습 이론적 접근
　㉠ 타인의 행동을 관찰하고 모방함으로써 새로운 행동을 획득하게 됨을 강조한다.
　㉡ 반두라(Bandura)의 관찰학습 : 아동이 성인들의 생각과 행동을 모방하거나 또래 집단 속에서 서로 영향을 주고받음으로써 새로운 심리적 특성들을 획득하고 발달시켜가는 과정을 설명한다.

(2) 인지론적 관점

① 인간을 적극적이고 능동적으로 환경에 적응하며, 스스로 사고하는 존재로 생각한다.

② 어떠한 행동을 하게 하는 내재적인 인지구조*와 그에 따른 정신작용에 초점을 맞춘다. 대표적인 발달이론가로는 피아제(Piaget), 베르너(Werner), 브루너(Bruner) 등이 있다.

(3) 정신분석학적 관점

① 심리성적 접근

　㉠ 아동의 연령이 증가함에 따라 형성되는 성격구조의 차이점을 이해하는데 관심을 갖으며, 대표적 이론가는 프로이트(Freud)이다.

　㉡ 연령에 따른 갈등극복 양상과 성격구조에서 질적인 변화가 있다고 생각하고 이를 성격발달단계로 설명한다.

② 심리사회적 접근

　㉠ 인간에게는 욕구를 충족시켜주거나 억압하는 사회적 요인들과 내재적 욕구 간의 갈등을 조정하고 통제하는 자아의 힘이 있다고 주장한다.

　㉡ 대표적 이론가는 에릭슨(Erikson)으로 위기 극복과정에서 인간의 발달이 이루어진다고 본다.

인지구조

자신이 접하는 세계를 이해하는데 필요한 일종의 지식기반, 이를 통해 주위 세계를 이해하고, 자신의 경험을 해석하고 조직화한다.

---

section 2 발달심리학의 연구 주제

1. 인지발달과 사회행동

(1) 피아제(Piaget)의 인지발달이론

① 피아제는 생물체가 환경에 순응하기 위해 자신의 신체구조를 바꾸듯, 인간도 능동적으로 끊임없이 자신의 인지구조를 재구성해 나가는 것으로 생각하였다.

② 도식(Schema)

　㉠ 생각이나 행동의 조직된 패턴으로 피아제는 도식이라는 단어를 처음 사용하였다.

　　예 다리가 4개 달려있고 하얀 털과 꼬리가 있는 걸 멍멍이라고 하는 거구나.

　㉡ 도식은 정적인 것이 아니어서 끊임없이 변화하며 정교화 되어간다.

③ 평형화(equilibrium)

    ㉠ 인지발달이 이루어지는데 영향을 주는 요인인 성숙과 환경적 요인, 사회적 요인을 적합한 방식으로 통합하고 조정하는 개인의 내재된 능력을 말한다. 즉, 스스로 자신의 인지구조를 형성하고 재구성하는 인지발달의 핵심기능이다.

    ㉡ 평형화는 동화(assimilation)와 조절(accommodation)의 통합과정이다.

      • 동화란 자신이 이미 가지고 있는 도식 또는 인지구조에 따라 사물이나 사건에 반응하는 과정을 말함

        예 고양이를 보고, "다리가 4개 달려 있고 하얀 털과 꼬리가 있으니까 멍멍이다."라고 생각하는 경우

      • 조절은 이미 가지고 있는 도식 또는 인지구조가 새로운 대상을 동화하는데 적합하지 않을 때, 새로운 대상에 맞게 기존의 도식이나 인지구조를 바꾸어가는 인지적 과정을 말함

        예 고양이를 보고, "다리가 4개 달려있고 하얀 털과 꼬리가 있지만, 야옹야옹이라고 우니까 저건 멍멍이가 아니라 야옹이야."라고 생각을 변화

(2) 인지발달단계

발달단계	연령	특징
감각운동기	0~2세	감각운동기능에 의한 반복활동, 대상영속성 개념 획득
전조작기	2~7세	표상적 사고, 자기중심성, 비가역적 사고, 보존개념 미획득, 물활론적 사고
구체적 조작기	7~11세	논리적 사고, 가역적 사고, 보존개념 획득, 분류, 서열화
형식적 조작기	11~15세	추상적 사고, 가설 연역적 사고

① 감각운동기(sensory motor period : 0~2세)

    ㉠ 언어가 나타나기 이전의 단계로서 반복적인 신체적 활동을 통해 여러 감각, 지각 및 반사 기능을 통합하는 능력을 발달시켜간다.

    ㉡ 모든 사물은 자신과 별개의 존재이고, 직접 보거나 만질 수 없어도 어딘가에 존재한다는 것을 인지하는 대상영속성 개념을 획득한다.

        예 어머니가 눈 앞에서 사라졌어도 그 존재가 소멸하지 않고 어딘가에 있다는 것을 인지

② 전조작기(preoperational period : 2~7세)

    ㉠ 감각운동기와 달리 상징과 심상을 사용하는 표상적 사고 능력은 증가하나 논리적 사고는 불가능하므로 전조작기라고 부른다.

    ㉡ 표상적(상징적) 사고

      • 눈앞에 없는 사물을 표상할 수 있으며, 자신이 경험한 바를 상징이나 언어로 표상할 수 있음

      • 지연모방 : 이전에 관찰했던 것을 모방하는 것이 가능

      • 상징놀이 : 인형이나 물건을 사람으로 상상하고 가상의 상황을 만들 수 있음

기출

Piaget 이론에서 영아가 새로운 정보에 비추어 자신의 도식을 수정하는 과정은?

① 조절
② 동화
③ 대상영속성
④ 자아중심성

〈 정답 ①

ⓒ 자기중심성 : 타인의 생각이나 관점, 감정을 이해하지 못하고 자신과 똑같을 것이라고 생각한다.

ⓔ 물활론적 사고 : 생물뿐만이 아니라 무생물도 살아있으며, 자신들처럼 감정과 의도를 가지고 있고 사고를 할 수 있는 존재라고 믿는다.

ⓜ 실재론 : 마음에 생각한 것이 실제로도 존재한다고 생각하는 것으로, 꿈이 실제 현상이라고 믿는 것도 실재론을 반영하는 것이다.

ⓗ 보존개념의 미획득
  • 동일성의 부족 : 모양이 변해도 변화되기 이전과 동일하다는 생각을 못함
  • 가역성의 부족 : 어떠한 문제를 처음의 상태로 되돌려 거꾸로 생각할 수 있는 능력이 부족
  • 상보성의 부족 : 한 가치 차원에서 잃어버린 것은 다른 차원에 의해 보상될 수 있다는 생각을 하지 못함

③ **구체적 조작기**(concrete operational period : 7~11세)

ⓐ 구체적으로 관찰 가능한 특정한 사건이나 사물에 초점이 맞춰지며 논리적으로 사고할 수 있는 능력을 획득한다.

ⓑ 보존개념 획득
  • 물질의 양, 수, 길이, 면적 등은 형태나 순서를 바꾸어도 변하지 않는다는 것을 알게 됨

    예 모양이 넓은 같은 모양의 컵에 같은 양의 물을 보여준 뒤, 한 컵의 물을 모양이 다른 긴 컵에 부어도 이러한 긴 컵과 넓은 컵의 물의 양은 같다는 것을 이해하는 것
  • 보존개념을 획득하기 위해서는 동일성, 가역성, 상보성의 개념 획득을 조건으로 함

ⓒ 탈중심화 : 타인의 생과 자신의 생각을 비교할 수 있게 된다.

ⓔ 가역성의 획득 : 문제를 본래의 상태로 되돌려놓을 수 있는 정신적 조작능력이 가능해진다.

ⓜ 유목화(분류) : 사물을 속성이나 부류에 따라 분류하거나 통합하는 분류조작이 가능하다.

ⓗ 서열화 : 특정한 속성이나 특성에 따라 사물을 순서대로 배열하는 서열조작이 가능하다.

④ **형식적 조작기**(formal operational period : 11~15세)

ⓐ 현실적 세계를 넘어 구체적인 경험 없이도 가상적 추론이 가능하고, 문제해결을 위해 가설을 설정할 수 있게 된다.

ⓑ 문제 해결에 필요한 요소만을 골라내어 체계적으로 조합 및 구성할 수 있는 조합적 추리가 가능해진다.

기출

과자의 양이 적다는 어린 꼬마에게 모양을 다르게 했더니 많다고 좋아한다. 이 아이의 논리적 사고를 Piaget 이론으로 본다면 무엇에 해당하는가?

① 자기중심성의 문제
② 대상영속성의 문제
③ 보존개념의 문제
④ 가설-연역적 추론의 문제

기출

'역지사지'라는 말은 특정사건이나 현상을 타인의 입장에서 사고하는 것을 의미한다. 역지사지를 할 수 있는 능력을 Piaget의 인지발달단계와 관련시켰을 때 가장 적합한 설명은?

① 역지사지능력은 대상영속성 개념을 형성하는 단계가 되어야 가능하다.
② 수에 대한 보존개념을 획득하기 전 단계에서 역지사지능력이 가능하게 된다.
③ 눈으로 보고 만질 수 있는 사물들 간의 관계와 규칙성을 이해하고 조작이 가능한 단계에서 역지사지능력을 갖출 수 있다.
④ 역지사지능력은 추상적인 연역적 사고능력이 가능한 단계에서만 갖출 수 있다.

〈정답 ③, ③

(3) 피아제(Piaget)의 인지발달이론에 대한 비판

① 취학 전 아동의 인지능력에 대한 과소평가 : 어린 아동들이 인지적 과업에 대한 유능성을 보유하고 있으며, 피아제가 제시한 것보다 높은 수준의 개념적 능력을 지닌 것으로 밝혀지고 있다.

② 사회 환경의 역할에 대한 과소평가 : 아동의 인지발달에 영향을 미치는 사회적, 문화적, 환경적 영향을 고려하는 것이 부족했다는 비판이 제기된다.

③ 도식(Schema)과 행동의 불명확한 연결 : 신체를 움직일 수 없는 아동도 인지능력을 발달시키기 때문에 행동을 조작해서 도식을 발달시킨다는 피아제의 이론은 비판을 받는다.

④ 단계에 따른 질적 차이의 증거 부족 : 실제 발달단계는 명확히 구분되지 않는 경우가 있으며 중간지점에 있거나 중첩된 특징을 가지는 경우가 많다.

⑤ 성인의 형식적 추론과 구체적 추론의 문제 : 청소년기까지만 인지발달 단계를 제시하여 그 이후인 성인기의 인지발달을 간과하였다는 비판이 제기된다.

2. 콜버그(Kohlberg)의 도덕성 발달이론

(1) 의의

① 콜버그는 피아제의 심리이론을 확장해 도덕발달에 적용하여 도덕적 사고를 여섯 가지의 발달단계로 설명하였다.

② 도덕성의 단계적 발달은 문화 보편적으로 나타나는 특성으로 보고 있다.

(2) 도덕발달의 구분

① 인습 이전 수준 : 아동은 행위의 결과가 가져다주는 보상이나 처벌에 의해 옳고 그름을 판단하거나 규칙을 정하는 사람들의 물리적 권위에 따라 선이라고 판단한다.

② 인습 수준 : 가족, 사회, 국가의 기대를 따르는 것이 결과와 상관없이 가치 있다고 판단하며, 적극적으로 질서를 유지하고 정당화한다.

③ 인습 이후 수준 : 개인의 도덕적 가치와 양심의 원리에 따라 옳고 그름을 판단한다.

용어 및 기출문제

기출

피아제(Piaget)의 인지발달 이론에 대한 비판과 가장 거리가 먼 것은?

① 사회환경의 역할에 대한 과대평가
② 도식과 행동의 불명확한 연결
③ 단계에 따른 질적 차이의 증거 부족
④ 성인의 형식적 추론과 구체적 추론의 문제

기출

Kohlberg의 도덕발달 단계가 아닌 것은?

① 전인습적 단계
② 인습적 단계
③ 후인습적 단계
④ 초인습적 단계

❮정답 ①, ④

(3) 도덕성 발달 6단계

인습 이전 수준	단계 1. 처벌과 복종지향	권위자의 벌을 피하고 권위에 복종
	단계 2. 개인적 보상 지향	자신의 욕구충족이 도덕적 판단의 기준이며, 자신에게 돌아오는 이익을 생각하는 일종의 교환관계로 인간관계를 이해
인습 수준	단계 3. 대인관계 조화 지향	타인을 기쁘게 하고 도와주며, 이를 통한 타인의 인정을 중시하며 콜버그는 착한 소년/소녀 지향이라고도 지칭
	단계 4. 법과 질서 지향	법과 질서를 준수하고, 사회 속에서 개인의 의무를 다함
인습 이후 수준	단계 5. 사회계약정신 지향	개인의 권리를 존중하고 사회 전체가 인정하는 기준을 준수하는 것이 도덕 기준이 되며, 사회적 약속은 다수의 사람들의 보다 나은 이익을 위해 항상 바뀔 수도 있다고 믿음
	단계 6. 보편적 도덕원리 지향	자신이 선택한 도덕원리, 양심에 따르는 것이 도덕적 판단의 기준이 되며, 도덕원리는 인간의 존엄성, 정의, 사랑, 공정성 등에 근거를 둔 것

(4) 비판 및 한계

① 6단계 도덕성의 적합성 여부 : 인간이 지향해야 할 이상적 도덕발달일 수는 있으나 실재 도달할 수 있는가의 문제가 있다.

② 도덕적 퇴행현상 : 도덕발달은 상황에 대한 인지판단능력에 근거하므로 인지감퇴가 있기 전까지는 도덕성 발달단계가 퇴보할 수 없다. 그러나 실제로는 성인 시기에 도덕적으로 퇴보하는 경향이 나타난다.

③ 도덕적 판단과 도덕적 행위 간의 불일치 : 도덕적 판단이 가능하다 하더라도 도덕적 행위가 나타난다고 보기 어렵다.

④ 도덕성의 본질에 대한 문제 : 인간관계 내의 타인 배려와 관심이라는 관계적 측면을 등한시 하고 있다.

용어 및 기출문제

기출

콜버그(Kohlberg)의 도덕발달이론에 관한 설명과 가장 거리가 먼 것은?

① 도덕발달단계들은 보편적이며 불변적인 순서로 진행된다.

② 문화권에 따른 차이와 성차 그리고 사회계층의 차이를 충분히 고려하지 않았다는 비판을 받고 있다.

③ 도덕적 인식이 전혀 없는 단계, 외적준거와 행위의 결과에 의해 판단하는 단계, 행위의 결과와 의도를 함께 고려하는 단계 순으로 나아간다.

④ 벌과 복종 지향, 개인적 보상 지향, 대인관계 조화 지향, 법과 질서 지향, 사회계약 지향, 보편적 도덕원리 지향의 단계 순으로 나아간다.

기출

콜버그(Kohlberg)의 도덕발달이론에 대한 비판과 가장 거리가 먼 것은?

① 도덕적 판단능력과 도덕적 행동의 실천은 별개의 문제이다.

② 6단계에 도달한 사람을 찾아보기가 힘들다.

③ 도덕발달단계에서 퇴행이 자주 일어난다.

④ 인지발달의 측면을 반영하지 못하고 있다.

◀ 정답 ③, ④

3. 사회 및 정서 발달

(1) 애착형성과 발달

① 애착(attachment)의 의의
  ㉠ 어떤 특정한 대상에 대해 가지고 있는 강력한 유대감을 애착이라고 한다.
  ㉡ 아동은 생후 6개월부터 가까이에서 돌봐 주는 사람(양육자)과 타인을 구별하기 시작하며 애착이 형성된다.
  ㉢ 출생 후 인생 초기에 영아와 주양육자 사이의 밀접한 심리적 유대관계를 의미하며 아동의 정서·사회성 및 성격 발달에 매우 중요한 역할을 한다.

② 안정적 애착형성의 결과
  ㉠ 애착이 형성되고 나면, 아동은 어머니가 항상 자신을 보호해주고 자신에게 닥친 문제를 해결해 줄 것이라는 믿음을 형성한다.
  ㉡ 양육자(어머니)가 잠시 시야에서 사라져도 크게 불안해하지 않고, 양육자(어머니)가 다시 돌아왔을 때 반갑게 맞아주게 된다. 즉, 안정적 애착형성을 통해 어머니에게 자유를 주는 것이다.

(2) 애착과 관련된 연구

① 할로우(Harlow)의 대리모 실험
  ㉠ 어미와 떨어진 새끼 원숭이를 철사로 만든 인형과 천으로 감싼 인형이 있는 방에 두었을 때 대부분의 시간을 천으로 감싼 인형 곁에서 보냈다.
  ㉡ 철사로 만든 인형에게 젖병을 매달았을 때에도 먹이만 먹은 뒤 천으로 감싼 인형에게 매달려 있는 모습을 보였다.
  ㉢ 실험은 배고픔의 욕구충족보다 접촉위안이 애착형성에 더 중요한 요인임을 말해준다.

② 애인스워스(Ainsworth)의 애착의 유형 : 애인스워스(Ainsworth)는 낯선 환경에서 엄마가 있을 때와 없을 때, 그리고 엄마와 떨어졌다 다시 만났을 때의 아기 행동을 관찰한 뒤 네 가지로 애착 유형을 구분했다.
  ㉠ 안정 애착 : 엄마가 있을 때 호기심을 갖고 낯선 환경을 탐색하며, 엄마와 떨어질 경우 울거나 찾기는 하지만 엄마가 돌아온 이후 쉽게 진정하고 다시 놀이 활동에 집중한다.
  ㉡ 불안정 회피 애착 : 엄마가 없어도 전혀 관심을 보이지 않고 오히려 낯선 사람을 친근하게 대한다. 엄마가 돌아와도 시선을 돌리는 등 무관심한 모습을 보인다.

용어 및 기출문제

〔기출〕
아동기의 애착에 관한 설명으로 옳은 것은?

① 유아가 엄마에게 분명한 애착을 보이는 시기는 생후 3~4개월경부터이다.
② 엄마와의 밀접한 신체접촉이 애착을 형성하는데 가장 중요한 역할을 한다.
③ 애착은 인간 고유의 현상으로서 동물들에게는 유사한 현상을 찾아보기 어렵다.
④ 안정적으로 애착된 아동들은 엄마가 없는 낯선 상황에서도 주위를 적극적으로 탐색한다.

〔기출〕
Ainsworth의 낯선 상황 실험에서 낯선 장소에서 어머니가 사라졌을 때 걱정하는 모습을 약간 보이다가 어머니가 돌아왔을 때 어머니를 피하는 아이의 애착 유형은?

① 안정 애착
② 불안정 혼란 애착
③ 불안정 회피 애착
④ 불안정 양가 애착

〈정답 ②, ③

ⓒ 불안정 저항 애착 : 엄마의 접촉시도에 저항하는 모습을 보이고 엄마가 있어도 울고 보채지만, 엄마가 떠나면 극심한 불안을 보인다. 엄마가 돌아오면 화를 내면서도 엄마 옆에 있으려 한다.

ⓗ 불안정 혼란(양가) 애착 : 회피 애착과 저항 애착이 결합된 것으로 엄마가 돌아오면 처음에는 다가가서 안겼다가 화난 듯이 밀어버리거나 엄마에게서 떠나는 양면적 반응을 보인다.

4. 성격발달이론

(1) 프로이트(Freud)의 심리성적 발달이론*

① 구강기(oral stage)

ⓐ 출생에서 1세 6개월까지의 시기에 해당하며, 빠는 행위로부터 쾌감을 얻는다.

ⓑ 구강기에 고착(fixation)*될 경우, 음식에 집착하거나 사물이나 손톱 등을 물어뜯거나 빠는 행위를 반복적으로 보인다. 또는 흡연이나 음주에 몰두하게 된다고 보았다.

② 항문기(anal stage)

ⓐ 1세 6개월에서 3세 사이의 유아는 배설에 의한 쾌감에 몰두한다. 또한 배설물에 흥미를 보이며 가지고 놀거나 만지는 것을 즐긴다.

ⓑ 배변 훈련 시 어떤 아동은 매우 지저분한 행동으로 부모의 지시에 반항하는데, 성인이 되어서는 낭비하거나 어지럽히며 지저분하게 하는 항문기 폭발적 성격을 보인다.

ⓒ 배변 훈련 시 어떤 아동은 부모로부터 거절당할까 두려워 지나치게 청결한 행동을 보이는데, 성인이 되어 지나치게 정돈과 질서에 집착하는 항문기 강박적 성격을 보이기도 한다.

③ 남근기(phallic stage)

ⓐ 3세에서 6세 사이의 유아는 처음으로 성에 눈뜨게 되며, 성적 욕구의 대상으로 어머니에게 관심을 갖는다. 이와 동시에 아버지는 경쟁자로 인식하게 된다.

ⓑ 남아의 어머니에 대한 애정을 아버지가 알게 되어 거세당할지도 모른다는 잠재적 공포를 느끼게 된다고 설명한다. 이를 오이디푸스 콤플렉스(Oedipus complex)*라고 지칭했다.

ⓒ 여아는 아버지에 대한 애정을 느끼며 이전까지 지속되던 어머니와의 애착관계로부터 아버지에 대한 강한 집착으로 바뀌는데 이를 엘렉트라 콤플렉스(Electra complex)라 지칭했다.

심리성적 발달이론
성적 에너지를 뜻하는 리비도(libido)가 집중되는 신체부위에 따라 성격 발달단계를 구분하였다.

고착(fixation)
특정발달단계에서 과도하게 만족하거나 좌절을 경험했을 때 생기는 현상이다. 특정 단계의 문제점이나 쾌락에 계속 집착하는 상태를 말한다. 대개 만족보다는 좌절이 고착 증세를 유발한다고 보았다.

오이디푸스 콤플렉스
자기도 모르는 사이에 아버지를 살해하고 어머니와 결혼한 그리스 신화의 오이디푸스 이야기에서 따온 것이다.

기출
Freud의 발달이론에서 오이디푸스 갈등을 경험하는 시기는?

① 구강기
② 항문기
③ 남근기
④ 잠복기

◀정답 ③

④ 잠재기 (latent stage)

㉠ 6세에서 사춘기 이전까지에 해당하며, 성적이나 공격적인 환상들이 잠복기 상태에 들어간다.

㉡ 스포츠나 게임, 지적 활동 등 사회적으로 용인되는 일에 에너지를 쏟게 된다.

⑤ 생식기(genital stage)

㉠ 사춘기가 시작되면 제2차 성징이 나타나며 더욱 강력한 성적 에너지가 분출되는 생식기에 접어든다.

㉡ 안나 프로이트(Anna Freud)에 의하면, 오이디푸스적 감정의 부활로 부모로부터 독립하고 아버지와의 경쟁심을 버리고 아버지의 지배하에서 자유로워지고 싶어 한다.

(2) 에릭슨(Erikson)의 심리사회적 발달이론

① 신뢰감 대 불신감

㉠ 대개 출생에서 1세 6개월경에 해당되며, 전적으로 양육자에게 의존하는 단계이다.

㉡ 적절한 보살핌을 받아 기본적 욕구가 충족되면 신뢰감을 형성하나, 욕구좌절로 인한 부정적 경험이 많으면 불신감을 얻게 된다.

② 자율성 대 수치심

㉠ 1세 6개월에서 3세 사이로, 자기의지로 환경을 탐색하고 물건을 잡거나 던지는 등의 조작활동을 보인다. 다칠 위험을 우려한 부모의 제재를 받게 되거나 실패에 부딪히게 된다.

㉡ 부모의 적절한 통제 하에 성공 경험이 많으면 자기통제에 자신감을 갖게 되면서 자율성을 형성하나, 실패가 빈번하면 자기결정과 주장에 대한 수치와 회의감에 빠진다.

③ 주도성 대 죄책감

㉠ 3세에서 6세 사이로, 또래집단과 어울리며 경쟁하고 주도적인 모습을 보인다.

㉡ 자기주도적 활동이 적절한 비율로 성공하면 주도성을 확립하게 되나, 실패의 경험이 많을 경우 위축되고 자기주장에 대해 죄책감을 갖는다.

④ 근면성 대 열등감

㉠ 6세에서 11세 사이에 해당되며, 지적, 사회적 기술을 습득하고 사회적 체계를 배우는 단계이다.

㉡ 자신의 성과에 대해 주변으로부터 인정받고 격려를 받으면 근면성을 획득하게 되나, 적절한 성취를 느끼지 못하면 남과 비교하며 열등감에 빠지게 된다.

⑤ 자아정체감 대 정체감혼란

   ㉠ 청소년기에 해당되는 시기로, 자아정체성의 탐색 단계이다. 이는 대단히 오랜 기간에 걸쳐 이루어지는 복잡하고 고통스러운 과정이다.

   ㉡ 자신에 대한 여러 가지 질문과 다양한 경험, 부모의 조력 등이 정체감을 형성하는데 주요한 역할을 한다.

⑥ 친밀감 대 고립감

   ㉠ 성인 초기에 해당하며, 사랑과 우정을 통해 친밀감을 획득할 수 있다.

   ㉡ 친밀감 획득에 실패할 경우, 타인의 시선을 지나치게 의식하고 불안해하는 모습이 오히려 원만한 사회적 상호작용을 방해하여 고립감에 빠지게 된다.

⑦ 생산성 대 침체감

   ㉠ 중년기에 해당하며, 개인을 넘어 가정과 사회, 미래에 대한 관심이 커지고 다음 세대에 전수하는 단계이다.

   ㉡ 부모 역할 또는 일을 통해 자신이 속한 문화의 계승과 사회 발전에 기여함으로써 생산성을 획득한다. 이에 실패하면 자신의 삶에 대한 회의와 회한으로 침체감에 빠질 수 있다.

⑧ 자아통합 대 절망감

   ㉠ 인생의 마지막 단계인 노년기에 해당되며, 자신의 삶을 되돌아보고 평가하는 시기이다.

   ㉡ 자신의 과거를 돌아보며 정직하게 받아들이고 수용하게 되면 자아통합감을 획득하나, 인생에 대한 회의, 혐오가 들게 되면 절망감에 빠진다.

연령	프로이트의 단계	에릭슨의 단계
출생~1세 6개월	구강기	신뢰감 대 불신감
1세 6개월~3세	항문기	자율성 대 수치감
3세~6세	남근기	주도성 대 죄의식
6세~11세	잠재기	근면성 대 열등감
청년기	생식기	자아정체성 대 역할혼란
성인 초기		친밀감 대 고립감
중년기		생산성 대 침체감
노년기		자아통합 대 절망감

용어 및 기출문제

기출

Erikson의 심리사회적 발달이론이나 단계에 관한 설명으로 가장 적합한 것은?

① 성인 초기의 심리사회적 위기는 생산성과 침체감이다.
② Erikson이 주장한 8단계 중 앞의 몇 단계는 아동초기에 나타나며 Freud의 구강기, 항문기 및 남근기와 어느 정도 상응하는 측면이 있다.
③ 인간의 성격발달은 아동기 이후에는 멈춘다.
④ 6세~사춘기에는 자아와 환경에 대한 기본적 통제를 획득해야 하는 발달과제를 안고 있는 시기이다.

기출

에릭슨(Erikson)의 인간 발달 단계에서 노년기에 나타나는 심리·사회적 위기는?

① 정체감 대 역할 혼미
② 통합감 대 절망감
③ 신뢰감 대 자율감
④ 생산성 대 침체감
⑧ 자아통합 대 절망감

❮정답 ②, ⑤

01 피아제의 인지발달이론단계 중 전조작기의 특징이 아닌 것은?

① 상징적, 표상적 사고능력은 불가능하다.
② 자기중심적인 특징을 보인다.
③ 논리적 사고는 불가능하여 보존개념을 이해하지 못한다.
④ 2세에서 7세 사이에 해당된다.

> **TIPS!**
>
> 전조작기에는 표상적, 상징적 사고 능력이 증가하는 시기이다. 이 시기의 아동은 외부에서 벌어지는 현상에 대한 표상을 형성하고 구조화하여 사고하는 능력을 갖게 된다. 예를 들어, 교통사고로 다치면 구급차에 실려 가는 것과 같은 일련의 일들을 원인과 결과에 따라 구조화할 수 있다.

02 콜버그의 도덕적 발달단계에서 인습 이전 수준에 해당하는 단계는?

① 보상 지향 단계
② 대인관계 조화를 지향하는 단계
③ 법과 질서 지향 단계
④ 보편적 도덕원리 지향 단계

> **TIPS!**
>
> 콜버그는 헤인즈(Heinz) 갈등(암으로 죽어가는 아내를 위해 돈이 없던 남편은 외상으로 약을 주는 것을 거부한 약국에 들어가 약을 훔친 사례)을 예로 들어 헤인즈의 행위에 대한 옳고 그름을 판단하고 판단의 이유를 근거로 도덕판단단계를 설정하였다. 즉, 훔치는 행동이 나쁘다는 판단에 대해 '처벌 받기 때문'이라고 설명한다면 인습 이전 수준의 도덕발달단계를 반영하는 반면, '사회적 질서를 파괴하기 때문'이라고 설명한다면 인습 수준의 사고를 보여주는 것이다. 자신에게 돌아오는 이익을 지향하는 보상 지향 단계가 인습 이전 수준에 해당한다.

Answer 01.① 02.①

03 프로이트의 심리성적 발달단계와 에릭슨의 심리사회적 발달단계가 해당 연령별로 틀리게 짝지어진 것은?

① 출생~1세 6개월 : 구강기 / 신뢰감 대 불신감

② 1세 6개월~3세 : 항문기 / 자율성 대 수치감

③ 3세~6세 : 남근기 / 친밀감 대 고립감

④ 6세~11세 : 잠복기 / 근면성 대 열등감

 TIPS!

3세에서 6세 사이를 프로이트는 남근기, 에릭슨은 주도성 대 죄책감으로 구분하였다. 친밀감 대 고립감은 성인 초기에 주어진 발달과업과 그에 따른 위기이다.

Answer 03.③

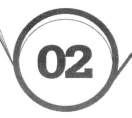

성격심리학

section 1 성격의 개념

1. 성격의 정의

(1) 성격의 정의와 속성

① 성격이란 개인이 환경에 따라 반응하는 특징적인 패턴으로서 타인과 구별되는 독특한 일관성이 있으며 안정적인 사고, 감정 및 행동의 총체를 의미한다. 어원적으로 라틴어 페르조나*를 내포한 말로 겉으로 보이는 모습을 통해 그 사람의 성격을 미루어 알 수 있다.

② 성격의 공통적인 속성
　㉠ 성격은 인간의 사고, 감정, 행위를 포함한 일련의 행동과 관련하여 이해될 수 있다.
　㉡ 성격은 인간의 적응적인 측면을 반영한다.
　㉢ 성격은 사람들을 구별할 수 있는 개인의 독특성 혹은 개인차*를 반영한다.
　㉣ 성격은 비교적 일관되고 안정적인 행동패턴과 관련된다.
　㉤ 성격은 개인 내부의 역동적이며 조직화된 특성을 반영한다.

(2) 성격의 특성

① 독특성 : 사람들을 구별할 수 있는 개인의 독특한 측면 혹은 개인차를 말한다.

② 안정성과 일관성 : 성격은 시간과 장소에 상관없이 비교적 일관되고 안정적인 행동패턴으로 나타난다. 성격을 통해 사람들의 행동을 이해하고 예측하는 것은 성격의 일관성과 안정성을 반영한다.

페르조나(persona)
고대 그리스의 연극 배우들이 무대에서 얼굴에 쓰던 가면을 의미한다.

개인차(individual differences)
개인과 개인 간에서 발견되는 능력이나 성격 등의 차이를 말한다.

기출
성격의 일반적인 특성과 가장 거리가 먼 것은?

① 독특성　　　② 안정성
③ 일관성　　　④ 적응성

❮정답 ④

2. 성격의 형성

(1) 유전적 요인

① 한 개인이 다른 사람과 구별되는 독특성은 인간이 가지고 태어나는 기질적인 특성이 있다고 본다.

② 유전의 영향을 연구하는 방법은 일란성 쌍생아와 이란성 쌍생아 또는 일반 형제자매의 성격특질을 비교하는 것이다. 연구결과 일란성 쌍생아의 경우 상관이 0.5 정도를 보이나 이란성 쌍생아는 0.3으로 나타났다. 특히 외향성과 신경증적 경향성에 대한 쌍생아 연구에서 일란성 쌍생아의 상관이 이란성 쌍생아의 상관보다 각각 두 배가 넘는 것으로 나타났다.

③ 같은 환경에서 양육된 일란성 쌍생아 혹은 이란성 쌍생아들이더라도 성격특질에 있어 차이가 나타나는데, 이는 환경 역시 성격 형성에 중요한 영향을 미친다는 것을 시사한다.

④ 뇌와 신경계, 생물학적 요소도 성격 형성에 관여한다.

    ㉠ 성격의 내향성과 외향성은 뇌의 각성 수준과 관련이 있다. 내향적인 사람이 외향적인 사람보다 대뇌피질로 신호를 보내는 상행망상활성체계*에서 더 많은 각성이 일어난다. 그 결과 내향적인 사람들이 외부자극에 정서적으로 더욱 민감하게 반응하여 쉽게 흥분되고 긴장을 한다.

    ㉡ 내향적인 사람보다 외향적인 사람의 뇌에서 더 많은 도파민* 활동이 이루어지고 도파민에 대한 반응성이 큰 것으로 나타났다. 이는 내향적인 성격의 사람들이 평온하고 고요한 것을 선호하는 반면, 외향적인 사람들은 활기차고 활동적인 이유를 잘 설명해 준다.

(2) 환경적 요인

① 개인의 성격은 유전적 요인에 의해 기초가 형성되지만, 타인과의 상호작용과 후천적인 환경적 경험에 영향을 받아 발달된다. 즉, 동일한 유전적 특성을 가지고 태어났더라도 주어지는 환경 조건이나 자극에 따라 타고난 특성이 표현되는 양상은 달라질 수 있다.

② 일반적으로 부모의 양육방식, 가족의 생활양식과 가치관은 성격 형성과 발달에 지대한 영향을 끼친다.

③ 성격은 한 개인이 속해 있는 사회 및 문화적 여건의 영향도 함께 받는다.

용어 및 기출문제

기출

유전이 성격특질에 미치는 효과를 알아보기 위한 방법으로 가장 적합한 것은?

① 함께 자란 일란성 쌍생아의 비교
② 양육환경이 다른 일란성 쌍생아의 비교
③ 함께 자란 이란성 쌍생아의 비교
④ 양육환경이 다른 이란성 쌍생아의 비교

상행망상활성체계
(ascending reticular activation system, ARAS)
변연계와 시상하부로부터 대뇌피질에 신호를 보내는 통로로, 활성화가 되면 낮은 각성 수준에서 높은 각성 수준으로 변화된다.

도파민(dopamine)
신경전달물질의 하나로 도파민의 분비는 활동적이고 모험적인 성향, 쉽게 흥분하고 들뜬 심리상태와 관련된다.

◀정답 ②

section 2 성격의 제이론

1. 정신역동이론

(1) 정신분석이론

① 기본개념
- ㉠ 결정론적 관점: 인간을 이해하는데 있어 인생 초기의 경험을 중시하며 무의식이라는 인간 내면의 심층에 감춰져 있는 심리적 갈등이 인간의 행동을 결정한다고 본다.
- ㉡ 무의식의 영향: 인간의 사고, 감정, 행동은 비이성적인 힘은 본능적인 욕구나 무의식에 의해 결정된다고 본다. 특히, 어린 시절의 경험(특히 부모와의 관계)이 무의식과 성격 형성에 많은 영향을 미친다. 한 개인의 심리를 이해하기 위해서는 어린 시절의 경험과 기억을 탐색하는 것이 중요하다. 성적 추동(리비도)*은 인간의 기본적인 욕구이며 무의식을 구성하는 주된 요소이다.

② 정신의 지형학적 모델: 인간의 정신(마음)을 의식, 전의식, 무의식으로 구분하여 지형학적 모형을 제시하였다.
- ㉠ 의식(conscious): 깨어 있는 상태에서 자각하고 있는 지각, 사고, 정서 경험을 말한다. 빙산에 비유하면 수면 위로 떠 있는 빙산의 일부분과 같다.
- ㉡ 전의식(preconscious): 평소에는 의식하지 못하지만 약간의 노력을 기울이면 의식으로 떠올릴 수 있는 기억과 경험이다.
- ㉢ 무의식(unconscious)*: 의식화되지는 않지만 개인의 행동에 지대한 영향을 미치는 것으로 쉽게 자각할 수 없는 사고, 소망, 감정, 기억 등이 포함된다. 빙산에 비유하면 수면 아래에 잠겨 있는 거대한 실체와 같다.

③ 성격 구조
- ㉠ 원초아(id): 무의식적 정신 에너지의 저장소이며 쾌락의 지배를 받아 현실에 의해서 구속받지 않고 즉각적 만족을 추구한다(쾌락원리).
- ㉡ 자아(ego): 현실적인 적응을 담당하며 원초아와 초자아와의 균형을 유지하고 둘 간의 갈등을 중재하는 역할을 한다(현실원리).
- ㉢ 초자아(super ego): 자아로 하여금 현실적인 것뿐만 아니라 이상적인 것도 고려하도록 이끌고 행위를 판단하게 하는 도덕적 규범과 같다(도덕원리).
- ㉣ 발달순서
  - 원초아는 신생아 때부터 존재하는 본능과 충동의 원천으로서 마음의 에너지 저장고
  - 자아는 조직적이고 구체적인 정신구조로 간주되며 원초아로부터 발달
  - 초자아는 정신구조의 최고단계로 자아로부터 발달

리비도(libido)
인간이 지닌 기본적인 정신에너지로 성욕을 말한다.

무의식(unconscious)
현실에서 수용되기 어려운 성적 욕구나 폭력적인 충동, 부도덕한 충동 등이 담겨져 있다.

기출
Freud가 제시한 성격의 구조가 발달하는 순서로 올바른 것은?
① 초자아 - 원초아 - 자아
② 자아 - 원초아 - 초자아
③ 원초아 - 자아 - 초자아
④ 자아 - 초자아 - 원초아

◀ 정답 ③

④ 불안*

㉠ 현실적 불안(reality anxiety) : 자아가 외부 세계의 현실을 지각하여 느끼는 불안이다. 불안의 정도는 실제 위험에 대한 두려움의 정도와 비례한다.

㉡ 신경증적 불안(neurotic anxiety) : 원초아와 자아 간의 갈등에서 비롯된 불안이다. 막대한 힘을 가진 원초아에 의해 충동적으로 표출된 행동 때문에 혹시 처벌받지 않을까 하는 무의식의 두려움과 관련된다.

㉢ 도덕적 불안(moral anxiety) : 원초아와 초자아 간의 갈등에 의해 야기되는 불안이다. 자신의 양심과 도덕적 기준에 위배되는 생각이나 행동을 했을 때 수치심, 죄의식 등이 유발된다.

⑤ 방어기제

㉠ 안나 프로이트(Anna Freud)*에 의해 발전된 개념으로, 자아가 약하고 미성숙한 사람이 불안을 감소시키고 자신을 보호하기 위해 무의식적으로 사용하는 방어방법을 의미한다.

㉡ 방어기제*의 유형

• 억압(repression) : 현실에서 용납하기 힘든 원초아의 욕구나 불쾌한 경험들을 의식화하지 않기 위해 무의식 속에 가두어 기억하지 못하는 것

예 어린 시절 감당하기 힘든 충격적인 사건을 겪은 후, 사건과 관련된 외상경험을 기억하지 못하는 것

• 부정(denial) : 받아들이기 힘든 상황이나 고통스러운 경험을 인정하지 않는 것으로 부인이라고도 함

예 갑작스러운 사고로 자녀가 사망하게 되었을 때, 자녀의 죽음을 인정하지 않고 여전히 어딘가에 살아 있다고 생각하는 것

• 투사(projection) : 자신의 것으로 용납하거나 인정할 수 없는 욕구나 충동을 다른 대상에게 전가시켜 다른 사람의 탓으로 돌리는 것

예 실제 자신이 배우자에게 불만을 갖고 있는데, 배우자가 자신을 못마땅하게 여긴다고 생각하는 것

• 반동형성(reaction formation) : 받아들일 수 없는 고통스러운 경험과 반대되는 행동을 함으로써 불안으로부터 벗어나는 것

예 직장 상사에게 불만과 적개심이 많은 사람이 반대로 칭찬과 우호적인 행동을 실제 함으로써 관계가 악화되는 것을 피하는 것

• 퇴행(regression) : 현재 감당하기 어려운 일이나 불안을 모면하기 위해 어린 시절에 용납될 수 있었던 원시적이고 유치한 행위를 하는 것

예 새로 태어난 동생에게 부모의 관심이 집중되자 7세 아동이 갑자기 대소변을 가리지 못하거나 아기 같은 말투로 이야기하는 것

• 전치(displacement) : 자신의 감정이나 충동을 덜 위험한 대상에게 표출함으로써 불안과 긴장을 해소하는 것

예 "종로에서 뺨 맞고 한강에서 눈 흘긴다" 속담과 유사하며, 부모님에게 꾸중을 들은 아이가 애완동물에게 화풀이 하는 것

불안(anxiety)

뚜렷한 원인 없이 발생하는 걱정과 두려움, 각종 자율신경계의 과민반응을 동반하는 심리상태이다.

기출

세 자아 간의 갈등으로 인해 야기되는 불안 중 원초아와 초자아 간의 갈등에서 비롯된 불안은?

① 현실 불안
② 신경증적 불안
③ 도덕적 불안
④ 무의식적 불안

안나 프로이트

정신분석의 창시자인 프로이트의 딸로 아버지의 영향으로 정신분석학자가 되었다. 자아방어기제이론을 통해 다양한 방어기제를 제시하였다.

방어기제(defense mechanism)

방어기제는 불안을 회피하기 위한 자아의 무의식적인 기능으로서 그 성숙도에 따라 다양하게 분류된다.

< 정답 ③

- 승화(sublimation) : 자신의 욕구나 충동을 사회적으로 용납될 수 있는 건설적인 형태로 표현함으로써 불안을 해소하는 것
  - 예 공격적인 욕구나 충동을 가진 사람이 과격한 스포츠 경기를 하는 것
- 동일시(identification) : 다른 사람의 특성을 따라하거나 그와 동일한 행동으로 해봄으로써 불안을 해소하는 것
  - 예 영향력이 있는 특정대상의 모습과 행동의 일부를 따라하면서, 마치 그 대상과 동일해진 것 같은 느낌을 갖는 것
- 합리화(rationalization) : 받아들이기 어려운 자신의 실패나 약점을 그럴듯한 이유로 정당화함으로써 부정적인 감정을 회피하는 것
  - 예 여우와 신포도 우화에서 포도 따기에 실패한 여우가 "저건 신포도라서 맛이 없을 거야"라고 변명하며 자신을 위로하는 것
- 주지화/지성화(intellectualization) : 받아들이기 힘든 고통스러운 감정을 문제해결에 전혀 도움이 안 되는 방식으로 분석하고 지적으로 토론하고 몰두함으로써 불안을 회피하는 것
  - 예 대학 입시에 실패한 자신의 괴로운 심정에 대하여 교육의 역사, 국가차원에서의 교육정책, 입시전형 등에 대해서만 말하는 것

⑥ 심리성적 발달단계

시기	심리성적 발달단계	심리 및 성격특성
0~1세	구강기 (oral stage)	리비도가 입에 집중되어 있음(주로 핥기, 빨기 등을 통해 쾌락 추구) • 구강기 수용적 성격 : 낙관론, 의존적, 과도한 신뢰 • 구강기 공격적 성격 : 비관론, 공격적, 논쟁적, 비꼬기, 타인 이용
1~3세	항문기 (anal stage)	배변훈련(외부현실)이 배변으로 얻어지는 만족을 방해함 • 항문보유 성격 : 고집 셈, 완고함, 지나친 청결, 시간엄수 • 항문공격 성격 : 잔인, 파괴, 난폭, 적개심, 불결함
3~6세	남근기 (phallic stage)	성기를 통한 만족, 근친상간적 소망(이성부모에 대한 사랑)으로 심리적 갈등을 경험. 동일시를 통한 극복과 초자아 발달 • 남아 : Oedipus complex(오이디푸스 콤플렉스), 거세불안 경험 • 여아 : Electra complex(엘렉트라 콤플렉스), 남근선망 경험
6~12세	잠재기 (latency stage)	성적 충동 억압, 성적 본능의 승화단계, 친구들과 어울리며 사회화 과정 학습
12세 이후	생식기 (genital stage)	급격한 신체적 성장에 따른 호르몬의 변화, 성적 욕구가 강해지고 성 행동 추구, 이성에 대한 관심 증가, 성정체감 발달

기출

시험 기간 중에 영화를 보러가는 학생이 "더 공부한다고 해서 나아지는 게 없어"라고 스스로에게 얘기한다면, 이때 사용하는 방어기제는 무엇인가?

① 부인
② 억압
③ 투사
④ 합리화

기출

Freud의 심리성적 발달단계에서 초자아가 형성되는 시기는?

① 구강기   ② 항문기
③ 남근기   ④ 잠복기

❮정답 ④, ③

(2) 에릭슨(Erikson)의 심리사회적 이론

① 기본개념

　㉠ 심리사회적 성격발달이론의 특성

　　• 프로이트의 성격이론을 체계적으로 확장하였다. 특히 에릭슨은 성격발달의 본능적 측면뿐 아니라 심리사회적 측면을 강조하여 8단계를 제시

　　• 원초아보다 자아를 더 강조하여 자아심리학의 아버지로 불림

　　• 자아는 인생의 과정에서 여러 위기를 거치면서 성장하며 사회, 문화 및 역사의 영향을 받으며 평생을 통해 발달

　　• 성격형성에 과거뿐 아니라 미래도 중요한 영향을 미침

　　• 인간은 의사결정을 하고 문제를 해결하는 데 합리적이고 의식적인 존재

　㉡ 점성설의 원리(epigenetic principle)* : 인간의 발달이 유전적 요인에 의해 지배되며 지금까지 이루어진 발달의 기초 위에서 다음단계로 발달한다는 원리이다.

　㉢ 위기(crisis)

　　• 발달 단계마다 개인에게 부과된 생리적 성숙과 사회적 요구로부터 발생되는 전환점이 있음

　　• 각 단계의 특유한 발달과제를 발달과업이라 하며 성공적으로 수행하지 못한 때를 위기라고 함

② 성격의 발달

　㉠ 심리사회적 발달의 각 단계는 개인에게 성격적 강점을 발달할 기회를 제공한다.

　㉡ 에릭슨의 심리사회적 발달단계

연령	적응 대 부적응 방식	강점
0-1세	신뢰감 대 불신감	희망
1-3세	자율성 대 수치심	의지
3-5세	주도성 대 죄책감	목적
6-11세(사춘기)	근면성 대 열등감	유능성
12-18세(청소년기)	자아정체감 대 정체감혼란	충실성
18-35세(성인초기)	친밀감 대 고립감	사랑
35-55세(중년기)	생산성 대 침체감	배려
55세 이상(노년기)	자아통합 대 절망감	지혜

기출

Erikson의 발달단계에 대한 설명으로 틀린 것은?

① 초기경험이 성격 발달에 중요하다.
② 사회성 발달을 강조한다.
③ 전생애를 통해 발달한다.
④ 성격은 각 단계에서 경험하는 위기의 극복양상에 따라 결정된다.

점성설의 원리
(epigenetic principle)
에릭슨은 성격이 유기체의 준비성 내에서 사전에 결정된 단계에 따라 점성적으로 발달한다고 주장하였다.

기출

에릭슨(Erikson)의 인간발달단계에서 노년기에 나타나는 심리·사회적 위기는?

① 정체감 대 역할 혼미
② 통합감 대 절망감
③ 신뢰감 대 자율감
④ 생산성 대 침체감

◀정답 ①, ②

PLUS 마르시아(Marcia)*의 자아정체감 상태

구분(단계)	특징
정체감 성취	정체감 위기와 함께 정체감 성취에 도달하기 위해 자신의 역할에 대한 탐구와 전념을 한다. 그 결과 사회에서 안정된 참여를 할 수 있고 상황변화에 따른 동요 없이 성숙된 정체감을 지니게 됨
정체감 유예	정체성 위기로 격렬한 불안을 경험하지만 아직 명확한 역할에 전념하지 못한다. 청소년은 자신의 능력과 사회적 요구 사이에서 고민하며 아직 어떤 결정도 내리지 못한 상태
정체감 상실	정체성 위기를 경험하지 않고 사회나 부모의 요구와 결정에 따라 행동한다. 외현적으로는 정체감이 조기 형성된 듯 보이나 실제 내면적으로는 이루지 못한 상태이다. 정체감 유실이라고도 함
정체감 혼란	정체성 위기를 경험하지 않았으며 명확한 역할에 대해 탐구하려는 노력이 없다. 청소년으로서 어떠한 역할을 수행하지도, 책임을 지지도, 어떻게 삶을 살아갈 것인지에 대한 관심이 없는 상태

(3) 융(Jung)의 분석심리학 이론

① 기본개념

ㄱ. **성격의 정의** : 융은 자기를 실현하는 과정이 성격발달이라고 보았다. 타고난 인간의 잠재력인 자기(self)를 실현하기 위해 인생 전반기에는 자기의 방향이 외부로 지향되어 분화된 자아를 통해 현실 속에서 자기를 찾으려고 노력한다. 그후 약 40세경 중년기를 전환점으로 인생 후반기에는 자기의 방향이 내부로 지향되어 자아는 다시 자기에 통합되면서 성격발달이 이루어진다고 보았다. 분화와 통합을 통해 자기가 발달하는 과정을 '개성화(individuation)'라고 하였다.

ㄴ. **의식(conscious)** : 인식하고 알아차리고 있는 정신의 부분이다. 자아에 의해 지배되고 현실 원리에 따른다.

ㄷ. **개인 무의식(personal unconscious)** : 쉽게 의식화될 수 있는 망각된 개인적 경험을 말한다. 프로이트와 달리 개인 무의식은 의식화 될 수 있다.

ㄹ. **집단 무의식(collective unconscious)** : 개인적 경험이 아니라 사람들이 역사와 문화, 종교, 신화 등을 통해 공유해 온 모든 정신적 자료의 저장소를 말한다. 수없이 많은 원형으로 구성되어 있다.

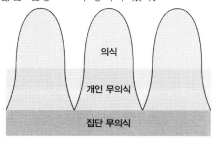

Jung의 의식, 개인무의식, 집단무의식

ⓜ 원형(archetypes)* : 집단 무의식을 구성하고 있는 인류역사를 통해 물려받은 정신적 소인이다(예 페르조나, 아니마와 아니무스, 그림자, 자기).

- 페르조나(persona) : 환경의 요구에 조화를 이루려고 하는 적응의 원형으로, 개인이 사회에 대한 이해를 바탕으로 사회에서 가정하는 자신의 역할이다. 공적으로 보여주는 얼굴과 같으므로 페르조나를 통해 타인과의 관계에서 좋은 인상을 주거나 자신은 은폐되기도 한다. 겉으로 표현된 페르조나와 내면의 자기가 너무 불일치 시 이중적인 성격으로 사회적응에 곤란을 경험하게 됨

- 아니마와 아니무스(anima, animus) : 인간은 양성성을 지니고 되는데 무의식 속에 지니고 있는 이성의 속성을 말한다. 아니마(anima)는 남성의 내부에 있는 여성성을 의미한다. 남성에게 있어서 다정함이나 감성과 같은 여성적인 부분을 말한다. 한편, 아니무스(animus)는 여성의 내부에 있는 남성성을 의미한다. 여성에게 있어서 합리적이고 이성적인(논리적인) 부분을 말함

- 그림자(shadow) : 인간의 어둡고 사악한 측면을 의미한다. 인류 역사를 통해 의식에서 억압되어 어두운 무의식에 있는 자료 및 인간의 원초적인 동물적 욕망에 기여한다. 사회에서 부도덕하고 악하다고 하는 것이 그림자의 원형이지만 실제 꼭 나쁘지만은 않으며 생명력, 자발성, 창조성의 원천이 되기도 함

- 자기(self) : 모든 의식과 무의식의 주인이고 인간이 실현하기 위해 타고난 청사진과 같다. 전체적인 인간 성격의 조화와 통합을 위해 노력하는 원형이다. 정신의 구조인 의식과 무의식의 양극성 사이의 평형 또는 균형점과 같음

② 성격의 유형

- ㉠ 개인이 타고난 선호경향성을 기반으로 '심리유형 이론'을 제안하여, 내향성과 외향성을 구분하였다.

- ㉡ 심리적 에너지의 방향성에 따라 내-외향성을 분류한다.

  - 내향성(introversion) : 심리적 에너지(주의의 초점)가 개인의 내부, 주관적 세계로 향함

  - 외향성(extraversion) : 심리적 에너지(주의의 초점)가 외부, 타인에게 향함

- ㉢ 주의의 초점뿐 아니라 외부로부터 정보를 수집하고(인식기능), 자신이 수집한 정보에 근거해서 행동을 위한 결정을 내리는데(판단기능) 있어서 각 개인이 선호하는 경향성이 다르다.

- ㉣ 융의 심리유형론에 근거하여 개발된 성격검사가 MBTI*이다.

원형(archetypes)

사람들이 삶을 영위하면서 형성해 온 수없이 많은 원초적 이미지로 꿈, 신화, 동화, 예술 등 상징을 통해서 표현된다.

기출

성격이론가와 업적 또는 주장이 바르게 연결된 것은?

① Cattell - 체액론

② Allport - 소양인

③ Erikson - 심리성적발달

④ Jung - 내 · 외향성

MBTI

(Mayer-Briggs Type Indicator)

융의 심리유형론을 근거로 미국의 캐서린 브릭스(Katharine Briggs)와 이사벨 마이어스(Isabel Myers)가 개발한 것으로 16가지 성격유형을 평가하는 심리검사이다.

〈정답 ④

(4) 아들러(Adler)의 개인심리학 이론

① 기본개념

    ㉠ 성격의 정의
- 인간의 특성을 갈등의 관계로 보지 않고 자신만의 독특한 생활양식에 의해 삶의 목표를 설정하여 추구하는 존재로 봄
- 인간은 목표지향적인 존재이며 인간의 모든 행동은 목적성을 지님. 즉, 아들러는 사회심리학적이고 목적론적 관점에서 인간을 이해하고자 함
- 인간 행동의 가장 기본적인 목적은 열등감을 극복하는 것이다. 열등감을 극복하고 완전성을 추구하는 동기는 선천적인 것

    ㉡ 열등감의 극복과 우월성의 추구(inferiority & superiority)
- 인간은 누구나 어떤 측면에서 열등감을 느낀다. 이것은 보편적인 경험으로 여겨짐
- 열등감은 우월성을 이루기 위한 필수요소가 된다. 성장을 위한 노력의 근원을 열등감이라고 보고 열등감의 긍정적인 측면을 제시함
- 우월성은 자기완성 또는 자아실현을 의미한다. 인간을 현 단계에서 보다 넓은 다음 단계의 발달로 이끌어 주는 역할을 함

    ㉢ 사회적 관심(social interest)
- 개인이 얼마나 사회적 관심을 기울이고 개인의 이익보다는 사회발전을 위해 다른 사람과 협력하는지를 의미하며, 이는 공동체 의식과 유사함
- 개인은 사회와 동떨어진 존재로 살 수 없으며 사회 속에서 가치를 실현하려는 욕구를 지님
- 사회적 관심은 건강한 성격과 심리적 성숙의 주요 지표가 됨

    ㉣ 생활양식(life style)*
- 개인이 지니는 독특한 삶의 방식을 의미함
- 자신과 타인, 세상에 대해서 지니는 나름대로의 신념체계이자 일상적인 생활방식
- 생활양식의 유형

구분		사회적 관심	
		고	저
활동수준	고	사회적 유용형	지배형
	저		기생형 회피형

- 지배형(ruling type) : 부모가 지배하고 통제하는 독재형으로 자녀를 양육하며 힘을 중시함
- 기생형(getting type) : 부모가 자녀를 지나치게 과잉보호하여 의존성이 강함

용어 및 기출문제

〔기출〕

Adler가 인간의 성격을 설명하면서 강조한 것이 아닌 것은?

① 열등감과 보상
② 우월성 추구
③ 힘에 대한 의지
④ 신경증 욕구

생활양식(life style)

아들러 성격이론의 주요개념인 사회적 관심과 활동수준의 높고 낮음에 따라 네 가지 생활양식으로 분류된다.

◀ 정답 ④

• 회피형(avoiding type) : 매사에 소극적이며 부정적인 태도를 지니고 자신감이 부족하므로 적극적인 직면에 부담감을 느낌

• 사회적 유용형(socially useful type) : 높은 사회적 관심과 활동성을 지닌다. 긍정적인 태도의 성숙한 사람으로 심리적으로 건강하며 타인과의 적극적 협동, 타인의 안녕에 관심을 갖음

ⓜ 가상적인 **최종목표**(fictional finalism)

• 인간은 누구나 자신의 인생에서 실현하고자 하는 궁극적인 목표를 지니고 있으며 아들러는 이를 가상적인 최종목표라 함

• 가상적인 최종목표는 개인의 삶을 인도하는 초점이 되며 '가상적 목적론'이라고도 함

• 최종목표는 개인의 열등감을 보상하는 기능을 함

2. 현상학적 이론

(1) 인본주의이론

① 충분히 기능하는 사람(the fully functioning person)[*]

ⓐ 최적의 심리적 적응과 심리적 성숙, 완전한 일치, 경험에 완전히 개방되어 있는 사람을 의미한다. 현재 진행되는 자신의 자아를 완전히 자각하는 사람을 말한다.

ⓑ 건강한 성격의 발달은 부모들이 아이의 특정 행동을 용납하지 않을 때에도 아이가 충분히 경험하고 그 자체를 수용할 때 이루어진다.

② 유기체(organism)와 현상학적 장(phenomenal field)

ⓐ 유기체가(한 개인이) 주변 대상 혹은 사건을 어떻게 지각하고 이해하는가가 중요하다.

ⓑ 현상학적 장이란 유기체가 경험하는 세계(주변 환경)에 대해 주관적으로 인식하는 것이다. 경험하는 개인만이 알 수 있는 자신의 참조 틀이 된다.

③ 자기(self)

ⓐ 성격의 핵심적인 구성개념으로 자신에 대해 의미를 부여하고 평가하며 혹은 자신에 대한 외부의 평가를 내면화하면서 발달시킨다.

ⓑ 자기개념(self concept)이란 "자기 자신에 대해 어떻게 생각하고 있는가?"에 대한 것으로 자신에 대한 평가를 근거로 한 믿음(신념체계)이다.

④ 상징화

ⓐ 로저스에 따르는 의식 혹은 자각은 인간이 경험하는 어떤 것의 상징화이며, 상징화를 통해서 인간은 경험한 것들을 의식하게 된다.

충분히 기능하는 사람
(the fully functioning person)
자신의 경험을 좀 더 잘 지각하고 인식하여 있는 그대로의 자기모습을 잘 수용하며, 자기실현 경향성을 충분히 발휘하는 상태를 의미한다.

기출

성격이론과 대표적인 연구자가 잘못 짝지어진 것은?

① 정신분석이론 – 프로이트(Freud)
② 행동주의이론 – 로저스(Rogers)
③ 인본주의이론 – 매슬로우(Maslow)
④ 특질이론 – 올포트(Allport)

◀ 정답 ②

ⓛ 경험은 의식적인 경험일 수도 있고 무의식적인 경험일 수도 있다. 의식적인 경험은 이미 상징화가 된 것이며, 무의식적 경험은 아직 뚜렷하게 상징화가 되지 않은 경험이다.

ⓒ 개인은 자신의 현상학적 장에서 상징화되지 않은 경험을 하는데, 상징화되지 않은 경험을 변별하고, 선택하고, 반응하는 과정을 상징화 과정이라고 한다. 즉, 상징화는 개인이 자신의 경험을 인식하게 하고, 알게 하는 과정이다.

⑤ 실현화 경향성

ㄱ 인간은 태어나서부터 자기실현을 위해 끊임없이 노력하는 성장지향적인 존재이다.

ㄴ 자신을 창조하는 과정 중 삶의 의미를 찾고 주관적인 자유를 실천함으로써 점진적으로 완성되어 간다. 자아실현 경향성이라고도 한다.

⑥ 가치의 조건화*

ㄱ 경험을 통해 가치를 형성하게 된다. 특히 의미 있는 타인의 태도에 영향을 받는다. 아동은 기본적 욕구인 '긍정적 자기 존중'을 얻기 위해 노력하는데, 이에 대해 부모가 조건적 관심(자신의 기대에 부응했을 때만 인정, 수용, 애정)을 주게 되는 것을 의미한다.

ㄴ 가치의 조건화로 인해 인정받기 위해 나의 경험을 회피, 왜곡, 부정하게 되고 갈등, 불안, 두려움을 느끼게 된다.

ㄷ 인간은 무조건적 긍정적 관심을 받을 때 충분히 기능하는 사람으로 발달하게 된다.

**가치의 조건화
(conditions of worth)**

"만약 ~하면, 그러면 ~한다(예: 만약 네가 착하게 행동하면, 그러면 나는 너를 좋아한다)"는 가정 하에 내담자의 가치가 형성되는 경우이다.

(2) 욕구위계이론

① 기본개념

ㄱ 매슬로우(Maslow)의 욕구의 위계

- 욕구란 인간의 행동을 활성화시키고 이끄는 원동력을 의미하며 매슬로우는 다섯 가지 욕구를 제안함
- 하위의 욕구가 충족되어야 상위 욕구가 충족될 수 있음

ㄴ 욕구의 특성

- 욕구위계에서 하위에 있는 욕구가 더 강하고 우선적임
- 상위의 욕구는 인생의 나중에 나타남
- 상위의 욕구는 생존을 위해 덜 필요하기 때문에 그러한 욕구의 만족은 지연됨
- 상위의 욕구는 생존을 위해 덜 필요하지만 그러한 욕구는 생존과 성장에 기여함
- 상위의 욕구 만족은 생리적, 심리적으로 생산적이고 유용함
- 상위의 욕구 만족은 하위의 욕구 만족보다 더 좋은 외적 환경을 요구함
- 어떤 욕구는 다음 욕구가 중요하게 되기 이전에 충분히 만족될 필요가 없음

기출

매슬로우(Maslow)와 그의 욕구위계이론에 관한 설명으로 틀린 것은?

① 배고픔, 목마름 등과 같은 결핍 욕구를 중시한다.
② 존중의 욕구가 소속감과 사랑의 욕구보다 더 상위의 욕구이다.
③ 매슬로우는 인본주의 심리학자제 "3세력"을 대표하는 학자이다.
④ 자아실현자들은 다른 사람들보다 절정경험을 더 자주할 수 있다.

❮정답 ①

② 욕구위계에 따른 심리적 특성

㉠ 1단계 – 생리적 욕구 : 가장 기본적이고 강력한 욕구로 유기체의 생존에 필수적이다. 생존을 위해 필요한 음식, 물, 공기, 수면 등에 대한 욕구이다.

㉡ 2단계 – 안전의 욕구 : 안정감을 느끼고 환경에 대한 통제와 예측에 대한 욕구이다. 위험으로부터 보호받고 공포와 불안으로부터 자유로워지는 것이다.

㉢ 3단계 – 소속과 사랑의 욕구 : 다른 사람과 친밀한 관계를 맺고 특정 집단에 소속되기를 바라는 욕구이다.

㉣ 4단계 – 자기존중의 욕구 : 자신과 타인으로부터의 자기존중감을 느끼고자 하는 욕구이다. 유능감, 자신감, 성취, 인정 등을 통해 자아존중감이 충족된다.

㉤ 5단계 – 자아실현의 욕구 : 자신의 모든 잠재력과 능력을 인식하고 최대한 발휘할 수 있도록 성장 및 발전하도록 이끄는 욕구이다.

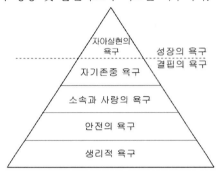

매슬로우의 욕구의 위계

(3) 실존주의 이론

① 실존적 불안

㉠ 사람들은 원래 의미가 없는 세상 속에서 각자에게 의미 있는 정체감을 확립하는 과정에서 자신의 삶을 선택해야 하는데 따르는 불안감을 피할 수 없다고 본다.

㉡ 대부분의 사람들은 왜 태어났으며 살아가면서 무엇을 해야 하는지에 대한 질문들로부터 실존적 불안을 경험한다.

② 주요 주제

㉠ 자유와 책임 : 인간은 매 순간 자신의 의지에 따라 선택할 수 있는 자유를 가진 존재다.

㉡ 삶의 의미 : 삶의 목적과 의미를 찾기 위한 노력은 인간의 독특한 특성이다.

㉢ 죽음과 비존재 : 인간은 미래에 언젠가는 자신이 죽는다는 것을 자각하며, 삶의 과정에서 불현 듯 비존재가 된다는 위협을 느낀다.

㉣ 진실성 : 인간은 진실한 존재이며 불확실성 속에서 결정을 내리게 되고 그 결과에 책임을 지는 존재다.

기출

성격이란 삶과 죽음이 교차하는 현실 속에서 그 사람이 내리는 선택과 결정에 의해 좌우되는 것이라고 보는 관점은?

① 정신분석적 관점
② 인본주의적 관점
③ 실존주의적 관점
④ 현상학적 관점

◀ 정답 ③

3. 특성이론

(1) 유형이론

① 히포크라테스(Hippocrates)의 체액론* : 사람의 체액을 혈액, 점액, 흑담즙, 황담
즙으로 구분하고 이 중 어느 체액이 신체 내에서 우세한가에 따라 성격이 결정
된다고 보았다.

혈액	낙천적이며 다혈질의 성격
점액	침착하고 냉정한 성격
흑담즙	우울한 성격
황담즙	성마르고 화를 잘 내는 성격

② 크레치머(Kretschemer)의 유형론 : 체형에 따라 사람을 쇠약형, 비만형, 근육형,
이상신체형의 네 범주로 구분하였다.

③ 쉘돈(Sheldon)의 신체유형론 : 크레치머의 연구를 발전시켜 내배엽형, 중배엽형,
외배엽형의 세 가지 차원에서 개인의 점수를 평정하여 유형화할 수 있다고 주
장하였다.

　㉠ 내배엽형
　　• 신체적 특징 : 부드럽고 둥글고 내장기관이 아주 잘 발달함
　　• 성격적 특징 : 사교적, 온화하고 애정적이며 차분함

　㉡ 중배엽형
　　• 신체적 특징 : 근육이 잘 발달되어 체격은 단단하고 각이 지고, 신체는 강한
　　　편임
　　• 성격적 특징 : 힘이 넘치고 경쟁적이고 자기주장적이며 모험을 즐기고 용기가
　　　있음

　㉢ 외배엽형
　　• 신체적 특징 : 키가 크고 마르며 근육은 섬세
　　• 성격적 특징 : 조심스럽고 지적이며 내향적

(2) 특질이론

① 올포트(Allport)의 특질론

　㉠ 특질의 정의
　　• 특질(traits)이란 성격의 핵심개념으로 '다양한 종류의 자극에 같거나 유사한
　　　방식으로 반응할 경향성'으로 정의됨
　　• 특질은 개인에게 여러 가지 다른 자극이나 상황에 대해 유사한 방식으로 반응
　　　하도록 조작하는 실체로서 개인의 사고, 정서 및 행동을 결정하는 중요한 역
　　　할을 함

체액론(body fluids)
사람들을 어떤 유형으로 나누고 각
유형의 성격을 설명하는 성격의 유
형론(typology) 중 가장 오래된 이
론이다.

기출
**성격 이론가에 관한 설명으로 틀린
것은?**
① 올포트(Allport)는 성격은 과거
경험에 의해 학습된 행동성향으
로, 상황이 달라지면 행동성향
도 변화한다고 보았다.
② 커텔(Cattell)은 특질을 표면특
질과 근원특질로 구분하고, 자
료의 통계분석에 근거하여 16개
의 근원특질을 제시하였다.
③ 로저스(Rogers)는 현실에 대한
주관적 해석 및 인간의 자기실
현과 성장을 위한 욕구를 강조
하였다.
④ 프로이트(Freud)는 본능적인 측
면을 강조하고 사회환경적 요인
을 상대적으로 경시하였다.

＜정답 ①

ⓒ **특질의 유형**
- **주 특질(cardinal traits)** : 영향력이 매우 커서 한 개인의 행동 전반에 영향을 미치며, 이러한 주 특질의 지배를 받는 사람은 마치 주 특질의 노예가 되어 있는 것처럼 여겨짐
  - **예** 눈만 뜨면 재산을 모으려고 한다든지, 권력을 잡으려고 애쓰는 사람들은 주 특질을 소유한 사람들이다.
- **중심 특질(central traits)** : 주 특질보다 행동에 미치는 영향력은 적지만, 비교적 보편적이고 일관된 영향을 미치는 것으로 우리가 한 개인을 기술할 때 사용하는 특성들이다. 예를 들면 추천서, 자기소개서를 쓸 때 언급되는 개인의 특성을 말함
  - **예** 어떤 사람이 시간을 잘 지키고, 사리가 분명하며 믿을 수 있다고 한 개인의 특성을 기술한다면 이는 중심 특질에 해당된다.
- **이차적 특질(secondary traits)** : 중심 특질보다 덜 보편적이고 덜 일관적인 영향을 미치는 것을 말함
  - **예** 한 개인이 학교에서는 깔끔하지만 집에서는 깔끔하지 않은 경우 이차적 특질에 해당된다.

② **커텔(Cattell)의 특질론**

ⓐ **특질의 정의**
- 특질이란 개인이 갖는 상당히 지속적인 반응경향성이며, 성격구조의 기본단위를 형성한다고 봄
- 성격*이란 '개인이 어떤 환경에 주어졌을 때 그가 무엇을 할 것인가를 말해주는 것'으로 정의됨
- 특질은 행동으로부터 추론된 '정신구조'이며 행동의 규칙성 혹은 일관성을 설명하는 근본적인 구성개념임
- 특질은 구분하는 방식에 따라 3가지의 구분유형을 갖음

ⓑ **공통 특질(common traits) 대 독특한 특질(unique traits)**
- 공통특질은 어느 정도의 차이가 있으나 인간이면 누구나 가지고 있는 몇 가지 특성으로 일반적인 정신능력이나 외향성, 사교성이 대표적임
- 독특한 특질은 인간의 개인차를 반영하는 특질로서 이로 인하여 개인은 서로 다른 관심과 태도를 갖음

ⓒ **능력 특질(ability traits) 대 기질 특질(temperament traits) 대 역동적 특질(dynamic traits)**
- 능력특질은 지능과 같이 상황의 복잡성을 처리하는 개인의 기술로 효율성에 관여하는 특성임
- 기질특질은 개인의 행동에 대한 일반적인 스타일과 정서적인 상태로 개인이 행동하고 상황에 반응하는 방식에 영향을 줌
- 역동적 특질은 동기, 흥미, 야망과 같이 개인이 목표를 향하여 활동하는 관계하는 특성임

성격(personality)
커텔의 특질론에서 성격은 수학적 공식 "$R_{반응}= f(P_{성격}, S_{상황})$"으로 설명된다.

ⓔ 표면 특질(surface traits) 대 원천 특질(근원 특질, source traits)
- 표면 특질은 동작이나 표정 등을 통해서 외부로부터 관찰할 수 있는 특질로 여러 변인들로 구성되어 있어 안정적이거나 지속적이지 못한 특질
- 원천 특질은 표면 특질을 결정하는 인과적 실체인 기저 변인들로서 체질적 요인을 반영하는 특질(체질적 특질)과 환경 조건을 반영하는 특질(환경조형 특질)로 구분
- 원천 특질은 일반적이거나 특수할 수 있는데 카텔은 일반적인 원천특질에 중점을 두었고, 이를 발견하기 위해서 생활기록, 자기평정, 객관적인 검사를 사용

ⓜ 16 성격 요인(16 Personality Factors)
- 카텔은 성격 관련 연구를 종합적으로 분석하여 요인 분석을 한 결과 성격 특성의 16개 요인을 밝혀냄
- 16 성격 요인 검사(16PF ; 16 Personality Factors)*는 거의 모든 성격범주를 포괄하고 있어 일반인의 성격 이해에 매우 적합하며, 임상 장면에서 정신과 환자들의 문제를 진단하는데도 유용

③ 아이젠크(Eysenck)의 특질론

ⓐ 성격의 정의
- 성격이란 '환경에 대한 개인의 독특한 적응에 영향을 끼치는 인격, 기질, 지성 그리고 신체 요소들이 다소 안정되고 영속적으로 조직화된 것'
- 성격을 하나의 위계로 보고 일련의 특질을 확인하기 위해 요인분석*을 사용 그 결과 특질과 관련되는 행동을 설명할 수 있는 생물학적 이론을 구성

ⓑ 성격의 유형(세 가지 차원)
- 외향적 경향성 : 외향성 - 내향성 차원
생물학적으로 뇌의 각성 수준과 관련이 있다. 외향성인 사람들의 성격은 사교적, 충동적, 활기차고 흥분을 잘 하는 반면, 내향성인 사람들은 신중하고, 조용하며 수줍어하는 조심스러운 특성을 보임
- 신경증적 경향성 : 안정성 - 불안정성 차원
정서적 안정성과 관련이 있어 신경증적 경향성이 높을수록 정서적으로 불안정하고 예민하며 변덕스럽고 비관적일 수 있음
- 정신병적 경향성(차원) : 정신병적 경향성(psychoticism)이 높을수록 충동적으로 행동하고 자기중심적이며 타인을 배려하지 못해 사회규범을 어기고 공격적으로 행동할 가능성이 있음

ⓒ 성격을 평가하기 위해 아이젠크 성격질문지(Eysenck Personality Questionnaire)를 사용한다.

용어 및 기출문제

기출

Cattell의 성격이론에 관한 설명과 가장 거리가 먼 것은?

① 주로 요인분석을 사용하여 성격 요인을 규명하였다.
② 지능을 성격의 한 요인인 능력 특질로 보았다.
③ 개인의 특정 행동을 설명할 수 있느냐에 따라 특질을 표면특질과 근원특질로 구분하였다.
④ 성격특질이 서열적으로 조직화되어 있다고 보았다.

16PF(16 Personality Factors)
생애기록, 자기평가, 객관적 검사 등에서 얻어진 자료를 통해 16개의 근원 특질을 추출하여 평가하는 검사이다.

요인분석(factor analysis)
어떤 특성을 규명하기 위하여 문항이나 변인들 간의 상호관계를 분석하여 상관이 높은 문항이나 변인들을 묶어서 몇 개의 요인으로 규명하고 그 요인의 의미를 부여하는 통계방법이다.

◀정답 ④

(3) 성격의 5요인 모델(Big Five 모델)

① 의의

ㄱ. 성격을 설명하는 특질 이론의 하나로, 1949년 피스크(Fiske)가 커텔(Cattell)의 16요인 모형을 바탕으로 성격의 5요인을 제시하면서 5요인 모형이 발달하기 시작하였다.

ㄴ. 1981년 골드버그(Goldberg)는 여러 연구를 검토한 결과, 공통된 다섯 가지 성격요인(개방성, 성실성, 신경증, 외향성, 우호성)이 있음을 확인하고 이를 'Big Five'라 칭하였다.

ㄷ. 이를 바탕으로 맥크래(McCrae)와 코스타(Costa)는 신경증, 외향성, 개방성만을 강조한 NEO-PI검사를 개발하였고, 1992년에는 NEO-PI-R(NEO-Personality Inventory Revised)을 개발하여 성격의 5요인을 측정할 수 있게 되었다.

② 성격 5요인과 구성요소

높은 점수	요인	낮은 점수
걱정, 초조, 감정의 변덕, 불안정, 부적절한 감정	신경증(N) 적응 대 정서적 불안정을 측정, 심리적 디스트레스, 비현실적 생각, 과도한 열망과 충동, 부적응적인 대처 반응을 얼마나 나타내는지를 측정	침착, 이완, 안정, 강건함, 자기충족
사교적, 적극적, 말하기를 좋아함 사람 중심, 낙관적, 즐거움 추구, 상냥함	외향적(E) 대인관계에서의 상호작용 정도와 강도를 측정 즉 활동수준, 자극에 대한 욕구, 즐거움, 능력 등을 측정	말 수가 적음, 냉정함, 과업 중심, 조용, 활기가 없음
호기심이 많음, 흥미의 영역이 광범위함, 창의적임, 독창적임, 상상력이 풍부함, 관습에 얽매이지 않음	개방성(O) 자신의 경험을 주도적으로 추구하고 평가하는지의 여부를 측정 즉 낯선 것에 대한 인내와 탐색 정도를 측정	관습적인 흥미를 갖는 영역이 제한됨, 예술적이지 않음, 분석적이지 않음
마음이 여림, 성격이 좋음, 신뢰로움, 남을 잘 도움, 관대함, 잘속음, 솔직함	우호성(A) 사고, 감정, 행동에서 동정심부터 적대감까지의 연속선상을 따라 개인의 대인관계 지향성이 어느 위치에 있는지를 측정	냉소적임, 무례함, 의심이 많음, 비협조적임, 앙심을 품음, 무모함, 초조함

기출

성격 5요인에서 특질요인과 해당 요인을 잘 나타내는 척도가 틀리게 짝지어진 것은?

① 개방성 : 인습적인 – 창의적인, 보수적인 – 자유로운

② 성실성 : 부주의한 – 조심스러운, 믿을 수 없는 – 믿을 만한

③ 외향성 : 위축된 – 사교적인, 무자비한 – 마음이 따뜻한

④ 신경증 : 안정된 – 불안정한, 강인한 – 상처를 잘 입는

❮정답 ③

성실함(C)		
체계적임, 믿음직함, 근면, 시간을 잘 지킴, 정돈됨, 야망이 큼	목표 지향적 행동을 조직하고 지속적으로 유지하며, 목표 지향적 행동에 동기를 부여하는 정도를 측정	목적이 없음, 믿을 수 없음, 게으름, 부주의함, 의지가 약함, 쾌락의 탐닉

4. 행동주의 및 사회학습이론

(1) 행동주의

① 성격의 정의 : 성격이란 '행동패턴의 집합'으로 정의된다.

② 성격의 특성

　㉠ 인간을 수동적인 존재로 생각하며 과학적이며 직접적으로 관찰될 수 있는 행동만을 연구대상으로 한다.

　㉡ 유전적 요인보다는 개인의 행동을 결정하고 유지시키는 환경적 요인을 강조한다.

　㉢ 다른 성격이론에서 가정하는 '자아, 특질, 정신과정' 등의 개념은 행동의 과학적 분석을 강조하는 행동주의 이론에서는 연구대상이 아니다.

(2) 사회학습이론

① 성격의 정의

　㉠ 환경, 사람, 행동의 세 요인이 상호작용하여 인간의 행동방식을 결정한다는 상호결정론적 관점을 취한다. 환경자극이 인간행동에 영향을 주지만 신념, 기대와 같은 사람의 내적 요인 역시 인간의 행동에 영향을 준다고 가정한다.

　㉡ 행동이 주로 관찰과 정보에 대한 인지적 처리 과정을 통하여 학습된다고 가정한다.

② 주요 개념

　㉠ 관찰학습(observation learning) : 사회적 상황에서 다른 사람의 행동을 관찰해두었다가 이후에 유사한 행동을 하는 것이다.

　　PLUS 관찰학습의 과정
　　　• 1단계 : 주의집중 단계(모델의 행동에 주의를 집중한다)
　　　• 2단계 : 파지* 단계(관찰된 모델의 행동을 기억한다)
　　　• 3단계 : 동기화 단계(모델의 행동을 실제 수행하기 위해서는 동기가 필요하다)
　　　• 4단계 : 운동재생 단계(관찰한 모델의 행동을 직접 신체를 이용해 반응한다)

기출

행동주의적 성격이론에 관한 설명과 가장 거리가 먼 것은?

① 학습 원리를 통해서 성격을 설명하였다.
② 상황적인 변인보다 유전적인 변인을 중시하였다.
③ Skinner는 어떤 상황에서 비롯되는 행동과 그 결과를 강조하였다.
④ 모든 행동을 자극과 반응이라는 기본단위로 설명하였다.

파지(retention)

특정 정보를 기억하기 위해 보관하는 단계로 저장(storage)이라고도 한다.

〈 정답 ②

     ⓛ 모방(modelling) : 다른 사람이 행동하는 것을 관찰하고 그대로 따라 하면서 행동을 학습하는 것이다. 관찰학습의 한 유형이다.

        예 아이들이 어른들의 행동을 흉내 내어 따라함으로써 어른의 행동을 배우는 것

     ⓒ 자기효능감(self-efficacy) : 자신이 성공적으로 일을 수행하거나 자신의 행동이 바람직한 결과를 이끌어 낼 수 있다는 신념을 의미한다. 자신의 행동과 능력에 대한 강한 믿음이다. 자기효능감의 원천으로는 이전의 성취경험, 대리경험*, 언어적 설득, 정서적 각성이 있다.

5. 인지이론

(1) 켈리(Kelly)의 개인구성개념이론

① 성격의 정의 : 개인이 자신의 환경을 관찰하고 지각하며 평가하고 해석하는 인지과정에 초점을 둔다. 사람들은 각자 과학자로서 자신의 구성개념에 근거하여 사건을 해석하고 예언하고 통제한다.

② 주요 개념

     ㉠ 개인 구성개념(personal construct) : 개인이 사건을 해석하고 예언하는데 사용하는 인지적 구조를 의미한다. 주변 현상을 정확하게 잘 예언하는 구성개념을 갖고 살아가며 필요에 따라 검증하고 수정하는 것이 적응적인 성격이라고 본다.

     ⓛ 구성개념적 대안주의(constructive alternativism) : 객관적 진실이나 절대적인 진리가 존재하지 않으며, 단지 세상과 사건을 해석하려는 노력이 있을 뿐이다. 개인이 갖고 있는 구성개념을 상황에 맞게 대안적 구성개념으로 수정하거나 대체하는 노력이 필요하며 개인은 이를 유연성 있게 현실에 적응해 가야 한다.

(2) 엘리스(Ellis)와 벡(Beck)의 인지적 성격이론

① 성격의 정의

     ㉠ 성격은 생리적, 사회적, 심리학적 측면으로 구분되어 있다.

     ⓛ 인간의 사고-감정-행동은 상호 밀접하게 관련되어 순환론적인 관계를 이루고 있으며 이 중에서 인지의 중요성을 가장 강조한다.

     ⓒ 인간은 합리적일 뿐만 아니라 비합리적인 왜곡된 사고도 할 수 있는 존재이다. 왜곡된 사고, 비합리적 신념, 행동을 합리적으로 변화시켜 성숙한 사람이 되도록 한다.

대리경험(vicarious experience)
다른 사람이 특정 행동을 할 때 어떤 결과가 나타나는지를 관찰함으로써 자신이 그러한 행동을 했을 때 초래될 결과를 예상하는 것이다.

② 엘리스의 주요 개념

   ⓐ 합리적 신념(rational belief)* : 명확하고 유연하게 과학적으로 생각하는 것으로 사건에 대해 합리적으로 해석하는 것을 의미한다.

   ⓑ 비합리적 신념(irrational belief) : 심리적 문제의 원인이 되고 문제 상태를 계속해서 유지시키는 생각을 말한다. 당위성(당위적 진술)이 포함된다. 인간은 불완전한 존재이고 전지전능하지 않기 때문에 당위성은 비합리적인 신념이다.

   ⓒ 당위성*의 유형

- 자신에 대한 당위성 : '나는 실수해서는 안 된다', 나는 항상 올바르게 행동해야 한다', '나는 성공해야 한다', '나의 외모는 매력적이어야 한다', '나는 절대 살쪄서는 안 된다'
- 타인에 대한 당위성 : '가족이니까 나에게 관심을 가져야 한다', '사람들은 내 말을 잘 들어줘야 해', '가족들은 나에게 화를 내면 절대 안 된다', '자식이니까 내 말을 들어야 한다', '사람들은 서로 돕고 이해해야 한다'
- 조건에 대한 당위성 : '우리가 사는 세상은 항상 공정하고 안전해야 한다', '나의 가정(직장)은 문제가 없어야 한다', '우리 집에 나쁜 일이 일어나서는 안 된다'.

   ⓓ ABC 모델 : 인간의 정서적, 행동적 결과에 영향을 미치는 원인으로 사건보다는 신념체계의 중요성을 강조하는 이론적 모델이다. 한 개인의 심리적 고통이나 문제는 비합리적인 신념체계에서 비롯된 것이므로, 비합리적인 신념을 합리적인 신념으로 바꾸게 함으로써 문제를 해결할 수 있다.

- A : 선행 사건(Activating events)
- B : 신념 체계(Belief system)
- C : 정서 및 행동적 결과(Consequences)

③ 벡(Beck)의 주요 개념

   ⓐ 인지의 수준

- 자동적 사고(automatic thought) : 어떤 사건(상황)에 대해 자기도 모르는 사이 매우 빠르게 떠오르는 생각이나 심상으로 자신의 과거 경험으로부터 축적된 신념이 반영
- 중간 신념(intermediate belief) : 사람들의 자동적 사고를 형성하는 극단적이며 절대적인 규칙과 태도를 의미
- 핵심 신념(core belief) : 자신에 대한 중심적 생각으로 보통 중간 신념에 반영된다. 핵심 신념은 보편적이며 과일반화된 절대적인 것으로 표현

   ⓑ 도식(schema) : 세상을 살아오는 과정 속에서 형성된 자신, 타인, 세상을 이해하는 기본적인 인지적 틀이다.

   ⓒ 인지적 오류(cognitive error)* : 개인이 지닌 자동적 사고는 현실을 부정적인 방향으로 과장하거나 타당하지 않으며 왜곡될 수 있다. 이러한 인지적 오류들은 부정적인 감정과 행동을 유발하게 된다.

합리적 신념(rational belief)

합리적 신념은 자기관심, 사회적 관심, 자기지향, 큰 좌절에 대한 인내를 촉진시킨다.

당위성(must)

자신이나 다른 사람들이 어떻게 행동하면 좋은지를 기술할 때 '~해야만 한다'는 말을 사용하는 것이다. 엄격하고 고정된 생각이나 기준을 가지고 있으면서 그러한 기대에 미치지 못하는 것을 지나치게 부정적으로 평가하게 된다.

기출

엘리스(Ellis)의 합리적 정서치료는 A-B-C 도식을 활용한다. 여기서 A, B, C의 설명으로 가장 적합한 연결은?

① A-행위
② A-일치
③ B-신념
④ C-조건

인지적 오류(cognitive error)

현실을 부정적인 방향으로 과장하거나 왜곡하여 사고하는 처리과정을 의미하며, 인지적 왜곡이라고도 한다.

❮정답 ③

㉣ 인지적 오류의 유형

- 이분법적 사고(흑백 논리적 사고) : 어떤 상황을 연속선상에서 보지 않고 양 극단으로만 보는 것 → 세상은 검정색이거나 흰색이며 회색 같은 중간색은 없다고 보는 것

  예 성공 아니면 실패, 좋은 것 아니면 나쁜 것, 칭찬 아니면 비난, '나는 공부를 잘하는 학생이거나 아니면 실패자'

- 과잉 일반화 : 한 가지 사건에 기초한 결론을 광범위한 상황에 적용 → 현재의 상황을 여러 상황들 중의 하나로 보지 않고 전체 삶의 특징으로 보는 것을 말함

  예 '이번 시험을 잘 보지 못했으니, 나는 졸업도 못하고 대학에도 가지 못할 거야' 또는 '집안 사정이 안 좋으니, 진학이나 취업을 할 수 없어'

- 정신적 여과(선택적 추상) : 전체를 보지 않고 부정적인 하나의 세부 사항에만 지나치게 집중하고 선택적으로 받아들여 결론을 내리는 것

  예 '선생님께서 지난번 과제에 낮은 점수를 주셨어. 이건 내가 꼴찌라는 걸 의미해', '발표할 때 몇 명이 듣지 않고 웃었어. 내 발표가 형편없었던 거야'

- 의미확대와 의미축소 : 자신이나 다른 사람 혹은 어떤 상황을 평가할 때 부정적인 측면을 지나치게 강조하고, 긍정적인 측면은 최소화 하는 것

  예 '내가 시험을 잘 본 것은 운이 좋았기 때문이야', 친구가 자신에게 한 칭찬은 별 뜻 없이 듣기 좋으라고 한 말로 의미를 축소하는 반면, 친구가 자신에게 한 비판은 평소 친구의 속마음을 드러낸 중요한 일이라고 그 의미를 확대하여 받아들이는 경우

- 감정적 추론* : 실제로 느끼는 것이 너무 강력해서 자신의 감정반응이 실제 상황을 반영하고 사실이라고 믿는 것 → 그 반대의 증거는 무시하거나 고려하지 않음

  예 '아무도 나를 좋아하지 않는 것처럼 느껴져. 따라서 아무도 나를 좋아하지 않을 거야'

- 개인화 : 자신과 무관한 사건을 자신과 관련된 것으로 잘못 해석하는 것

  예 버스정류소에 서 있는 사람들이 웃는 소리를 듣고 자신의 외모나 행동거지를 비웃는 것이라고 받아들이는 경우

- 잘못된 명명(명명하기) : 사람의 특성이나 행위를 기술할 때 과장되거나 부적절한 명칭을 사용하는 것

  예 '어젯밤 게임에서 졌어'라고 말하지 않고, '나는 실패자'라고 부정적인 명칭을 자신에게 부과하는 경우

- 독심술 : 충분한 근거 없이 상대방의 생각이나 의도, 마음을 알고 있다고 믿는 것 → 상대방이 생각하고 있는 것이 다를 수도 있음에도 불구하고 그런 가능성은 무시하고 본인 마음대로 추측하고 단정하는 것을 말함

  예 내 눈을 피하는 걸 보니, 나에게 숨기는 것이 있다고 판단하는 경우

- 예언자적 오류 : 충분한 근거없이 미래에 일어날 일을 단정하고 확신하는 것 → 마치 미래의 일들을 미리 볼 수 있는 예언자인 것처럼, 앞으로 일어날 결과를 부정적으로 추론하고 이를 굳게 믿음

  예 시험이나 면접을 보더라도 낙방할 것이 분명하다고 믿는 경우

Beck이 제시하는 인지적 오류 중 '평범하다는 평가를 받는다는 것은 내가 얼마나 부족한지 증명하는 것이다'라고 생각하는 경우는?

① 전부 아니면 전무의 사고
② 긍정적인 면의 평가절하
③ 과장 · 축소
④ 과잉일반화

감정적 추론
(emotional reasoning)

현실적인 근거가 없이 막연히 느껴지는 자신의 감정에 근거하여 결론을 내리는 것이다.

〈 정답 ③

01 성격의 특성으로 거리가 먼 것은?

① 안정성
② 보편성
③ 일관성
④ 독특성

 TIPS!

성격의 주요한 특성 세 가지로는 사람들을 구별할 수 있는 개인의 독특한 측면 혹은 개인차를 의미하는 독특성과 시간과 장소에 상관없이 비교적 일관되고 안정적인 행동패턴으로 나타나는 안정성과 일관성이 있다.

02 환경에 따라 반응하는 특징적인 패턴으로서 독특하고 일관성이 있으며 안정적인 사고, 감정 및 행동의 총체를 무엇이라 하는가?

① 태도(attitude)
② 의도(intention)
③ 적응(adaptation)
④ 성격(personality)

TIPS!

개인이 환경에 따라 반응하는 특징적인 패턴으로서 타인과 구별되게 하는 독특하고 일관성이 있으며 안정적인 사고, 감정 및 행동의 총체를 성격이라 한다.

Answer 01.② 02.④

03 프로이트와 비교하여 에릭슨이 주장하는 성격 발달에 관한 관점의 차이점만을 바르게 짝지은 것은?

> (개) 생애 초기의 경험이 성격 발달에 중요하다.
> (내) 성격은 단계를 따라 발달한다.
> (대) 점성설의 원리를 강조한다.
> (래) 성격은 전 생애를 통해 발달한다.

① (개), (내)　　　　　　　　　　　　　② (내), (대)
③ (내), (래)　　　　　　　　　　　　　④ (대), (래)

TIPS!
(대) 에릭슨은 인간의 발달이 유전적 요인에 의해 지배되며 지금까지 이루어진 발달의 기초 위에서 다음단계로 발달한다는 점성설의 원리를 강조하였다.
(래) 프로이트는 인간의 성격이 만 5세 이전의 경험에 의해 결정된다고 본 반면 에릭슨은 전 생애를 걸쳐 평생 발달한다는 관점을 취한다.

04 성격을 연구한 학자와 그의 주장이 바르게 연결되지 못한 것은?

① 융 – 내향성과 외향성
② 올포트 – 중심특질과 표면특질
③ 아이젠크 – 정서적 안정성과 정신병적 경향성
④ 아들러 – 생활양식과 사회적 관심

TIPS!
올포트는 특질을 세 가지 유형, 주 특질(영향력이 매우 커서 한 개인의 행동 전반에 영향을 미치는 것), 중심특질(주 특질보다 행동에 미치는 영향력은 적지만, 비교적 보편적이고 일관된 영향을 미치는 것), 이차적 특질(중심특질보다 덜 보편적이고 덜 일관적인 영향을 미치는 것)로 구분하였다. 표면 특질과 근원특질은 카텔이 제시하였다.

Answer 03.④ 04.②

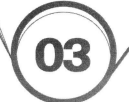

03 학습 및 인지심리학

section **1** 학습심리학

1. 조건형성

(1) 고전적 조건형성

① 러시아 생리학자인 파블로프(Pavlov)*가 발견한 것으로, 자극과 반응 간의 관계를 최초로 실험 연구하였다.

② 개에게 종소리를 들려준 후 곧바로 먹이를 제공하는 절차를 몇 번 반복한 뒤, 이후에는 먹이 없이 종소리만 들려주어도 침을 흘리게 된다.

③ 고전적 조건형성의 개념

    ㉠ 먹이는 타액을 분비하게 하는 무조건 자극(unconditioned stimulus : UCS)이다.

    ㉡ 먹이에 의한 타액분비를 무조건 반응(unconditioned response : UCR)이라고 한다.

    ㉢ 본래 중립자극이었던 종소리가 타액을 분비하게 하는 역할을 했으므로 조건 자극(conditioned stimulus : CR)이 된다.

    ㉣ 무조건 자극 없이 조건 자극에 의해 일어난 반응을 조건 반응(conditioned response : CR)이라고 한다.

> **PLUS** 고전적 조건형성의 절차
>
> **훈련 전**
> 입 속의 먹이(UCS) ──────────→ 타액분비(UCR)
> 종소리(CS) ──────────→ 정향반사*
>
> **훈련**
> 종소리(CS) + 먹이(UCS)
>
> **훈련 후**(조건형성)
> 종소리(CS) ──────────→ 타액분비(CR)

파블로프(Pavlov)

일찍이 소화생리학을 연구한 공로로 노벨상을 수상했으며, 50세가 넘어서야 심리적 반사인 조건반사를 연구하기 시작했다.

📖 기출

고전적 조건형성이 효과적으로 학습되기 위한 조건은?

① 무조건자극과 조건자극이 시간적으로 근접해 있어야 한다.
② 고정비율강화계획을 통한 학습이 필요하다.
③ 혐오조건 형성을 통한 학습을 해야 가능하다.
④ 변동간격강화계획을 통해 학습을 해야 한다.

정향반사

외부의 소리를 듣고 소리 나는 방향으로 반사적으로 고개를 돌리는 반응을 말한다.

＜정답 ①

④ **고차적 조건형성**(higher-order conditioning)

　　㉠ 조건 자극이었던 종소리를 무조건 자극으로 하고 새로운 자극인 불빛을 조건 자극으로 하여 실험절차를 반복하였다.

　　㉡ 불빛이 제시된 후 곧바로 종소리를 들려주는 것을 반복하자, 반응강도는 낮았지만 불빛에 의해서도 타액분비가 나타났다. 이를 고차적 조건형성이라고 한다.

> **PLUS** 고차적 조건형성의 절차
>
> 종소리(CS1) ──────────────→ 타액분비(CR)
> 불빛(CS2)+종소리(CS1) ──────────────→ 타액분비
> 불빛(CS2) ──────────────→ 타액분비(CR)

⑤ **소거**

　　㉠ 학습된 조건반응은 무조건 자극(먹이)인 UCS가 따라오지 않으면 점차 감소되어 나중에는 조건자극(CS)을 제시해도 조건반응(CR)이 사라진다. 이를 실험적 소거라고 한다.

　　㉡ 소거된 뒤 다시 조건자극(CS)에 뒤이어 무조건 자극(UCS)을 제공하면 처음보다 더 빠르게 조건형성된다.

⑥ **자극 일반화**: 특정한 조건 자극에 대해 조건형성된 반응은 원래의 조건 자극과 유사한 자극에 대해서도 비슷한 반응을 일으킨다.

　　예 검은색 개에게 물린 경험이 있는 사람이 흑염소를 보고 겁을 먹는 경우

⑦ **변별**

　　㉠ 서로 다른 두 개 이상의 자극을 구별하는 능력이다.

　　㉡ 두 자극이 아주 유사해서 어떤 자극에 반응해야 할 지 몰라 쩔쩔 매는 개를 보고 실험신경증(experimental neurosis) 상태라고 한다.

⑧ **CS와 UCS의 시차적 관계**

　　㉠ **동시조건형성**: 조건 자극과 무조건 자극이 동시에 제시된다.

　　㉡ **지연조건형성**: 조건 자극이 먼저 제시되고 뒤이어 무조건 자극이 제시된다. 0.5초의 간격일 때 가장 조건형성이 잘 된다.

　　㉢ **흔적조건형성**: 제시한 조건 자극이 완전히 사라진 후 무조건 자극을 제시한다.

　　㉣ **역행조건형성**: 무조건 자극을 먼저 제시하고 조건 자극을 뒤에 제시하는 절차로, 학습하기가 어렵다.

기출

다음은 어떤 조건형성에 해당하는가?

┌ 보기 ────────────────
연구자가 종소리를 들려주고 10초 후 피실험자에게 전기 자극을 주었다고 가정해 보자. 몇 번의 시행 이후 다음 종소리에 피실험자는 긴장하기 시작했다.
└───────────────────

① 지연 조건형성
② 흔적 조건형성
③ 동시 조건형성
④ 후향 조건형성

〈정답 ②

(2) 도구적 조건형성[*]

① 손다이크(Thorndike)의 시행착오설 : 새로운 문제를 해결하는 과정에서 여러 가지 방법을 시도해보는 시행착오를 통해 필요 없는 방법은 배제하고 최적의 방법을 추구해나가는 과정을 말한다.

② 손다이크의 학습의 기본 법칙

　　㉠ 효과의 법칙 : 문제해결 뒤 주어지는 보상에 대한 만족이 크면 클수록 자극과 반응의 연합이 강화된다.

　　㉡ 연습의 법칙 : 연습을 되풀이하면 결합이 강해지고, 연습을 하지 않으면 결합이 약해진다.

　　㉢ 준비성의 법칙 : 학습의 준비를 갖추는 일은 학습이 잘 일어나게 하는 중요한 요소 중 하나이다.

　　▶PLUS 손다이크의 문제상자
　　굶주린 고양이를 상자 안에 가둔 뒤 탈출 방법을 살펴보고자 설계된 것이다. 고양이는 줄을 당기거나 발판을 눌러야만 상자에서 탈출할 수 있고, 탈출한 뒤에는 약간의 음식물을 보상받고 다시 상자 속에 갇히게 된다.

(3) 조작적 조건형성[*]

① 스키너(Skinner) 상자

　　㉠ 스키너는 동물의 조작 행동(operant behavior)[*]을 분석하기 위해 자신의 이름을 딴 실험상자를 고안하였다.

　　㉡ 실험상자 안의 동물은 지렛대를 누르거나 표적을 쪼면 보수로 먹이가 나온다. 먹이가 강화인[*]이 되어 동물은 지렛대 누르는 것을 학습하게 된다.

② 주요 개념

　　㉠ 조형(shaping)은 점진적 접근법으로도 알려져 있으며, 적절한 반응을 학습시키기 위해 낮은 수준의 단계부터 정확한 반응까지의 단계를 학습의 원리로 이끄는 과정을 말함

　　예 돌고래, 원숭이에게 묘기를 훈련시킬 때 적용한다.

　　• 차별 강화(differential reinforcement) : 어떤 반응은 강화를 받고 어떤 반응은 강화를 받지 못하는 것

　　• 계속적 접근(successive approximation) : 실험자가 원하는 것에 점점 가까워지는 반응을 할 때만 강화를 받음

　　㉡ 고전적 조건형성과 마찬가지로 조작적 조건형성에서도 일반화와 변별이 있다.

　　㉢ 소거 : 지렛대를 눌러도 먹이가 제공되지 않으면 점차 지렛대를 누르는 반응이 감소된다.

용어 및 기출문제

도구적 조건형성
유기체가 다양한 조건 하에서 보상을 받기 위해 능동적으로 적절한 반응을 할 수 있게 되는 학습 형태이다. 도구적이란 것은 행동이 어떤 결과를 야기시킬지를 결정하는 하나의 도구(수단)가 됨을 의미한다.

기출
무작위적 반응 중에서 긍정적 결과가 뒤따르는 반응들을 통해서 행동이 증가하는 학습법칙은?

① 시행착오 법칙
② 효과의 법칙
③ 연습의 법칙
④ 연합의 법칙

조작적 조건형성
특정 환경에 적응적인 방향으로 행동을 조절하는 것이다.

조작 행동
자극에 의한 행동이 아닌 유기체가 세상에 대해 자발적으로 보이는 행동이다. 즉, 세상에 대해 조작을 하고 있는 것이다.

강화인
음식, 물과 같이 하나 이상의 보상과 연합되어 중립 자극 자체가 강화적 속성을 띠게 되는 현상을 (일반적) 강화인이라고 한다.

＜정답 ②

② 자발적 회복 : 지렛대를 누르는 반응이 소거된 쥐를 다른 곳에 두었다가 다시 스키너 상자에 넣으면 쥐는 다시 지렛대를 누르는 반응을 보인다.

⑩ 미신적 행동* : 우연히 특정한 행동의 상태에 있을 때 보상이 주어지자 보상을 기대하며 계속해서 특정 행동을 보이는 것을 말한다. 이 때의 보상은 특정 행동과는 독립적이기 때문에 비유관 강화(noncontingent reinforcement)라고도 한다.

⑪ 이차적 강화 : 1차적 보상물(예 음식)과 반복적으로 짝지워진 중립적 자극은 강화적 속성을 갖게 된다.

예 돈, 칭찬, 인정

(4) 강화와 강화계획

① 강화

㉠ 정적 강화 : 목표 반응의 발생빈도나 강도를 높이기 위해 학습자가 선호하는 보상을 제공하는 것으로, 주로 칭찬, 인정, 보상, 음식 등이 해당된다.

㉡ 부적 강화 : 학습자가 혐오하는 자극을 제거해줌으로써 목표 행동의 강도와 빈도를 증가시키는 것이다.

② 강화계획

㉠ 고정간격 강화계획(fixed interval schedule : FI) : 일정한 간격마다 학습자가 올바른 반응을 하면 강화하는 것이다.

예 월급 또는 정기시험

㉡ 고정비율 강화계획(fixed ratio schedule : FR) : 정해진 횟수만큼 반응을 해야 강화가 주어진다.

예 도장 10번을 모으면 커피 한 잔을 제공

㉢ 변동(변화)간격 강화계획(variable interval schedule : VI) : 임의로 정한 시간 범위 내에서 불규칙한 시간 간격마다 강화를 주는 것이다.

예 쪽지시험

㉣ 변동(변화)비율 강화계획(variable ratio schedule : VR) : 평균 n번 반응한 뒤 보상을 받지만, 두 번 반응한 뒤 보상을 받기도 하고 스무 번 반응해도 보상을 받지 못한다.

예 도박

㉤ 학습의 효과 : 변동비율>고정비율>변동간격>고정간격 순으로 반응률이 높아 학습의 효과가 크며 소거가 어려워진다.

(5) 혐오적 조건형성

① 처벌

    ㉠ 학습자가 처벌받는 원인이나 이유를 깨닫고 인정하는 상황이라면 바람직하지 못한 행동을 감소시킬 수 있다.

    ㉡ 처벌이 효과적이기 위해서는 즉시적이어야 하고 강도가 충분히 강해야 하며, 처벌을 주는데 있어 일관성이 있어야 한다.

    ㉢ 정적 처벌 : 목표 행동을 감소시키기 위해 강화물*을 제공하는 것이다.
        예 지각하는 아이에게 화장실 청소를 시키는 것

    ㉣ 부적 처벌 : 목표 행동 감소를 위해 강화물을 없애는 것이다.
        예 컴퓨터 게임하는 시간을 줄이기 위해 컴퓨터 게임을 하면 갖고 있던 용돈을 뺏는 것

② 회피와 도피

    ㉠ 도피학습 : 혐오적 자극을 받은 후 그 자극을 피하는 행동을 말한다.
        예 매를 맞고 피하는 것

    ㉡ 회피학습 : 혐오적 자극에 대한 신호를 학습하게 되면 신호를 알아차리자마자 회피하게 된다.
        예 경고성 언어나 매를 드는 시늉에 피하는 것

(6) 잘못된 학습의 예

① 학습된 무기력의 실험

    ㉠ 셀리그만(Seligman)은 움직일 수 없게 고정해놓은 개의 엉덩이에 전기충격을 가하는 절차를 반복하자, 자유롭게 풀어준 이후에도 전기충격을 피하지 않는 것을 관찰했다.

    ㉡ 자신이 환경을 통제할 수 없다는 것을 반복 경험하면, 통제하거나 바꾸려는 시도 자체를 포기하는 것을 학습하게 된다는 것이다.

② 무기력과 우울

    ㉠ 셀리그만은 학습된 무기력이 우울증 발달의 원인이 된다고 설명하였다.

    ㉡ 무기력에 빠진 개처럼 사람도 배우자의 사별, 막대한 경제적 손실, 심한 질병에 걸렸을 때 무기력하게 된다고 보았으며, 우울증을 도구적 학습의 결과로 설명하였다.

강화물
어떤 행동을 증가 또는 감소시키기 위한 유인물을 말한다.

기출

다음 설명이 나타내는 것은?

> **보기**
>
> 우리는 교통사고(혹은 교통위반 범칙금)를 예방하기 위하여 빨강 신호등에서 정지하는 것을 학습한다.

① 행동조성
② 회피학습
③ 도피학습
④ 유관성 학습

기출

사람이 스트레스 장면에 처하게 되면 일차적으로 불안해지고 그 장면을 통제할 수 없게 되면 우울해진다고 할 때 이를 설명하는 모델은?

① 학습된 무기력감 모델
② 강화감소 모델
③ 인지모델
④ 정신분석 모델

◀정답 ③, ①

2. 인지학습

(1) 통찰학습(insight learning)*

문제해결 장면에서 놓여있는 요소들 간의 의미를 발견하는 것으로, 이 때 학습자는 '아하 경험(aha-experience)'을 통해 갑자기 문제를 해결한다.

(2) 잠재학습(latent learning)

① 톨만(Tolman)*은 보상이 주어지지 않은 상황에서도 잠재적으로 학습이 진행되고 있다고 주장하였다.

② 보상이나 강화는 학습한 내용을 행동으로 나타낼 것인지의 여부만을 결정한다고 주장하였다.

(3) 관찰학습

① 반두라(Bandura)는 학습을 정신적 개념으로 보며, 강화 없이도 일어나는 것이라고 보았다.

② 타인의 행동을 관찰한 결과로 인해 학습이 이루어진다고 보았다.

③ 관찰학습은 모델링(modeling)할 행동에 주의집중하고 기억을 해야 하며, 이를 어떤 동기에 의해 행동으로 전환해야 한다.

통찰학습

형태주의 심리학자인 Köhler에 의해 시도된 것으로, 학습이란 문제해결에 대한 모든 요소를 생각해보고 문제가 해결될 때까지 여러 가지 방식으로 생각하는 것으로 설명하였다.

톨만의 실험

미로 안의 쥐가 출구를 찾아도 보상을 주지 않다가 출구에 먹이를 두자 곧바로 출구를 찾아내는 것을 발견했다.

기출

학습을 외현적 행동의 변화라기보다는 오히려 지식의 습득이라는 측면에서 학습과 수행을 개념적으로 분리 시켜 잠재학습(latent learning)을 설명한 학자는?

① 손다이크(Thorndike)
② 톨만(Tolman)
③ 콜러(Köhler)
④ 반두라(Bandura)

< 정답 ②

section 2 인지심리학

1. 뇌와 인지

(1) 대뇌피질*의 구조

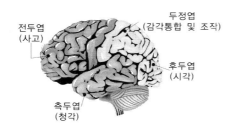

전두엽
(사고)

두정엽
(감각통합 및 조작)

후두엽
(시각)

측두엽
(청각)

① 대뇌를 둘러싸고 있는 뉴런의 세포체로 된 층으로, 고도의 감각과 지각, 운동과 기술, 사고력, 상상력, 언어능력이 일어나는 곳이다.

② 좌우 대뇌반구는 전두엽, 두정엽, 측두엽, 후두엽으로 구분된다.

(2) 뇌 반구에 따른 기능

① **전두엽**(frontal lobe) : 현재의 상황을 판단하고 상황에 적절하게 행동을 계획하고 동작을 조절하며 부적절한 행동을 억제하는 등 전반적으로 행동을 관리하는 역할을 한다.

② **두정엽**(parietal lobe) : 피부에 전달되는 갖가지의 감각을 받아들이고 무게나 동작을 감지하는 역할을 수행한다.

③ **측두엽**(temporal lobe) : 청각을 처리하는 역할을 하며, 언어를 듣고 이해한다.

④ **후두엽**(occipital lobe) : 망막에서 들어오는 시각정보를 받아 분석하고 통합하며 이 영역이 손상되면 안구가 정상적인 기능을 하더라도 시력을 상실하게 된다.

⑤ **변연계** : 인간의 정서, 동기적 측면을 담당하는 정서 중추로 대상피질, 시상하부, 해마, 편도체로 구성되어 있다.

    ㉠ **편도체**(amygdala) : 의식적인 관여 없이 위험을 탐지하고 빠른 보호적인 반응을 발달시키는 신경시스템이다.

    ㉡ **해마** : 기억을 저장하고 인출하는 역할을 하며 뒤죽박죽된 기억을 시간과 일의 순서에 따라 배열한다.

    ㉢ **시상하부** : 체온, 배고픔, 목마름, 피로, 분노, 생체주기를 조절한다.

대뇌피질

대뇌 반구의 표면을 덮고 있는 회백질의 얇은 층으로 신경 세포체가 모여 있으며, 감각을 종합하고, 의지적인 운동 및 고도의 지적 기능을 담당한다.

📖

다음 중 대뇌피질 각 영역의 기능에 관한 설명으로 옳은 것은?

① 측두엽 : 망막에서 들어오는 시각 정보를 받아 분석하며 이 영역이 손상되면 안구가 정상적인 기능을 하더라도 시력을 상실하게 된다.

② 후두엽 : 언어를 인식하는데 중추적인 역할을 하며 정서적 경험이나 기억에 중요한 역할을 담당한다.

③ 전두엽 : 현재의 상황을 판단하고 상황에 적절하게 행동을 계획하고 부적절한 행동을 억제하는등 전반적으로 행동을 관리하는 역할을 한다.

④ 두정엽 : 대뇌피질의 다른 영역으로부터 모든 감각과 운동에 관한 정보를 다 받으며 이러한 정보들을 종합한다.

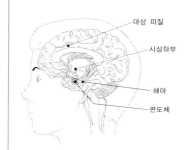

대상 피질

시상하부

해마

편도체

❮정답 ③

> **PLUS** H.M 환자의 사례
>
> 간질로 인한 발작 증세를 치료하기 위해 해마를 제거한 H.M은 수술 후 발작은 현저히 감소했으나, 기억에 심각한 결함을 보였다. 즉, 과거 기억은 잘하였으나 뇌 수술 후에 일어난 일들은 전혀 기억하지 못하였다.

2. 기억

(1) 기억과정

① 기억과정은 부호화(encoding), 저장(storage), 인출(retrieval)의 세 단계로 구별되며 기억의 탐색은 장기기억의 정보를 단기기억으로 가져오는 작업 과정이다.

② 부호화*는 외부환경에서 들어온 정보를 마음이 읽을 수 있는 부호로 전환시키는 과정을 말한다.

③ 저장은 정보를 기억 속에 담고 있는 과정이다.

④ 인출 : 인출은 저장된 정보를 필요할 때 기억 속에서 끄집어내는 과정으로 명시적 인출과 암묵적 인출이 있다.

   ⊙ 명시적 인출 : 회상과 재인
     • 회상 : 정보가 제시되지 않은 상태에서 저장된 정보를 생성해내는 것으로 재인보다 더 어려움(예 주관식 단답형 시험)
     • 재인 : 제시된 정보가 기억 속에 저장된 정보와 같은지를 판단하는 과정(객관식 오지선다형 시험)
   ⓒ 암묵적 인출 : 절차 기억, 점화 기억(효과)
     • 절차 기억 : 일을 수행하는 방법에 대한 지식을 의미
     • 점화 기억(효과) : 특정한 정서와 관련된 정보들이 그물망처럼 서로 연결되어서 한 가지 정보가 자극을 받으면 관련된 기억들이 함께 떠오르는 것을 의미

(2) 기억의 구조

① 감각기억

   ⊙ 정보가 우리의 수용기*에 들어오는 순간 일어나는 정보 처리과정으로, 매우 짧은 시간 내에 사라진다.
   ⓒ 시각, 청각, 후각, 미각, 촉각 등의 다양한 감각에 대한 기억이 포함된다.

부호화 명세성

인출 시의 맥락과 부호화 시의 맥락이 유사할 때 인출 가능성이 커진다는 원리

🗒️
기억 정보의 인출에 대한 설명으로 옳은 것은?

① 인출 시의 맥락과 부호화 시의 맥락이 유사할 때 인출 가능성이 클 것이라는 주장을 부호화 명세성(특수성) 원리라고 한다.

② 설단현상은 특정 정보가 저장되어 있지 않다는 증거로 볼 수 있다.

③ 회상과 같은 명시적 인출방법과 대조되는 방법으로 재인과 같은 암묵적 방법이 있다.

④ 기억탐색 과정은 일반적으로 외부적 자극정보를 부호화하는 과정을 말한다.

수용기

외부 환경으로부터 자극을 받아들이는 구조를 총칭하는 것이다.

‹ 정답 ①

② 단기기억

    ㉠ 단기기억에 들어오는 정보는 감각기억보다는 오래 지속되지만 기억하고자 하는 의도적인 노력(**예** 되뇌기)을 하지 않으면 곧 사라지게 된다.

    ㉡ 단기기억에서의 기억폭(memory span)은 $7\pm2^{*}$ 항목으로 한정되어 있으나, 청킹(chunking)을 통해서 확장시킬 수 있다.

    ㉢ 단기기억이 유지되는 시간은 20초 정도에 불과하다.

③ 장기기억

    ㉠ 장기기억의 체제화

      • 군집화(청킹) : 정보를 저장할 때 동일 범주의 항목들끼리 묶어서 저장

      • 활성화 확산 이론 : 콜린스(Collins)와 로프터스(Loftus)는 의미단위(node)들이 연결망으로 구성되어 있으며, 하나의 의미단위가 활성화되면 네트워크를 통해 확산되어 다른 의미단위들도 활성화된다고 설명

    ㉡ 장기기억의 종류

      • 의미기억(semantic memory) : 세상에 대한 일반적인 지식을 포함한다. 과잉 학습된 경우가 많으므로 비교적 망각이 적게 일어남

      • 일화기억(episodic memory) : 일상생활에서 경험한 자신과 관련된 기억이다. 유사한 경험에 의한 간섭 때문에 망각이 많이 일어남

      • 절차기억(procedural memory) : 일을 수행하는 방법에 대한 지식을 말한다. 예를 들어, 자동차 운전이나 피아노 연주 시에 일어나는 사고와 움직임이 해당

3. 망각*

(1) 인출 실패

① 인출 실패는 설단현상*을 통해 관찰할 수 있으며, 저장된 정보에 접근할 수 없는 것을 말한다.

② 인출이 안 될 때 적절한 인출단서를 제시하면 기억으로의 접근을 도울 수 있다.

(2) 쇠퇴

① 쇠퇴이론에서는 시간의 흐름에 따라 기억에서 희미해져 정보가 사라지게 된다고 설명한다.

② 망각현상을 쇠퇴로 모두 설명하기는 어렵다. 운전을 오래 쉬었다고 해서 운전 방법을 모두 잊어버리지 않기 때문이다.

용어 및 기출문제

마법의 숫자 7±2

1956년 미국 하버드의 심리학자 조지 밀러는 그의 연구 「마법의 숫자 7±2 : 인간의 정보처리능력의 한계」에서 인간의 뇌가 기억하는 단기기억의 정보처리용량의 한계는 7±2라고 제시하였다.

기출

'IB-MKB-SMB-C5.I-68.I-5' 배열을 외우기는 힘들지만, 이를 'IBM-KBS-MBC-5.16-8.15' 배열로 재구성하면 외우기가 쉬워진다. 이와 같이 정보를 재부호화하여 하나로 묶는 것은?

① 암송   ② 부호화
③ 청킹(chunking)④ 활동기억

기출

A씨가 할머니 댁에 방문하였을 때, 음료수를 바닥에 엎질러서 할머니에게 혼났던 것을 기억하고 있다. 이러한 기억을 지칭하는 것은?

① 의미기억   ② 암묵기억
③ 절차기억   ④ 일화기억

망각

기억체계에서 정보가 소멸되거나 찾을 수 없는 현상을 말한다.

설단현상

기억해내야 할 정보가 혀끝에서만 뱅뱅 맴돌며 찾아지지 않는 현상을 말한다.

기출

망각에 대한 설명으로 틀린 것은?

① 망각은 단기기억과 장기기억에서 모두 일어날 수 있다.
② 시간이 경과함에 따라 이전의 정보를 더 많이 잃어버리는 현상을 쇠퇴라고 한다.
③ 망각은 적절한 인출 단서가 없거나 유사한 기억 내용이 간섭을 해서 나타날 수 있다.
④ 장기기억에서 망각이 일어나는 주요 이유는 대치와 쇠퇴 현상 때문이다.

❮정답 ③, ④, ④

(3) 간섭

① **간섭 이론** : 회상이 안 되는 기억은 손실된 것이 아니라 기억된 정보들끼리 간섭을 일으켜 인출을 방해하는 것이라 설명한다.

② **간섭의 유형**

    ㉠ **순행간섭** : 기존의 지식 때문에 새로 배운 것을 기억해내기 어려운 것이다.

    ㉡ **역행간섭** : 오늘 학습한 내용 때문에 기존의 지식을 기억해내기 어려운 것이다.

    ③ 두 과제의 성격이 아주 다르다면 간섭효과는 거의 일어나지 않지만, 유사성이 증가하면 간섭도 따라서 증가한다.

01 다음 중 망각 이론에 대한 설명으로 맞는 것은?

① 간섭이론에서는 두 정보가 유사할수록 망각이 잘 일어난다고 설명한다.

② 기존의 지식이 새로운 학습을 간섭하기 때문에 망각이 일어나는 것을 역행간섭이라고 한다.

③ 인출실패는 시간의 흐름에 따라 저장되었던 기억이 희미해지는 것이다.

④ 쇠퇴이론에서는 정보간의 간섭 때문에 망각이 일어난다고 주장한다.

> **TIPS!**

② 기존의 지식이 새로운 학습을 간섭하여 망각이 일어나는 것은 순행간섭이다.

③ 인출실패는 망각이 저장된 정보에 접근할 수 없는 것이라 설명한다.

④ 쇠퇴이론에서는 망각이 시간의 흐름에 따라 저장되었던 기억이 희미해지는 것이라고 설명한다. 정보간의 간섭 때문에 망각이 일어나는 것은 간섭이론에 대한 설명이다.

02 검은 개에게 물린 경험이 있던 사람이 흑염소를 보고 깜짝 놀라 도망치는 모습을 설명하는 개념으로 적절한 것은?

① 조작적 조건형성

② 학습된 무기력

③ 자극의 일반화

④ 고차적 조건형성

> **TIPS!**

특정한 자극에 조건형성이 되었을 때 조건자극과 비슷한 자극에도 조건반응이 일어나는 것을 자극의 일반화라고 한다.

Answer 01.① 02.③

03 다음에서 고전적 조건형성과 조작적 조건형성에 대한 설명으로 틀린 것은?

① 고전적 조건형성은 러시아 생리학자인 파블로프가 발견한 것으로, 자극과 반응 간의 관계를 연구한 것이다.

② 파블로프의 실험에서 조건반응(타액분비)을 일으키게 하는 종소리는 무조건 자극이다.

③ 조작적 조건형성에서 유기체에게 목표행동을 조건형성하기 위해 조형을 이용한다.

④ 스키너는 유기체가 외적 자극의 영향보다는 수의적이고 능동적인 행동으로 조건형성 된다고 주장하였다.

 TIPS!

파블로프의 실험에서 조건반응을 일으키는 종소리는 조건자극이다.

Answer 03.②

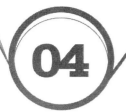

04 심리학의 연구방법론

1. 기초심리통계

(1) 표본조사

① 표본조사(sampling survey)란 모집단 중에서 일부를 무작위로 추출하여 조사를 실시하고, 그 결과로 모집단에 대해 추정하는 조사 기법을 말한다. 모집단 전체를 조사하는 전수조사에 비해 비용이 적게 들고 시간적으로도 효율적이다.

② 모집단을 연구의 대상으로 하는 것이 실제적으로 불가능하기 때문에 모집단을 대표할 수 있는 표본(sample)을 사용하여 연구를 하게 된다.

③ 연구 대상이 되는 부분적인 집단을 표본이라 하고, 표본을 연구해서 얻은 자료는 전체집단 혹은 모집단(population)에 적용될 수 있도록 정확하고 객관적인 방식으로 측정되어야 한다.

④ 모집단을 대표하는 표본을 추출하여 표본의 특성을 나타내는 것을 표집분포(sampling distribution)라고 한다. 표집분포의 특성은 평균과 표준편차로 표기하며, 이를 추정치(estimate)* 혹은 통계치(statistic)라고 한다.

⑤ 모집단에 대한 타당한 결론을 내리고 정확한 예측을 하기 위해서는 연령, 성별, 인종 또는 다른 관심의 대상이 되는 변인들이 모집단을 정확하게 대표할 수 있도록 표본 집단을 구성해야 한다.

⑥ 표본에서 얻은 결과를 모집단에 적용하기 위해서는 표집오차(sampling error)* 가 최소화되어야 하며, 이를 위해 표본에 포함될 대상자는 무선 표집(random sampling)*되어야 한다.

⑦ 표집오차는 표본평균과 모집단 평균의 차이를 말한다. 만약 표본 평균이 모집단의 평균과 같다면 이는 표집이 완벽하게 이루어졌다는 것을 의미하여, 표본 평균이 모집단의 평균과 차이가 크면 이는 표집이 잘못되었음을 의미한다.

용어 및 기출문제

🔖 기출

표본조사에 대한 설명으로 틀린 것은?

① 연구자가 모집단의 모든 성원을 조사할 수 없을 때 표본을 추출한다.
② 모집단의 특성을 일반화하기 위해서 표본은 모집단의 부분집합이어야 한다.
③ 표본의 특성을 모집단에 일반화하기 위해서 무선표집을 사용한다.
④ 표본추출에서 표본의 크기가 작을수록 표집오차도 줄어든다.

추정치(estimate)
표본의 속성을 가지고 모집단의 속성을 유추하기에 이를 추정치라고 한다.

표집오차(sampling error)
표집오차는 표본크기와 표집방법에서 나타난다(표본 크기는 클수록, 표집방법은 무선적으로 표집할 때 오차가 최소화된다).

무선 표집(random sampling)
표본을 추출하는 과정에서 무작위로 대상자를 선정하는 것을 말한다.

◀정답 ④

(2) 표집방법

표집방법은 매우 다양하므로 연구 목적과 연구 상황에 따라 적합한 표집 방법을 결정하여야 한다. 표집방법은 일반적으로 확률적 표집방법(probability sampling)과 비확률적 표집방법(nonprobability sampling)으로 구분된다.

① **확률적 표집방법** : 확률적 표집방법에는 단순무선표집(simple random sampling), 체계적 표집(systematic sampling), 층화표집(stratified sampling), 군집표집(cluster sampling)으로 구분될 수 있다.

표집 유형	설명 및 표집 절차
단순무선표집 (simple random sampling)	모집단 내의 모든 사람들이 동등하고 독립적인 선발 기회를 갖는다. 표본은 우연적으로, 즉 난수표나 컴퓨터를 통해 생성된 난수를 활용하여 추출 예 1,000명의 모집단 중, 50명으로 된 표본을 구성하고자 할 때, 난수표를 이용해 무작위로 대상자를 추출하여 표집함
체계적 표집 (systematic sampling)	모집단의 표본 목록에서 한 번호를 선정한 후, 일정한 간격을 두고 연구대상을 추출 예 100명 수강생 중 10명에게 질문지 배부 시, 출석부에서 2번 학생 추출 후, 10번 간격으로 추출. 2, 12, 32, 42 …… 92번으로 총 10명으로 구성된 표본 만듦
층화표집 (stratified sampling)	모집단 안에 여러 동질성을 갖는 하부집단이 있다고 가정할 때 모집단을 계층으로 구분하고, 각 계층에서 무선적으로 대상자를 추출 예 교사의 근무환경을 알고자 할 때 근무형태에 따라 의견이 다를 수 있기에 국립, 공립, 사립학교 교사로 계층을 나눠 표집함
군집표집 (cluster sampling)	표집의 단위가 개인이 아니라 군집이며, 모집단 내에 있는 기존의 집단이 표집 단위로 선정 예 S시 고등학교 3학년의 체형변화를 알고자 할 때, S시의 고등학교를 단순무선표집으로 추출 후 3학년 학생들의 체형변화를 조사함

용어 및 기출문제

기출

표집방법 중 확률표집방법에 해당하지 않는 것은?

① 단순무선표집
  (simple random sampling)
② 체계적 표집(systematic sampling)
③ 군집표집(cluster sampling)
④ 대리적 표집(incidental sampling)

◁ 정답 ④

② **비확률적 표집방법** : 비확률적 표집방법은 일반적으로 목적표집(purposive sampling), 편의표집(convenience sampling), 할당표집(quota sampling), 연쇄표집(chain sampling)이 있다.

용어 및 기출문제

기출

비확률적 표집방법에 해당하지 않는 것은?

① 목적표집
② 편의표집
③ 할당표집
④ 단순표집

표집 유형	설명 및 표집 절차
목적표집 (purposive sampling)	연구의 목적을 위해 연구자가 의도적으로 대상자를 표집하는 것을 말한다. 연구자의 판단에 의해 표본을 추출하기에 의도적 표집이라고도 함 예 특정 항암제의 효과 연구를 하고자 할 때, 암환자를 연구대상자로 추출함
편의표집 (convenience sampling)	연구 목적에 대한 적합성 보다는 자료수집의 가용성과 편의성에 기초하여 표본을 선택하는 방법 예 연구목적에 동의한 지원자만을 대상으로 함. 또는 연구자가 임의대로 쉽게 구할 수 있는 대상자들 중에서 표집함
할당표집 (quota sampling)	모집단을 몇 개의 하위 집단으로 나누고, 각 하위집단에 대한 표본의 수를 연구자가 판단하여 결정한다. 결정된 만큼 표본수를 채우되, 표집방법은 자유로운 방식으로 선택 예 S시의 초등학교 교사 200명을 표본으로 추출하고자 할 때, 남자 100명, 여자 100명으로 해당 비율을 미리 결정한 후, 모집단에서 임의적으로 대상을 추출함
연쇄표집 (chain sampling)	최초의 작은 표본을 선택한 후, 그 표본 내에서 대상자를 소개받아 원하는 표본 수를 얻을 때까지 계속적으로 표본을 확대해 나가는 방법이다. 누적표집(snowball sampling)이라고도 함 예 약물중독자, 가출 청소년, 희귀병 환자 등 목표 모집단에 속하는 연구대상을 찾기 어려울 때 실시함

(3) 연구 설계

① 연구는 과학적 방법에 기초해야 하며, 체계적, 구체적, 논리적인 방법으로 증거를 확인하여 이론을 정립해 가는 과정을 말한다.

② 연구는 어떤 현상에 대한 사실을 알게 함으로써 사실 및 현상에 대한 묘사, 설명, 예측 및 통제를 할 수 있도록 한다.

③ 연구의 종류에 따라 연구절차는 다양하나 일반적인 연구절차는 다음과 같다.
   ㉠ 연구주제를 선택한다.
   ㉡ 연구문제를 만든다.
   ㉢ 연구문제와 관련된 문헌을 참고한다.

< 정답 ④

ⓔ 참고문헌에 기초하여 연구가설을 만든다.

ⓜ 연구를 설계한다.

- 연구대상과 연구 대상자 수를 결정
- 연구하고자 하는 변인을 규명(독립변인*, 종속변인*)
- 변수의 측정방법을 결정(질문지, 심리검사, 컴퓨터 실험 등)
- 분석방법을 결정(상관분석, 변량분석, t검증 등)

ⓗ 소수의 연구대상으로 사전연구를 실시한다.

ⓢ 연구를 실시한다.

ⓞ 연구를 통해 얻어진 자료를 분석하여 연구보고서를 작성한다.

④ 연구에서 가설 검증은 연구자가 검증하고자 하는 연구가설 혹은 대립가설과 이와 반대되는 개념인 영가설로 논리와 과정의 통계적 검증을 실시한다.

⑤ 연구자는 영가설이 참이라고 가정할 때 예상되는 바를 표본 결과와 비교함으로써 영가설을 검증한다. 영가설을 기각할지 수용할지는 표본 자료에 의해 결정되고, 이를 검증 통계치(test statistic)라고 한다.

⑥ 가설 검증에서는 영가설이 참이 아닌 것으로 기각할 수 있는 영역, 즉 기각역(rejection region)을 미리 정해놓고 표본의 평균값이 이 영역에 위치하면 영가설을 기각한다.

⑦ 영가설을 수용할지 기각할지의 기준이 되는 값을 임계치(critical values)라고 하고, 표본의 평균값이 임계치를 넘으면 영가설은 기각되고 연구가설이 수립된다. 이를 토대로 결론을 내리고 해석한다.

> **PLUS** 가설 검증
> - 1종 오류(type I error) : 영가설이 참일 때, 영가설을 기각하고 대립가설을 채택하는 오류를 말함
> - 2종 오류(type II error) : 영가설이 거짓일 때, 영가설을 채택하는 오류
>   **예** 학업성취도 연구에서 영가설은 '두 교수법에 의한 학업 성취도의 차이가 없다'이고, 대립 가설은 '두 교수법에 의한 학업성취도의 차이가 있다'이다. 이 연구에서 1종 오류는 '두 교수법에 의한 학업성취도의 차이가 없는데 있다'고 판단하는 오류이다. 2종 오류는 '두 교수법에 의한 학업성취도의 차이가 있는데 없다'고 결론을 내리는 오류
> - 가설검증의 일반적 절차
> ① 연구문제에 따라 영가설과 대립가설을 설정
> ② 가설에 대한 유의 수준을 설정한다. 일반적으로 .01이나 .05로 설정
> ③ 해당 가설과 자료의 특성에 적합한 통계 방법(**예** t검증, F검증, Z검증 등)을 결정
> ④ 선택한 통계적 방법에 기초하여 검정통계치(t값, F값, Z값 등)을 계산
> ⑤ 기각 여부를 결정한다. 계산된 검정통계치의 절댓값이 기각값보다 크면 영가설을 기각

독립변인
(independent variable)
통제된 조건 하에서 연구자에 의해 조작되는 변인을 말한다.

종속변인(dependent variable)
실험적 조작에 대한 반응 또는 결과를 말한다.

기출
연구설계에 대한 설명으로 가장 적합한 것은?

① 실험자에 의해 조작되는 변인을 종속변인이라고 한다.
② 실험자의 조작에 의한 피험자의 반응을 독립변인이라고 한다.
③ 하나 또는 몇 개의 대상을 집중적으로 조사하여 결론을 얻는 연구방법을 사례연구라고 한다.
④ 관찰연구에서는 연구자가 의도한 결과를 생성시키기 위한 처치가 개입된다.

◀정답 ③

(4) 관찰법(observation methods)

① 어떤 현상이나 행동에 대해 직접적, 객관적인 관찰을 통해 분석하는 연구방법이다. 자연관찰(naturalistic observation), 실험실 관찰(laboratory observation), 사례연구(case study method), 조사연구(survey research)가 있다.

② 관찰법의 종류

　　㉠ 자연관찰(naturalistic observation)
- 관찰자가 전혀 조작하거나 통제를 하지 않는 자연 상태에서 일상적으로 발생하는 사건이나 행동을 관찰
- 자연적인 상태의 현상이나 행동을 찾아낼 수 있는 장점이 있으나, 윤리적인 문제가 제기될 수 있고 관찰결과 해석 시 관찰자 편향(observer bias)*이 나타날 수 있음

　　㉡ 실험실 관찰(laboratory observation)
- 관찰자가 실험실 상태를 조작해두고 인위적인 상태에서 나타나는 행동을 관찰하는 방법이다. 행동의 원인 등을 추론하기 쉬움
- 연구참여자가 자신이 관찰되고 있다는 사실을 알 수 있으며, 비자연적 상태의 관찰이므로 행동이 실제상황에서도 나타나는지 정확히 알기 어려움

　　㉢ 사례연구(case study method)
- 관찰이나 면접 등의 다양한 방법을 이용하여 특정한 사람이나 집단 또는 사건을 이해하는 심층적인 조사기법
- 질적으로 상세한 정보와 추후 연구에 대한 통찰을 얻을 수 있으나, 연구 결과의 일반화 문제, 동일한 연구방법의 반복적 설계 문제 및 많은 시간이 소모될 수 있음

　　㉣ 조사연구(survey research)
- 특정한 연구 대상자의 생각, 태도, 행동에 관한 정보를 수집하는 방법이다. 면접이나 질문지를 이용하는 경우가 일반적
- 자료 수집이 편리하며 직접적, 간접적인 방식으로 측정이 가능하다. 단, 많은 비용과 시간이 소모될 수 있음

(5) 실험법(experimental methods)

① 실험법은 변인의 관계를 인과적으로 설명하는 연구 방법이다.

② 실험법은 연구자가 원인이 되는 독립변인에 조작을 가해서 변화를 줄 때, 결과가 되는 종속변인에서 어떠한 변화가 나타나는가를 살펴보는 것이다.
　　예 음주(독립변인)가 기억(종속변인)에 미치는 효과를 검증할 때, 실험집단(1잔 집단, 3잔 집단)과 통제집단(술을 마시지 않은 집단)으로 집단을 설정한 후, 기억에 미치는 효과를 측정한다.

관찰자 편향(observer bias)
관찰자의 개인적 기대와 동기에 기인하는 오류를 말한다.

기출
놀이방에서 몇 명의 아동에게 몇 가지 인형을 주어 노는 방법의 변화를 1주일에 1시간씩 관찰하는 연구방법은?

① 실험법
② 자연관찰법
③ 실험관찰법
④ 설문조사법

기출
마리화나가 기억에 미치는 영향을 알아보기 위한 연구에서 선행조건인 마리화나의 양은 어떤 변수에 해당하는가?

① 독립변수
② 종속변수
③ 가외변수
④ 외생변수

❮정답 ③, ①

③ 실험연구를 할 때 연구 참여자는 실험집단과 통제집단에 무선할당 되어야 하며, 이는 성별, 지능, 동기, 기억 등과 같은 변인들을 평균적으로 유사하게 만들기 위한 방법이다.

④ 실험 설계를 정교하게 하여도 연구자의 기대가 실험 참가자의 반응에 영향을 미치는 실험자 기대 효과(experimenter expectancy effect)*가 나타날 수 있기에, 이중맹검연구(double-blind study)*를 설계하여 연구 결과가 왜곡되지 않도록 해야 한다.

2. 자료 수집

(1) 측정

① 연구자는 연구대상(독립변인, 종속변인)의 특성을 측정해야 한다. 측정은 대개 검사 도구를 사용하거나 관찰을 통해 실시된다.

② 연구 측정을 위해서는 측정절차가 구체적이고 체계적이어야 하며, 측정도구는 신뢰도와 타당도가 검증된 도구를 사용해야 한다.

③ 타당도란 검사 도구가 실제 특정하고자 하는 것을 얼마나 잘 특정하고 있는지를 나타내며 신뢰도란 검사 도구가 측정하고자 하는 것을 얼마나 일관성 있게 측정하는지를 나타낸다.

(2) 측정 단위

① 연구에서 사용되는 측정단위를 척도(scale)라고 하며, 일반적으로 명명척도(nominal scale), 서열척도(ordinal scale), 등간척도(interval scale), 비율척도(ratio scale)로 구분된다.

② 척도의 구분
  ㉠ **명명척도(nominal scale)** : 사물을 구분하기 위하여 각 범주에 이름을 부여함으로써 만들어지는 척도를 말하며, 사건이나 반응의 크기를 측정하는 것과 같은 양적 특정이 아닌, 질적 측정방법이다.
    예 성별, 직업, 거주지역 등
  ㉡ **서열척도(ordinal scale)** : 사람이나 사물의 속성에 대하여 상대적 서열을 표기하는 척도로서 관찰 결과를 서열 순서로 나열한다. 단 크기의 차이는 알 수 있으나 비율을 측정하지는 못한다.
    예 키 순서, 성적 등수

실험자 기대 효과
(experimenter expectancy effect)
연구자의 기대가 참가자에게 전달되면서 실제와 다른 참가자 반응이 나타날 수 있다.

이중맹검연구
(double-blind study)
참여자와 연구자가 모두 누가 어떤 조건에 할당되었는지 모르게 설계된 방법을 말한다.

기출
척도와 그 예가 잘못 짝지어진 것은?

① 명명척도 – 운동선수 등번호
② 서열척도 – 성적에서의 학급석차
③ 등간척도 – 온도계로 측정한 온도
④ 비율척도 – 지능검사로 측정한 지능지수

〈정답 ④

ⓒ **등간척도(interval scale)** : 측정단위 간에 등간성이 유지되어 등간 크기를 알 수 있다. 단, 절대 영점이 아닌 가상적 영점과 가상적 측정단위를 기준으로 측정된다.

> 예 온도, IQ점수

ⓔ **비율척도(ratio scale)** : 이 척도는 의미 있는 절대 영점을 가지고 있으며, 측정의 크기를 비교할 수 있다.

> 예 길이와 무게

③ **척도의 구성**

ⓐ **리커트(Likert) 척도** : 설문조사에서 문항에 대한 응답을 매우 찬성, 찬성, 중간, 반대, 매우 반대까지 5개의 답지로 응답하게 만든 척도이다.

ⓑ **써스톤(Thurstone) 척도** : 어떤 사실에 대하여 가장 우호적인 태도와 가장 비우호적인 태도를 나타내는 양 극단을 등간격으로 구분하여 여기에 수치를 부여하는 등간척도이다.

ⓒ **거트만(Guttman) 척도** : 단일 차원적 특성, 태도, 현상 등을 측정하기 위해 마련된 것으로 누적척도의 형식을 취한다.

ⓔ **어의변별(Semantic Differential) 척도** : 직선으로 도표화된 척도의 양 극단에 대칭적 표현이나 형용사의 연속선상에 응답자로 하여금 5점 또는 7점 중에서 해당하는 부분에 평가하도록 하는 척도이다.

(3) 자료수집 방법

연구에서 필요한 자료를 수집하는 방법으로는 일반적으로 질문지법, 면접법, 참여 관찰법, 문헌 연구법, 실험 연구법이 있다.

① **질문지법**

ⓐ 질문지를 제시하여 연구 대상자에게 답하도록 하는 자료 수집 방법으로, 시간과 비용을 절약할 수 있고 정보 수집 및 자료 분석이 용이하다.

ⓑ 질문지 회수율이 낮고, 질문을 잘못 이해할 경우도 있으며, 문맹자에게 실시하기 어려운 단점이 있다.

② **면접법**

ⓐ 연구자가 연구 대상자를 면접하는 방법으로 깊이 있는 정보 수집에 유리하다.

ⓑ 연구 대상자의 시간과 보상이라는 측면에서 비용이 많이 들고, 적합한 표본을 대량으로 구하기가 어려우며, 면접하는 동안 연구자의 편견이 개입될 수 있는 단점이 있다.

③ **참여 관찰법**

ⓐ 연구자가 연구 대상자의 일원으로 직접 참여하여 관찰하는 것으로, 대상자의 특성을 직접 경험함으로써 심층적인 자료를 구하는 데 용이하다.

기출

관찰법에 관한 설명으로 틀린 것은?

① 관찰법은 실험법과 같이 독립변인을 인위적으로 조작할 수 없으므로 관찰변인을 체계적으로 측정하지 않는다.

② 관찰법에는 직접 집단에 참여해서 그 집단 구성원과 같이 생활하면서 관찰하는 참여관찰도 있다.

③ 관찰법은 임신 중 영향부족이 IQ에 미치는 영향과 같이 실험 상황을 윤리적으로 통제할 수 없을 때 사용한다.

④ 관찰법에서는 관찰자의 편견이나 희망이 반영되어 관찰자 편향(observer bias)이 일어날 수 있다.

◀정답 ①

ⓒ 연구자가 수집하고자 하는 현상이 나타날 때까지 기다려야 하고, 연구자의 편견이 개입된 결론을 내릴 수 있다는 단점이 있다.

④ 문헌 연구법

　ⓐ 이미 작성된 기록물 및 통계 자료를 통한 자료 수집을 통해 연구 대상자의 특성 및 정황을 파악하므로 시간과 비용이 절약된다.

　ⓑ 자료의 신뢰성이 확보되어야 하며 자료 해석에 연구자의 주관이 개입될 수 있다.

⑤ 실험 연구법

　ⓐ 연구 대상자에게 처치를 한 후 그 과정 또는 결과를 관찰하는 방법으로 모든 변수가 통제되므로 변수의 관계를 보다 분명히 밝힐 수 있어 해당 처치의 효과를 관찰할 수 있다.

　ⓑ 연구 대상자에 대한 윤리라는 측면에서 문제가 될 수 있고, 연구자의 기대로 인한 편향이 나타날 수 있다.

(4) 집단비교를 위한 통계방법

① 카이 제곱(χ^2) 검증 : 카이제곱 검증은 집단간 빈도나 비율의 차이를 비교하는 대표적인 방법이다.

② Z검증 : 어떤 집단의 특성이 특정 수치와 같은지 혹은 집단 간의 차이가 있는지를 밝히는 통계적 방법이다. 모집단의 분산을 알고 있어야 한다.

　ⓐ 단일표본 Z검증 : 단일한 표본 내에서 학업성취도나 인간의 속성에 대한 연구를 실시할 경우 사용한다.

　　예 지능 향상을 위한 프로그램을 개발한 후, 이 방법으로 교육을 받은 학생들의 지능이 일반 학생들의 지능과 같은지의 여부를 검증함

　ⓑ 독립표본 Z검증 : 두 모집단에서 각기 추출된 표본들이 상호 독립적이고, 두 모집단의 분산(variance)*을 알고 있으며, 종속변수가 양적 변수일 때 사용한다.

　　예 남녀 초등학교 3학년 학생들의 인지능력에 있어 성별 차이가 있는지를 검증함

③ t검증 : 모집단의 분포가 정규분포이며 종속변수가 양적변수일 경우, 평균 혹은 집단 간 비교를 위해 사용하는 통계적 방법이다.

　ⓐ 단일표본 t검증 : 단일한 표본 내에서 가설을 검증하되, 모집단의 분산을 알지 못하는 경우에 사용한다.

　　예 우리나라 중학교 2학년 학생들의 과학성취도 평균이 국제 성취도 평균과 같은지를 알아보기 위해 검증함

　ⓑ 독립표본 t검증 : 모집단이 서로 독립적일 때, 모집단에서 추출된 두 표본 집단의 평균이 같은지를 비교하기 위해 사용되는 통계적 방법이다.

　　예 성별에 따라 남녀 고등학교 학생들의 외국어 능력에 차이가 있는지 검증함

분산(variance)
변수의 개별 점수들이 평균값으로부터 벗어나 있는 정도를 나타내는 수치이다.

기출
'대학생들은 축구와 야구 중에 어느 것을 더 좋아하는가?'라는 문제를 검증하는 경우처럼 빈도나 비율의 차이검증에 가장 적합한 분석방법은?

① t검증　　② F검증
③ Z검증　　④ χ^2검증

❮정답 ④

ⓒ **종속표본 t검증** : 동일한 피험자 집단을 대상으로 반복측정을 하고, 측정치 간의 평균 간 차이가 있는지를 보는 통계적 방법으로 대응표본 t검증이라고 도 한다.

> **예** 한 집단의 피험자를 대상으로 체중을 사전 측정, 일정기간 다이어트 프로그램 실시, 이후 체중을 다시 측정함. 사전 – 사후 평균을 비교함

④ **변량분석(analysis of variance ; ANOVA)** : 변량분석은 두 개 이상의 집단 간에 차이가 있는지를 검증하는 통계적 방법이다.

ⓐ **일원변량분석** : 독립변수가 하나이고, 종속변수가 하나인 변량분석이다.

> **예** 교수법에 대한 학습효과를 분석함

ⓑ **이원변량분석** : 독립변수가 두 개이고, 종속변수가 하나인 변량분석이다. 독립변인의 주 효과와 상호작용 효과를 알 수 있다.

> **예** 교수방법 및 성격유형이 학습효과에 미치는 효과를 분석함

⑤ **무선구획설계(randomized block design)** : 무선구획설계는 독립변수가 종속변수에 미치는 영향을 측정하기 위해 종속변수에 영향을 주는 또 다른 독립변수를 구획변수로 설정하여 분석한다.

> **예** 교수법에 따른 수학 능력의 차이를 연구할 때, 교수법 이외에 수학능력에 영향을 주는 변수로 성별을 설정하였다면 성별이 구획변수(blocking variable)*임

⑥ **반복설계(repeated design)** : 반복설계는 동일한 연구 대상에게 다른 처치를 반복적으로 실시하고, 그 처치 간에 차이가 있는지를 검증하는 방법이다.

> **예** 동일한 피험자에게 100m, 500m, 1000m를 달리게 한 후, 혈압을 측정하여 거리가 혈압에 미치는 영향을 분석함

(5) 관계 분석을 위한 통계방법

① **상관분석(correlational methods)**

ⓐ 상관분석은 관심이 있는 변인들 사이의 관련성을 살펴볼 수 있는 연구 방법이다.

ⓑ 상관분석에서는 변인 사이의 관련성이 어느 정도인가를 상관계수*라는 통계치로 나타낸다.

ⓒ 두 변인의 관련성은 정적상관(positive correlation)과 부적상관(negative correlation)으로 나타낸다.

ⓓ 정적상관은 두 변인이 동시에 증가하거나 감소하는 관계에 있는 것을 말하며, 부적상관은 한 변인이 증가할 때 다른 변인이 감소하는 관계에 있는 것을 말한다.

구획변수(blocking variable)
종속변수에 영향을 주는 독립변수 이외의 매개변수를 말한다.

상관계수
(correlation coefficient)
두 가지 변인들 간 관련성의 정도와 방향을 평가하는 통계치이며, −1.0에서 +1.0의 범위를 갖는다.

예 알코올 섭취 증가 – 충동성 증가 → 정적상관, 컴퓨터 사용증가 – 학업 성적 감소 → 부적상관

※ 상관관계

ⓐ 양의 상관관계

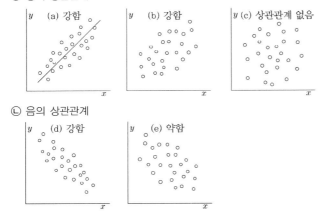

ⓑ 음의 상관관계

ⓜ 상관분석은 두 변인간의 관련성은 알 수 있으나, 인과관계는 알 수 없다는 제한점을 지닌다.

② **요인분석**(factor analysis)

㉠ 요인분석은 문항이나 변수들 간의 상호관계를 분석하여, 상관이 높은 문항 이나 변수들을 모아 요인으로 규명하여 특성을 밝히는 방법이다.

㉡ 연구자가 어떤 요인들과 요인의 수에 대해 확실한 정보가 없을 경우 실시하 는 탐색적 요인분석(exploratory factor analysis)과 연구자가 요인 수에 대 한 정보를 가지고 있을 때 실시하는 확인적 요인분석(confirmatory factor analysis)이 있다.

③ **회귀분석**(regression analysis)

㉠ 회귀분석은 하나의 종속변수에 영향을 주는 변수가 무엇이고, 그 변수 중 가장 큰 영향을 주는 변수가 무엇인지를 분석하는 통계적 방법이다.

㉡ 종속변수를 설명해주는 가장 적합한 모형이 무엇인지를 밝히는 방법이며, 상관계수에 기초한다.

예 학력, 직업, 수입, 자녀 수 등을 독립변수로 설정하고, 유아에 대한 양육태도에 어떤 변수 가 얼마만큼 영향을 주는지 분석함

㉢ 독립변수가 종속변수에 영향을 주는 정도는 결정계수인 R^2 값에 의해 설명 되고, 결정계수가 높을수록 독립변인들의 설명력이 높다.

④ **판별분석**(discriminant analysis)

㉠ 판별분석은 종속변수가 두 개 혹은 그 이상으로 구성되었을 때, 여러 개의 독립변수들을 통해 집단의 특성을 예측하기 위한 통계적 방법이다.

용어 및 기출문제

기출

두 변인 간의 높은 정적 상관을 보 이는 산포도의 형태는?

① 좌상단에서 우하단으로 가면서 흩어진 정도가 매우 큰 산포도

② 좌상단에서 우하단으로 가면서 흩어진 정도가 매우 작은 산포도

③ 좌하단에서 우상단으로 가면서 흩어진 정도가 매우 큰 산포도

④ 좌하단에서 우상단으로 가면서 흩어진 정도가 매우 작은 산포도

◀ 정답 ④

ⓛ 집단판별에 영향을 주는 독립변수가 무엇이며, 이 독립변수 중 영향력이 가장 큰 변수가 무엇인지를 밝히고자 할 때 사용한다.

> **예** 별거부부, 재혼한 부부, 이혼한 부부에 영향을 주는 변수로 학력, 수입, 직업, 종교 등으로 정하고 어떤 변수가 가장 많은 영향을 주는지 분석함

⑤ **경로분석**(path analysis)

ㄱ 경로분석은 변수가 세 개 이상일 때, 변수들 간의 인과관계를 밝혀 인과모형을 찾아내는 통계적 방법이다.

ㄴ 변수들 간의 상관계수에 근거하여 원인과 결과를 찾아냄으로써 어떤 현상을 설명하려는데 목적이 있다.

ㄷ 독립변수가 여러 개일 때, 어떤 독립변수는 종속변수에 직접 영향을 주고, 어떤 독립변수는 종속변수에 영향을 주는 다른 독립변수에 영향을 주어 간접적으로 종속변수에 영향을 줄 수 있다. 이런 변수들 간의 관계를 모형으로 나타내는 방법이 경로분석이다.

(6) 다수 관계 분석을 위한 통계방법

① **정준상관분석**(canonical correlationanalysis) : 양적인 종속변인과 독립변인이 다수일 때 변인들 간의 상호관계를 살펴보기 위한 통계기법이다.

② **중다판별분석**(multiple discriminant analysis) : 연구대상이 둘 이상의 범주에 분류될 경우 분석방법이다.

③ **중다변량분석**(MANOVA) : 여러 개의 독립변인과 종속변인간의 동시적인 관계를 분석하는 방법이다.

④ **중다상관분석**(multiple correlation analysis) : 세 개 이상의 변인의 상관관계를 분석하는 방법이다.

(7) 통계의 주요 개념

① 대푯값*의 이해

평균값(평균치)	어떤 분포에서 점수의 합을 전체 사례 수로 나누어 얻은 값
중앙값(중앙치)	모든 점수를 크기의 순서대로 배열해 놓았을 때 가장 중앙에 위치하는 값
최빈값(최빈치)	분포된 점수 중에서 가장 빈도가 높은 값

기출

양적인 종속변인과 독립변인이 다수일 때 변인들 간의 상호관계를 살펴보기 위한 통계기법은?

① 정준상관분석
  (canonical correlation analysis)
② 중다판별분석
  (multiple discriminant analysis)
③ 중다변량분석(MANOVA)
④ 중다상관분석
  (multiple correlation analysis)

대푯값
대푯값은 자료의 중심적 성향을 나타내는 수치로 평균 중앙값, 최빈값 등을 주로 사용한다.

〈 정답 ①

② 변산성 측정치

범위	점수분포에 있어서 최고점수에서 최저점수까지의 거리를 의미하며, 최고점수 – 최저점수 + 1로 구함
분산(변량)	분포에 있는 모든 변수 값들을 통해 흩어진 정도를 추정 → 편차를 제곱하여 총합 후 이를 전체 사례수로 나눈 값 = 표준편차를 제곱한 값
표준편차	특정 변수 값이 평균값에서 어느 정도 떨어져 있는지를 측정하는 개념 → 표준편차가 클수록 평균값에서 이탈한 것이고, 작을수록 평균값에 근접한 것으로 해석

01 다음 중 통계에 대한 성격이 다른 하나는?

① 범위
② 분산
③ 중앙값
④ 표준편차

 TIPS!

평균값, 중앙값, 최빈값은 대푯값에 해당하며 범위, 분산(변량), 표준편차는 변산성을 측정하는 데 쓰인다.

02 상관분석에 대한 설명으로 틀린 것은?

① 관심이 있는 변인들 사이의 관련성을 살펴볼 수 있는 연구 방법이다.
② 정적상관(positive correlation) 부적상관(negative correlation)으로 구분된다.
③ 두 변인 간의 인과관계를 파악할 수 있다.
④ 변인 간 관련성을 상관계수(correlation coefficient)로 측정한다.

TIPS!

상관분석은 관심 있는 변인들 간의 관련성은 알 수 있으나, 두 변인 간의 인과관계를 살펴 볼 수 없다는 제한점을 지닌다.

Answer 01.③ 02.③

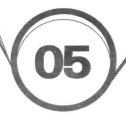

05 사회심리학

section 1 사회지각

1. 인상형성

(1) 인상형성의 정의

① 인상형성(대인지각)이란 타인의 성격, 태도, 배경 등의 정보를 파악하여 사회생활 및 대인관계에서 상대방을 이해하고 예측하고자 하는 심리적 현상이다.

② 일단 형성된 인상은 상대방과의 교류 시 많은 영향을 주며 추후 상대방의 행동을 해석하는데 영향을 미치므로 어떠한 인상을 형성하는가 하는 것은 중요한 의미를 지닌다.

③ 사람들은 일반적으로 매우 짧은 시간과 한정된 정보만을 가지고 상대방에 대한 전반적인 인상을 형성한다. 한번 형성된 인상은 상당히 오래 시간 지속되는 경향이 있다.

④ 인상형성은 정서 차원(좋다, 싫다), 지적 차원(영리하다, 어리석다), 사회적 차원(다정하다, 무뚝뚝하다)의 평가로 구분된다.

(2) 인상형성의 원리

① 초두효과(primacy effect)

　⑦ 인상형성에 있어서 중요한 원리의 하나로, 먼저 제시된 정보가 나중에 제시된 정보보다 인상형성에 더 큰 영향력을 행사하는 것으로 밝혀졌다.

　　예 애쉬(Asch)의 초두효과 실험*

　ⓒ 초두효과에는 맥락효과와 주의감소가설이 있다.

　　• 맥락효과(처음에 제시된 정보가 맥락을 형성하고 이 맥락 속에서 나중에 제시된 정보를 해석하기 때문)

　　• 주의감소가설(일단 정보가 입력되면 그 후에 제공되는 정보들에는 주의집중력이 감소하기 때문)

기출

인상형성에 대한 설명으로 틀린 것은?

① 타인에 대한 인상은 평가차원을 중심으로 형성된다.

② 어떤 사람에 대해 일단 좋은 사람이라는 인상이 형성되면, 능력도 뛰어나고 똑똑하다는 긍정적인 특성이 있을 것이라고 생각하는 경향을 후광효과라고 한다.

③ 일반적으로 타인들이 자기와 비슷하다고 판단하는 경향을 내현성격이론이라고 한다.

④ 어떤 사람이 좋은 특성과 나쁜 특성을 똑같이 가지고 있을 때 인상이 중립적이 아니라 나쁜 사람이라는 쪽으로 형성되는 현상을 부적효과라고 한다.

초두효과 실험
(Primacy effect experiment)

가상적인 인물의 성격에 대해 긍정적인 형용사들과 부정적인 형용사들의 제시순서만을 뒤바꾼 후 인상을 평가하도록 하였다. 그 결과 긍정적인 형용사(똑똑하고, 근면하고)들이 먼저 제시가 되었을 때 보다 호의적인 인상을 형성하는 것으로 나타났다.

〈 정답 ③

② 최신효과(recency effect)

㉠ 초두효과와는 정반대로 시간적으로 나중에 제시된 정보가 잘 기억되고 인상 형성에 더 큰 영향을 미친다는 것이다. 신근성 효과라고도 한다.

㉡ 최신효과의 조건은 다음과 같다.
- 처음 정보를 접한 후 오랜 시간이 경과
- 처음 들은 정보를 망각한 후에 마지막 정보를 들어야 효과적

③ 후광효과(halo effect)*

㉠ 호감을 느끼는 상대방에 대해서 상대방이 보여주지 않은 측면도 긍정적으로 평가하게 되는 경향성이다. 싫어하는 상대방에 대해서는 모든 것을 부정적으로 평가하는 경향성도 의미하므로 일관성 효과라고도 한다.

㉡ 외모가 지닌 매력이 클수록(인상전반에 과잉일반화가 되면서) 그 사람을 사교적이고 자신감이 있는 것으로 여기게 된다.

④ 긍정성 편향(positive bias) : 일반적으로 아는 사람이면서 공개적인 평가가 요구되어질 때, 긍정적인 평가를 하려는 경향성이 있다.

> **PLUS** 인상에 관한 다양한 정보의 취합
> - 가산모형 : 특정 인물에 대한 각각의 장점과 단점의 가치를 단순 합산하면 그것이 그 인물에 대한 호감도가 된다.
>   - **예** A군이 정직하고(+4), 성실하나(+2), 재미없는(-3) 사람으로 파악되었다면, A군에 대해 +3(∵ 4+2-3) 정도의 호감을 느끼게 되는 것이다.
> - 평균모형 : 특정 인물에 대한 각각의 장점과 단점의 가치를 합산하여 평균을 내면 그것에 그 인물에 대한 호감도이다.
>   - **예** A군이 정직하고(+4), 성실하나(+2), 재미없는(-3) 사람으로 파악되었다면, A군에 대해 +1[(∵ (4+2-3)/3)] 정도의 호감을 느끼게 되는 것이다.
> - 가중평균모형 : 사람마다 중요하게 생각하는 특질이 다를 수 있다고 가정한다. 중요하게 생각하는 정보에 대해서는 가산점을, 별로 중요치 않은 것에는 상대적으로 낮은 점수를 부여하여 각 정보들을 합산 후 평균을 내어야 한다는 모형이다.

(3) 내현적(암묵적)* 성격이론(implicit personality theory)

① 성격을 판단하는데 사용하는 개인적인 틀로써 사람이라면 누구나 갖고 있는 것으로 상대방의 성격을 추론하여 인상을 형성하는데 사용한다.

② 나름대로 상대방을 평가하는 관점으로 사람들은 성장하면서 여러 경험을 통해 터득한 각자의 고정관념을 적용하여 타인을 판단한다.
  - **예** 입술이 얇은 사람은 신의가 부족하며, 달변인 사람은 신중하지 못하다는 등의 믿음들이 해당된다.

용어 및 기출문제

후광효과(halo effect)
호감을 느끼는 상대방에 대해서 상대방이 보여주지 않은 측면도 긍정적으로 평가하는 경향성을 말한다.

내현적(implicit)
겉으로 드러나지는 않으나 내면에서 빠르고 쉽게 자동적으로 떠올려지는 생각이나 태도이다.

기출

A씨는 똑똑한 사람은 대개 성격이 차갑다고 생각한다. 이를 설명하는 데 가장 적합한 것은?

① 대인지각의 가산성 효과
② 후광효과
③ 지각 항상성
④ 암묵적 성격이론

❮정답 ④

(4) 호감을 증가시키는 요인

① 외모 : 외모가 매력적이라고 여겨지는 사람에 대하여 호감이 증가한다. 이런 현상은 매력적인 용모가 지닌 후광효과로 설명된다.

> 예 매력적인 외모를 지닌 사람은 친절하고, 사교적이며, 실력 있고, 이타적인 성격을 지니고 있는 것으로 판단하는 경우

② 친숙성(familiarity)

㉠ 자주 접하게 되는 사람은 낯이 익게 되므로 대인관계에서 단순반복되는 노출은 상대방에 대한 호감을 증가시키는 효과가 있다. 단순노출효과(simple exposure effect)라고도 한다.

㉡ 노출에 의한 친숙성 증가는 항상 나타나는 것이 아니다. 애초에 그 대상에 대하여 중립적이거나 수용적인 감정을 지니고 있는 경우에는 친숙성이 나타나지만, 부정적인 경우에는 노출을 해도 호감이 증가되지 않는다.

③ 근접성(proximity) : 물리적, 기능적으로 가까이 있을 때 만나는 횟수가 많아지고 친숙해진다. 근접성은 상당부분 친숙성의 원리에 기인한다.

> 예 거주지가 비슷하거나 이웃에 살면 자주 보게 되고 친숙해질 가능성이 높다.

④ 유사성(similarity)

㉠ 사람들에게 성격, 태도, 취미, 관심사, 생활환경 등의 유사성은 상호간의 호감을 느끼게 한다.

㉡ 유사성의 원리가 나타나는 이유는 유사한 사람들은 서로에게 사회적 지원과 보상을 해주어 강화의 효과가 있으며 심리적 안정감을 제공하기 때문이다.

⑤ 상보성(complementarity)

㉠ 유사성과 대조되는 것으로 서로 대조되는 성격과 태도의 사람들이 잘 어울리는 현상을 의미한다.

㉡ 자신이 갖고 있지 않은 면을 상대를 통해 보완하거나 새로운 경험을 선호하기 때문이다. 이 원리는 보편성이 적은 편이다.

> 예 지배적인 성격의 남성과 순종적인 여성이 서로 잘 어울리는 경우

2. 귀인이론

(1) 귀인의 정의

① 귀인(attribution)이란 상대방의 행위나 어떤 사건이 왜 발생했는가를 파악하는 심리적 과정이다.

② 귀인을 처음 연구한 하이더(Heider)*는 인간은 기본적으로 세상을 이해하고 예측하며 통제하려는 욕구가 있다고 보았다.

기출

타인에 대한 호감이나 매력의 정도를 결정짓는 요인과 가장 가리가 먼 것은?

① 근접성
② 유사성
③ 신체적 매력
④ 행위자−관찰자 편향

하이더

오스트리아 출신으로 미국 캔자스 대학에서 교수로 재직하였다. 사회심리학에서 대인지각, 사회인지의 중요성을 제시하였다

〈정답 ④

③ 사람들은 한 사람의 행위가 행위자의 내면적 속성(능력, 노력, 의도, 태도) 탓
인지 아니면 행위자가 처한 상황적 속성(여건, 운수, 과제의 난이도) 탓인지를
판단하려고 한다.

(2) 귀인이론(Weiner)

① 성공이나 실패와 같이 인간의 행동에 대한 원인을 파악하는 과정에 대한 이론
이다.

② 사람들이 자신의 성공이나 실패의 원인으로 가장 많이 귀인하는 것은 4가지 요
소(능력, 노력, 운, 과제난이도)이다.

> **예** 시험성적의 결과로 100점을 받은 경우
> • 난 원래 머리가 좋으니까 100점을 맞은 거야! 이 결과는 아주 당연해 → 능력
> • 수업시간에 열심히 공부하고 꾸준히 예습과 복습을 했더니 점수가 잘 나왔어 → 노력
> • 이번 시험은 선생님이 문제를 쉽게 내서 점수가 잘 나왔네 → 과제난이도
> • 공부를 잘 하지 않았는데 운이 좋아서 점수가 잘 나왔네 → 운

③ 귀인*의 주요 차원(3가지)
  ㉠ 원인 소재(내적 – 외적) : 어떤 행위나 결과의 원인을 행위자의 내적인 것에
   의한 것인가 아니면 외적인 것에 의한 것인가를 파악한다.
   • 내적 : 능력, 성격, 정서, 의도
   • 외적 : 주변상황, 여건, 운수, 날씨, 타인의 영향, 과제난이도
  ㉡ 안정성 차원(안정적 – 불안정적) : 시간의 경과나 특정한 요인에 따라 변화하
   는가의 여부에 따라 안정과 불안정을 파악한다.
   • 안정 : 능력, 재능, 지능, 성격(비교적 안정적이어서 잘 변하지 않음)
   • 불안정 : 노력, 정서, 기분, 건강, 운수
  ㉢ 통제성 차원(통제가능 – 통제불가능) : 개인이 원인을 통제 및 조절할 수 있는
   가를 파악한다.
   • 통제가능 : 노력, 습관, 동기, 주변인의 도움
   • 통제불가능 : 능력, 과제난이도, 운

④ 귀인의 요소와 각 차원간의 관계

귀인 요소	원인소재	안정성	통제가능성
능력	내적	안정적	통제불가능
노력	내적	불안정적	통제가능
과제난이도	외적	안정적	통제불가능
운	외적	불안정적	통제불가능

귀인(attribution)
어떤 사건이 왜 발생하였는지 그 원인을 파악하는 심리적 과정이다.

PLUS 시험 실패에 대한 귀인

귀인의 주요차원			실패 이유 탐색
원인 소재	안정성	통제가능성	
내적	안정적	통제불가능	내가 능력이 부족하다.
		통제가능	이번에 시험공부를 안했다.
	불안정적	통제불가능	시험날, 몸이 아팠다.
		통제가능	시험을 잘 보려는 동기가 없었다.
외적	안정적	통제불가능	시험난이도가 어려웠다.
		통제가능	선생님이 호의적이지 않았다.
	불안정적	통제불가능	운이 나빴다.
		통제가능	친구가 시험공부를 도와주지 않았다.

(3) 공변 원리(Kelly)

① 공변 원리란 인간은 다양한 상황에 걸쳐서 발생하는 특정 결과와 원인이 공존하는지를 살펴서 귀인을 하게 된다는 원리이다.

② 어떤 행위나 결과의 원인을 보다 더 논리적이고 합리적인 방식으로 찾으려는 것을 의미한다. 특히 귀인을 함에 있어서 세 가지의 정보를 사용하므로 입방체 이론(cube theory)*이라고도 한다.

③ 공변 원리의 3가지 귀인의 차원

    ㉠ 독특성 또는 특이성(distinctiveness) : 어떤 행위가 특정한 자극에 대한 것인가 아니면 보편적인 반응인지를 판단한다.

        예 특이성이 높으면 외부귀인을 하고, 낮으면 내부귀인을 한다.

    ㉡ 일치성 또는 합의성(consensus) : 행위자와 관련하여 같은 상황 하에 있는 다른 사람들의 반응은 어떠할지를 판단한다.

        예 합의성이 높으면 외부귀인 하고, 낮으면 내부귀인을 한다.

    ㉢ 일관성(consistency) : 유사한 상황에서 행위자가 같은 행위를 지속적으로 보일 것인지 아니면 이번에만 보이는 행위인지를 판단한다.

(4) 귀인의 편향성

① 근본귀인오류(fundamental attribution error) : 행위의 원인을 행위자의 내적 요인의 탓으로 돌리고 외적인 요인은 무시하는 경향을 의미한다. 사람들은 내적 원인을 과대평가하는 경향성이 있음을 말해준다.

② 행위자-관찰자 편향(actor-observer error) : 다른 사람의 행위를 판단할 때 내적 요인에 귀인을 하는 반면, 자신의 행위는 외적인 요인에 귀인을 하는 경향성이 있다.

기출

켈리(Kelly)의 공변 모형에서 사람들이 내부 혹은 외부귀인을 할 때 고려하는 정보가 아닌 것은?

① 일관성(consistency)
② 특이성(distinctiveness)
③ 현저성(salience)
④ 동의성(consensus)

입방체 이론(cube theory)

사람들은 타인의 행동을 내·외적 귀인을 하기 전에 특이성, 일치성, 일관성이라는 세 가지 정보를 종합적으로 판단하므로, 인간이 보다 형식논리에 의존하여 합리적으로 원인을 찾으려 하는 것을 반영해준다.

기출

타인의 행동에 대한 원인 귀인 시 외부적인 요인을 과소평가하고 내부적인 요인을 과대평가하는 것은?

① 공정한 세상 가설
② 자아고양 편향
③ 행위자-관찰자 편향
④ 기본적 귀인오류

◀ 정답 ③, ④

③ 자기고양 편향(self-serving bias)

　　㉠ 자신이 한 일에 대하여 잘된 경우는 내적 귀인을 하고 잘못된 경우에는 외적 귀인(남이나 상황 탓으로 돌림)을 하는 경향성을 의미하며 '자기본위적 편향'이라고도 불린다.

　　　　예 성공은 내 탓, 실패는 남 탓

　　㉡ 자신의 행위에 대해서만이 아니라 자신이 속한 집단의 성패에 대해서도 나타나게 되는데 이를 '집단본위적 편향' 또는 '내집단중심주의'라고 한다.

section 2 ｜ 사회적 추론

1. 사회인지

(1) 사회인지의 특성

사회인지(social cognition)란 사람들이 어떤 정보에 귀를 기울이고 어떻게 정보를 취합하고 정리하여 판단을 내리는가 하는 심리적 과정이다.

(2) 추론방략*

① 공식적인 의사결정 또는 비공식적인 일상의 판단에 있어서 사람들은 복잡한 형식논리에 의존하지 않고 문제를 단순화시켜 처리하는 추론방략(해결방략)을 사용한다.

② 추론방략을 휴리스틱(heuristic)이라고 하며, 추론방략은 문제를 쉽게 처리해주는 장점이 있지만 때론 비형식적이고 틀릴 수 있다.

③ 추론방략의 유형

　　㉠ 대표성 휴리스틱(representativeness heuristic) : 불확실한 사건의 확률을 판단할 때 그 확률이 도출되는 모집단을 얼마나 잘 대표하는지 또는 얼마나 비슷한지 정도에 따라 확률을 추정한다. 대표성 자체가 매우 강력한 의사결정의 발견법이어서 사람들은 표집의 다른 중요한 특성을 무시하는 경향이 있다.

　　㉡ 가용성 휴리스틱(availability heuristic) : 그 사례들이 얼마나 쉽게 머리에 떠오르는지에 의해 확률을 추정하는 방법이다. 이때 머리에 쉽게 떠오르는 기억이 그 대상의 빈도나 확률을 올바르게 나타내지 못할 경우 오류가 발생할 수 있다.

　　㉢ 확증 편향 : 자신의 의견이나 태도에 유리한 방향으로 편향되게 증거를 생성하고 평가하며 가설을 검증하는 행동경향성이다. 쉽게 말해, 자기가 보고 싶은 것만 보고 믿고 싶은 것만 믿는 현상을 말한다. 이러한 편향성은 의사결정 시에만 일어나는 것이 아니라 정보를 수집하는 단계에서부터 나타난다.

추론방략(heuristic)

인간이 문제해결을 위해 사용하는 정신적 지름길로 발견법 또는 어림법이라고도 한다.

기출

주변에 교통사고를 당한 사람들이 많은 사람은 교통사고 발생률을 실제보다 높게 판단하는 것처럼 특정 사건을 지지하는 사례들이 기억에 저장되어 있는 정도에 따라 사건의 발생 가능성을 판단하는 경향은?

① 초두효과
② 점화효과
③ 가용성 발견법
④ 대표성 발견법

＜ 정답 ③

2. 태도 및 행동

(1) 태도의 정의와 특성

① 태도(attitude)란 특정 대상과 상황에 대한 인지*, 정서*, 행동*의 요소로 구성된 심리적 경향성을 의미한다.

② 태도와 행동간의 괴리에 관여하는 요인은 태도의 강도, 태도와 행동의 부합성, 태도의 현저성이다.

(2) 태도와 행위이론

① 합리적 행위이론(Theory of Reasoned Action)

　㉠ 태도-행위의 부합성을 설명하기 위해 아젠과 피쉬번(Ajzen & Fishbein)이 제시한 이론이다.

　㉡ 합리적 행위이론(Theory of Reasoned Action)이란 사람들이 합리적으로 행동한다는 가정 하에 특정 대상에 대한 태도와 주위사람들의 기대가 함께 작용하여 행동의도가 결정되고 이것이 행동으로 이어진다는 이론이다.

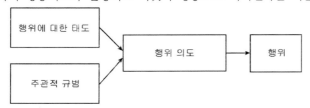

합리적 행위이론의 모형

② 계획된 행위이론(Ajzen & Madden)

　㉠ 계획된 행위이론(Theory of Planned Action)이란 행동의도가 행동으로 연결되기 위해서는 행위에 대한 통제감의 지각이 중요하다는 것을 의미한다.

　㉡ 합리적 행위이론의 모형에서 '지각된 행위통제'를 추가하여 태도와 행동의 관련성을 설명하였다.

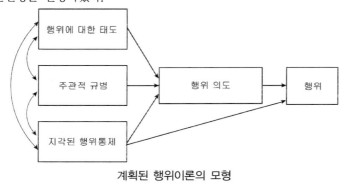

계획된 행위이론의 모형

인지(cognition)
긍정적이거나 부정적인 또는 중립적인 생각과 지식이다.

정서(emotion)
좋고 싫음에 대한 감정적 평가이다.

행동(behavior)
태도 대상에 대해 취하는 접근 또는 회피 반응이다.

(3) 인지부조화이론(Festinger)

① 인지 부조화 이론이란 개인이 가진 신념, 생각, 태도와 행동 사이의 부조화가 유발하는 심리적 불편함을 해소하기 위한 태도나 행동의 변화를 설명하는 이론이다.

② 인간은 태도와 행동의 일관성을 유지하고자 하는 근본적인 동기를 지니고 있어서, 인지적 부조화를 경험하면 이를 해소하기 위해 자신의 태도나 행동을 변화시킴으로써 심리적 불편감을 해결하고 자신에 대한 일관성을 유지하려고 한다.

③ 사회 심리학자 레온 페스팅거(Leon Festinger)는 인간의 행동과 태도의 관계에 관심을 가지고 연구했다. 그는 1957년에 발표한 인지 부조화 이론을 통해 인간의 행동과 태도의 부조화로 인해 심리적 갈등이 유발되고, 이러한 갈등 상황을 해소하고 자신에 대한 일관성을 유지하기 위해 동기화되는 현상을 설명했다.

④ 인지부조화가 발생하는 조건으로는 취소 불가능한 개입(자신이 취한 행동을 취소할 수 없을 때), 자발적 선택(태도와 관련되는 행동이 상황적 압력에 의해서가 아닌 스스로가 선택한 행동일 때), 불충분한 유인가(자신이 선택한 행동이 바람직하지 못한 결과를 가져올 것을 알고 있거나 예측할 수 있는데도 그 행동을 할 경우)가 있다.

(4) 자기지각이론

① 인간은 타인의 행동을 보고 그 사람을 규정짓는 것처럼 자신의 행동을 보고 자신을 규정하는데, 이게 바로 '자기 지각(self-perception)'이다.

② 자기지각이론에 따르면, 인간의 많은 태도는 자신의 행동과 또는 행동이 일어나는 상황들에 대한 자신의 지각들에 근거한 것이다.

③ 특별한 생각이나 계획 없이 어떤 행위를 한다면 행위자는 그 행위를 바탕으로 자신의 내적 특성을 추리해낸다는 것이다.

(5) 태도의 변화(설득*방법)

태도를 변화시키기 위한 설득방법은 다음과 같다.

① 문간에 발 들여놓기 기법(foot-in-the-door technique) : 사람들에게 처음에는 작은 요구나 부탁을 하고, 일단 작은 요구에 응하면 이후 더 큰 요구를 하는 방법이다. 처음에 작고 사소한 요구에 동의한 사람들은 이후 더 큰 요구를 들어줄 가능성이 높다는 심리를 반영한다.

② 면전의 문 기법(door-the-face technique) : 문간에 발 들여놓기 기법과 정반대의 방법으로 어떤 사람에게 처음에는 매우 큰 요구를 해서 거절당한 다음, 좀 더 작은 요구를 하면 그 사람이 작은 요구를 들어줄 가능성이 높다. 이는 큰 요구를 거절한 것에 대한 보상을 해 주고자 하는 마음과 관련이 있다.

기출

페스팅거(Festinger)의 인지부조화 (cognitive dissonance)이론을 가장 잘 설명한 것은?

① 사람들은 자신의 지식과 감정 그리고 행동의 모든 측면이 일치하지 않으면 불쾌감을 경험한다.

② 사람들의 의견과 태도는 항상 행동과 일치하지 않는다.

③ 사람들은 집단 속에서 집단의 뜻에 동조할 때 인지부조화가 일어난다.

④ 인지부조화는 타인과의 관계가 원만하지 못할 때 발생한다.

기출

자신의 행동을 통해서 태도를 확인하고 이해하는 과정을 설명하는 이론은?

① 인지부조화이론

② 자기지각이론

③ 자기고양편파이론

④ 자기정체성이론

설득(persuasion)
전달자가 전달내용을 수신자에게 보내 소기의 목적을 달성하려는 의사소통 행위이다.

❮정답 ①, ②

(6) 사회적 영향

① 동조(conformity)

　㉠ 동조란 자신의 행동이나 생각을 집단의 기준과 일치하도록 바꾸는 것을 말한다. 즉, 집단의 의견에 따라가는 경향성을 의미한다.

　㉡ 동조가 나타나는 두 가지 이유는 정보적 영향*과 규범적 영향*이다.

> **PLUS 동조를 강화시키는 요인**
> • 집단의 크기가 클수록
> • 집단이 전문가로 이루어져 있을수록
> • 집단의 응집력이 클수록
> • 자신에 대한 확신이 적을수록
> • 판단자를 능력이 없거나 불확실하다고 느끼도록 만들었을 경우
> • 집단이 만장일치 할 경우(단 한 사람이라도 반대하면 사회적 소신이 생겨 동조경향성은 감소)

② 복종(obedience) : 복종이란 합법적인 권위를 가진 사람의 지시에 맹목적으로 따르는 것을 의미하며, 비록 그 지시가 사회적 규범에 어긋날지라도 따르게 되는 현상이다.

> **PLUS 복종에 영향을 미치는 요인**
> • 명령을 내리는 권위자와 거리적으로 가까이 있을 때 복종이 증가한다.
> • 권위자와 권위를 행하는 기관이 명성이 있거나 저명할 때 복종이 증가한다.
> • 복종에 따른 피해자(희생자)가 보이지 않는 경우 복종이 증가한다.
> • 복종하지 않는 사람(이탈자)이 존재하면 복종은 감소한다.

③ 방관자 효과(bystander effect)*

　㉠ 방관자 효과란 주변에 다른 사람들이 있을 경우 개인이 나서서 돕는 행동을 할 가능성이 줄어드는 것을 의미한다. 실제 더 많은 사람들이 있을수록 실제로 도움을 제공할 가능성은 적고 도움을 제공하기까지의 지연시간도 더 길어진다.

　㉡ 방관자 효과는 책임감의 분산*, 상황 해석의 애매모호함, 평가에 대한 염려로 설명할 수 있다.

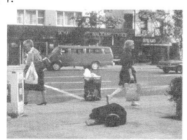

방관자 효과

정보적 영향
(informational influence)
개인적인 판단보다는 다수의 의사결정이 더 정확할 것이라고 믿고 따르게 된다. 집단에 대한 신빙성이 높을 때 잘 나타난다.

규범적 영향
(normative influence)
사람들은 집단의 인정을 받고 집단으로부터 이탈되는 것을 피하고자 하는 심리 때문에 나타난다.

방관자 효과(bystander effect)
1964년 뉴욕에서 발생한 Kitty Genovese 살인사건을 통해 더 많은 사람이 있을수록 실제로 도움을 제공할 가능성은 더 적고, 도움을 제공하기까지의 시간도 더 길어지는 것을 의미한다.

책임감의 분산
(diffusion of responsibility)
타인의 존재에 대한 인식이 각 개인이 상황에 대해서 느끼는 책임감을 감소시켜 도움 행동을 억제시킨다.

(7) 집단역학*

① 사회적 촉진(social facilitation)

 ㉠ 사회적 촉진이란 타인이 존재할 때 과제를 더 잘 수행하는 현상을 의미한다.
   예 마라톤, 대부분의 구기 종목의 선수들이 시합을 하는 경우

 ㉡ 혼자 무엇을 수행하는 경우보다 집단 속에서 타인이 존재하거나 우리를 관찰한다고 느낄 때, 각성(흥분)이 되어 수행이 촉진될 수 있다. 이 현상은 단순한 성질의 과제에서 특히 잘 나타난다.

② 사회적 태만(social loafing)

 ㉠ 사회적 태만이란 집단에 속해있는 사람들이 공동의 목표를 달성하기 위해서 노력을 합해야 할 때 개인이 적은 노력을 들이는 현상을 의미한다. 링겔만 효과*라고도 한다.

 ㉡ 집단의 일원으로 책임감을 덜 느끼고 자신의 기여도가 집단 수행에 묻혀 드러나지 않는 과제들에서 잘 나타난다.

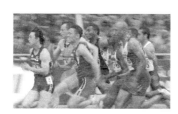 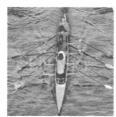

사회적 촉진(좌), 사회적 태만(우)

③ 집단 극화

 ㉠ 집단 의사 결정 시 개별적으로 의사 결정을 할 때보다 더 극단적인 의사 결정을 하게 되는 경향성을 말한다.

 ㉡ 만약 집단 토론 전 구성원들의 개별적인 의사 결정의 평균이 보수적이었다면, 그러한 사람들이 한 집단이 되어 내린 집단 의사 결정의 평균은 더 보수적인 쪽으로 극화된다.

④ 몰개성화(deindividuation)

 ㉠ 몰개성화는 집단 속의 한 개인이 자신에 대한 정체성을 상실하고 집단에 통합되어 있다고 느껴 개인의 행위에 대한 통제력이 약해지고 사회규범에 대한 관심이 약화되어진 상태를 의미한다.
   예 짐바르도(Zimbardo)*의 모의감옥 실험

용어 및 기출문제

집단역학(group dynamics)
두 사람 이상이 모여 집단을 구성하여 지속적인 상호작용을 통해 서로에게 영향을 미치는 역동적인 관계를 말한다.

[기출]
혼자 있을 때 보다 옆에 누가 있을 때 과제의 수행이 더 우수한 것을 일컫는 현상은?

① 몰개성화
② 군중 행동
③ 사회적 촉진
④ 동조 행동

링겔만 효과(Ringelmann's effect)
집단의 크기가 증가함에 따라 개인이 쏟는 힘의 크기는 감소하는 현상을 프랑스 공학자인 링겔만의 이름을 따라 명명한다.

[기출]
집단 전체의 의사결정이 개인적 의사결정의 평균보다 더 극단적으로 되는 현상은

① 사회적 촉진
② 사회적 태만
③ 집단 극화
④ 집단 사고

짐바르도(Zimbardo)
예일대학교에서 사회심리학 박사학위를 취득하고 스탠포드대학교 명예교수로 은퇴하였다. 유명한 감옥 실험을 통해 몰개성화 현상을 이론화하였다.

❮정답 ③, ③

ⓛ 높은 수준의 흥분과 익명성*이 존재할 때 사람들은 몰개성화되어 공격행동을 포함해 끔찍한 행동을 저지를 수 있다.

ⓒ 몰개성화로 군중의 난폭성이 나타날 때 군중*이 지니는 3가지 심리적 특성은 익명성, 전염성, 암시성이다.

짐바르도의 모의감옥 실험

1971년 사회심리학자 짐바르도는 미국 스탠포드 대학의 작은 건물에서 평범한 대학생 24명을 선발하여 '수감자(죄수)'와 '교도관(간수)'으로 임의적으로 나눈 후 모의감옥 실험을 실시하였다. 참가자들은 2주간 감옥생활을 하며 그 대가로 15달러의 일당을 받기로 하였다.

실험이 시작되고 이틀째 이들의 행동과 심리상태는 변하기 시작했다. 수감자 역할을 맡은 사람들의 집단행동과 반란이 있어났고, 교도관들은 죄수들을 통제하기 위한 규칙을 만들기 시작했다. 죄수들은 심리적 공황상태에서 실험이 아닌 진짜 상황이라 착각해 반란을 일으키거나 탈옥을 시도했다. 이 과정에서 교도관들은 통제를 위해 폭력과 비윤리적인 행동(침대 뺏기, 맨손으로 변기 청소하기, 성적 학대)을 가했다. 이러한 상황들이 실험임에도 불구하고 죄수들마저 그 상황에 적응하여 교도관들의 비윤리적 통제에 따르고 정신적인 문제가 생기기 시작했다. 2주간의 계획으로 잡힌 실험은 6일 만에 중단되었다. 이 실험을 통해 사회적 상황이 인간으로 하여금 감히 할 수 있으리라고는 미처 생각하지도 못했던 행동을 하게 할 만큼 강력한 영향력을 발휘하는 것이 증명되었다.

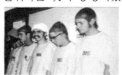

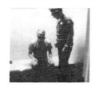

용어 및 기출문제

익명성(anonymity)

익명성이 보장되는 상황에서는 개인적 책임의식이 희박하고 자신에 대한 통제감이 약해지고, 규범질서를 따르는 행동 통제력이 약화되어 탈규범적인 행위가 나타나기 쉽다.

군중심리학(crowd psychology)

무리를 지은 사람들이 보이는 행동을 연구하는 분야이다.

기출
다음 실험에서 살펴보고자 한 것은?

┌ 보기 ┐
할로윈데이 밤에 아이들이 찾아와 '사탕과자 안주면 장난칠 거예요.'라고 외치는 경우, 한 사람이 한 개씩만 가져가라고 한 다음 사탕과자가 든 바구니를 놓아둔 채 문 안으로 사라진다. 일부 아이들에게는 이름을 물어 확인하였고, 나머지 일부 아이들은 익명성을 유지하도록 하였다.

① 몰개성화　② 복종
③ 집단사고　④ 사회촉진

❮정답 ①

01 귀인이론에 대한 설명으로 옳지 않은 것은?

① 노력은 내적 요인이고 불안정적이다.
② 능력은 안정적이고 통제 불가능하다.
③ 성공적인 일을 통제 불가능한 것으로 귀인하면 동기가 증진된다.
④ 안정성의 차원은 미래에 대한 기대와 관련이 있다.

> **TIPS!**
>
> 어떤 성공적인 결과를 통제 불가능한 것으로 귀인하게 되면, 자신이 스스로 통제하거나 조절할 수 있는 것이 없다고 여겨 적극적으로 노력하지 않게 된다. 그 결과 동기가 감소되고 무기력해질 수 있다. 한편, 통제가능하고 내적인 것으로 귀인하게 되면 자부심과 동기가 증진된다.

02 자신이 한 일에 대하여 잘된 경우는 내 탓으로 돌리고, 잘못된 경우에는 남 탓을 하는 심리적 현상은?

① 내현적 성격
② 통제가능귀인
③ 근본귀인오류
④ 자기고양 편향

> **TIPS!**
>
> 자신이 한 일에 대하여 잘된 경우는 내적 귀인(내 탓)을 하고, 잘못된 경우에는 외적 귀인(남이나 상황 탓으로 돌림)을 하는 경향성을 '자기고양 편향(self-serving bias)' 또는 '자기본위적 편향'이라고 한다. 자신의 행위에 대해서만이 아니라 자신이 속한 집단의 성패에 대해서도 나타나게 되는데 이를 '집단본위적 편향' 또는 '내집단중심주의'라고 한다.

Answer 01.③ 02.④

03 다음 중 동조에 관한 설명으로 거리가 먼 것은?

① 과제가 어려울수록 동조의 가능성은 증가한다.
② 개인이 집단에 매력을 느낄수록 동조가 많이 일어난다.
③ 상황이 불확실할 때 동조할 가능성이 증가한다.
④ 수용적인 분위기에서 인정을 받게 되면 동조의 가능성은 증가한다.

> **TIPS!**
>
> 동조(conformity)란 자신의 행동이나 생각을 집단의 기준과 일치하도록 바꾸는 것으로 집단의 의견에 따라가는 경향성을 의미한다. 동조의 규범적 영향에 따르면, 수용적인 분위기에서 집단의 지지나 인정을 받게 되면 사람들은 동조할 가능성이 줄어든다. 이는 집단으로부터 거부되거나 이탈되는 것을 피하고자 하는 심리 때문이다.

04 집단의 크기가 증가함에 따라 개인이 쏟는 힘의 크기나 노력이 감소하는 현상은?

① 집단 행동
② 사회적 태만
③ 책임감 분산
④ 사회적 촉진

> **TIPS!**
>
> 사회적 태만(social loafing)은 집단에 속해있는 사람들이 공동의 목표를 달성하기 위해서 노력을 합해야 할 때 개인이 적은 노력을 들이는 현상을 말한다. 프랑스 공학자인 링겔만의 이름을 따서 링겔만 효과(Ringelmann's effect)라고도 한다.

Answer 03.④ 04.②

1   (   )이란 인간의 성장 발달에서 공통적으로 관찰되는 기본적인 경향성 또는 원리이다.

2   (   )이란 살아 있는 생명체가 생존에 필요한 안정적인 상태를 능동적으로 유지하는 과정을 말한다.

3   (   )적 관점은 인간의 발달을 스키너(Skinner), 반두라(Bandura) 등이 주장하는 조건형성이나 모방과 같은 학습기제를 통해 일어나는 것으로 간주한다.

4   (   )적 관점은 아동의 연령이 증가함에 따라 형성되는 성격구조의 차이점을 이해하는데 관심을 가진다. 대표적 이론가로 프로이트(Freud), 에릭슨(Erikson) 등이 있다.

5   피아제는 생각이나 행동의 조직된 패턴으로 (   )이라는 단어를 처음 사용하였다.

6   피아제의 인지발달 단계는 감각운동기, (   ), 구제적 조작기, (   )다.

7   (   )는 피아제의 심리이론을 확장해 도덕발달에 적용하여 도덕적 사고를 여섯 가지의 발달단계로 설명하였다.

8   애착과 관련된 연구에서 할로우는 (   ) 실험을 통해 배고픔의 욕구충족보다 접촉위안이 애착형성에 더 중요한 요인임을 말해준다.

9   (   )는 애착의 유형으로 (   ), 불안정 회피 애착, (   ), 불안정 혼란 애착으로 구분하였다.

10   프로이트의 심리성적 발달 단계에서 오이디푸스 콤플렉스와 엘렉트라 콤플렉스는 (   )에 나타난다.

11 에릭슨의 심리사회적 발달 단계에서 자기주도적 활동이 적절한 비율로 성공하면 (   )을 확립하게 되나, 실패의 경험이 많을 경우 위축되고 자기주장에 대해 (   )을 갖는다.

12 정신역동이론에서는 정신을 의식, (   ), (   )으로 구분한다.

13 (   )는 신생아 때부터 존재하는 본능과 충동의 원천으로서 마음의 에너지 저장고다.

14 (   )은 자아가 외부 세계의 현실을 지각하여 느끼는 불안이다.

15 방어기제 중 (   )는 자신의 것으로 용납하거나 인정할 수 없는 욕구나 충동을 다른 대상에게 전가시켜 다른 사람의 탓으로 돌리는 것이다.

16 융(Jung)의 분석심리학에서는 환경의 요구에 조화를 이루려고 하는 적응의 원형으로, 개인이 사회에 대한 이해를 바탕으로 사회에서 가정하는 자신의 역할을 (   )라고 한다.

17 아들러는 (   )의 극복과 (   )의 추구를 발달로 이끌어 주는 역할로 제시하였다.

18 인본주의이론에서 (   )이란 최적의 심리적 적응과 심리적 성숙, 완전한 일치, 경험에 완전히 개방되어 있는 사람을 의미한다. 현재 진행되는 자신의 자아를 완전히 자각하는 사람을 말한다.

19 욕구란 인간의 행동을 활성화시키고 이끄는 원동력을 의미하며 (   )는 다섯 가지 욕구를 제안하였다.

20 (   )이란 성격의 핵심개념으로 '다양한 종류의 자극에 같거나 유사한 방식으로 반응할 경향성'으로 정의된다.

21 커텔에 따르면 (   )은 인간의 개인차를 반영하는 특질로서 이로 인하여 개인은 서로 다른 관심과 태도를 갖는다.

22 커텔은 성격 관련 연구를 종합적으로 분석하여 요인 분석을 한 결과 성격 특성의 (　　　　)개 요인을 밝혀냈다.

23 성격 5요인은 신경증, 외형성, 개방성, 우호성, (　　　　)이다.

24 (　　　　)이란 사회적 상황에서 다른 사람의 행동을 관찰해두었다가 이후에 유사한 행동을 하는 것이다.

25 (　　　　)이란 자신이나 다른 사람들이 어떻게 행동하면 좋은지를 기술할 때 '해야만 한다'는 말을 사용하는 것이다.

26 (　　　　)란 어떤 사건(상황)에 대해 자기도 모르는 사이 매우 빠르게 떠오르는 생각이나 심상으로 자신의 과거 경험으로부터 축적된 신념이 반영된다.

27 인지적 오류 중 (　　　　)란 한 가지 사건에 기초한 결론을 광범위한 상황에 적용시킨다. 현재의 상황을 여러 상황들 중의 하나로 보지 않고 전체 삶의 특징으로 보는 것을 말한다.

28 고전적 조건형성에 먹이는 타액을 분비하게 하는 (　　　　)이고 무조건 자극 없이 조건 자극에 의해 일어난 반응을 (　　　　)이라고 한다.

29 특정한 조건 자극에 대해 조건형성된 반응은 원래의 조건 자극과 유사한 자극에 대해서도 비슷한 반응을 일으키는 것을 (　　　　)라고 한다.

30 손다이크는 학습의 기본 원칙으로 효과의 법칙, (　　　　)의 법칙, 준비성의 법칙을 제시하였다.

31 (　　　　)는 동물의 조작 행동을 분석하기 위해 자신의 이름을 딴 실험상자를 고안하였다.

32 강화계획 중 학습의 효과는 (　　　　) > 고정비율 > 변동간격 > (　　　　) 순으로 반응률이 높아 학습의 효과가 크며 소거가 어려워진다.

33 (　　　　)이란 자신이 환경을 통제할 수 없다는 것을 반복 경험하면, 통제하거나 바꾸려는 시도 자체를 포기하는 것을 학습하게 된다는 것이다.

34 (　　　　)은 현재의 상황을 판단하고 상황에 적절하게 행동을 계획하고 동작을 조절하며 부적절한 행동을 억제하는 등 전반적으로 행동을 관리하는 역할을 한다.

35 (　　　　)은 피부에 전달되는 갖가지의 감각을 받아들이고 무게나 동작을 감지하는 역할을 수행한다.

36 단기기억에서의 기억폭은 (　　)±2 항목으로 한정되어 있으나, (　　　　)을 통해서 확장시킬 수 있다.

37 (　　　　)이란 일을 수행하는 방법에 대한 지식을 말한다.

38 (　　　　)은 기존의 지식 때문에 새로 배운 것을 기억해내기 어려운 것이다. (　　　　)은 오늘 학습한 내용 때문에 기존의 지식을 기억해내기 어려운 것이다.

39 확률적 표집방법으로는 (　　　　)무선 표집, 체계적 표집, 층화 표집, 군집표집이 있다.

40 관찰자가 전혀 조작하거나 통제를 하지 않는 자연 상태에서 일상적으로 발생하는 사건이나 행동을 관찰하는 것을 (　　　　)이라고 한다.

41 (　　　　)는 의미 있는 절대 영점을 가지고 있으며, 측정의 크기를 비교할 수 있다.

42 (　　　　)이란 변수의 개별 점수들이 평균값으로부터 벗어나 있는 정도를 나타내는 수치이다.

43 (　　　　)상관은 두 변인이 동시에 증가하거나 감소하는 관계에 있는 것을 말하며, (　　　　)상관은 한 변인이 증가할 때 다른 변인이 감소하는 관계에 있는 것을 말한다.

44 (   )은 문항이나 변수들 간의 상호관계를 분석하여, 상관이 높은 문항이나 변수들을 모아 요인으로 규명하여 특성을 밝히는 방법이다.

45 (   ) 또는 대인지각이란 타인의 성격, 태도, 배경 등의 정보를 파악하여 사회생활 및 대인관계에서 상대방을 이해하고 예측하고자 하는 심리적 현상이다.

46 먼저 제시된 정보가 나중에 제시된 정보보다 인상형성에 더 큰 영향력을 행사하는 것을 (   )효과라고 한다.

47 성격을 판단하는데 사용하는 개인적인 틀로써 사람이라면 누구나 갖고 있는 것으로 상대방의 성격을 추론하여 인상을 형성하는 것을 (   ) 또는 암묵적 성격이론이라고 한다.

48 (   )이란 상대방의 행위나 어떤 사건이 왜 발생했는가를 파악하는 심리적 과정이다.

49 (   )란 인간은 다양한 상황에 걸쳐서 발생하는 특정 결과와 원인이 공존하는지를 살펴서 귀인을 하게 된다는 원리이다.

50 (   ) 이론이란 개인이 가진 신념, 생각, 태도와 행동 사이의 부조화가 유발하는 심리적 불편함을 해소하기 위한 태도나 행동의 변화를 설명하는 이론이다.

51 인간은 타인의 행동을 보고 그 사람을 규정짓는 것처럼 자신의 행동을 보고 자신을 규정하는데, 이를 (   )이라고 한다.

52 (   )란 자신의 행동이나 생각을 집단의 기준과 일치하도록 바꾸는 것을 말한다. 즉, 집단의 의견에 따라가는 경향성을 의미한다.

53 (   )이란 타인이 존재할 때 과제를 더 잘 수행하는 현상을 의미한다.

54 (　　　　　)이란 집단에 속해있는 사람들이 공동의 목표를 달성하기 위해서 노력을 합해야 할 때 개인이 적은 노력을 들이는 현상을 의미한다. (　　　　　) 효과라고도 한다.

1 관찰학습이 효과적으로 일어날 수 있는 조건을 4가지 기술하시오.

〈정답 및 해설〉

① 주의집중 과정 : 모델에 주의를 집중시키는 과정으로 모델은 매력적인 특성을 가지고 있어서 주의를 끌게 되며, 관찰자의 흥미와 같은 심리적 특성에 대해서도 영향을 받는다.

② 보존과정(기억과정, 파지과정) : 모방한 행동을 상징적 형태로 기억 속에 담는 것으로 이 때 행동의 특징을 회상할 수 있는 능력이 중요하다.

③ 운동재생과정 : 모델을 모방하기 위해 시상 및 언어로 기호화된 표상을 외현적인 행동으로 전환하는 단계다.

④ 동기화 과정(자기강화 과정) : 관찰을 통해 학습한 행동은 강화를 받아야 동기화가 이루어져 행동의 수행가능성을 높이게 된다.

2 벡(Beck)의 인지적 오류 4가지를 쓰고, 각각에 대해 설명하시오.

〈정답 및 해설〉

① 이분법적 사고(흑백 논리적 사고) : 어떤 상황을 연속선상에서 보지 않고 양 극단으로만 보는 것을 말한다.

② 과잉 일반화 : 한 가지 사건에 기초한 결론을 광범위한 상황에 적용시킨다.

③ 개인화 : 자신과 무관한 사건을 자신과 관련된 것으로 잘못 해석한다.

④ 잘못된 명명 : 사람의 특성이나 행위를 기술할 때 과장되거나 부적절한 명칭을 사용한다.

핵심 키워드

1. 피아제의 인지발달이론

- 도식, 평형화(동화, 조절)
- 인지발달단계 : 감각운동기, 전조작기, 구체적 조작기, 형식적 조작기

2. 콜버그의 도덕성 발달이론

- 인습 이전 수준 : 처벌과 복종지향, 개인적 보상 지향
- 인습 수준 : 대인관계 조화 지향, 법과 질서 지향
- 인습 이후 수준 : 사회계약정신 지향, 보편적 도덕원리 지향

3. 애착과 관련된 연구

- 할로우의 대리모 실험 : 접촉위안
- 애인스워스의 애착의 유형 : 안정, 불안정 회피, 불안정 저항, 불안정 혼란(양가)

4. 성격발달 이론

- 프로이트의 심리성적 발달이론 : 구강기, 항문기, 남근기(오이디푸스 콤플렉스, 엘렉트라 콤플렉스), 잠재기, 생식기
- 에릭슨의 심리사회적 발달이론 : 신뢰감 대 불신감, 자율성 대 수치심, 주도성 대 죄책감, 근면성 대 열등감, 자아정체감 대 정체감혼란, 친밀감 대 고립감, 생산성 대 침체감

5. 성격의 제 이론

- 정신분석 이론 : 결정론, 무의식, 의식 · 전의식 · 무의식, 원초아 · 자아 · 초자아, 불안(현실적, 신경증적, 도덕적), 방어기제
- 마르시아의 자아정체감 상태 : 성취, 유예, 상실, 혼란
- 융의 분석심리학 이론 : 의식, 개인 무의식, 집단 무의식, 원형, 내향성과 외향성

- 아들러의 개인심리학 이론 : 열등감, 우월성, 사회적 관심, 생활양식, 가상적 목표
- 인본주의 이론 : 충분히 기능하는 사람, 자기, 실현화 경향성, 가치의 조건화
- 욕구위계 이론 : 생리적, 안전, 소속과 애정, 자기존중, 자아실현
- 실존주의 이론 : 실존적 불안, 자유와 책임, 삶의 의미, 죽음과 비존재, 진실성
- 특질 이론 : 올포트(주 특질, 중심 특질, 이차적 특질), 커텔(공통 특질 대 독특한 특질, 능력 특질 대 기질 특질, 표면 특질 대 원천 특질), 16 성격 요인, 아이젠크의 특질론(외향적 경향성, 신경증적 경향성, 정신병적 경향성, 성격 5요인 모델(신경증, 외향성, 개방성, 우호성, 성실성)

6. 행동 및 사회학습이론

- 행동주의 : 과학적, 관찰행동, 환경적 요인
- 사회학습이론 : 관찰학습, 모방, 자기효능감

7. 인지이론

- 켈리의 개인구성개념이론
- 엘리스와 벡의 인지적 성격이론

8. 조건형성

- 고전적 조건형성 :고차적 조건형성, 소거, 자극 일반화, 변별, 시차적 관계
- 도구적 조건형성 : 손다이크의 학습의 기본 원칙(효과, 연습, 준비성)
- 조작적 조건형성 : 스키너, 자발적 회복, 미신적 행동
- 강화계획 학습의 효과 : 변동비율>고정비율>변동간격>고정간격
- 셀리그만의 학습된 무기력 실험

9. 뇌와 인지

- 뇌 반구 : 전두엽, 두정엽, 측두엽, 후두엽, 변연계 (편도체, 해마, 시상하부)
- 기억과정 : 부호화, 저장, 인출
- 기억의 구조 : 감각기억, 단기기억(7±2), 장기기억
- 인출 실패 : 설단현상
- 간섭의 유형 : 순행간섭, 역행간섭

10. 기초심리통계

- 확률적 표집방법 : 단순무선, 체계적, 층화, 군집
- 비확률적 표집방법 : 목적, 편의, 할당, 연쇄
- 관찰법의 종류 : 자연관찰, 실험실 관찰, 사례연구, 조사연구

11. 자료 수집

- 척도의 구분 : 명명, 서열, 등간, 비율
- 자료수집 방법 : 질문지법, 면접법, 참여 관찰법, 문헌 연구법, 실험 연구법
- 관계분석을 위한 기법 : 상관분석, 요인분석, 회귀분석, 판별분석, 경로분석

12. 인상형성

- 인상형성의 원리 : 초두효과, 최신효과, 후광효과, 긍정성 편향
- 내현적(암묵적) 성격이론
- 호감을 증가시키는 요인 : 외모, 친숙성, 근접성, 유사성, 상보성
- 귀인의 주요 차원 : 원인 소재(내적-외적), 안정성 차원(안정적-불안정적), 통제성 차원(통제가능-통제불가능)
- 공변 원리의 3가지 귀인 차원 : 독특성, 일치성, 일관성
- 귀인의 편향성 : 근본귀인오류, 행위자-관찰자 편향, 자기고양 편향

13. 사회적 추론

- 추론방향의 유형 : 대표성 휴리스틱, 가용성 휴리스틱, 확증 편향
- 페스팅거의 인지부조화이론
- 사회적 영향 : 동조, 복종, 방관자 효과
- 집단역학 : 사회적 촉진, 사회적 태만, 집단극화, 몰개성화

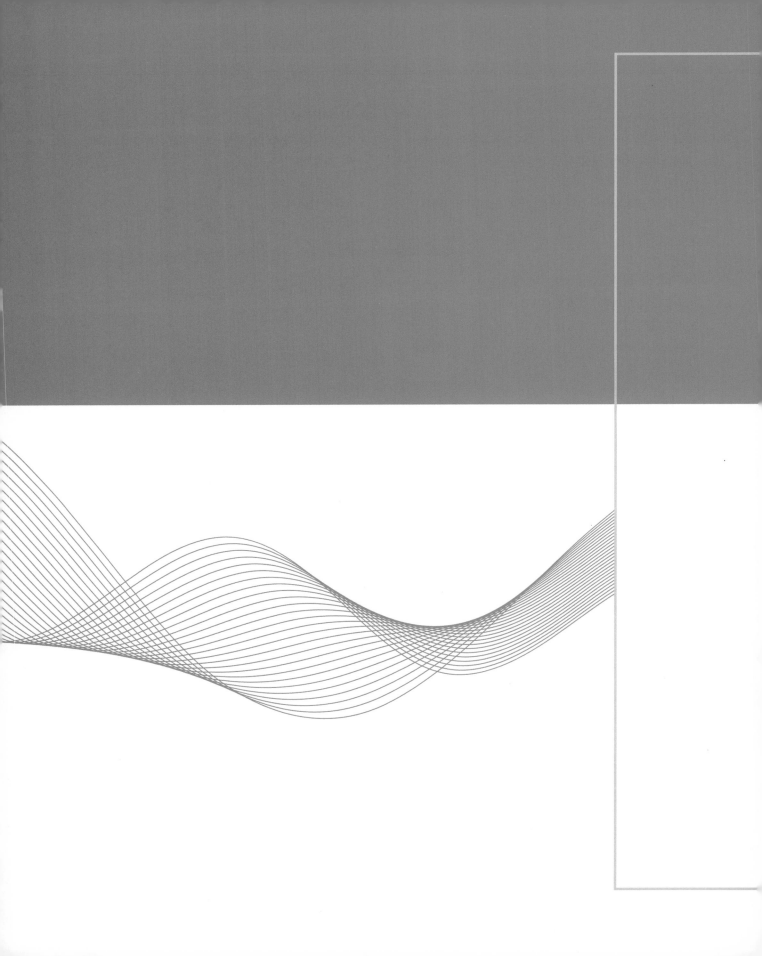

이상심리학

1. 이상심리학의 기본 개념

(1) 이상심리학의 의의

① 이상행동(abnormal behavior)*과 정신장애(mental disorder)*를 과학적으로 연구하는 심리학의 한 분야이다. 이때, 정신장애는 신경증과 정신증으로 구분된다.

   ㉠ 이상행동 : 상식적인 기준으로 이해하기 힘든 비정상적인 행동패턴 또는 부적응적인 행동패턴을 의미한다.

   ㉡ 신경증(Neurosis) : 자신의 심리적 기능에 문제가 있다는 것을 알면서도 생활적응은 비교적 잘 해나가지만, 특정 영역에서는 경미한 수행능력을 보인다.

   ㉢ 정신증(Psychosis) : 일상생활은 물론 사회적 적응에서 심각한 문제를 초래하여 입원치료가 필요할 만큼 정신기능의 일부 또는 전부가 붕괴된 상태다.

② 판별기준

   ㉠ 통계적 기준(statistical norm)의 일탈

    • 정상분포(Normal Distribution)는 인간의 특성을 측정하여 그 분포를 그래프로 그리면 종을 거꾸로 엎어 놓은 것과 같은 모양이 나타남

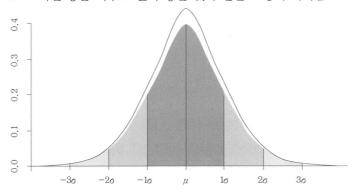

    • 평균에서 멀리 일탈된 경우 이상행동으로 규정

   ㉡ 사회문화적 기준(Sociocultural Norm)의 일탈 : 개인이 속한 사회에서 따라야만 하는 주관적 불편감(Subjective Discomfort)과 개인의 고통(Personal Distress)

이상행동(abnormal behavior)
판별기준에 의해 '비정상적'이라고 평가될 수 있는 외현적으로 관찰되거나 측정될 수 있는 행동이다.

정신장애(mental disorder)
생물학적 관점에서 나온 용어로서, 비정상적인 심리상태를 질병 또는 장애라고 보는 견해가 내포되어 있다.

기출
이상행동 및 정신장애의 판별기준과 가장 거리가 먼 것은?

① 적응적 기능의 저하 및 손상
② 주관적 불편감과 개인의 고통
③ 가족의 불편감과 고통
④ 통계적 규준의 일탈

❮정답 ③

ⓒ **불편함과 고통** : 개인이 자신의 심리상태나 특성에 대해 스스로 불편해하고, 심한 고통을 느끼는 경우 이상행동으로 규정

ⓔ **부적응성(Maladaptation)** : 이상행동과 정신장애의 정의에서 가장 중요한 개념으로, 원만한 적응에 심각한 지장이 초래되는 경우 이상행동으로 규정

(2) 이상심리학 관련 용어

① 장애 관련 용어

ⓐ **장애(Disorder, 질환)** : 신체기관이 제 기능을 발휘하지 못하거나 정신 능력에 결함이 있는 상태

ⓑ **질병(Disease)** : 병의 원인과 진행 과정을 아는 경우 지칭

ⓒ **삽화(Episode, 일화, 또는 에피소드)** : 정신장애가 발생해서 끝나는 시점까지의 기간

ⓓ **증상(Symptom, 증세)** : 개인이 호소하는 질병의 표현들로 원인이나 진행과정 모두 불분명한 경우에 해당함

ⓔ **심각도(severity)** : 상태가 가벼운 것부터 심각한 순으로 경도, 중등도, 중증도, 최중증도 라고 부름

② 역학 관련 용어

ⓐ **역학(Epidemiology)** : 이상행동과 정신장애로 고통 받고 있는 사람들의 분포 양상을 연구하는 학문 분야

ⓑ **유병률(Prevalence)** : 전체 인구 중 특정한 정신장애를 지니고 있는 사람의 비율

ⓒ **발병률(Incidence)** : 일정한 기간 동안에 특정한 정신장애를 새롭게 지니게 된 사람의 비율

③ 기타 용어

ⓐ **위험요인(Risk factor)** : 정신장애를 발생시킬 가능성을 증가시키는 어떤 조건이나 환경

ⓑ **취약성(Vulnerability)** : 위험요인의 영향을 받기 쉽게 만드는 선천적인 일관된 반응경향성을 비롯하여 환경과의 상호과정에서 점진적으로 형성된 신체적, 심리적 특성

ⓒ **보호요인(Protective factor)** : 위험요인을 방지하거나 억제하고 건강한 발달을 증진시키는 조건이나 환경

2. 이상심리학의 역사와 이론

(1) 이상심리학의 역사

① 고대 : 정신장애를 초자연적 현상으로 이해하였다.

② 그리스 시대 : 종교, 미신과 분리시켜 의학적 문제로 생각하고, 신체적 원인을 탐색하였다.

③ 중세 : 고대의 귀신론적 정신장애관으로 회귀하게 되어 정신장애자의 수난시대였다.

④ 근대 : 일종의 병으로 보고, 인도주의적 치료를 해주어야 한다는 주장이 제기되었다.

⑤ 현대 : 정신장애에 대한 심리적 원인론이 대두하고 신체적 원인론과 실험 정신 병리학*이 발전하였으며, 다양한 심리검사의 개발이 이루어지면서 이상심리학의 발전에 영향을 미쳤다.
행동주의 심리학에 근거한 이상행동에 대한 학습 이론과 행동치료가 발달했다.

> **PLUS 정신장애 원인론**
> • 그리스 시대의 신체적 원인론 : 기원전 4세기경 Hippocrates(B.C. 460~377)는 정신장애를 세 가지 유형(조증, 우울증, 광증)으로 분류하고, 그 원인을 신체적 요인의 불균형에 있다고 보았다.
> • 19세기 후반의 신체적 원인론 : 생물학적 원인에 의해 정신장애가 유발될 수 있다는 신체적 원인론이 발전되었다.
>   예 정신병적 증상을 나타내는 진행성 마비가 매독에 의한 뇌 손상임이 밝혀짐

(2) 이상심리학의 이론

① 정신분석적 입장 : 이상행동의 근원적 원인을 어린 시절의 경험에 뿌리를 둔 무의식적 갈등에서 찾는다.

② 행동주의적 입장 : 인간의 행동은 환경으로부터 학습된 것으로 보며, 행동이 학습되는 원리와 과정에 초점을 둔다.

③ 인지적 입장 : 이상행동과 정신장애는 자신과 세상에 대해서 부정적이고 왜곡된 의미를 부여하는 부적응적인 인지 활동에서 기인한다고 주장한다.

④ 통합적 입장
ㄱ 이상행동을 유발하는 다양한 원인적 요인을 통합적으로 설명하려는 시도이다.
ㄴ 대표적으로 취약성-스트레스 모델과 생물심리사회적 모델이 제기된다.
• 취약성(소인)-스트레스 모델 : 특정한 장애에 걸리기 쉬운 개인적 특성인 취약성과 환경으로부터 주어지는 심리사회적 스트레스가 상호작용하여 정신장애를 유발
• 생물심리사회적 모델 : 생물학적, 심리적, 사회적 요인을 종합적으로 고려하며, 이상행동의 이해와 치료를 위해 다요인적, 다차원적, 상호작용적 접근 시도

용어 및 기출문제

실험 정신 병리학
실험심리학적 연구방법을 통해 이상행동과 정신장애를 연구하는 학문이다.

기출
이상행동의 설명모형 중 통합적 입장에 해당하는 것은?
① 대상관계이론
② 사회적 학습이론
③ 소인-스트레스 모델
④ 세로토닌-도파민 가설

❮정답 ③

01 이상행동의 설명 모형 중 통합적 입장에 해당하는 것은?

① 대상관계이론
② 사회적 학습이론
③ 취약성-스트레스 모델
④ 세로토닌-도파민 가설

> **TIPS!**
> ① 대상관계이론은 정신분석학의 주요 이론 중 하나로, 다른 사람들과 맺는 관계에 초점을 맞춘다. 대상관계이론의 핵심은 현재의 인간관계는 과거에 이루어진 관계에서 영향을 받는다는 것이다.
> ② 사회적 학습이론은 반두라(Bandura)가 제시한 주장으로, 사회적 상황에서 다른 사람의 행동에 대한 관찰과 모방을 통해 새로운 행동을 학습한다는 것이다. 모방학습, 대리학습, 관찰학습이 대표적이다.
> ④ 신경전달물질인 세로토닌 또는 도파민이 정신장애 유발에 영향을 미친다는 가설이다.

02 이상행동을 판별하는 기준 중 인간의 특성을 특정하여 분포로 나타내는 것은?

① 사회문화적 기준
② 통계적 기준
③ 부적응성
④ 불편함과 고통

> **TIPS!**
> 이상행동의 판별기준 중 통계적 기준의 일탈은 인간의 특성을 측정하여 정상분포 곡선으로 나타낸다.

Answer 01.③ 02.②

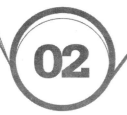

02 정신장애의 진단 및 통계 편람(DSM)

용어 및 기출문제

1. 정신장애 분류체계

(1) 분류체계와 진단

① 이상행동과 정신장애의 복잡한 현상들을 어떤 공통점이나 유사성에 근거하여 좀 더 이해하기 쉬운 단순한 형태로 구조화하여 체계화시킨 표준적인 틀을 의미한다.

② 분류체계를 통해 이상행동과 정신장애의 유형을 쉽게 파악할 수 있다.

③ 진단이란 어떤 심리적 증상을 나타내는 사람을 분류체계에 따라 특정한 진단기준에 할당하는 분류작업이다.

(2) 분류체계의 구분

① 범주적 분류 : 증상이나 장애를 유목으로 나누고 각 유목의 질적인 차이를 강조한다(예 어떤 증상이 우울증인가, 아닌가 분류).
- 한계 : 증상의 특징 및 심각성의 개인차 정보를 파악하는데 한계가 있음

② 차원적 분류 : 분류되는 실체나 대상을 양적인 차원 상에서 평정한다(예 우울증이 있다면 그 심각성을 경도, 증등도, 중증도, 최중증도의 4차원에서 평정).

2. 주요 분류방법

(1) 미국식 분류방법 : 정신장애의 진단 및 통계편람
(DSM ; Diagnostic and Statistical Manual of Mental Disorder)

① 미국정신의학회(American Psychiatric Association : APA)*에서 발간하며 1952년에 DSM이 발행된 이후 여러 차례 개정되었다.

② 2013년에 발행된 DSM-5는 세계적으로 가장 권위 있는 지침서로 인정되고 있다.

③ 정신장애를 20개의 범주로 분류하며 범주모델의 한계를 극복하기 위해 차원모델을 일부 도입 한 혼합모델을 적용한다.

미국정신의학회(APA)

정신적 혼란과 더불어 개인 및 그들의 가족을 위한 양질의 보살핌을 장려하고, 정신의학적 교육과 연구를 목적으로 1844년에 설립되었다. 세계 최대 규모의 정신과 단체로서, 미국에서 전 세계 3만 8천 개이상의 정신과 의사를 대표하는 의료전문기관이다.

(2) 세계보건기구

① 세계보건기구(WTO ; World Health Organization)는 국제질병분류법(International Classification of Disease : ICD)을 따른다.

② 1900년 ICD-1 출간이후 1939년 ICD-5 안에 정신장애를 하나의 독립적인 장으로 추가하였다.

③ ICD는 정신장애만 다루는 DSM과 달리 사람의 전체 질병에 대해 분류하며 정신장애는 이 중 7장(chapter 7.)에 해당한다.

3. DSM-IV와 DSM-5의 차이점(개정사항)

(1) 개정의 특징

① **다축체계 폐지*** : DSM-Ⅳ에서 사용하는 다축진단체계가 실제 임상 현장에서 유용하지 못하며, 진단의 객관성 및 타당성이 부족하다는 비판에 따라 이를 폐지하였다.

② **혼합모델**(hybrid model) 적용
  ㉠ **20개의 범주로 분류**

  1. 신경발달 장애(Neurodevelopmental Disorders)
  2. 정신분열 스펙트럼 장애(Schizophrenia Spectrum Disorders)
  3. 양극성 및 관련 장애(Bipolar and Related Disorders)
  4. 우울 장애(Depressive Disorders)
  5. 불안장애(Anxiety Disorders)
  6. 강박 및 관련 장애(Obsessive-Compulsive and Related Disorders)
  7. 외상 및 스트레스 사건-관련 장애(Trauma and Stressor-Related Disorders)
  8. 해리 장애(Dissociative Disorders)
  9. 신체증상 및 관련 장애(Somatic Symptom and Related Disorders)
  10. 급식 및 섭식 장애(Feeding and Eating Disorders)
  11. 배설 장애(Elimination Disorders)
  12. 수면-각성 장애(Sleep-Wake Disorders)
  13. 성기능 장애(Sexual Dysfunctions)
  14. 성 불편증(Gender Dysphoria)
  15. 파괴적, 충동통제 및 품행 장애(Disruptive, Impulse Control, and Conduct Disorders)
  16. 물질-관련 및 중독 장애(Substance-Related and Addictive Disorders)
  17. 신경인지 장애(Neurocognitive Disorders)
  18. 성격장애(Personality Disorders)
  19. 성도착 장애(Paraphilic Disorders)
  20. 기타 정신장애(Other Mental Disorders)

다축체계 폐지

1994년 출간된 DSM Ⅳ판에서는 각 정신장애 진단을 장애의 상이한 측면과 관련을 맺고 있는 5개의 수준으로 구분하는 다축 체계를 채택하였다. 축 1은 임상적 장애, 축 2는 성격장애 및 지적 장애, 축 3은 일반적 의학 상태, 축 4는 심리사회적·환경적 문제, 축 5는 전반적인 기능 수준(global assessment of functiong, GAF)을 평가하도록 되어 있었다.

기출

DSM-5에 관한 설명으로 옳은 것은?

① DSM-IV에 있던 GAF 점수 사용을 중단하였다.
② DSM-IV에 있던 다축진단체계를 유지한다.
③ 모든 진단은 정신병리의 차원모형에 근거하고 있다.
④ DSM-IV에 있던 모든 진단이 유지되었다.

❮정답 ①

ⓒ 범주 모델의 한계를 극복하기 위해 '자폐 스펙트럼 장애', '정신분열 스펙트럼 장애'와 같이 '~스펙트럼'이나 '양극성 및 관련 장애'와 같이 '~관련'의 방식으로 명칭 자체가 개정되었다.

ⓒ 알코올 사용 장애의 경우와 같이 심각도를 반영한 장애 진단이 다수 포함된다.

③ 아라비아 숫자로 표기

ⓐ 이전 버전까지 로마자로 표기했으나 DSM-5부터 아라비아 숫자로 표기하였다.

ⓑ 연구의 진전에 따라 개정이 계속될 것이라는 의미가 내포되어 있다.

④ 새로운 진단 및 추가 예정 진단명 예고

ⓐ **9개 추가된 진단** : 사회적 의사소통 장애, 파괴적 기분조절곤란 장애, 지속성 우울 장애, 월경전 불쾌 장애, 저장 장애, 피부벗기기 장애, 회피적/제한적 음식섭취 장애, 폭식 장애, 초조성 다리 증후군

ⓑ **8개 추가 예정 진단명** : 약화된 정신증 증후군, 카페인 사용 장애, 인터넷 게임 장애 등 8개 예정 진단명을 제시하였다.

⑤ **문화적 차이 고려** : 문화권에 따라 같은 증상도 다르게 받아들이고 표현방식도 다르게 나타날 수 있다(**예** 공황발작의 경우 어떤 문화에서는 울음과 두통으로 나타나지만, 다른 문화권에서는 호흡곤란이 일차 증상으로 나타날 수 있음).

용어 및 기출문제

기출

DSM-5에 새로 생긴 장애는?

① 의사소통장애
② 아스퍼거 증후군
③ 아동기 발병 유창성장애
④ 사회적 의사소통장애

◄정답 ④

01 다음 중 증상이나 장애로 분류되는 실체나 양적인 차원 상에서 평정하는 분류방식은?

① 차원적 분류
② 범주적 분류
③ 요인적 분류
④ 체계적 분류

> **TIPS!**
>
> 차원적 분류는 분류되는 실체나 대상을 양적인 차원 상에서 평정한다(**예** 우울증이 있다면 그 심각성을 경도, 중등도, 중증도, 최중증도의 4차원에서 평정). DSM-5에서는 범주 모델의 한계를 극복하기 위해 '자폐 스펙트럼 장애', '정신분열 스펙트럼 장애'와 같이 '~스펙트럼'이나 '양극성 및 관련 장애와 같이 '~관련'의 방식으로 명칭 자체가 개정되었다.

02 다음 중 DSM-5에 대한 설명으로 잘못된 것은?

① 다축체계 폐지
② 혼합모델 적용
③ 아라비아 숫자로 표기
④ 문화적 차이 배제

> **TIPS!**
>
> DSM-5에서는 문화적 차이를 고려하고 있다. 문화권에 따라 같은 증상도 다르게 받아들이고 표현방식도 다르게 나타날 수 있기 때문이다. (**예** 공황발작의 경우 어떤 문화에서는 울음과 두통으로 나타나지만, 다른 문화권에서는 호흡곤란이 일차 증상으로 나타날 수 있다.

Answer 01.① 02.④

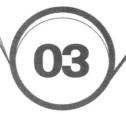

이상행동의 유형

section 1 신경발달장애(Neurodeveloment Disorders)

1. 개요

하위 유형		주요 진단 특징
지적장애		지능수준이 현저하게 낮아서 학습 및 사회적 적응에 어려움을 나타내는 경우
의사소통 장애	언어장애	언어의 습득과 사용에 지속적인 곤란이 있는 경우
	발화음 장애 (말소리 장애)	발음의 지속적인 곤란 때문에 언어적 의사소통에 지장이 초래되는 경우
	아동기 발생유창성 장애(말더듬기)	말더듬기 때문에 언어의 유창성에 방해가 초래되는 경우
	사회적 의사소통장애	언어적, 비언어적 의사소통 기술을 사회적 상황에서 적절하게 사용하지 못하는 경우
자폐 스펙트럼 장애		• 사회적 · 정서적 상호작용의 결함 • 언어적 비언어적 의사소통의 결함 • 대인관계를 발전시키고 유지하고 이해하는 것의 결함 • 관심이 제한적이고, 부적절하며 상동증적인 행동을 반복적으로 나타내는 경우
주의력결핍 과잉행동장애		주의집중의 곤란, 산만하고 부주의한 행동, 충동적인 과잉행동을 나타내는 경우
특정 학습장애		정상적인 지능수준에도 불구하고 특정 학습 분야(예 읽기, 쓰기, 산술)에서 학습부진이 현저하게 나타나는 경우
운동장애	발달성 운동 조정 장애 (발달성 협응 장애)	운동발달이 늦고 동작이 서툴러서 일상 활동에 지장이 초래되는 경우
	상동증적 운동장애	특정한 패턴의 행동을 아무런 목적 없이 반복적으로 지속하여 부적응적 문제가 초래되는 경우
	틱장애	신체의 일부가 갑작스럽고 빠르게 비율동적으로 움직이거나 소리를 내는 부적응적 행동이 반복적으로 나타나는 경우

기출

신경발달장애에 해당하지 않는 것은?

① 발달성 협응장애
② 탈억제성 사회적 유대감 장애
③ 상동증적 운동장애
④ 투렛장애

❮정답 ②

(1) 지적장애(Intellectual Disability)

① 주요 증상과 특징

㉠ 표준화된 지능검사에서 70 미만의 지능지수(IQ)를 지닌 경우를 말한다.

㉡ 지적장애는 지적 기능과 적응 기능에서의 결손이다.

- 지적 기능 : 추리, 문제해결, 계획, 추상적 사고, 판단, 학교에서의 학습 및 경험을 통한 학습
- 적응 기능 : 가정, 학교, 직장 등의 다양한 환경에서 의사소통, 사회적 참여, 독립적인 생활과 같은 일상생활을 영위할 수 있는 능력

㉢ 심각도에 따라서 고중증도(profound), 중증도(severe), 중등도(moderate), 경도(mild)로 구분된다.

㉣ 여성보다 남성에게 더 흔하며, 경미한 지적장애의 경우에는 하류 계층에서 더 많이 나타난다.

② 원인과 치료

㉠ 주요한 원인으로 유전자 이상, 임신 중 태내환경의 이상(약물복용 및 감염성 질환), 임신 및 출산과정의 이상, 후천성 아동기 질환, 열악한 환경적 요인으로 알려져 있다.

㉡ 염색체 이상에 의해 유발되는 지적장애

- 다운증후군 : 21번 염색체가 정상인보다 1개 많으며, 정신지체, 신체기형, 전신 기능 이상, 성장 장애 등을 일으키는 유전질환
- Fragile X 증후군 : X염색체 유전질환으로, 유전성 지능 저하의 가장 흔한 원인 질환
- Klinefelter 증후군 : 성염색체 중 X염색체 수가 증가하는 경우로, 무정자증, 여성형 유방, 지능 저하, 반사회적 경향 등이 나타남
- Toner 증후군 : 성염색체인 X염색체 부족으로 난소의 기능장애가 발생하며 저신장을 포함한 다양한 신체 변화가 함께 나타나는 유전질환

③ IQ 수준과 특징

IQ 수준	특징	기능
50~55에서 70 미만 (경도) (mild)	• 지적장애의 약 85%가 해당됨 • 대략 초등학교 6학년 정도의 지적 수준을 지님	단순반복적인 작업이 가능하지만 대부분 타인의 도움과 지도가 필요함
35~40에서 50~55 (중등도) (moderate)	• 지적장애의 약 10%가 해당됨 • 의사소통 습득이 가능하고 지도감독 하에 사회적 기술/직업적 기술을 익힐 수 있으나, 초등학교 2학년의 지적 수준을 넘기기 어려움	보호기관에서 지도감독 아래 비숙련 또는 반숙련 작업 수행이 가능함

용어 및 기출문제

기출

DSM-5에서 다음에 해당하는 지적장애(Intellectual Disability) 수준은?

보기

개념적 영역에서, 학령기 아동과 성인에서는 학업 기술을 배우는 데 어려움이 있으며, 연령에 적합한 기능을 하기 위해서는 하나 이상의 영역에서 도움이 필요하다. 사회적 영역에서, 또래에 비해 사회적 상호작용이 미숙하고, 사회적 위험에 대해 제한적인 이해를 한다. 실행적 영역에서, 성인기에는 개념적 기술이 강조되지 않는 일자리에 종종 취업하기도 한다. 지적장애의 가장 많은 비율이 여기에 해당한다.

① 경도(Mild)
② 중등도(Moderate)
③ 고도(Severe)
④ 최고도(Profound)

기출

염색체 이상과 관련이 있는 장애로 신체적으로 특징적인 외모를 가진 장애는?

① 다운증후군
② 아스퍼거 증후군
③ 운동조정장애
④ 주의력결핍-과잉행동장애

◀정답 ①, ①

20~25에서 35~40 (중증도) (severe)	• 지적장애의 약 3~4%가 해당됨 • 매우 초보적인 언어만 습득하고, 기본적인 자기 보살핌은 가능함	매우 집중적인 지도 감독 하에서 비숙련 단순작업 수행이 가능함
20~25 이하 (고중증도) (profound)	• 지적장애의 약 1~2%로, 대부분 신경학적 결함을 지님 • 지적 학습 및 사회적 적응이 거의 불가능하며, 흔히 걸음걸이나 운동기능에 이상을 나타냄	초기 아동기부터 지속적인 보살핌과 지도감독이 필요함

(2) 의사소통장애(Communication Disorder)

① 언어장애

㉠ 주요 증상
- 정상적인 지능 수준에도 불구하고 의사소통에 필요한 말이나 언어의 사용에 결함이 있음
- 이해력 또는 생성 결함으로 언어 양식(말, 글, 수화 등) 습득과 사용에 있어서 지속적인 어려움이 특징
- 언어 장애가 있는 아동은 감소된 어휘, 제한된 문장구조, 담화에 있어서의 손상으로, 설명 또는 대화에 필요한 단어 사용 및 문장 연결을 하지 못함

㉡ 언어장애의 구분

표현성 언어장애	언어를 이해하는 데는 문제가 없으나 언어를 표현하는 능력에 결함이 있는 경우
수용성 언어장애	언어를 이해하고 받아들이는 능력에 결함이 있는 경우
수용성-표현성 언어장애	수용성 언어장애와 표현성 언어장애가 함께 나타나는 경우

② 발화음장애

㉠ 특징 : 발음의 지속적인 곤란으로 인해 언어적 의사소통에 지장을 초래하는 경우로 '음성학적 장애', '발음 장애', '발성 장애', '발달성 구음 장애'라고도 한다.

㉡ 주요 증상
- 나이, 지능, 교육수준, 발달수준에 비해 발음이 현저하게 정확하지 않거나 잘못된 발음을 사용
- 단어의 마지막 음을 발음하지 못하거나 생략함
- 혀 짧은 소리를 내는 경우가 가장 많음

의사소통장애(communication disorder)에 속하지 않는 것은?

① 언어장애(language disorder)
② 말소리장애 (speech sound disorder)
③ 아동기 발병 유창성장애 (childhood-onset fluency disorder)
④ 탈억제성 사회적 유대감 장애 (disinhibited social engagement disorder)

❮정답 ④

- 언어 음을 올바르게 생각해내지 못하고 의미상의 차이를 나타내는 음들을 제대로 분류하여 발음하지 못함
- 빈번하게 잘못 발음되는 자음은 ㅅ, ㅆ, ㅊ, ㅈ 등으로 알려져 있고, 모음의 장애도 흔함

③ 아동기-발병 유창성 장애(말더듬기)

  ㉠ 특징 : 말더듬기 때문에 언어의 유창성에 방해가 초래되는 경우이다.

  ㉡ 주요 증상
  - 첫 음이나 음절을 반복 또는 지연시키거나, 한 단어를 쉬어서 발음하거나, 특정 발음을 길게 함으로써 나이에 비해 언어 유창성이 현저하게 떨어짐
  - 말을 더듬으면서 눈 깜박임, 입술이나 얼굴의 떨림, 머리를 갑자기 움직이거나 주먹 쥐기 등의 운동성 틱이 동반되기도 함
  - 스트레스나 불안 및 긴장을 느낄 때나 말을 해야 하는 특별한 압력이 있을 경우에 심해지는 경향이 있음

  ㉢ 유병률 및 경과 : 유병률은 아동의 1%, 남녀 비율은 3 : 1로 추정되며 10세 이전에 98%가 발병되는 것으로 알려져 있다. 60~85% 정도는 자연적으로 회복되며 대부분 16세 이전에 회복된다.

④ 사회적 의사소통장애

  ㉠ 특징 : 언어적 · 비언어적 의사소통 기술의 사회적 사용에 지속적인 어려움을 나타낸다.

  ㉡ 주요 증상
  - 사회적 맥락에서 적절한 방식으로 의사소통을 하지 못함(인사하기, 정보교환)
  - 맥락이나 듣는 사람의 필요에 맞추어 의사소통을 적절하게 변화시키지 못함(놀이할 때와 공부할 때 다르게 말하기, 아동과 어른에게 다르게 말하기)
  - 상대방 또는 여러 사람들과의 대화 속에서 규칙을 따르지 못함(교대로 하기, 잘 이해하지 못했을 때 되묻기)
  - 상대방 또는 여러 사람들과의 대화에서 함축적이며 이중적인 의미를 이해하지 못함(추론하기, 유머, 은유, 문맥에 따라 해석하기)
  - 이러한 증상은 단어사용이나 문법문제 또는 일반적인 인지능력의 장애와는 관련이 없음

(3) 자폐 스펙트럼 장애(Autism Spectrum Disorder)

① 사회적 상호작용과 의사소통에서 결함이 나타나며, 제한된 관심과 흥미를 보이고 상동증적인 행동을 반복적으로 나타내는 장애들이 포함된다.

② DSM-Ⅳ에서 전반적 발달장애에 포함되었던 자폐증, 소아기 붕괴성 장애*, 아스퍼거 장애*, 기타 전반적 발달장애를 통합한 것이다.

소아기 붕괴성 장애
출생 후 2년 동안 정상적 발달이 이루어지다가 자폐증과 유사한 증상을 나타낸다.

아스퍼거 장애
사회적 상호작용에 심각한 장애를 보이고 제한된 관심과 기이하고 반복적인 행동을 나타내는 것은 자폐증과 동일하지만, 언어발달은 비교적 정상적이다.

③ 여자 아동에 비해 남자 아동에게 3~4배 더 흔하게 나타나며, 여자 아동의 경우 자폐 스펙트럼 증상의 심각도가 상당히 심각하고 심한 지적장애를 나타내는 경향이 있다.

④ 대부분 3세 이전에 발병하고, 부모는 아이가 상호작용에 관심이 없다는 것을 느끼고 걱정한다.

(4) 주의력결핍 과잉행동장애(attention-deficit/hyperactivity disorder : ADHD)

① 주요 증상과 특징
　㉠ 자신의 행동을 적절하게 통제하지 못하고 부주의하며 충동적인 과잉행동을 나타낸다.
　㉡ 적절한 행동조절의 실패, 부주의(예 주의산만), 충동적인 과잉행동이 12세 이전에 시작되어 최소한 6개월 이상 지속된다.
　㉢ 2가지 이상의 상황(예 학교, 가정, 작업장 등)에서 나타나며, 이로 인해 사회적, 학업적, 또는 직업적 기능에 심각한 지장이 초래되거나 그 질이 크게 저하될 때 진단된다.
　㉣ 증상이 지속될 경우 35~70%는 적대적 반항장애로 발전하고, 40~50%는 청소년기에 품행장애의 진단을 받게 되며, 품행장애의 진단을 받은 청소년의 50% 정도는 성인이 되어 반사회성 성격장애를 나타낸다.

② 하위유형
　㉠ 부주의 우세형 : 지속적인 주의집중이 어렵고, 이로 인해 실수를 빈번히 저지르는 것을 특징으로 하는 유형
　㉡ 과잉행동/충동성 우세형 : 가만히 있지 못하고, 안절부절 하거나 부적절한 상황에서 뛰어다니는 등의 행동이 우세한 유형
　㉢ 복합형 : 부주의와 과잉행동/충동성이 모두 나타나는 유형

③ 원인과 치료
　㉠ 원인이 매우 다양하나 유전적 요인이나 미세한 뇌손상과 같은 생물학적 요인과 부모의 성격이나 양육방식과 같은 심리사회적 요인이 복합적으로 작용하여 유발되는 것으로 여겨진다.
　㉡ 리탈린(Ritalin), 덱세드린(Dexedrine), 페몰린(Pemoline)과 같은 중추신경계 자극제가 효과적이라고 알려져 있다.
　㉢ 약물치료만으로는 만족스러운 효과를 얻기 어려우며, 행동치료와 부모교육이 병행되어야 좋은 효과를 얻을 수 있다.

용어 및 기출문제

기출
주의력결핍 및 과잉행동장애(ADHD)에 관한 설명으로 틀린 것은?
① 주된 어려움 중 한 가지는 충동통제의 결함이다.
② 타인의 행동을 적대적으로 해석하는 특성을 가지고 있다.
③ 신호자극에 대해 각성하는데 문제가 생겨 이 장애가 발생할 수도 있다.
④ 청소년 후기보다 전기, 그리고 소녀보다 소년에게서 더 흔하게 나타난다.

기출
주의력결핍 및 과잉행동장애(ADHD)의 치료에 사용되는 약물은?
① Ritalin
② Thorazine
③ Insulin
④ Methadone

◀정답 ②, ①

(5) 특정 학습장애(Specific Learning Disorder)

① 주요 증상과 구분

- ㉠ 정상적인 지능과 신체 상태를 갖고 있으면서도 자신의 생활연령, 전반적 지능, 현재까지 받아온 교육수준을 고려해 볼 때 기대되는 수준에 비해 특정 영역(예 읽기, 쓰기, 산술적 또는 수리적 계산)에서 학업기능이 매우 낮다.
- ㉡ 구분

학습장애	정상적인 지능과 신체 상태를 가지고 있으면서도 기대되는 수준에 비해 특정 영역의 학업 기능이 매우 낮은 경우
학습부진	지능수준이 보통이지만, 어떤 다른 요인에 의해서 자신의 지적 수준만큼의 수행을 보이지 못하는 경우
학습지진	지능수준이 보통 70~85 정도로 낮고, 기본적인 학습능력이 낮아 같은 학년 아이들과 함께 공부할 수 없는 경우

② 하위 유형

- ㉠ 읽기 장애
  - 연령·지능·교육에 의해 기대되어지는 정도보다 읽기 성취도가 현저하게 낮은 경우(난독증)
  - 흔히 어떤 단어를 바꾸거나 생략해서 읽고, 유사한 낱말을 혼동하거나 추측해서 읽고 문장에 없는 내용을 삽입하거나 추가하여 읽기 때문에 결과적으로 문장의 의미를 파악하지 못함
- ㉡ 쓰기 장애
  - 연령·지능·교육에 의해 기대되어지는 정도보다 쓰기 능력이 현저하게 낮은 경우
  - 흔히 철자법을 자주 틀리거나, 문법에 어긋난 문장을 사용하고, 문장구성이 매우 빈약함
  - 단순한 자료를 보고 쓰는 능력이 부족하고, 문장구성에서 사용되는 단어와 문장의 수가 적고, 구문, 시제 및 구두법상의 오류를 자주 범함
  - 흔히 읽기 장애나 산술 장애를 동반함
- ㉢ 산술 장애
  - 연령·지능·교육에 의해 기대되어지는 정도보다 산술 능력이 현저하게 낮음(계산불능증)
  - 덧셈, 뺄셈, 곱셈, 나눗셈과 같은 기본적인 숫자의 계산능력에 결함이 있고, 특히 수학 과목에서 제일 많은 어려움이 나타남

③ 원인과 치료법

- ㉠ 원인
  - 학습장애의 취약성이 가족력에 따라 상당부분 유전됨

용어 및 기출문제

[기출]

정신장애와 그에 관한 설명으로 옳지 않은 것은?

① 신경성 폭식증 – 체중 증가에 대한 두려움을 가짐
② ADHD – 치료에 주로 사용되는 약물은 중추신경 자극제임
③ 학습장애 – 지능수준에 관계없이 학업성적이 현저하게 떨어지는 경우를 말함
④ 뚜렛장애 – 여러 가지 운동 틱과 한 가지 또는 그 이상의 음성 틱이 일정 기간 동안 나타남

◀정답 ③

- 언어능력과 관련 있는 뇌의 특정부위에 이상이 발견됨(출생 전후의 외상이나 뇌손상과 관련 있음)
- 생화학적 또는 영양학적 결함에 의한 뇌손상
- 시지각이나 청지각과 관련된 중추신경계 감각기관의 정보처리 과정에 문제
- 뇌의 좌우반구 불균형
- 감각적 인지적 결함. 읽기 장애의 경우 기억력의 결함
- 부적절한 후천적 학습 환경
- 부모의 교육수준(특히 어머니), 부모나 교사의 잘못된 교육방법

ⓛ 치료법
- 조기발견 및 치료가 중요함 : 시기가 빠를수록 학습격차를 줄일 수 있음
- 동기 유발 : 치료의 성과를 얻기 위해서는 아동이 자존감과 자신감을 키울 수 있도록 심리적 지지를 통해 동기유발을 해주어야 함
- 경과 : 대부분 학습장애는 초등학교 3~4학년 이전에 적절한 치료와 교정을 받게 되면 학습능력이 호전되고 학교 적응 및 자존감의 향상이 일어남

(6) 운동장애(Motor Disorder)

① 나이나 지능수준에 비해 기대되는 수준보다 움직임 및 운동 능력이 현저하게 미숙하거나 부적응적인 움직임을 반복적으로 나타내어 일상 활동에서 심한 지장을 받는 경우

② 하위 유형 : 발달성 협응 장애, 상동증적 운동 장애, 틱 장애

③ 발달성 협응 장애

ㄱ 신체적인 질병(예 뇌성마비, 근육성 영양실조)과 관계없이 일상 활동에 뚜렷한 지장을 초래하는 운동 협응 능력에 실제적인 결함(예 부정확성, 서투름)이 나타난다(운동기술장애).

ㄴ 주요 증상
- 개인의 연령과 기능수준을 고려해 볼 때 운동 협응 기술의 습득과 실행이 기대치보다 상당히 뒤처짐
- 연령에 적합한 운동발달(기어 다니기, 앉기, 걷기, 뛰기 등)이 늦고 동작이 서툴러서 일상생활 활동에 심한 지장 초래

④ 상동증적 운동장애

ㄱ 주요 증상 : 비기능적 · 비효율적인 특정한 행동의 패턴을 아무런 목적없이 반복적으로 지속하여 부적응적 문제가 초래된다.

ㄴ 특징
- 반복적이고 억제할 수 없는 것처럼 보이는 뚜렷하게 목적이 없는 운동행위(예 손 떨기나 흔들기, 몸 흔들기, 머리 돌리기 등)가 반복적으로 지속됨

기출

특정 학습장애에 대한 설명과 가장 거리가 먼 것은?

① 학습장애 아동은 정상적인 지능을 가지고 있음에도 불구하고 학습에 어려움을 보인다.

② 학습장애 중에서 읽기장애가 가장 흔하다.

③ 학습장애 아동들은 품행장애, ADHD, 우울증을 동반하는 경우가 많다.

④ 학습장애 아동은 뇌손상이 없고 인지적 정보처리과정도 정상적이다.

◁정답 ④

- 증상은 초기 발달시기에 시작되어 4주 이상 지속
- 이로 인해 학업적, 사회적, 기타 활동들을 심각하게 저해

⑤ 틱 장애

  ㉠ **주요 증상** : 자신도 모르게 얼굴, 목, 어깨, 팔, 다리 등을 빠르게 반복적이며 비율동적으로 움직이거나, 또는 갑자기 이상한 소리를 내는 부적응적 행동이 반복적으로 나타난다.

  ㉡ **구분**

운동 틱(motor tic)	음성 틱(vocal tic)
눈, 머리, 어깨, 입, 손 부위를 갑자기 움직이는 특이한 동작이 반복(눈 깜빡거리기, 얼굴 찡그리기, 어깨 움츠리기, 발 구르기 등).	갑자기 소리를 내는 행동으로, 헛기침하기, 쿵쿵거리기, 킁킁거리기, 엉뚱한 단어나 구절을 반복하기, 욕이나 외설스러운 단어를 반복하기 등

  ㉡ **뚜렛장애**

- 여러 가지 운동 틱과 한 가지 이상의 음성 틱이 1년 이상 지속적으로 나타나는 경우로 틱 장애 중 가장 심각한 유형
- 18세 이전에 발명되며, 뚜렛(1857~1904, 프랑스 의사)에 의해 처음으로 기술되었음
- 대체로 아동기 또는 초기 청소년기에 발생하고, 18세 이전에 진단됨
- 장애는 악화와 완화를 반복하며 오랜 기간 동안 지속되는데, 대부분 청소년기와 성인기에 줄어듦
- 어떤 경우에는 성인기 초기가 되면서 완전히 소실되는 경우도 있음

  ㉢ **원인**

- 틱은 아동에서 매우 흔한 증상으로 전체 아동(주로 7~11세)의 10~20%가 일시적인 틱을 나타낼 수 있음
- 모든 형태의 틱은 흥분, 긴장, 피곤 상태, 스트레스를 받는 동안에는 악화되는 반면, 편안한 상태로 어떤 활동이나 일에 집중할 때는 감소됨
- 아동, 청소년 틱 장애의 30%는 1년 이내에 증상이 저절로 사라지기 때문에 당장 행동을 고치려고 하지 말고 그대로 두면서 진행과정을 지켜볼 필요가 있음
- 틱은 무의식적인 행동이므로 교사나 부모가 그 행동을 나무라거나 강제로 고치려고 하면 스트레스로 인해 증상이 오히려 악화될 수 있기 때문에 차분하고 여유있게 치료해 나가는 것이 중요함

  ㉣ **치료법**

- 심한 경우 도파민 억제제인 할로페리돌이나 피모지데와 같은 약물치료가 시행됨
- 경미한 경우는 행동치료 및 불안이나 우울장애를 경감시키는 심리치료를 통해 효과를 볼 수 있음

section 2 조현병(정신분열) 스펙트럼 장애

(Schizophrenia spectrum and other psychotic disorder)

1. 개요

(1) 조현병(정신분열) 스펙트럼 장애 주요 특징

① 망상, 환각, 와해된 사고 및 언어, 부적절한 행동, 둔화된 감정이나 사회적 고립의 5가지 영역 중 5가지 이상의 증상을 특징적으로 나타내는 일련의 이상행동을 보인다.

② 조현병(정신분열증)을 비롯하여 그와 유사한 증상을 나타내는 심각한 정신장애들을 포함한다.

(2) 하위 유형

하위 유형	주요 특징
조현병	• 활성국면 증상(망상, 환각, 와해된 말, 극도로 와해된 또는 긴장성 행동, 음성 증상)이 적어도 1개월 지속 • 증상이 6개월 이상 지속 • 한 가지 이상의 주요 생활영역에서의 기능 수준이 발병 이전에 성취된 수준보다 현저학 미달됨
조현양상장애	• 활성국면 증상이 적어도 1개월 지속됨 • 증상이 6개월 미만 동안 지속
조현정동장애	• 주요 우울 또는 조증 삽화 기간이 조현병의 활성국면 증상과 겹침 • 적어도 2주 동안 주요 우울 또는 조증 삽화 없이 망상 또는 환각이 있음
망상장애	다른 정신병적 증상 없이 지속적인 망상이 적어도 1개월 동안 지속됨
단기 정신병적장애	망상, 환각, 또는 와해된 말이 1개월 미만 동안 지속됨
긴장증	운동 활동 감소, 면담 또는 신체검진 동안 참여 감소, 또는 과도하고 특이한 운동 활동이 포함된 광범위한 증상이 특징적인 정신운동 장애
물질/치료약물로 유발된 정신병적 장애	중추신경계에 대한 물질 또는 치료약물의 직접적인 효과로 인한 망상 또는 환각
달리 명시된 조현병 스펙트럼 및 기타 정신병적 장애	임상적으로 현저한 고통 또는 기능 손상을 초래하지만, 조현병 스펙트럼 및 기타 정신병적 장애 진단 분류에 속한 장애들 중 어떤 장애의 진단기준에 완전히 부합하지 않는 조현병 스펙트럼 및 기타 정신병적 장애 특유의 증상

기출

조현병 스펙트럼 및 기타 정신병적 장애에 속하는 장애를 모두 고른 것은?

┌ 보기 ┐
ⓐ 망상장애
ⓑ 조현양상장애
ⓒ 긴장증
└─────┘

① ㉠㉡
② ㉠㉢
③ ㉡㉢
④ ㉠㉡㉢

< 정답 ④

2. 조현병(정신분열증, Schizophrenia)

(1) 개요

① 진단 기준과 증상

　⊙ 망상, 환각, 와해된 언어, 와해된 행동이나 긴장증적 행동, 음성 증상의 5가지 중 2가지 이상의 증상(반드시 망상, 환각, 와해된 언어 중 1개는 포함되어야 함)이 1개월 동안 상당기간 나타나야 한다.

　ⓒ 장애가 계속 지속되고 있다는 징후가 최소한 6개월 이상 지속되어야 한다.

　ⓒ 이러한 증상이 시작된 이후 1가지 이상의 주요 영역(**예** 직업, 대인관계, 자기 돌봄)에서의 기능수준이 발병 시작 이전보다 현저하게 저하되어 있어야 한다.

② 임상적 특징 : 흔히 10대 후반에서 30대 중반 사이에 발병하며 평생 유병률은 0.3~0.7%로 추정된다.

③ 증상의 구분

　⊙ 양성 증상

　　• 특징 : 정상인들에게는 나타나지 않지만, 조현병 환자에게서는 나타나는 증상
　　• 발생 기제 : 스트레스 사건에 대한 반응으로 급격하게 발생, 뇌의 과도한 도파민(dopamine) 수준에 의해 발생
　　• 치료 : 약물치료로 쉽게 호전
　　• 지적 기능 : 지적 손상이 적음
　　• 예후 : 경과가 상대적으로 좋음

구분	주요 특징
망상	자신과 세상에 대한 병적으로 잘못된 판단이나 확신
환각	외부자극이 없음에도 불구하고 심하게 왜곡된 비현실적인 감각을 경험(환청, 환시, 환후, 환촉, 환미)
와해된 사고 및 언어	• 말하는 것에 조리가 없고 동문서답을 하거나, 횡설수설 • 말하고자 하는 목표를 자주 빗나가거나, 비논리적이고 앞과 뒤쪽의 내용이 안 맞아 지리멸렬한 혼란된 언어를 사용하여 무슨 말을 하고자 하는지 이해할 수 없음
와해된 행동이나 긴장증적 행동	• 와해된 행동 : 나이나 상황에 걸 맞는 목표지향적 행동을 하지 못하고, 엉뚱하거나 부적응적인 행동을 나타냄 • 긴장증적 행동 : 와해된 행동 중 하나로 마치 근육이 굳은 것처럼 어떤 특정한 자세 또는 기괴한 자세를 취하고 몇 시간씩 움직이지 않은 채 그대로 있는 것

기출

조현병의 진단기준에 해당하는 증상이 아닌 것은?

① 망상
② 환각
③ 고양된 기분
④ 와해된 언어

❮ 정답 ③

ⓛ 음성 증상
- 특징 : 정상인들이 나타내는 적응적 기능이 부족한 상태
- 발생 기제 : 외부사건과 무관하게 뇌의 구조적 변화, 측두엽 구조상의 세포상
  실나 유전적 소인과 관련 있음
- 치료 : 약물치료에 잘 반응하지 않음
- 지적 기능 : 지적 기능 현저히 저하
- 예후 : 경과가 나쁨

구분	주요 특징
무의욕증	의욕이 결핍된 상태로 목적 지향적 행동을 하지 못하는 상태
무논리증	• 말이 없어지거나, 짧고 간단하고 공허한 말만을 하거나 말의 앞뒤가 맞지 않음 • 사리에서 벗어나는 등 사고 및 언어의 빈곤과 혼란이 나타나는 경우
무쾌감증	긍정적인 자극으로부터 쾌감을 경험하는 능력이 크게 감소
비사회성	다른 사람과의 사회적 상호작용에 관심이 없고, 그 결과 사회적 관계가 심하게 손상되어 있는 경우
정서적 둔마	정서반응이 크게 결여되어 있는 상태(무반응, 무표정, 무감동, 무감각 등)

(2) 원인

① 생물학적 입장

ⓐ 조현병은 뇌의 구조적 또는 기능적 결함, 신경전달물질의 이상, 유전적 요인이 강력한 영향을 미치는 것으로 간주한다.

ⓑ 조현병 발병 가설

구분	주요 특징
도파민 (dopamine) 가설	• 도파민의 과다 분비 혹은 도파민 수용체의 증가로 인해 도파민 활동이 과잉상태가 되면 정신분열증이 발병한다는 가설 • 조현병에 대한 많은 생화학적 병인론 중에서 도파민 가설이 가장 지배적
세로토닌 (serotonin) 가설	• 최근 들어 더욱 주목받고 있는 가설로 대표적인 환각제인 LSD(lysergic acid diethylamide)가 세로토닌 수용체에 대한 길항제로 작용한다는 데 근거한 가설 • 다만, 세로토닌이 조현병의 양성, 음성증상과 관련이 있다는 사실은 알려져 있으나, 환자에게서 세로토닌이 증가되어 있는지 또는 감소되어 있는지는 일치가 되고 있지 않음

조현병의 증상 중 의지결여, 정서의 메마름, 언어빈곤, 사회적 철회 등은 다음 중 무엇에 해당하는가?

① 양성 증상
② 음성 증상
③ 혼란 증상
④ 만성 증상

정신분열의 원인에 관한 설명으로 옳은 것은?

① 사회원인 가설 : 정신분열병 환자는 발병 후 도시에서 빈민거주지역으로 이동한다는 가설
② 도파민 가설 : 정신분열병의 발병이 도파민이라는 신경전도체의 과다활동에 의해 유발된다는 이론
③ 사회선택이론 : 정신분열병이 냉정하고 지배적이며 갈등을 심어주는 어머니에 의해 유발된다는 이론
④ 스트레스 – 소인가설 : 정신분열병이 뇌의 특정 영역의 구조적 손상에 의해 유발된다는 이론

≪정답 ②, ②

글루타메이트 (glutamate) 가설	• 글루타메이트 가설은 PCP(phencyclidine)와 PCP 유사약 물을 정상인에게 투여했을 때 조현병의 양성 및 음성증상 과 유사한 증상이 나타나고, 조현병 환자에게서는 병세가 급격히 악화된다는 사실에 근거 • 그러나 최근의 연구는 정신분열증이 글루타메이트계 단독 의 문제이기보다는 도파민과 세로토닌계를 포함한 세 가지 신경전달물질의 상호작용문제라는 견해가 우세
GABA 가설	• GABA 가설은 신경계의 대표적인 억제성 신경전달물질인 GABA와 관련하여 조현병의 원인을 찾고자 함 • 정신분열증 환자는 해마의 GABA를 분비하는 신경이 소실되 어 있다는 보고가 있으며, 이러한 억제성 GABA 신경의 손 실은 도파민과 노르에피네프린의 과활성을 유발할 수 있음

② 인지적 입장

　㉠ 조현병은 사고장애(thought disorder)*이며, 사고장애는 주의 기능(attention)
　　의 손상에 기인한다고 주장한다. 즉 주의 기능의 손상으로 인해 부적절한 정
　　보까지 받아들이며 많은 정보에 압도되어 심리적 혼란을 경험하게 된다.

　㉡ 심리적 혼란을 감소시키기 위해 망상을 발달시키거나 무감각한 태도를 보이
　　며, 사회적 관계를 회피하게 된다.

③ 정신분석적 입장

　㉠ **갈등 모델** : 조현병은 강한 심리적 갈등으로 인해 초기단계의 미숙한 자아
　　상태로 퇴행한 것이다.

　㉡ **결손 모델** : 심리적 에너지가 내부로 철회(withdrawal)*되어 외부세계와 단
　　절된 자폐적 상태에서 적응기능이 손상된 것이다.

④ 가족관계

　㉠ **정신분열증 유발적 모친** : 어머니의 성격이 지배적이고, 냉담하고, 갈등이 많
　　은 경우 원인으로 작용한다.

　㉡ **이중구속 이론** : 부모가 이중적 의미(상반된 의사전달, 의사소통의 불일치
　　등)를 지닌 의사소통을 하는 경우 조현병을 유발한다고 본다.

　㉢ **편향적 부부관계** : 부부관계에서 모든 통제권을 완전히 상실한 수동적인 배우
　　자가 자녀에게 과도하게 집착하고 의존하는 경우 조현병의 원인이 된다.

　㉣ **분열적 부부관계** : 부부가 만성적인 갈등상태에서 서로의 요구를 무시하고,
　　자녀를 자기 편으로 만들기 위해 경쟁하는 경우 원인으로 작용한다.

　㉤ **표현된 정서(표출된 정서, expressed emotion)** : 가족 간의 심한 갈등과 부
　　정적 감정의 과도한 표출이 원인이 된다.

사고장애(thought disorder)

사고의 과정, 형태, 내용과 관련된
장애이다. 조현병의 주요 증상 중
하나로, 산만하고 비논리적인 사고
가 특징적이다.

철회(withdrawal)

사회적 혹은 대인관계적 상황에서
물러나서 인간관계의 스트레스를 자
신의 내적 공상 세계로 대체하는 것
을 말한다.

기출

다음에서 설명하고 있는 조현병 유
발요인에 해당하는 것은?

┌─ 보기 ─
│ 부모의 상반된 의사전달, 감정과
│ 내용이 불일치하는 의사소통방식
│ 등이 조현병의 원인이 될 수 있다.
└─

① 조현병을 유발하기 쉬운 어머니의
　양육태도(schizophrenogenic
　mother)
② 이중구속이론(double-bind theory)
③ 표현된 정서(expressed emotion)
④ 분열적 부부관계(marital schism)

❮정답 ②

⑤ 사회환경적 요인

    ㉠ **사회적 유발설** : 낮은 사회계층에 속하는 사람은 타인으로부터의 부당한 대우, 낮은 교육수준, 낮은 취업기회 및 취업조건 등으로 많은 스트레스와 좌절 경험을 겪게 된 결과 조현병으로 발전할 수 있다는 주장이다.

    ㉡ **사회적 선택설** : 조현병 환자들이 부적응적인 증상으로 인해 사회의 하류계층으로 흘러가게 된 것이라 주장한다.

⑥ **취약성(소인, 특이소질)-스트레스 모델** : 조현병에 영향을 미치는 여러 가지 요인을 통합적으로 설명하였다.

    ㉠ 조현병에 대한 취약성의 정도는 생물학적(유전적 요인, 뇌의 구조적 결함이나 기능 이상)요인과 출생 전후의 신체적-심리적 요인에 의해 결정된다.

    ㉡ 조현병에 취약한 사람이 환경적 스트레스 사건을 겪게 되면서 그 적응부담이 일정 수준을 넘게 되면 조현병이 발병하게 된다.

(3) 치료

① 현실검증력(reality-testing)* 손상이 현저하고 자신과 타인을 해칠 가능성이 있기 때문에 입원치료가 필요하다.

② **약물치료** : 양성증상의 완화를 위해 항정신병 약물이 처방된다. 최근에는 음성증상 개선에도 도움이 되는 약물이 개발되어 사용되고 있다. 대부분이 도파민 억제제로, 추체외로 부작용(extrapyramidal side-effect)*이 나타날 수 있다.

③ **전기충격치료** : 짧은 시간동안 뇌에 전기 자극을 가하는 것으로, 극적인 치료효과가 나타나기도 한다. 최근엔 잘 쓰이지 않는다.

④ **심리치료** : 근본적 치료와 사회적 재적응을 위해 심리치료를 병행해야 한다.

    ㉠ **정신역동적 치료** : 자아기능 강화와 의미 있는 관계형성에 초점을 두고 있다.

    ㉡ **인지행동치료** : 적응적 행동과 사고를 증가시키기 위해 인지치료적 기법, 건강한 자기대화를 위한 자기지시훈련, 사회적 기술훈련, 문제해결훈련, 환표 이용법 등 다양한 방법이 활용된다.

3. 망상장애(Delusional Disorder)

(1) 주요 증상 및 진단 기준

① 최소한 1가지 이상의 망상이 1개월 또는 그 이상 지속되어야 한다.

② 조현병에서와 같은 와해 증상과 음성 증상이 없어 조현병의 진단기준에는 해당되지 않는다.

기출

조현병의 원인에 대한 설명으로 옳지 않은 것은?

① 이중구속이론 : 부모의 상반된 의사전달이 조현병 유발에 영향을 준다.

② 표현된 정서(expressed emotion) : 가족 간 긍정적인 감정을 과하게 표현한다.

③ 도파민 가설 : 뇌에서 도파민 수용기가 증가되어 있다.

④ 정신분석이론 : 조현병을 자아경계(ego boundary)의 붕괴에 기인한 것으로 본다.

기출

이상행동의 설명모형 중 통합적 입장에 해당하는 것은?

① 대상관계이론
② 사회적 학습이론
③ 소인-스트레스 모델
④ 세로토닌-도파민 가설

현실검증력(reality-testing)

현실과 비현실을 지각할 때 그 차이를 구분할 수 있는 능력이다.

추체외로 부작용
(extrapyramidal side-effect)

근육이 긴장되어 행동이 어색하고 부자연스러우며, 잠시도 가만있지 못하고 안절부절하는 좌불안석증이 나타난다. 이외에도 손떨림, 무표정, 침흘림, 입맛 다시기 등의 증상이 있다.

❮정답 ②, ③

③ 망상과 관련된 생활 영역 외에는 일상생활의 기능이 심하게 손상되어 있지 않다.

④ 행동도 뚜렷하게 이상하거나 기괴한 행동을 보이지 않는다.

※ 망상장애의 유병률은 0.3%로 추정되며 주로 성인기 중기나 후기에 발병

(2) 망상*의 내용에 따른 하위 유형

구분	주요 특징
애정형	• 유명인(연예인, 운동선수)이나 직장상사와 같은 신분이 높은 사람과 사랑에 빠졌다고 믿는 망상 • 여성에게 흔하며 유명인과 약혼, 비밀결혼, 임신을 했다고 주장하여 법적 문제가 제기되기도 함
과대형	• 자신이 위대한 재능이나 통찰력을 지녔거나, 중요한 발견을 했다는 과대망상을 지님 • 신으로부터 계시를 받았다는 종교적 내용의 망상 등
질투형	• 배우자나 연인이 부정을 저질렀다는 망상 • 적절한 근거가 없음에도 불구하고 배우자를 의심하고 공격 • 의처증과 의부증이 대표적
피해형	• 자신 또는 자신과 가까운 사람이 피해를 받고 있다는 망상 • 자신이 모함을 당해 감시나 미행을 당하고 있다거나 음식에 독이 들어 있다고 생각 • 박해자라고 믿는 대상에게 공격적 행동을 보이거나, 법정이나 정부기관에 반복적으로 호소하는 경우가 있음
신체형	• 자신에게 어떤 신체적 결함이 있거나 질병에 걸렸다는 망상 • 피부, 입, 성기, 항문 등에서 악취가 난다거나 자신의 신체부위가 기형적이라거나 해로운 기생충이 존재한다는 망상
혼합형	망상의 내용이 2개 이상 혼합되어 있는 경우
불특정형	망상의 내용이 불명확하거나 어느 특정한 유형에 속하지 않는 경우

4. 단기 정신증적 장애(Brief Psychotic Disorder)

(1) 주요 증상 및 진단 기준

① 망상, 환각, 와해된 언어, 전반적으로 와해된 행동이나 긴장증적 행동의 4가지 조현병의 양성 증상들 중 1개 이상의 증상이 나타난다.

② 증상 기간이 1일 이상 1개월 이내로 짧게 나타난다.

망상
망상이란 병적으로 생긴 잘못된 판단이나 확신으로 요약할 수 있다. 비합리적 · 비현실적이고, 감정적으로 뒷받침되어 움직일 수 없는 주관적 확신을 가지고 있다.

③ 궁극적으로는 발병 전의 기능 수준으로 완전히 회복되는 경우 진단된다.

(2) 성격장애와의 연관성

① 성격장애(연극성, 자기애성, 편집성, 분열형 및 경계선 성격장애)가 있을 때 잘 발생하는 것으로 알려져 있다.

② 심한 스트레스에 의해 급격히 발병하는 경우가 많다.

(3) 원인 및 특징

① 유형: 뚜렷한 스트레스 요인(가족 사별, 충격적 사건 등)이 있는 것과 뚜렷한 스트레스 요인이 없는 것, 산후 발병과 관련된 것 등이 있다.

② 발병 특징
  ㉠ 30대 중반에서 흔히 나타나며, 여성이 남성보다 2배 정도 더 흔하게 발생한다.
  ㉡ 전형적으로 격렬한 감정적인 동요나 혼란을 경험한다.
  ㉢ 적응기능이 심하게 손상되며, 젊은 연령일수록 자살 위험이 높아 철저한 보호와 감독이 필요하다.
  ㉣ 재발률은 적고, 정신분열증이나 기분장애로 발전하는 경우는 거의 없다.

(4) 치료

① 시간이 지나고 스트레스 원인이 사라지면 정상 기능을 되찾는다.

② 스트레스에 대처하고 회피할 수 있도록 돕는 것을 치료목표로 한다.

5. 조현양상장애(정신분열형 장애, Schizophreniform disorder)

(1) 주요 증상 및 진단 기준

① 조현병과 동일한 임상적 증상을 나타내지만, 장애의 기간이 1개월 이상 6개월 미만인 경우 진단된다.

② 즉, 조현양상 장애가 1개월 이상 6개월 미만이면 정신분열형 장애로 진단되고, 6개월이 넘어서면 정신분열증으로 진단이 바뀐다.

기출
다음 중 증상이 나타나는 기간이 1개월 이상 6개월 이내인 경우 내리는 진단은?

① 망상장애
② 조현정동장애
③ 조현양상장애
④ 단기 정신병적 장애

<정답 ③

(2) 경과

① 조현양상장애로 진단받은 사람의 1/3은 6개월 이내에 회복되어 정신분열형 장애로 최종 진단을 받는다.

② 나머지 2/3는 조현병이나 조현정동장애(분열정동장애)로 진단이 바뀌게 된다.

6. 조현정동장애 기준[분열정동장애(Schizoaffective Disorder)]

(1) 주요 증상 및 진단 기준

① 조현병의 증상과 기분 삽화(주요 우울 또는 조증 삽화)가 동시에 일정한 기간 동안 지속적으로 나타난다.

② 기분 삽화가 없을 때도 망상이나 환각이 적어도 2주 이상 나타나야 한다.

(2) 유형과 특징

① 동반하는 기분 삽화에 따라 우울형과 양극형(조울형)으로 구분된다.

② 조현병 스펙트럼 장애 중에서 조현병과 함께 심각도와 부적응 정도가 가장 심한 장애에 속한다.

(3) 원인 및 치료

① 뚜렷한 원인이 정립되지는 않았으나 유전적 요인이 관여되는 것으로 추정된다. 조현정동장애를 지닌 가족과 친척의 자녀에게서 유병률이 높게 나타난다.

② 치료방법도 일반화되지는 않았으나 항정신성 약물이나 항우울제 처방이 주류를 이루고 있다.

section 3 양극성 및 관련 장애(Bipolar and Related disorder)

1. 개요

(1) 양극성 및 관련 장애 개요

① 변화
  ㉠ DSM-Ⅳ에서는 양극성 장애(bipolar disorder)가 우울장애와 함께 기분장애의 하위 유형이었다.
  ㉡ 양극성 장애와 우울장애는 원인과 경과, 예후 등에서 차이가 있다는 연구결과를 바탕으로 DSM-5에서는 기분장애의 장이 삭제되면서 양극성 장애와 우울장애가 독립적으로 분리되었다.

② 증상
  ㉠ 기분의 변화가 심해서 어떤 때는 기분이 고양되어 들떠 있는 조증이, 어떤 때는 기분이 침체된 상태인 우울증이 주기적으로 교차되어 나타나는 일련의 장애로 '조울증(병)'이라고도 한다.
  ㉡ 보통 남자는 조증이 먼저 나타나고 여자는 우울증이 먼저 시작되는 것이 일반적이다.
  ㉢ 조증은 심각도에 따라 "조증 삽화"와 "경조증 삽화"로 구분된다.
  • 조증 삽화 : 비정상적으로 과도하게 들뜬 고양된 기분이 1주일 이상 나타나는 경우
  • 경조증 삽화 : 조증 삽화의 증상보다는 경미한 상태가 최소한 4일 연속하여 나타나는 경우

(2) 하위 유형

하위 유형	주요 특징
제Ⅰ형 양극성 장애	• 조증 삽화가 1번 또는 그 이상 나타나는 경우 • 조증 삽화와 주요 우울 삽화가 교대로 나타나는 경우 • 조증 삽화의 기간은 1주일 이상이어야 함
제Ⅱ형 양극성 장애	• 경조증 삽화와 함께 최소 1번 이상의 주요 우울 삽화가 나타나는 경우 • 경조증 삽화의 기간은 최소한 4일간 연이어 지속
순환성 장애	• 경조증 삽화, 주요 우울 삽화의 진단기준에 부합하지 않는 증경조증, 우울 증상의 다수의 기간 • 경조증과 경우울증이 2년(아동과 청소년의 경우 1년) 이상 장기적으로 순환하면서 나타나는 경우

기출

다음 중 조증 증상일 가능성이 가장 높은 경우는?

① 로또가 당첨될 것 같아서 오늘 자동차를 카드로 결제했고, 내일은 집을 계약할 예정이다.
② 지난 1년 동안 사람들과 부딪히는 것이 싫어서 낮에는 집에 있다가 밤에만 돌아다녔다.
③ 지능이 상위 0.01%에 속한다는 심리검사결과를 받고 멘사에 등록을 신청했다.
④ 연인이 다른 사람과 결혼한 것이 화가 나서 방송국을 폭파하겠다고 위협하는 전화를 했다.

기출

사고의 비약(flight of ideas) 증상에 관한 설명으로 옳은 것은?

① 조현병의 망상적 사고
② 우울증의 자살충동적 사고
③ 조증의 대화할 때 보이는 급격한 주제의 전환
④ 신경인지 장애의 지리멸렬한 사고

< 정답 ①, ③

물질/치료약물로 유발된 양극성 및 관련 장애	물질 또는 치료약물이 중추신경계에 미치는 직접적인 효과로 인한 현저하고 지속적인 고양되는 팽창된, 또는 과민한 기분
다른 의학적 상태로 인한 양극성 및 관련 장애	다른 의학적 상태(예 갑상선 기능 항진증* 또는 외상성 뇌손상)의 직접적인 생리적 결과인 현저하고 지속적인 고양된, 의기양양, 팽창된, 또는 과민한 기분

갑상선 기능 항진증

갑상선에서 분비되는 호르몬이 과다하게 분비되어 갑상선 중독증을 일으키는 상태를 말한다. 더위를 참지 못하고 맥박이 빨라지며, 피로감, 불안감 및 초조함이 나타난다. 조증 증상과 유사하여 감별이 필요하다.

2. 제Ⅰ형 양극성 장애(Bipolar Ⅰ disorder)

(1) 주요 증상 및 진단 기준

① 기분이 비정상적으로 고양되어 상기 제시된 조증 증상 중 3가지 이상(기분이 과민한 상태일 경우 4가지)이 심각한 정도로 나타나야 한다.

> [조증 삽화의 진단기준]
> **1** 팽창된 자존심 또는 심하게 과장된 자신감
> **2** 수면 욕구 감소(단 3시간의 수면만으로도 충분하다고 느낌)
> **3** 평소보다 말이 많아지거나 계속 말을 하게 됨
> **4** 사고의 비약 또는 사고가 연달아 일어나는 주관적인 경험
> **5** 주의산만
> **6** 목표지향적 활동(직장이나 학교에서의 사회적 또는 성적 활동)이나 흥분된 운동성 활동의 증가
> **7** 고통스러운 결과를 초래할 쾌락적인 활동에 지나치게 몰두함(과도한 쇼핑, 무분별한 성행위, 어리석은 사업투자 등)

② 우울증이 교대로 나타나는 경우 가장 심한 형태의 양극성 장애로 증상의 심각도에 따라 경도, 중등도, 중증도로 구분한다. 결론적으로 제Ⅰ형 양극성 장애로 진단하기 위해서는 조증 삽화의 진단기준이 충족되어야 한다.

> [우울증 삽화의 진단기준]
> 다음 9가지 중 5개 이상의 증상이 연속적으로 2주 이상 나타나야 한다(5가지 중 적어도 하나는 **1**, **2**가 포함되어야 함)
> **1** 지속적으로 우울한 기분
> **2** 흥미나 즐거움 저하
> **3** 체중감소 또는 증가
> **4** 불면이나 과다수면
> **5** 정신운동성 초조(안절부절 못함)나 지체
> **6** 피로감이나 활력상실
> **7** 무가치감이나 부적절한 죄책감
> **8** 주의력 감소 또는 우유부단함
> **9** 죽음에 대한 반복적 생각(구체적인 계획 동반)

(2) 유병률 및 경과

① 유병률

ㄱ 평생유병률은 0.4~1.6%로 알려져 있으며 남성은 보통 조증 삽화가 먼저 시작되고, 여성은 주요 우울 삽화가 먼저 시작되는 경우가 많다.

ㄴ 평균 발병 연령은 보통 20대에서 35세 이전에 시작된다.

② 특징

ㄱ 일상생활에 현저한 곤란이 있거나 자신 및 타인을 해칠 가능성이 있어 입원이 필요한 경우가 있다.

ㄴ 정신증적 양상(망상, 환각)이 동반되기도 하며 한 번 조증 상태를 나타내는 사람들의 대다수가 추후 기분장애를 경험하게 된다.

③ 경과

ㄱ 조증 삽화를 경험한 사람의 90% 이상이 장래에 또 다른 기분 삽화를 나타낸다.

ㄴ 평생자살률은 일반사람에 비해 15배 이상 높기 때문에 지속적인 주의가 필요하다.

3. 제II형 양극성 장애(Bipolar II disorder)

(1) 주요 증상 및 진단 기준

① 적어도 1번의 명확한 경조증 삽화(조증 삽화가 상대적으로 미약한 상태)를 가지고 있어야 한다.

② 주요 우울 삽화를 경험해야 하며 완전한 조증 삽화를 경험하지 않아야 한다.

③ 제II형 양극성 장애의 진단을 위해서는 경조증 삽화의 기준과 주요 우울 삽화의 기준을 충족시켜야 한다.

④ 제I형 양극성 장애와 유사하지만 1주일 이상 지속되는 조증이 아니라 최소한 4일간 지속되는 경조증이라는 점에서 차이가 있다.

⑤ 즉, 평상시 기분과는 분명히 다른 의기양양하거나 고양된 기분이 지속되나 입원이 필요할 정도로 심각하지 않으며, 정신증적 양상도 동반되지 않는다.

(2) 유병률 및 경과

① 평생유병률은 0.5%로 알려져 있으며 남성보다 여성에게 더 많은 것으로 보고되고 있다.

② 경조증 삽화는 주요 우울장애 삽화보다 짧은 것이 일반적이다.

기출

순환성 장애의 경과 중에 주요 우울증 삽화가 추가적으로 발생한 경우, 순환성 장애의 진단과 함께 추가로 내려야 할 진단명은?

① 기분부전장애
② 주요 우울장애
③ 양극성 장애 I형
④ 양극성 장애 II형

〈정답 ④

(3) 원인

① **생물학적 입장** : 유전을 비롯한 생물학적 요인에 의해 많은 영향을 받는 장애이다. 신경전달물질(Norepinephrine), 신경내분비적 요인, 수면생리적 요인이 주목받고 있다.

② **정신분석적 입장** : 무의식적 상실이나 자존감 손상에 대한 방어나 보상 반응으로 바라본다.

③ **인지적 입장** : 인지적 오류 및 왜곡으로 인해 현실적 제약을 무시하고 자신의 능력과 현실적 상황을 지나치게 자기중심적이고 낙관적으로 해석함으로써 비현실적인 긍정적 사고를 과다하게 지니게 될 경우 조증 상태가 나타난다고 본다.

(4) 치료

① 리튬(Lithium)과 같은 항조증 약물이 처방된다. 특히 제1형 양극성 장애는 입원치료와 약물치료가 우선적으로 고려되어야 한다.

② 지속적인 투약과 더불어 증상을 지속적으로 관찰하고, 생활 스트레스를 관리하는 인지행동적 치료가 함께 병행되어야 한다.

4. 순환성 장애(순환감정장애, Cyclothymic Disorder)

(1) 주요 증상 및 진단 기준

① 경조증과 경우울증이 교대로 번갈아 가면서 최소한 2년 이상 장기적이며 지속적으로 나타나는 만성적인 기분장애이다.

② 주기적인 경우울증 및 경조증 때문에 생활 전반에 걸쳐 심각한 고통을 겪거나 부적응적 증상들이 초래된다.

③ 2년 동안(아동 · 청소년의 경우 1년 이상) 최소한 반 이상의 기간에 경조증이나 경우울증이 나타나야 한다.

④ 아무런 증상이 없는 기간이 2개월 이하여야 한다. 즉, 순환감정장애로 진단되기 위해서는 증상이 없었던 기간이 2개월 이상 지속되어서는 안 된다.

⑤ 장애가 있는 첫 2년 동안 주요 우울 삽화, 조증 삽화, 경조증 삽화를 1번도 경험한 적이 없어야 한다.

용어 및 기출문제

기출

기분관련장애와 관련된 유전가능성에 대한 설명으로 옳은 것은?

① 유전가능성은 양극성 장애보다 단극성 장애에서 더 높다.
② 유전가능성은 단극성 장애보다 양극성 장애에서 더 높다.
③ 유전가능성은 단극성 장애와 양극성 장애에서 유사하다.
④ 단극성 장애와 양극성 장애는 유전가능성과 관련이 없다.

❮정답 ②

(2) 유병률 및 경과

① 평생유병률은 0.4%~1%로 남녀 발생비율이 비슷하며 여성이 치료를 받는 비율이 더 높다.

② 제Ⅰ형 또는 제Ⅱ형 양극성 장애로 발전되는 비율은 15~20%로 매우 높다.

section 4 우울장애(우울증, Depressive Disorders)

1. 개요

(1) 우울장애의 특징

① 우울하고, 슬픈 기분이 들고, 매사에 의욕이 없고, 공허하고, 무가치감과 죄책감을 느끼고 짜증스러운 기분 등의 복합적인 감정이 하루의 대부분 그리고 거의 매일 지속된다.

② 거의 모든 일상 활동에 있어서 흥미나 즐거움을 상실한 상태다(성격이 나약하거나 의지가 약해서 생기는 것이 아님에 유의).

(2) 우울장애의 하위 유형

하위 유형	주요 특징
파괴적 기분조절(부전) 장애	• 만성적인 불쾌감(짜증)과 간헐적인 분노 폭발(평균 매주 3회 이상) • 증상이 12개월 이상 지속적으로 나타나야 함 • 연령은 6~18세 사이이고, 증상은 10세 이전에 시작되어야 함
주요 우울장애	• 우울한 기분 또는 흥미나 즐거움의 상실 등 • 이런 상태가 거의 매일 연속적으로 2주 이상 나타나야 함
지속적 우울장애 (기분저하증)	• 우울한 기분이 최소한 2년 이상(아동·청소년의 경우 1년) • 장기적으로 나타나는 경우 → 만성적인 우울감
월경 전 불쾌감 장애	• 여성에게 있어 월경이 시작되기 전 주에 다양한 불쾌한 증상이 주기적으로 나타남 • 정서적 불안정성, 우울감, 불안, 짜증과 같은 다양한 정서적 증상이 나타나서 일상생활에 심각한 장해를 초래
다른 의학적 상태로 인한 우울장애	• 우울 기분 또는 흥미나 즐거움 상실의 현저하고 지속적 기간 • 장애는 다른 의학적 상태의 직접적인 결과임

2. 파괴적 기분조절곤란 장애
(Disruptive Mood Dysregulation Disorder)

(1) 주요 증상 및 진단 기준

① 증상
  ㉠ 아동이나 청소년들이 자신의 불쾌한 기분을 조절하지 못한다.
  ㉡ 심한 분노(심각하고 지속적인 짜증)를 반복적으로 폭발시키는 행동을 나타낸다.

② 진단기준
  ㉠ 6~18세 사이의 아동이나 청소년들이 언어적 또는 행동적으로 심한 분노 폭발을 매주 평균 3회 이상, 12개월 이상 지속적으로 나타낸다.
  ㉡ 이러한 증상 없이 지낸 기간이 연속 3개월을 넘어서는 안 된다.
  ㉢ 증상이 가정, 학교, 동료와 함께 있는 3가지 상황 중 2개 이상에서 나타난다.
  ㉣ 증상이 10세 이전에 시작되며 보통 6세가 넘어가는 경우 문제 행동으로 본다.

(2) 유병률 및 경과 등

① 유병률 : 아동과 청소년의 1년 유병률은 2~5%로 추정되며 연령이 증가하면서 유병률은 감소한다.

② 공존증상* : 우울장애, 적대적 반항장애, ADHD, 품행장애, 물질 사용장애 등

공존증상
두 가지 이상의 증상이 함께 존재하거나 서로 영향력을 주며 함께 존재한다.

3. 주요 우울장애(Major Depressive Disorder)

(1) 주요 증상 및 진단 기준

[주요 우울장애의 진단 기준]
다음 9가지 중 5개 이상의 증상이 연속적으로 2주 이상 나타나야 한다(5가지 중 적어도 하나는 **1**(지속적인 우울한 기분), **2**(흥미나 즐거움의 현저한 저하)가 포함되어야 함)
1 하루의 대부분, 거의 매일 지속되는 우울한 기분이 본인의 주관적 보고(**예** 슬프고, 공허하고, 절망적이라고 느낀다)나 또는 다른 사람들의 관찰(**예** 눈물이 있는 것)로도 나타남(아동이나 청소년의 경우 과민한 기분으로 나타날 수 있음)
2 거의 모든 일상 활동에 대한 흥미나 즐거움이 하루의 대부분, 또는 거의 매일 뚜렷하게 저하되어 있음

3 체중조절을 하고 있지 않는 상태에서 현저한 체중감소나 체중증가(예 1개월에 체중의 5% 이상의 변화)가 나타나거나, 현저한 식욕감소나 식욕증가가 거의 매일 나타남(아동의 경우 기대되는 체중 증가에 미치지 못함)

4 거의 매일 불면이나 과다수면이 나타남

5 거의 매일 정신운동성 초조나 지체가 나타남(단순히 안절부절 못함 또는 처진다는 주관적 느낌뿐만 아니라 다른 사람에 의해서도 관찰 가능)

6 거의 매일 피로감이나 활력상실이 나타남

7 거의 매일 무가치감이나 과도하고 부적절한 죄책감을 느낌*단순히 아픈 것에 대한 자책이나 죄책감이 아님)

8 거의 매일 사고력이나 집중력의 감소, 또는 우유부단함이 나타남(주관적인 설명이나 또는 다른 사람의 관찰로도 나타남)

9 죽음에 대한 반복적인 생각(단지 죽음에 대한 두려움이 아님), 특정한 계획 없이 반복되는 자살생각, 또는 자살기도나 자살수행에 대한 구체적인 계획을 세움

(2) 주요 우울장애의 임상적 특징

① 우울증상으로 사회적, 직업적, 기타 중요 기능 영역에서 임상적으로 심각한 고통이나 손상이 초래되어야 하며, 물질(약물 남용이나 치료약물)이나 일반적 의학적 상태(갑상선 기능저하증 등)의 직접적인 생리적 효과에 의한 것이 아니어야 한다.

② 우울한 기분 외에도 좌절감, 고독감, 무가치감, 절망감 등과 같은 고통스러운 감정이 지속되며, 심한 우울증 상태일 때는 무표정하고 정서가 둔화될 수 있다.

③ 부정적·비관적인 생각이 증가하며 자기 비하적이 된다. 삶에 대한 동기와 의욕이 저하되어 죽음과 자살에 대한 사고가 빈번하다.

④ 주의집중 저하, 기억력 저하, 사고력 저하, 판단력 저하로 인해 결정을 쉽게 내리지 못하는 등 인지적 기능이 저하된다.

(3) 유병률 및 원인

① 유병률 : 평균발병연령은 20대 중반으로 유병률은 전세계인구의 4.5% 내외로 추정된다. 성별 평생유병률은 여성은 10~25%, 남성은 5~12%로 추정된다.

② 원인 : 우울증은 개인의 생물학적 취약성+환경적 취약성+심리적 취약성과의 상호작용에 의해 유발된다.

용어 및 기출문제

기출

DSM-5에서 주요 우울장애의 주 증상에 포함되지 않는 것은?

① 정신운동성 초조나 지체
② 불면이나 과다수면
③ 죽음에 대한 반복적인 생각
④ 주기적인 활력의 증가와 감소

기출

우울장애에 관한 설명으로 가장 거리가 먼 것은?

① 쌍생아 연구는 우울증의 유전적 소인의 증거를 제시한다.
② 세로토닌의 낮은 활동은 우울과 관련이 있다.
③ 면역체계의 조절장애가 우울의 유발을 돕는 것으로 나타났다.
④ 우울증과 관련된 뇌회로는 밝혀진 것이 없다.

< 정답 ④, ④

③ 우울유발적 귀인 양식

　　㉠ 내부적 귀인 : 실패 경험을 자신의 탓으로 돌리는 것을 말한다.
　　　　예 능력 부족, 노력 부족, 성격적 결함

　　㉡ 안정적 귀인 : 실패 경험을 쉽게 변화될 수 없는 지속적 요인의 탓으로 돌린다.
　　　　예 능력, 성격 등

　　㉢ 전반적 귀인 : 실패 경험을 전반적 요인에 귀인한다.
　　　　예 전반적 능력 부족, 성격 전체의 문제

4. 지속성 우울장애
(기분저하증, 기분부전증, Persistent Depressive Disorder)

(1) 주요 증상 및 진단 기준

> **[지속성 우울장애 진단 기준]**
> 2년 이상 지속되는 우울한 기분을 포함(주요 우울장애보다는 경미한 우울증상)해야 한다.
> **1** 식욕부진이나 과식
> **2** 불면이나 과다수면
> **3** 활력의 저하나 피로감
> **4** 자존감의 저하
> **5** 집중력의 감소나 결정 곤란
> **6** 절망감

① 주요 우울장애보다 경미한 우울증상이 최소한 2년 이상 장기적으로 나타나야 한다.

② 최소한 2년 동안(아동 · 청소년의 경우 1년 이상) 하루의 대부분 우울한 기분이 있고, 우울한 기분이 없는 날보다 있는 날이 더 많아야 한다.

③ 진단기준 6가지 중 2개 이상의 증상이 나타나며, 2년 동안 이러한 증상이 1번에 2개월 이상 존재하지 않았던 적이 없어야 한다.

(2) 유병률 및 경과

① 전 세계 인구의 1.5%가 매년 새롭게 지속성 우울 장애로 진단되는 것으로 추정된다.

② 성별로는 여성이 1.8%, 남성이 1.3%로 여성의 유병률이 남성보다 높은 것으로 추정된다.

5. 월경 전 불쾌감 장애
(월경 전 증후군, Premenstrual Dysphoric Disorder)

(1) 주요 증상 및 진단 기준

① 월경이 시작되기 전 주에 정서적 불안정성이나 분노감, 일상 활동에 대한 흥미 감소, 무기력감과 집중곤란 등의 불쾌한 증상을 주기적으로 나타내는 경우를 말한다.

② 특히 정서적 불안정성, 우울감, 불안, 짜증과 같은 다양한 정서적 증상이 나타나서 일상생활에 심각한 장해를 초래하게 될 경우를 지칭한다.

(2) 유병률 및 경과

① 유병률은 가임기 여성의 3~9%로 추정되며 이들 중 20~40%는 증상이 너무 심해 일상생활에 큰 어려움을 겪는다고 보고된다.

② 월경이 시작되면 증상이 며칠 이내로 감소하기 시작하고, 월경이 끝난 후에는 증상들이 대부분 없어진다.

(3) 원인

① 호르몬 이상 : 세로토닌 감소와 흥분을 일으키는 물질인 가바(GABA)의 증가로 나타난다.

② 진화적 측면 : 임신에 실패하여 다음 임신에 성공하도록 각성시키는 역할을 수행한다고 진화심리학자들은 추론하기도 한다.

---

section 5 불안장애(Anxiety disorder)

1. 개요

(1) 불안장애*의 정의

불안*은 부정적 결과에 대한 과도한 공포*(두려움)를 주된 증상으로 하는 장애이다.

용어 및 기출문제

불안장애

병적인 불안으로 인해 지나친 심리적 고통을 느끼거나 현실적 적응의 어려움이 있는 경우를 불안장애라고 한다.

불안과 공포

불안은 미래의 위협에 대한 정서적 반응이고 공포는 현재 일어나고 있는 위협에 대한 정서적 반응이다.

(2) 불안의 유형

① 정상적 불안

　㉠ 불쾌하지만 위험으로부터 안전하도록 도와주는 감정이다.

　㉡ 위험하고 위협적인 상황에서 자신을 보호하기 위해 경계태세를 취하게 되는 적응적 반응이다.

② 병적인 불안

　㉠ 불안 반응이 부적응적인 양상으로 작동하는 경우이다.

　㉡ 현실적인 위험 상태가 아닌 상황이나 대상에 대해 불안을 느끼는 경우이다.

　㉢ 현실적인 위험의 정도에 비해 과도한 불안을 느끼는 경우이다.

　㉣ 불안을 느끼게 하는 위협적 요인이 사라졌음에도 불안이 과도하게 지속되는 경우이다.

(3) 불안장애의 하위 유형

분리불안장애	중요한 애착대상과 떨어지는 것에 대한 과도한 불안과 공포가 6개월 이상 나타나는 경우
선택적 함구증	언어발달이 정상적으로 이루어졌음에도 특정한 상황에서 말을 하지 않는 행동이 1개월 이상 나타나는 경우
특정 공포증	특정한 대상(예 개, 고양이, 거미, 뱀)이나 상황(높은 곳, 물)에 대한 공포와 회피행동이 6개월 이상 지속되는 경우
사회불안장애	다른 사람들로부터 평가받는 사회적 상황에 대한 과도한 불안과 공포가 6개월 이상 지속되는 경우
공황장애	공황발작(급작스럽게 엄습하는 죽을 것 같은 강렬한 불안과 공포)을 반복적으로 경험하는 경우
광장공포증	특정한 장소(예 쇼핑센터, 극장, 운동장, 엘리베이터, 지하철 등)에 대한 공포와 불안 및 회피행동이 6개월 이상 지속되는 경우
범불안장애	미래에 발생할지 모르는 다양한 위험에 대해 과도한 불안과 걱정이 6개월 이상 최소한 1번에 며칠 이상 발생하는 경우

용어 및 기출문제

기출

다음 중 불안장애에 해당하는 것을 모두 짝지은 것은?

보기
㉠ 공황장애
㉡ 외상 후 스트레스 장애
㉢ 건강염려증
㉣ 강박장애

① ㉡㉢
② ㉠㉢㉣
③ ㉠㉡㉣
④ ㉠㉡㉢㉣

〈정답 ③

2. 분리불안장애(Separation Anxiety Disorder)

(1) 주요 증상 및 진단 기준

[분리불안장애 진단 기준]

1 주요 애착대상이나 집을 떠나야 할 때마다 또는 그런 상황이 예상될 때마다 심한 불안과 고통을 느낌

2 주요 애착대상을 잃을까 봐, 또는 애착대상이 질병, 부상, 재난, 죽음과 같은 해로운 일을 당하지 않을까 하는 지속적 과도한 걱정

3 애착대상과 분리될 수 있는 사건(길을 잃거나, 납치당하거나, 사고를 당하거나, 아프게 되는 것 등에 대한 지속적 과도한 걱정

4 분리에 대한 두려움 때문에 밖을 나가거나, 집을 떠나거나, 학교에 가거나, 직장에 가는 일 등을 꺼리거나 거부함

5 혼자 있게 될까 봐, 또는 주요 애착대상 없이 집이나 다른 장소에 있는 것에 대해 지속적으로 과도한 공포를 느끼거나 꺼림

6 집을 떠나 잠을 자거나 주요 애착대상이 근처에 없이 잠을 자는 것을 지속적으로 꺼리거나 거부함

7 분리의 주제를 포함하는 악몽을 반복적으로 꿈

8 주된 애착대상으로부터 분리되거나, 분리가 예상될 때 반복적인 신체증상
  (**예** 두통, 복통, 메스꺼움, 구토 등)을 호소함

---

① 중요한 애착대상과의 분리에 대해 과도한 불안과 공포를 나타내는 정서적 장애이다.

② 발달단계를 고려해 보았을 때, 아동이 어머니를 비롯한 애착대상과 떨어지는 것에 대해 극심한 불안과 공포를 나타낸다.

③ 진단기준의 8가지 중에 3개 이상의 증상이 나타나야 하며 이러한 증상이 아동·청소년의 경우 4주, 성인의 경우 6개월 이상 지속되어야 한다.

④ 장애가 생활 전반(사회적, 직업적 또는 다른 중요한 기능 영역)에 걸쳐 심각한 고통을 겪거나 부적응적 증상들을 초래한다.

(2) 유병률 및 경과

① 아동의 1년 유병률은 4%, 청소년의 1년 유병률은 1.6%로 보고되고 있다.

② 보통 7세에 증상이 처음 시작되며 청소년 이후에는 흔하지 않다.

3. 선택적 함구증(선택적 무언증, Selective Mutism)

(1) 주요 증상 및 진단 기준

[선택적 함구증 진단 기준]

1 다른 상황에서는 말을 할 수 있음에도 불구하고, 말하기가 기대되는 특정한 사회적 상황(예 학교)에서는 지속적으로 말을 하지 못함

2 말을 못하는 것이 구어체 언어에 대한 지식이 부족하거나 구어체 언어가 불편해서 그런 것이 아님

3 이러한 증상이 최소한 1개월 동안 지속됨(학교 입학 후 처음 1개월은 제외)

4 이로 인해 학업적 직업적 성취나 사회적 의사소통이 심하게 방해 받는 경우

---

① 언어발달이 정상적으로 이루어져서 말을 할 수 있음에도 불구하고 특정한 상황에서는 지속적으로 말을 하지 않는 증상을 보인다.

② 선택적 함구증은 다음과 같은 형태로 나타난다.
   ㉠ 또래 친구들과 놀이는 하지만 말만 하지 않는 경우
   ㉡ 또래와는 말하지만 어른에게만 말을 하지 않는 경우
   ㉢ 가족을 제외한 모든 사람에게 말을 하지 않는 경우
   ㉣ 가족을 포함한 모든 사람에게 말을 하지 않는 경우

(2) 유병률 및 경과

① 보통 5세 이전에 발병하며 1% 이하로 추정된다.

② 보통 몇 달 정도 지속되며 남자아이보다는 여자아이에게 더 흔하게 나타난다.

(3) 원인과 치료

① 원인
   ㉠ 아동은 기질적으로 부적 정동성과 행동 억제가 높은 신경증적 내향성을 보유하고 있다.
   ㉡ 사회불안장애, 극심한 심리사회적 스트레스가 원인이 된다.

② 치료
   ㉠ 약물치료(세로토닌 재흡수 억제제 계열의 항우울제)는 불안을 완화시켜 증상을 호전시키기 효과가 있다.
   ㉡ 약물만으로는 치료가 되지 않기 때문에 반드시 심리치료가 병행되어야 한다.

4. 특정 공포증(Specific Phobia)

(1) 주요 증상 및 진단 기준

① 특정한 대상이나 상황에 대해 지속적으로 느끼는 비합리적인 공포와 불안을 경험한다.

② 이 때문에 개인의 삶을 심하게 방해할 정도로 부적응 증상들이 나타난다.

> [특정 공포증 진단 기준]
> **1** 특정한 대상이나 상황에 대한 공포가 있음
> **2** 공포를 유발하는 대상이나 상황에 노출되면 거의 예외 없이 즉각적인 공포나 불안이 유발됨
> **3** 공포 대상이나 상황을 적극적으로 회피하려 함
> **4** 이러한 증상이 6개월 이상 지속됨
> **5** 이로 인해 일상생활에 심각한 지장이 초래되는 경우

(2) 특정 공포증의 종류

동물형	동물이나 곤충을 두려워하는 경우(**예** 거미, 뱀, 개, 곤충, 바퀴벌레 등)
자연환경형	높은 곳, 물, 천둥, 번개, 강, 바다 등
혈액-주사-손상(상처)형	피를 보는 것, 주사바늘, 상처를 입는 것, 의학적 치료(치과공포증) 등
상황형	비행기, 엘리베이터, 폐쇄된 장소 등
기타형	질식이나 구토가 유발될 수 있는 대상이나 상황, 아동의 경우 큰 소리나 분장한 인물 등

(3) 유병률 및 경과

① 전세계 인구의 6.8%로 추정되며 10대 청소년에게 흔하게 나타난다.

② 여성이 남성보다 2배 정도 더 많은 것으로 보고되고 있다.

(3) 원인과 치료

① 원인

ㄱ. **신경계통의 쇠약** : 기질적 취약성이 원인이 된다.

ㄴ. **관찰학습** : 타인의 공포와 불안을 관찰한 결과 특정 증상이 학습된다.

기출

특정 공포증의 하위유형 중 공포상황에서 초반에 짧게 심박수와 혈압이 증가된 후 갑자기 심박수와 혈압의 저하가 뒤따르고 그 결과 실신하거나 실신할 것 같은 반응을 경험하는 것은?

① 동물형
② 상황형
③ 자연환경형
④ 혈액-주사-손상형

< 정답 ④

ⓒ 진화론적 준비성 : 생존을 위협하는 특정 자극(뱀, 거미 등)에 대한 공포모듈 (fear module)을 가지고 태어난다.

ⓔ 무어(Mowrer) 2요인 이론 : 고전적 조건형성의 원리에 의해 공포증이 형성→ 일단 형성된 공포증은 조작적 조건 형성의 원리에 의해 유지되고 강화(**예** 사나운 개에게 물린 뒤 개에 대한 공포증이 형성된다. 그 후 개를 피하는 행동으로 인해 공포증이 유지)

② 치료 : 약물치료(불안장애 치료 동일 약물)와 행동치료가 활용된다.

행동치료기법	주요 내용
체계적 둔감법	긴장을 이완시킨 상태에서 약한 공포 자극부터 점진적으로 강한 공포 자극에 노출
노출치료	실제상황 노출법(실제로 공포에 노출), 상상적 노출법(공포자극을 상상하게 하여 노출), 점진적 노출법(공포 자극에 점진적으로 노출), 홍수법(단 번에 강한 공포 자극과 직면) 등
홍수법	공포 자극이 있는 곳에서 충분히 긴 시간 동안 머물게 하여 부정적인 어떤 결과도 따라오지 않는다는 것을 알려주는 방법
참여적 모방학습	타인이 공포 자극을 두려워하지 않고 대하는 것을 관찰하여 정상적 행동을 모방

5. 사회불안장애
(사회공포증, Social Anxiety Disorder/Social phobia)

(1) 주요 증상 및 진단 기준

[사회불안장애 진단 기준]
다른 사람들과 상호작용하는 사회적 상황을 두려워 회피
1️⃣ 타인들에게 관찰되고 평가될 수 있는 사회적 상황에 대한 불안과 공포가 있음
2️⃣ 부정적 평가를 받을 수 있는 행동을 하거나 자신의 불안증상이 노출될까봐 두려워하고, 또 타인들로부터 모욕, 경멸, 거부를 당하거나 타인에게 피해를 주게 될지도 모른다는 두려움이 있음
3️⃣ 그러한 사회적 상황에 노출되었을 때 거의 예외 없이 불안과 공포 반응이 유발됨
4️⃣ 이런 증상이 6개월 이상 지속적으로 나타남
5️⃣ 이로 인해 생활 전반에 걸쳐 심각한 고통을 겪거나 부적응적인 증상들이 초래되는 경우

① 본질 : 낯선 사람들 앞에서 집중을 받거나, 평가를 받게 될 가능성이 있는 상황(**예** 낯선 사람과 만나는 파티, 모임 등에서 대화하기, 연설하기, 함께 일하기 등)에서 두려움을 느낀다.

기출
공포증의 형성 및 유지에 대한 2요인 이론은 어떤 요인들이 결합된 이론인가?

① 학습 요인과 정신분석 요인
② 학습 요인과 인지 요인
③ 회피 조건형성과 준비성 요인
④ 고전적 조건형성과 조작적 조건형성

기출
DSM-5 사회공포증 진단 기준으로 틀린 것은?

① 사회적 상황에서 수치스럽거나 당혹스런 방식으로 행동할까봐 두려워한다.
② 공포가 너무 지나치거나 비합리적임을 인식하지 못한다.
③ 공포, 불안, 회피는 전형적으로 6개월 이상 지속되어야 한다.
④ 공포가 대중 앞에서 말하거나 수행하는 것에 국한될 때 수행형 단독으로 명시한다.

❮정답 ④, ②

② 가해의식형 사회공포증 : 자신이 타인을 불편하게 만들어 피해를 주고 있다는 이유로 사회적 상황을 두려워하고 회피한다.

(2) 유병률 및 경과

① 1년 유병률은 7%로 추정되며 보통 나이가 많아짐에 따라 감소하는 경향이 있다.

② 일반형은 대부분의 사회적 상황에서 두려움을 느끼며, 특정형은 특정 장소에서만 불안을 느낄 뿐 다른 상황에서는 불안해하지 않는다.

(3) 원인과 치료

① 원인
  ㉠ 유전적 원인 : 사회불안장애를 지닌 부모나 친척 가운데 이와 유사한 증상을 가진 사람이 많다.
  ㉡ 신경전달물질 불균형 : 세로토닌 시스템이 예민하게 반응하거나 편도체의 과민성이 원인이 된다.
  ㉢ 인지적 요인 : 잘못된 사고방식(부정적 관점과 평가, 역기능적 신념의 활성화, 현실의 왜곡 등)이 원인으로 작용한다.

② 치료
  ㉠ 인지행동치료 : 인지적 재구성을 통해 부정적 신념을 수정한다.
  ㉡ 역할 실연(리허설) : 국가대표 선수 훈련에 응용이 되기도 한다.
  ㉢ 약물치료 : 베타 수용체 억제제, 삼환계항우울제, 모노아민 산화 효소 억제제, 선택적 세로토닌 재흡수 억제제 계열의 항우울제 등을 사용한다.

6. 공황장애(Panic Disorder)

(1) 주요 증상 및 진단 기준

① 공황발작
  ㉠ 전혀 예상하지 못한 상황에서 갑작스럽고도 아무런 이유 없이 극심한 불편과 공포가 밀려오는 것, '곧 죽지 않을까' 하는 강렬한 불안이 급격하게 엄습한다.
  ㉡ 공황장애의 진단 기준 13가지 중 4개 이상의 증상이 나타나는 경우 공황발작으로 진단된다.
  ㉢ 공황발작의 증상은 갑작스럽게 나타나면서 불안이 급습하고(보통 10초 이내), 10분 이내에 그 정상이 최고조에 도달하여, 곧 죽을 것 같은 위급감과 공포를 일으키고, 그러한 상황에서 도피하고 싶은 마음이 급습한다.

ⓔ 그러나 대부분 이러한 공포는 5~20분간 지속(1시간 이상 지속되는 일은 드묾)되다가 빠르게 또는 서서히 사라지게 된다.

② 공황발작 진단 기준

[공황발작 진단 기준]

예상하지 못한 반복적인 공황발작들. 공황발작은 몇 분 안에 최고조에 달하는 강한 공포와 강한 불편감이 갑작스럽게 밀려드는 것으로, 그 시간 동안 다음 13가지 중 4개 이상의 증상이 나타나야 한다.

1️⃣ 심계항진*, 가슴이 두근거림, 또는 심장박동수가 급격히 빨라짐
2️⃣ 진땀을 흘림
3️⃣ 몸의 떨림이나 전율
4️⃣ 숨이 가빠지거나 숨이 막히는 느낌
5️⃣ 질식감
6️⃣ 가슴 통증이나 답답함
7️⃣ 구토감이나 복부 불쾌감
8️⃣ 현기증, 비틀거리는 느낌, 머리가 띵함, 또는 기절할 것 같은 느낌
9️⃣ 한기를 느끼거나 열기를 느낌
🔟 감각 이상(마비감이나 찌릿찌릿한 느낌)
⓫ 비현실감(비현실적인 느낌)이나 이인증(자기 자신과 분리된 듯한 느낌)
⓬ 자기통제를 상실하거나 미칠 것 같은 두려움
⓭ 죽을 것 같은 두려움

---

③ 공황장애 진단 기준

[공황장애 진단 기준]

공황발작을 경험한 이후 다음 중 1가지 이상이 나타나야 공황장애로 진단된다.
1️⃣ 공황발작이나 그 후유증에 대해서 지속적으로 염려하거나 걱정함
2️⃣ 공황발작과 관련하여 뚜렷하게 부적응적인 행동의 변화(공황발작을 피하기 위해 운동을 하지 않거나 낯선 상황을 피하는 행동)가 나타남

---

(2) 유병률 및 경과

① 미국과 유럽의 청소년과 성인 기준 1년 유병률은 2~3%로 보고되며 청소년기 후기부터 30대 중반 사이에 가장 많이 발생한다.

② 증상이 좋아졌다, 나빠졌다, 굴곡 현상을 보이면서 만성적인 경과를 밟으며 여성이 남성에 비해 약 2배 더 높은 것을 보고되고 있다.

③ 공황장애 환자들 중 30~40%는 회복되지만, 10~20%는 증상의 만성화 때문에 심한 고통을 지닌 채 살아가는 것으로 알려져 있다.

④ 공황장애 환자들의 33~50%는 광장공포증을 동반하게 된다.

(3) 원인과 치료

① 생물학적 이론 : 혈액 속의 CO_2 수준에 예민한 생물학적 취약성, 과잉호흡, CO_2 수준 변화에 대한 생리적 오해석에 의해 유발된다고 본다.

② 인지적 이론 : 불안으로 인해 증폭된 신체감각을 위험한 것으로 잘못 해석하는 파국적 오해석*에 위해 유발된다고 본다.

③ 치료법 : 복식호흡, 긴장이완, 파국적 오해석에 대한 인지적 수정과 점진적 노출로 구성된 인지행동치료가 대표적이다. 또한 벤조디아제핀(Benzodiazepine)* 계열의 약물, 삼환계항우울제*, 세로토닌 재흡수 억제제와 같은 약물치료가 있다.

7. 광장공포증(Agoraphobia)

(1) 주요 증상 및 진단 기준

[광장공포증 진단 기준]

다음 5가지 중 2개 이상의 상황에 대해 뚜렷한 공포나 불안을 나타낸다.

1 대중교통수단을 이용하는 것(**예** 자동차, 버스, 기차, 배, 비행기)

2 개방된 공간에 있는 것(**예** 주차장, 시장, 다리)

3 폐쇄된 공간에 있는 것(**예** 쇼핑몰, 극장, 영화관)

4 줄을 서 있거나 군중 속에 있는 것

5 집 밖에서 혼자 있는 것

이러한 상황을 두려워하거나 회피하는 이유가 공황과 유사한 증상이나 무기력하고 당혹스러운 증상이 나타날 경우, 그런 상황을 피하기 어렵거나 도움을 받을 수 없다는 생각 때문이어야 한다.

---

① 특정한 장소나 상황에 대해 강한 공포와 불안이 나타나고, 그러한 장소나 상황을 회피하려는 행동이 6개월 이상 지속적으로 나타나는 경우이다.

② 진단 기준 5가지 중 2개 이상의 상황에 대해 뚜렷한 공포와 불안이 나타나야 한다.

③ 이러한 공포 유발 상황에 노출되면 거의 예외 없이 공포와 불안이 유발된다.

④ 공포 유발 상황들을 적극적으로 회피하려고 한다.

⑤ 이러한 증상이 6개월 이상 지속되어 생활 전반에 걸쳐 심각한 고통을 겪거나 부적응적 증상들이 초래되는 경우여야 한다.

용어 및 기출문제

파국적 오해석

신체감각을 파국적으로 해석하여 염려와 불안이 강화되어 신체감각이 더욱 증폭되며 더 파국적인 해석으로 치닫는다.

벤조디아제핀(Benzodiazepine)

신경안정제에 속하며, 진정 작용 및 불안 감소 효과를 가진 약물이다. 대표적으로 리브리움, 바륨, 옥사제팜, 로라제팜, 아티반 등이 있다.

삼환계항우울제

신경전달물질인 세로토닌과 노르에피네프린이 재흡수되는 과정을 억제하여 우울감을 감소시킨다.

📖 기출

공황을 경험하거나 옴짝달싹 못하게 되었을 때, 도망가기 어렵거나 도움이 가능하지 않은 공공장소나 상황에 있는 것을 두려워하는 불안장애는?

① 왜소공포증
② 사회공포증
③ 광장공포증
④ 폐쇄공포증

◀ 정답 ③

(2) 유병률 및 경과

① 1년 유병률은 1.7%로 보고되었으며 미국 성인의 경우 2.2%로 보고되고 있다. 또한 여성이 남성보다 2배 정도 많고, 치료를 받고자 하는 공포증의 60%에 해당한다.

② 20대 중반 공황발작을 경험하면 첫 1년 내에 광장공포증이 발생되는 경우가 일반적이다.

8. 범불안장애(Generalized Anxiety Disorder)

(1) 주요 증상 및 진단 기준

[범불안장애 진단 기준]

다양한 사건이나 활동(예 일이나 학업수행)에 대한 과도한 불안*과 걱정(염려스러운 기대)이 최소한 6개월 이상 지속되고, 이러한 증상이 없었던 날보다 있었던 날들이 더 많아야 한다.

■1 개인은 이러한 걱정을 통제하기가 어렵다고 느낌

■2 불안과 근심 걱정은 다음의 6가지 중 3개 이상의 증상들과 관련 되어 있음(아동의 경우는 1가지 증상)

　① 안절부절 못함, 또는 긴장이 고조되거나 신경이 곤두선 느낌

　② 쉽게 피로해짐

　③ 주의집중의 곤란이나 정신이 멍해지는 느낌

　④ 화를 잘 냄(과민성)

　❺ 근육 긴장

　❻ 수면장애(잠들기가 어렵거나 수면을 유지하기가 어려움. 또는 초조하고 불만족스러운 수면)

■3 개인은 이러한 걱정을 통제하기가 어렵다고 느낌

■4 불안과 근심 걱정은 위 6가지(①~❻) 중 3개 이상의 증상들과 관련되어 있음 (아동의 경우는 1가지 증상)

■5 불안과 걱정이 다른 정신장애에 의해서 더 잘 설명되지 않는다.

---

(2) 유병률 및 경과

① 유병률은 3~12%로 보고되고 있으며 경과 양상은 주로 만성적이며 기복이 있고, 스트레스 기간 중에는 악화 되는 경향이 있다.

② 다른 불안장애들에 비해 증상이 모호하고 고통의 정도가 상대적으로 미약하기 때문에, 치료를 받는 비율이 현저하게 낮다.

부동성 불안 (free-floating anxiety)

대상이 없는 유동적인 불안으로 신경증성 불안의 하나이다. 원래 불안이라는 것은 명확한 대상을 가지지 않은 것으로, 그 의미에서 가장 전형적인 불안이라고 할 수 있다.

기출

범불안장애에서 나타나는 불안의 특징은?

① 특정 대상에 대한 과도한 불안

② 발작경험에 대한 예기불안 (anticipatory anxiety)

③ 불안의 대상이 분명하지 않은 부동불안(free-floating anxiety)

④ 반복적으로 침투하는 특정 사건에 대한 염려

＜정답 ③

section **6** 강박 및 관련 장애

(Obsessive-Compulsive and Related Disorder)

1. 강박 및 관련 장애 개요

(1) 개념 정의

① 강박* : 강한 압박, 즉 심리적으로 무엇인가에 강하게 집착되어 자신도 어찌할 수 없는 상태를 말한다.

② 강박 및 관련 장애 : 개인의 의지와 상관없이 강한 집착과 반복적인 행동이 나타나 부적응을 일으키는 경우이다.

(2) 하위 유형

하위 유형	주요 특징
강박장애	본인의 의지와는 상관없이 원하지 않는 강박사고(예 성적인 생각, 오염이나 안전에 대한 생각)와 강박행동(예 손 씻기, 확인하기, 정리정돈)을 반복하게 되는 경우
신체변형장애	다른 사람들이 보기에는 괜찮거나 또는 경미할 정도인데, 본인은 자신의 신체 일부가 기형적(예 삐뚤어진 코, 턱이 긺)이라는 생각에 집착하는 경우
저장장애	언젠가는 필요할지도 모른다는 생각 때문에 버려야 할 불필요한 물건들을 저장(강박적 저장)하고, 물건들을 수집(강박적 수집)하는 것에 대한 집착
발모광	자신의 머리털을 뽑는 행동이 반복적으로 나타나는 경우
피부 벗기기 장애	자신의 피부를 벗기거나 뜯음으로써 피부를 손상시키는 행동이 반복적으로 나타나는 경우

강박의 주제

강박적으로 집착하게 되는 주제는 주로 청결, 확인, 질서정연, 수집, 저장이다.

기출

강박 및 관련 장애에 관한 설명으로 옳은 것을 모두 고른 것은?

┌ 보기 ┐
ⓐ 강박장애의 가장 흔한 주제는 더러움 또는 오염이다.
ⓑ 강박장애를 가진 사람들 중 일부는 강박사고만 또는 강박행동만 경험한다.
ⓒ 강박 관련 장애로 수집광, 신체이형장애, 피부뜯기 장애가 있다.

① ㉠㉡
② ㉠㉢
③ ㉡㉢
④ ㉠㉡㉢

❮정답 ④

2. 강박장애(Obsessive-compulsive disorder)

(1) 주요 증상 및 진단 기준

[강박장애 진단 기준]

1 강박사고

① 반복적이고 지속적인 사고, 충동, 또는 심상이 장애가 진행되는 어느 시점에서 침투적이고 원치 않는 것이라고 경험되며, 대부분의 개인에게 뚜렷한 불안과 고통을 초래[예 신체건강과 관련된 불안(오염과 불결, 세균감염), 성적이나 공격적 충동, 안전에 대한 집착, 정리정돈에 대한 집착, 확인행동에 대한 집착, 청결행동에 대한 집착 등]

② 개인은 이러한 사고, 충동, 심상을 무시하고 억압하려 하거나 다른 생각이나 행동(강박행동)을 통해서 이를 약화시키려고 노력

2 강박행동

① 반복적인 행동(예 손씻기, 정돈하기, 확인하기) 또는 정신적 활동(예 기도하기, 숫자세기, 마음속으로 단어를 반복하기)이 강박사고에 대한 반응으로 해야만 하거나 또는 엄격하게 적용되어야 하는 규칙에 따라 어쩔 수 없이 행해야만 하는 것으로 느낌

② 강박행동의 목적은 불안이나 고통을 방지하고 줄이기 위한 것이지 기쁨이나 만족을 위한 것이 아님(강박행동은 중화하거나 방지하려는 것과 현실적으로 연결되어 있지 않거나 분명하게 지나친 것이어야 함)

(2) 유병률 및 경과

① 1년 유병률은 1.1~1.8%로 추정되며 발병 시기는 주로 청소년기 또는 성인기 초기이나 아동기에도 시작될 수 있다.

② 평균 발병 사례의 80% 이상은 18세 이전에 증상이 나타나며 남성에게는 확인행동이, 여성에게는 청결행동이 많이 나타난다.

③ 대부분 호전과 악화를 반복하면서 만성적인 과정을 밟게 된다.

용어 및 기출문제

기출

다음에 해당하는 장애 유형은?

→ 보기 →

원치 않은 성적인 생각, 난폭하거나 공격적인 충동, 도덕관념과 배치되는 비윤리적인 심상 등과 같은 불편한 생각이 자꾸 떠올라 무기력하고 괴로워하거나 마치 내면적 논쟁을 하듯이 대응한다.

① 공황장애
② 강박장애
③ 성적불쾌감
④ 우울증

기출

강박장애의 특징을 모두 고른 것은?

→ 보기 →

㉠ 자신의 행동이 비합리적임을 알지만 강박행동을 멈추지 못한다.
㉡ 강박행동을 수행한 후에 대개는 잠시 동안 불안을 덜 느낀다.
㉢ 일부 강박행동은 의례행동(ritual behavior)으로 발전한다.

① ㉠㉡　　　② ㉠㉢
③ ㉡㉢　　　④ ㉠㉡㉢

◀ 정답 ②, ④

(3) 원인과 치료

① 원인

  ㉠ 학습요인 : 강박행동은 불안감소의 강화수단(예 강박적으로 손을 씻는 행위는 감염 위험에 대한 불안을 감소시키는 강화 받은 행동)

  ㉡ 신경생물학적 요인
  • 전두엽의 기능 장애 : 행동의 유연성을 저하시켜 반응 제지 능력을 떨어뜨리기 때문에 틀에 박힌 생각과 행동을 유발
  • 세로토닌 : 세로토닌 재흡수 억제제를 사용할 경우 우수한 치료 효과가 나타난다는 점에서 세로토닌 관련성이 추론됨

  ㉢ 정신분석적 요인 : 강박 증상은 항문기*에 억압된 욕구나 충동이 방어기제의 실패로 인해 재활성화 되어 나타난 결과

  ㉣ 인지적 요인
  • 내적인 유발 자극들이 침투적 사고를 통해 자동적 사고를 유발하고, 이때 인지적 왜곡에 의해 불쾌한 불안반응이 유발되고, 이를 상쇄시키기 위한 강박행동이 나타남
  • 침투적 사고 : 우연히 의식 속에 떠오르는 원치 않는 불쾌한 생각
  • 자동적 사고 : 침투적 사고에 대한 사고를 말하는데, 거의 자동적으로 일어나고 매우 빨리 지나가며 잘 의식되지 않기 때문에 '자동적' 사고라고 부름
  • 사고억제의 역설적 효과 : 강박장애를 지닌 사람은 강박사고를 억누르기 위해 노력을 많이 하는데(사고억제), 그럴수록 역설적으로 강박사고가 더욱 잘 떠올라서 강박행동이 이어지게 되는 현상
  • 불완전감 : 강박장애를 지닌 사람들은 무언가 완전하지 못하다는 찝찝함 때문에 좀 더 완결감을 느끼기 위한 강박행동을 반복하는 경우가 많음

② 사고중지법(thought stopping)

  ㉠ 사고중지법은 끊임없이 혼란을 가중시키는 사고(생각)을 중지시키고 즐거운 생각으로 대체시킴으로써 왜곡된 사고의 빈도와 지속기간을 감소시키는 치료방법이다.

  ㉡ 1단계에는 왜곡된 사고가 스스로에게 감지되는 순간, 절박한 위험에 닥친 것처럼 날카롭고 갑작스럽게 '그만'이라고 말한다.

  ㉢ 2단계에서는 '그만'이라고 말한 직후에 왜곡된 사고를 대처할 경쟁적 사고(반대의 생각에 초점을 맞춘다. 이때 상징적 재각본(imagery rescripting)*을 사용하기도 한다.

3. 신체변형장애(신체이형장애, Body Dysmorphic Disorder)

(1) 주요 증상 및 진단 기준

① 자신의 외모가 기형적이라고 생각하며, 주로 이러한 외형적 결함이 주변 사람에게는 경미하거나 인식되지 않는다.

② 반복적으로 거울을 보거나 지나치게 몸을 단장하고, 피부 벗기기, 안심 구하기, 다른 사람과 자신의 외모를 비교하는 등의 모습이 나타난다.

③ 대부분 성형수술을 통해 결함을 없애려고 하지만, 성형수술 후에도 결과에 만족하지 못하거나 다른 외모적인 부분에 집착하는 경향이 있다.

(2) 유병률 및 경과

① 유병률은 2.4%로 보고되고 있으며 여성이 남성보다 많고, 미혼여성들에게서 흔하다.

② 발병 : 청소년기인 15~20세 사이에 시작된다.

③ 증상의 시작은 흔히 다른 사람이 신체 외모에 대해 어떤 말을 하면서 촉발되는 경우가 많다. (예 '너 코가 왜 그러니?', '검둥이 피부네' 등)

④ 환자들 중 1/5 정도가 자살을 생각한 적이 있고, 1/4 정도가 성형수술을 하는 것으로 알려져 있다.

4. 저장장애(수집광, Hoarding Disorder)

(1) 주요 증상 및 진단 기준

① 언젠가는 필요할지도 모른다는 생각 때문에 버려야 할 물건들을 집 안에 가득히 쌓아둔다.

② 저장강박증후군 또는 강박적 저장증후군이라고도 하며 실제적인 가치가 없음에도 불구하고 버려야 할 물건들을 지속적으로 버리지 못한다.

③ 물건들을 보관해야 할 필요성을 느끼고 버리는 것을 고통으로 여긴다.

④ 물건들을 버리지 못하기 때문에 집안 온 곳에 잡동사니들이 쌓여 있어 생활공간이 정상적인 용도로 사용되지 못한다.

⑤ 그 결과 자신은 물론 다른 사람들의 안전한 환경을 유지하지 못하는 등 생활전반에 걸쳐 심각한 고통을 겪거나 부적응적 증상들이 초래된다.

(2) 저장행동의 유형

강박적 저장	불필요한 물건을 버리지 못하고, 다른 사람에게 주거나 팔지도 못하고 보관하는 것
강박적 수집	불필요하거나 무료로 제공되는 물건들을 모으거나, 지나치게 많은 물건을 구입하는 것

(3) 유병률 및 경과

① 유병률은 2~6%로 보고되고 있으며 여성이 남성보다 많고 발병시키도 빠르다.

② 증상의 심각도는 연령에 따라 증가하고, 일단 증상이 시작되면 경과는 만성적으로 진행된다.

③ 대부분의 환자는 가족보다 자신이 모아 놓은 물건들에 더 강한 애착을 느끼기 때문에 가족이나 주변 사람들과 갈등을 겪게 되고, 사회적 고립을 초래한다.

(4) 원인

저장행동은 대체로 다음과 같은 인지정보처리의 결함으로 나타난다.

① 어떤 물건을 버려야 할지 말아야 할지에 대한 의사결정의 곤란

② 물건들을 지나치게 세세하게 분류하는 등 범주화·조직화의 결함

③ 기억에 대한 확신이 부족하여 물건을 보관해 두어야 자신의 기억과 정보가 잊혀지지 않는다고 믿는 기억의 결함

④ 손실에 대한 과장된 평가

5. 발모광(모발 뽑기 장애, Trichotillomania/Hair-Pulling Disorde)

(1) 주요 증상 및 진단 기준

① 자신의 머리털을 반복적으로 뽑는 것을 말하며, 머리털이 많이 빠져 벗겨진 것이 눈에 띌 정도이다. 머리털이 아닌 신체 다른 부위의 털(눈썹, 겨드랑이 털, 음모)도 뽑을 수 있다.

② 머리카락 뽑는 행동을 그만두거나 줄이기 위해 반복적인 시도를 하지만 매번 실패한다.

③ 머리털을 뽑지 않으려고 할 때나 뽑기 직전에는 긴장감이 높아지고, 머리카락을 뽑을 때마다 쾌락, 만족감, 해방감을 느낀다.

디지털 저장장애 사례
매일 1,000장의 풍경 사진을 찍으며 매일 정리하느라 잠을 못 자거나 집안 청소를 못한다. 사진을 없애버리는 생각만 해도 엄청난 괴로움을 경험한다.

(2) 유병률 및 경과

① 미국 대학생의 1~2% 정도 과거 또는 현재 발모광으로 보고된 바 있으며 아동은 남녀비율이 비슷하지만, 성인은 10 : 1로 여성이 압도적으로 많다.

② 자신의 증상을 감추기 위해 가발이나 모자로 위장하는 경우가 많으며, 다른 사람의 머리카락까지 뽑으려는 충동을 느끼거나 애완동물, 스웨터, 카펫의 털을 뽑는 행동을 나타낼 수도 있다.

③ 일반적으로 스트레스 상황에서 발모 행위가 증가하지만, 편안한 상태에서도 흔히 나타난다.

(3) 원인

① **생물학적 요인** : 두피질환, 지적 장애인에게 많이 나타난다는 점에서 뇌기능의 이상일 가능성이 제기되며 유전적 요인도 작용한다.

② **심리적 요인** : 발모증 아동은 정서적 결핍으로 의존적이며 자존감이 낮고 부정적인 자아상을 가지고 있는 경우가 많다(자신에 대한 처벌 혹은 수동 공격성).

(4) 치료

① **약물치료** : 리튬이나 항불안제, 선택적 세로토닌 재흡수 억제제를 사용한다.

② **인지행동치료** : 격려와 칭찬을 통해 환자 스스로가 자존감을 높이고 긍정적인 자아상을 갖도록 돕는다(부모의 태도변화가 증상을 호전시킬 수 있음).

③ **자기 관찰법** : 자신이 머리카락을 뽑는 행동을 조사하고 주의를 기울이도록 하는 방법이다.

④ **습관 반전법**(habit reversal) : 독서할 때 책에 두 손 올려 놓기, TV볼 때 아령을 잡고 있기 등이 사용된다.

⑤ **동기향상법**(motivation enhancement) : 발모행동을 멈추어야 하는 이유의 목록을 작성하여 반복적으로 읽게 하는 방법이다.

⑥ **독백 변화시키기**(changing the internal monologue) : 발모행동을 하면서 나타내는 내면적 언어를 사용한다. 예컨대 "이 정도는 괜찮아"를 순기능적인 언어인 "잘 참았어!, 해낼 수 있어"로 변화시키는 것이다.

6. 피부 벗기기 장애
[피부 뜯기 장애(Excoriation Disorder/Skin-Picking Disorder)]

(1) 주요 증상 및 진단 기준

① DSM-5에서 처음 포함된 장애로, 반복적으로 피부를 벗기거나 뜯어 손상시키는 행위를 말한다.

② 상기 행동으로 인해 피부가 손상되고 흉터가 생긴다. 피부 벗기는 행동을 감소시키거나 그만두기 위해 노력하지만 매번 실패하게 된다.

③ 불안, 긴장이 높아지거나 스트레스를 받으면 피부 벗기는 행동이 증가한다. 주된 신체부위는 얼굴이며, 팔, 다리, 입술, 허벅지, 가슴, 손톱·발톱도 해당할 수 있다.

(2) 유병률 및 경과

① 평생유병률은 1.4%로 남녀 비율로는 여성이 75%로 보고되고 있다.

② 발병 연령은 청소년기, 특히 사춘기 전후가 가장 많으며, 성인기는 가족의 사망, 부부갈등, 원치 않은 임신 같은 스트레스 사건이 촉발요인으로 작용한다.

③ 공존질환 : 강박장애, 발모광, 주요 우울장애와 함께 나타나는 경우가 많다.

---

section 7 외상 및 스트레스 관련 장애
(Trauma-and Stressor-Related Disorder)

1. 개요

(1) 개념과 유형

① 외상이란 사람이 통제할 수 없는 압도적인 사건(전쟁, 화재, 지진, 재난, 폭행 등)을 경험하며 무력감과 위협을 지각하고, 이후 생활에 지대한 영향을 받게 되는 것을 말한다.

② 일회적 외상과 반복적 외상
　㉠ 일회적 외상 : 단 한 번의 충격적 사건으로 인해 입게 되는 심리적 상처를 말한다.
　　• 지진, 해일, 산사태와 같은 자연 재난

- 댐이나 건물 붕괴, 자동차, 비행기, 열차 사고, 화재, 폭발 사고와 같은 기술적 재해
- 살인, 폭행, 강간, 강도, 유괴, 납치 등의 폭력적 범죄
- 사랑하는 사람의 죽음

ⓒ 반복적 외상 : 아동학대, 성폭행 또는 상습적으로 가해진 신체적, 정서적, 성적 학대가 해당된다.

③ 외상 및 스트레스 관련 장애 : 트라우마를 경험한 사람이 그 충격과 후유증 때문에 부적응적 증상을 나타내는 장애를 말한다.

(2) 하위 유형

하위 유형	주요 특징
반응성 애착장애	문제 행동을 초래하는 극도의 불충분한 돌봄으로 성인 보호자에 대한 억제된, 정서적으로 위축된 행동 패턴 보임
탈억제성 사회적 유대감 장애	문제 행동을 초래하는 극도의 불충분한 돌봄으로 아동이 낯선 성인들에게 능동적으로 접근 또는 상호작용하는 행동 패턴 보임
외상 후 스트레스 장애	• 실제 또는 위협적인 죽음, 심각한 부상 등에의 노출로 외상성 사건과 관련된 인지와 기분의 부정적 변화 • 장애 지속기간이 1개월 이상임
급성 스트레스 장애	• 외상성 사건 이후 침습, 부정적 기분, 해리, 회피, 각성 증상 발현 • 장애 지속기간이 1~3개월임
적응장애	스트레스 요인 발생 3개월 이내에 발생하는 확인 가능한 스트레스 요인에 대한 정서적 또는 행동적 증상이 나타남

2. 반응성 애착장애((Reactive Attachment Disorder)

(1) 주요 증상 및 진단 기준

[반응성 애착장애 진단 기준]

1 기준 1 : 성인 양육자에 대해 정서적으로 억제되고 위축되어 있는 지속적인 양상을 보이며 다음의 2가지 모두로 나타난다.
  ① 아동이 괴로움을 느낄 때에도 양육자에게 거의 또는 최소한으로만 안락함을 구함
  ② 아동이 괴로움을 느낄 때에도 양육자가 주는 안락함에 거의 또는 최소한으로만 응함

2 기준 2 : 다음 3가지 중 지속적인 최소 2가지 사회적·정서정 장애가 나타난다.
  ① 다른 사람들에게 최소한의 사회적, 정서적 반응만을 보임
  ② 긍정적인 정서가 제한되어 있음
  ③ 성인 양육자의 위협적이지 않은 상호작용 중에도 설명할 수 없는 짜증(과민성), 슬픔, 두려움을 나타냄

3 기준 3 : 아동은 다음 중 최소 1가지 방식으로 제대로 양육 받지 못한 극단적인 경험을 해야 한다.
  ① 기본적인 정서적 욕구(안락함, 적절한 자극, 애정)가 성인 양육자에 의해서 충족되지 않은 지속적인 사회적 방임이나 박탈
  ② 주된 양육자가 자주 바뀜으로 인해 안정된 애착을 형성할 기회가 없었음(예 위탁 보호자의 빈번한 교체)
  ③ 특정한 사람과 선택적인 애착을 형성할 기회가 심하게 제한된 비정상적 장면(예 고아원에서 양육됨)

4 기준 **3**의 양육 결핍이 진단 기준 **1**을 초래한 것으로 판단되어야 한다(예 양육박탈의 발생에 이어서 아동의 억제되고 위축된 행동이 나타남).

5 이러한 기준들이 자폐 스펙트럼 장애에 해당되지 않아야 함

6 이러한 장애가 5세 이전에 나타나야 함

7 아동은 최소한 9개월 이상의 발달연령이어야 함

---

① 아동을 적절하게 돌보지 못했기 때문에 아동의 사회적 유대관계가 심하게 손상되어 있다.

② 발달적으로 적절한 관계 형성을 하지 못하며 사회성 발달에 어려움이 있는 경우이다.

③ 생후 9개월 이상된 아동이 양육자로부터 제대로 양육을 받지 못한 애착 외상 때문에 사회적·정서적으로 억제되고 위축되어 있어야 한다.

④ 진단기준의 3가지 중 2개 이상의 행동을 보이고 증상 시작이 5세 이전이어야 한다.

용어 및 기출문제

기출
DSM-5의 반응성 애착장애의 병인과 가장 거리가 먼 것은?

① 안락함, 자극, 애정 등 소아의 기본적인 감정적 요구를 지속적으로 방치

② 소아의 기본적인 신체적인 욕구를 지속적으로 방치

③ 돌보는 사람이 반복적으로 바뀜으로써 안정된 애착을 저해

④ 유전적 원인으로 발생되며 주로 지능장애를 유발하는 대표적인 장애

◀정답 ④

(2) 경과 및 원인

① 심각한 방임상태에서 양육된 아동들 중 10% 미만이 반응성 애착장애를 지닌 것으로 알려져 있다.

② 애착 외상 : 부모나 양육자와의 관계에서 아동이 입은 심리적 상처와 그 결과 심각하게 애착이 결핍된 상태(양육자의 잦은 교체, 방임과 무관심, 아동학대, 부모의 애정 표시에 일관성 없음, 아동의 기질적 과민성 등)

(3) 치료

① 1명의 양육자에 의해 아동이 깊이 있는 애착관계를 경험하도록 하는 것이 중요하다.

② 애착 반응을 증진시키는 지지적 환경이 주어지면 상당한 호전과 회복이 있고, 장애가 심하지 않을 경우 거의 정상에 가까운 상태까지 호전될 수 있다.

③ 그렇지 않으면 장애가 지속적인 경과를 취하는 경향이 있다. 양육자와 함께 하는 놀이치료, 미술치료 등도 효과적이다.

3. 탈억제성 사회적 유대감 장애 (Disinhibited Social Engagement Disorder)

(1) 주요 증상 및 진단 기준

[탈억제성 사회적 유대감 장애 진단 기준]

1 기준 1 : 아동이 낯선 성인에게 적극적으로 접근하고 상호작용하며, 다음 4가지 중 최소한 2개 이상의 행동패턴을 나타낸다.
  ① 낯선 성인에게 접근하고 그들과 상호작용하는 데에 망설임이 없음
  ② 과도하게 친밀한 언어적 또는 신체적 행동을 나타냄(문화적으로 허용되거나 연령에 맞는 사회적 경계성에 부합되지 않음)

2 기준 2 : 기준 1의 행동들이 충동성(ADHD에서처럼)에 국한된 것이 아니고, 사회적으로 탈억제된 행동을 포함하고 있음

3 기준 3 : 아동은 다음 중 1가지 방식으로 제대로 양육 받지 못한 극단적인 경험을 해야 함
  ① 기본적인 정서적 욕구(안락함, 적절한 자극, 애정)가 성인 양육자에 의해서 충족되지 않은 지속적인 사회적 방임이나 박탈
  ② 주된 양육자가 자주 바뀜으로 인해 안정된 애착을 형성할 기회가 없었음(예 위탁 보호자의 빈번한 교체)
  ③ 특정한 사람과 선택적인 애착을 형성할 기회가 심하게 제한된 비정상적 장면(예 고아원에서 양육됨)

기출

신경발달장애에 해당하지 않는 것은?

① 발달성 협응장애
② 탈억제성 사회적 유대감 장애
③ 상동증적 운동장애
④ 투렛장애

< 정답 ②

4 기준 **3**의 양육 결핍이 진단기준 **1**을 초래한 것으로 판단되어야 한다(**예** 양육 박탈의 발생에 이어서 아동의 억제되고 위축된 행동이 나타남)

5 이러한 장애가 5세 이전에 나타나야 함

7 아동은 최소한 9개월 이상의 발달연령이어야 함

(2) 경과 및 치료

① 부모의 학대나 방치 때문에 입양되거나 고아원에서 자란 아동들 중 대략 20% 정도가 이 장애를 나타낸다고 보고되고 있다.

② 반응성 애착장애와 원인은 유사하지만 충동적이며, 외향적인 성향의 아동에게 탈억제성 사회적 유대감 장애가 발생한다.

③ 치료는 반응성 애착 장애 치료와 동일하다.

4. 외상 후 스트레스 장애(Posttraumatic Stress Disorder)

(1) 주요 증상 및 진단 기준

[외상 후 스트레스 장애 진단 기준]

1 실제적인 것이든 위협을 당한 것이든, 죽음, 심각한 상해 또는 성적인 폭력을 다음 중 1가지 이상의 방식으로 경험함

① 외상 사건을 직접 경험하는 것

② 외상 사건이 다른 사람에게 일어나는 것을 직접 목격하는 것

③ 외상 사건이 가까운 가족이나 친구에게 일어났음을 알게 되는 것

④ 외상 사건의 혐오스러운 세부 내용에 반복적 또는 극단적으로 노출되는 것 (전자매체, TV, 영화, 사진을 통한 것이 아님)

2 외상적 사건이 발생한 이후에 외상 사건과 관련된 침투 증상이 다음 중 1가지 이상 나타남

① 외상 사건에 대한 고통스러운 기억의 반복적 침투적인 경험(6세 이상의 아동에서는 외상 사건의 주제나 특징을 반영하는 반복적인 놀이로 표현될 수 있음)

② 외상 사건과 관련된 고통스러운 꿈의 반복적 경험(아동에서는 내용은 몰라도 놀라는 꿈일 수 있음)

③ 외상 사건이 실제로 일어나고 있는 것처럼 느끼고 행동하는 해리 반응(**예** 플래시백*)

④ 외상 사건과 유사하거나 외상 사건을 상징하는 내적 또는 외적 단서에 노출될 때마다 강렬한 심리적 고통이 유발됨

기출

대형 화재현장에서 살아남은 남성이 불이 나는 장면에 극심하게 불안증상을 느낄 때 의심할 수 있는 가능성이 가장 높은 장애는?

① 외상 후 스트레스 장애
② 적응장애
③ 조현병
④ 범불안장애

플래시백

마음에 예기치 못하게 역사적인 장면 혹은 과거 경험이 갑작스럽게 떠오르는 현상을 말한다.

＜정답 ①

❺ 외상 사건과 유사하거나 외상 사건을 상징하는 내적 또는 외적 단서에 대한 뚜렷한 생리적 반응

③ 외상 사건이 일어난 후 외상 사건과 관련된 지속적인 자극 회피가 다음 중 1가지 이상의 방식으로 나타남

① 외상 사건과 밀접하게 관련된 고통스러운 기억, 생각, 감정을 회피하거나 회피하려는 노력

② 외상 사건과 밀접하게 관련된 고통스러운 기억, 생각, 감정을 유발하는 외적인 단서들(사람, 장소, 대화, 활동, 대상, 상황)을 회피하거나 회피하려는 노력

④ 외상 사건에 대한 인지와 감정의 부정적 변화가 다음 중 2개 이상 나타남

① 외상 사건의 중요한 측면을 기억하지 못함

② 자신, 타인, 세상에 대한 과장된 부정적 신념이나 기대를 지속적으로 지님

③ 외상 사건의 원인이나 결과에 대한 왜곡된 인지를 지니며, 이로 인해 자신이나 타인을 책망함

④ 부정적 정서상태(예 공포, 분노, 죄책감, 수치심)를 지속적으로 나타냄

❺ 중요한 활동에 대한 관심이나 참여가 뚜렷하게 감소함

❻ 다른 사람에 대해서 거리감이나 소외감을 느낌

❼ 긍정적인 정서(예 행복감, 만족, 사랑의 감정)를 지속적으로 느끼지 못함

⑤ 외상 사건과 관련하여 각성과 반응성의 현저한 변화가 다음 중 2가지 이상 나타남

① 이러한 변화는 외상 사건이 일어난 후에 시작되거나 악화될 수 있음

② (자극이 없는 상태이거나 사소한 자극에도) 짜증스러운(과민한) 행동이나 분노 폭발

※ 전형적으로는 사람이나 물건을 보고도 언어적 · 신체적 공격성을 나타냄

③ 무모하거나 자기 파괴적인 행동

④ 과도한 경계심

❺ 과도한 놀람 반응

❻ 집중의 곤란

❼ 수면장애

❽ 잠들기가 어렵거나 수면을 유지하기가 어려움

❾ 또는 초조하고 불만족스러운 수면

① PTSD는 어떤 충격적인 외상적 사건을 경험하고 난 후에, 그 후유증으로 다양한 부적응적 증상들의 재경험을 특징으로 한다.

② 외상적 사건

㉠ 한 개인에게 심리적 상처를 깊게 남겨서 사건이 종료된 이후에도 최소한 1개월 이상 장애 후유증을 남기는 극심한 충격적 사건을 의미한다.

용어 및 기출문제

기출

강간, 폭행, 교통사고, 자연재해, 가족이나 친구의 죽음 등 충격적 사건에 뒤따라 침습 중상, 지속적 회피, 인지와 감정의 부정적 변화, 각성과 반응성의 뚜렷한 변화 등이 나타나는 심리적 장애는?

① 주요 우울증
② 공황장애
③ 외상 후 스트레스 장애
④ 강박장애

❮정답 ③

ⓛ 유형

일회적 외상	한 번의 충격적인 사건으로 인한 외상
반복적 외상	부모나 다른 사람들로부터 주기적, 반복적으로 당한 학대와 같은 외상
대인관계적 외상	타인의 고의적 행동에 의한 외상(전쟁, 테러, 살인, 폭행, 강간, 고문 등)
인간 외적인 외상	인간 외적인 외상(재난으로 인한 외상 : 지진, 태풍, 홍수, 산사태, 화산폭발 등)

③ PTSD의 전형적 증상

　㉠ 침투 증상
　　• 충격적인 사건이 반복적으로 떠오르고, 꿈에 나타나기도 함
　　• 사건과 관련된 유사한 단서들을 접하게 되면 그 사건이 재발하고 있는 것 같은 행동이나 느낌이 계속되어 심리적, 신체적 고통이 초래됨

　㉡ 회피 증상
　　• 외상과 관련된 자극을 회피하고 외상 전에는 없었던 증상들이 나타남
　　• 외상적 사건과 관련된 생각, 자극, 장소, 사람을 피하게 되며, 감정이 무뎌짐
　　• 다른 사람들로부터 고립감과 소외감을 느끼고 중요한 활동에 대한 흥미가 크게 저하됨

　㉢ 인지와 감정의 부정적 변화
　　• 외상 사건을 당한 후에 자신, 타인, 세상을 불신하고 책망함
　　• 미래에 대한 믿음을 잃어버리거나, 부적인 정서상태(예 공포, 분노, 죄책감, 수치심) 등이 나타남

　㉣ 각성과 행동 변화
　　• 외상 전에는 존재하지 않았던 예민한 각성상태가 지속됨
　　• 쉽게 놀라거나 화를 내고 주의집중을 못하며 경계심을 나타내고 잠들기가 어렵고 계속 잠을 자기 어렵게 됨

기출
외상 후 스트레스 장애의 주된 증상과 가장 거리가 먼 것은?
① 침습증상
② 지속적인 회피
③ 과도한 수면
④ 인지와 감정의 부정적 변화

(2) 유병률 및 경과

① 평생 유병률은 8.7%로 보고되며, 1년 유병률은 3.5%로 추정된다.

② PTSD가 있는 남성의 88%, 여성의 79%는 다른 정신장애를 함께 나타내는데 가장 흔한 동반 장애는 주요 우울장애와 알코올 남용 및 의존이다.

③ 일단 발병하고 나면 만성화될 위험이 높으며 특히 직장을 오랫동안 쉴 수 있고 장애 보상을 받는 것과 같은 이차적 이득이 개입되는 경우 가능성이 더 높아진다.

◀정답 ③

④ 30% 정도는 자연적으로 회복되고, 40%는 가벼운 증상을 지속적으로 경험, 20%는 중등도 이상의 증상을 지속적으로 경험, 나머지 10%는 증상이 오히려 더 악화된다.

(3) 원인

① 정신적 충격을 주는 외상적 사건이 원인이 된다.

② 신경생물학적 요인

  ㉠ 정상인에 비해 해마의 부피가 작음

  ㉡ 스트레스 호르몬인 코르티솔 수용기의 민감성 증가

  ㉢ 학습이론 : 이요인 모델

  • PTSD의 첫 두려움은 고전적 조건형성으로부터 생김

  • 회피행동(조건반응)은 조작적 조건형성이 된 것이라고 봄

  ㉣ 이차적 이득 : PTSD로 인해 얻게 되는 이득(직장 휴직 등)으로 인해 만성화 될 수 있다.

(4) 치료

① 정서적 지지와 그 사건에 대해 함께 이야기를 나눌 수 있는 용기를 북돋워 준다.

② 약물치료 : 선택적 세로토닌 재흡수 억제제 계열의 항우울제를 사용한다.

③ 심리치료 : 지속적인 심리교육, 인지탐색, 공포와 불안감을 낮추는 시뮬레이션 행동 노출 치료, 이완 호흡 훈련 등이 사용된다.

④ 안구운동치료(EMDR ; Eye Movement Desensitization And Reprocessing)

  ㉠ 치료자의 손짓이나 기계를 보면서 눈동자를 이리저리 굴리는 치료법

  ㉡ 끔찍한 경험은 뇌의 정보처리 기능을 마비시킴

  ㉢ 안구운동 신호는 뇌 기억을 재처리해주어 부정적인 생각과 감정을 줄여줌

⑤ 심리경험 사후보고

  ㉠ 외상 후 스트레스 장애의 대표적인 지역사회 개입접근법이다.

  ㉡ 대형 사고나 자연재해 등 외상적 사건 발생 후 집단 활동이나 이야기하기를 촉진하는 개입방법이다.

용어 및 기출문제

기출

외상 후 스트레스 장애의 대표적인 지역사회 개입접근인 심리경험 사후 보고에 관한 설명으로 적절한 것은?

① EMDR보다 효과적이다.

② 특정 고위험군 환자들에게 효과적이다.

③ 청소년에게만 효과적이다.

④ 전문가에 의해 행해졌을 때만 효과적이라고 보고된다.

❮정답 ②

⑥ **트라우마 체계치료**(TST : trauma system a therapy) : 열 가지 치료 원리를 따른다. 이 원리들은 트라우마 체계치료의 기본적인 특성에 기반하고 있다.

> 1. 무너진 체계를 조정하고 복원하기
> 2. 먼저 안전을 확보하기
> 3. 사실에 근거하여 명확하고 초점화된 계획을 만들기
> 4. 준비되지 않았을 때 시작하지 않기
> 5. 최소한의 자원으로 작업하기
> 6. 책임, 특히 당사자의 책임을 주장하기
> 7. 현실에 맞추기
> 8. 당신 자신과 팀을 돌보기
> 9. 강점으로 시작하기
> 10. 더 좋은 체계를 만들어 남겨 두기

5. 급성 스트레스 장애(Acute Stress Disorder)

(1) 주요 증상 및 진단 기준

① 모든 면에서 PTSD의 주요 증상(침투 증상, 부정적 기분, 해리 증상, 회피 증상, 각성 증상)과 동등하나, 지속기간이 3일 이상 1개월 이내로 짧다.

② 사건을 경험한 후 1개월까지는 PTSD로 진단하지 않으며 장애가 1개월 이상 지속되는 경우 진단명이 PTSD로 바뀌게 되는데 그 비율은 50%로 알려져 있다.

(2) 스트레스의 의의

① 정의
- ㉠ 개념 : 적응하기 어려운 환경에 처하게 될 때 느끼는 심리적, 신체적 긴장 상태를 의미한다.
- ㉡ 어원
  - 물리학에서 "물체에 가해지는 물리적 힘"을 의미하는 용어로 사용
  - 의학에 적용되면서 개체에 부담을 주는 육체적 · 정신적 자극이나, 이러한 자극에 생체가 나타내는 삶의 과정의 반응으로 의미가 확산됨

② 스트레스의 유형과 기능
- ㉠ 디스트레스(distress) : 심신을 쇠약하게 만드는 악성 스트레스이다.
- ㉡ 유스트레스(eustress) : 삶에 긍정적인 촉매제로 작용하는 좋은 스트레스이다.

③ 스트레스의 범위

    ㉠ **거시적 스트레스** : 생활상의 아주 커다란 사건(**예** 천재지변, 배우자의 죽음, 이혼, 실직, 중요한 시험에서 불합격 등)

    ㉡ **미시적 스트레스** : 일상의 작은 골칫거리(출근길 정체 등)와 같은 헤슬(hassle)과 사소하지만 유쾌한 생활경험인 업리프트(uplift)가 있음

④ 스트레스 반응 및 과정(투쟁-도피 반응)

    ㉠ 긴박한 위협 앞에서 자동적으로 나타나는 생리적 각성 상태를 월터 캐넌(Walter Cannon)은 투쟁-도피 반응(fight of flight)이라고 명명하였다.

    ㉡ 개인은 스트레스 유발요인에 대처하여 생리적, 신체적 변화를 일으킬 때 평형을 유지하려는 특징이 있다.

    ㉢ 스트레스 상황에서 교감신경계는 신체의 공격, 방어, 혹은 도피에 필요한 에너지를 동원하는데, 호흡 및 땀 분비 증가, 소화기능 저하, 동공팽창이 나타난다.

    • 스트레스에 대한 반응으로 싸우거나 도망치는 것에 비유할 수 있으며 여기에 얼어붙기(Freezing)을 추가하여 스트레스에 대한 3F 반응으로 부르기도 함

    • 보호(tending)와 보살핌(befriending) 반응(스트레스에 대한 여성들의 반응) : 대체로 여성들은 스트레스에 보호(tending)와 보살핌(befriending) 반응을 나타냄

⑤ 일반 적응 증후군(General Adaptation Syndrome, GAS)

    ㉠ 인간의 몸이 스트레스에 직면하면 일련의 단계를 거쳐 반응한다. 셀리에(Selye, 1976)는 이것을 일반 적응 증후군이라 명명했다.

    ㉡ 1단계(경고)

    • 정신적 혹은 육체적 위험에 노출되었을 때 나타나는 즉각적인 반응

    • 매우 각성되고 심장이 빨리 뛰며 손에 땀이 나고 긴장된 상태(맹수를 만난 경우, 교통사고가 날뻔 한 경우, 강도를 만난 경우 등)

    • 스트레스에 대응하기 위해서 몸에서 적응 에너지를 이용하여 대응하기 시작

    • 스트레스가 계속될 경우 저항 단계로 넘어감

    ㉢ 2단계(저항)

    • 스트레스 자극에 계속적으로 대응하는 단계

    • 스트레스와 이에 대한 반응이 균형을 이루어 외적으로는 특별한 변화가 나타나지 않음

    • 스트레스 상황이 지속될 경우 소진 단계로 넘어감

    ㉣ 3단계(소진, 탈진)

    • 스트레스에 장기간(장시간) 노출되어 적응 에너지가 소진

    • 스트레스에 대항할 수 있는 힘이 소진되고 몸의 모든 기능이 저하됨

용어 및 기출문제

기출

투쟁-도피(fight-flight) 반응과 가장 거리가 먼 것은?

① 호흡의 증가
② 땀 분비 감소
③ 소화기능 저하
④ 동공 팽창

◀ 정답 ②

(3) 스트레스에 대한 대처 방법

① **문제중심 대처**: 스트레스를 유발시키는 자극 자체를 변화시키려는 적극적인 노력을 한다(예 정보 얻기, 계획세우기, 새로운 기술배우기 등).

② **정서중심 대처**: 스트레스 자극으로부터 유발된 불쾌한 감정 자체를 해소하려는 노력을 의미한다(예 운동하기, 명상하기, 친구 만나기, 술 마시기, 무시하기 등).

③ **회복탄력성**(resilience)

　㉠ 레질리언스 혹은 적응유연성이라고 불리는 개념으로 스트레스로부터 회복하여 긍정적인 적응결과를 가져오게 하는 개인의 심리, 사회적 복원력이다.

　㉡ 스트레스라는 역경을 통해 개인이 더욱더 강해지는 계기가 된다는 의미를 담고 있으며 하와이 카우아이섬 종단연구를 통해 발전된 개념이다.

6. 적응장애(Adjustment Disorder)

(1) 주요 증상 및 진단 기준

```
[적응장애 진단 기준]
1 스트레스 사건이 발생한 후 3개월 이내에 부적응적 증상들이 나타남
2 부적응적 증상들이 스트레스 사건의 강도와 심각성에 비해 지나치게 심각하여
  일상생활에 심한 지장이 초래됨
3 스트레스 요인이나 스트레스 결과가 사라지면 6개월 이상 지속되지 않음
4 부적응적 증상들이 다른 정신장애에 해당될 만큼 심각하지 않을 경우
```

① 어떤 스트레스 사건에 대한 적응실패로, 정서적 또는 행동적 문제들이 발생하는 경우 진단된다.

② 스트레스 사건이 무엇이었는지 인식(확인) 가능하다는 특징이 있다.

(2) 유병률

① 정신건강 기관을 방문한 사람들 중 5~20%, 정신과 병원을 방문한 환자의 50%, 성인에서는 여성이 남성의 2배로 보고되고 있다.

② 아동·청소년은 남녀 비율이 비슷하고, 청소년기에 장애가 발생할 가능성이 높다.

③ 청소년기에 발병한 경우 나중에 물질-관련 및 중독장애, 품행장애를 동반할 확률이 높고, 회복도 성인보다 오래 걸린다.

기출

DSM-5의 진단범주 중 영아기, 아동기 및 청소년기에 흔히 처음으로 진단되는 장애에 포함되지 않는 것은?

① 지적발달장애
② 품행장애
③ 틱장애
④ 적응장애

◀ 정답 ④

(3) 치료

① 스트레스 요인이 사라지면 자발적으로 회복되는 경향이 있으며 대다수는 3개월 이내에 이전 기능을 회복한다.

② 6개월 이상 증상이 만성적으로 지속되는 경우 주요 우울장애나 불안장애 등 다른 정신장애로 진전되는 경우도 있으므로 빨리 치료 받는 것이 좋다.

③ 지지적 심리치료는 스트레스 요인을 줄여주며, 만약 스트레스가 줄어들거나 사라지는 것이 아니라면 스트레스 대처능력과 적응능력을 향상시켜 주는 효과가 있다.

section 8 해리장애(Dissociative Disorder)

1. 개요

(1) 해리장애

① 해리 : 의식의 통합적 기능이 통일성을 상실한 나머지 자기 자신, 시간, 장소, 상황, 현실감각과 지각, 주위환경을 파악하는 연속적인 자아로부터 의식이 단절되는 현상을 말한다.

② 해리 장애 : 극심한 스트레스를 받아 의식의 붕괴가 초래되고, 그로 인해 통합적인 자아기능이 정상적으로 작동되지 못하는 경우이다.

③ 주요 특징
  ㉠ 해리증상은 견디기 힘든 외상적 경험이나 심리적 쇼크가 원인이 된다.
  ㉡ 뇌 손상이나 신체적 질병과는 관련이 없다.
  ㉢ 대부분의 경우 위급한 사태에 직면했을 때 급작스럽게 나타났다가 곧 정상으로 회복된다.

(2) 하위 유형

하위 유형	주요 특징
해리성 정체감(성) 장애	• 2가지 이상의 뚜렷한 성격 상태가 특징인 정체성 붕괴 • 일상 사건의 회상에 있어서 반복적인 공백
해리성 기억상실(증)	(보통 외상성 또는 스트레스성 성격의) 중요한 자전적(자서전적) 정보 회상 불능
이인증(성)/비현실감 장애	지속적 또는 반복적인 이인증(자신에 관한 비현실성 또는 애착상실) 또는 비현실감(주변에 대한 비현실성 또는 애착상실) 경험

2. 해리성 정체감 장애(Dissociative Identity Disorder)

(1) 주요 증상과 특징

① 한 사람 안에 둘 이상의 각기 다른 정체감을 가진 성격이 존재하는 경우이다.

② 한 성격이 출현해서 경험한 것(예 일상적인 사건, 중요한 개인 정보, 외상적 사건들)을 다른 성격은 무슨 경험을 했는지를 회상하지 못하는 경우가 많다.

③ 여러 인격이 교체되어 빈번한 공백이 초래되며 생활 전반에 걸쳐 심각한 고통을 겪거나 부적응적 증상들이 초래된다.

④ 자신의 고유한 이름을 그대로 유지하는 원래의 1차적 성격은 새롭게 등장한 제2, 제3의 성격들과는 대조적인 성격이고, 서로 비판적이며 갈등적인 경우가 많다.

⑤ 2개 이상, 많게는 100개 이상도 보고되고 있으나 실제로는 10개 이하가 대부분이다.

⑥ 이러한 증상은 물질의 생리적 효과(예 알코올 중독 상태에서의 일시적 기억상실 또는 혼돈된 행동)나 의학적 상태(예 복합성 부분 발작)로 기인한 것은 아니다.

(2) 임상적 양상

① 최소한 2개 이상의 서로 다른 성격 특징을 가지고 있다. 과거 다중인격 장애(multiple personality disorder)라고 불리기도 했으며, 일부 문화에서는 빙의(possession) 경험으로 기술되기도 한다.

② 주로 심리 사회적 스트레스 상황에 따라 각기 다른 성격이 교체되면서 의식에 나타나서 말과 행동을 지배하게 된다.

③ 별개의 성격들은 자기 나름대로의 고유한 정체감을 갖고 있기 때문에 환경 및 자신을 지각하고, 관계하고, 생각하는 비교적 지속적인 독특한 방식을 갖고 있다.

(3) 유병률 및 경과

① 미국 성인의 1.6%로 추정되며 남성과 여성의 유병률이 비슷(남성이 약간 높음)하게 나타난다. 발병 시기는 아동기 초기부터 노년기까지 다양하다.

② 만성적이며, 재발하는 경향이 높고, 삽화적이며 지속적인 경과를 밟게 된다.

기출

DSM-5에서 해리성 정체성 장애의 진단적 특징이 아닌 것은?

① 자기감각과 행위 주체감의 갑작스러운 변화
② 반복적인 해리성 기억상실
③ 경험성 기억의 퇴보
④ 알코올 등의 직접적인 생리적 효과로 일어나는 경우도 포함

〈정답 ④

(4) 원인과 치료

① 외상 모델 : 아동기의 외상 경험을 회피하기 위한 방어로 해리현상이 나타나는데, 아동이 발달하면서 해리가 점차 정교해져 해리성 정체감 장애로 발전하게 된다고 설명한다.

② 4요인 모델 : 클러프트(Kluft)는 해리성 정체감 장애를 유발하는 4요인 모델을 제시하였다.

　　㉠ 외상에 직면했을 때 현실로부터 해리될 수 있는 내적 동기가 있어야 한다.

　　㉡ 신체적·성적 학대와 같은 압도적인 외상 경험이 원인이 된다.

　　㉢ 해리에 의한 대체 인격으로 인해 하나의 응집력 있는 자아를 형성할 수 없다.

　　㉣ 위로와 진정 기능을 해줄 수 있는 타인이 없다.

③ 여러 인격 간의 통합을 통한 적응 기능의 향상이며, 가장 중심적이고 적응적인 인격을 중심으로 이루어지는 것이 좋다.

3. 해리성 기억상실증(Dissociativee Amnesia)

(1) 주요 증상 및 진단 기준

① 자신의 중요한 과거경험을 기억하지 못하는 경우로 과거에는 '심인성 기억상실증'으로 불렸다.

② 외상이나 스트레스성으로 자신의 중요한 개인적(자서전적) 정보를 회상하지 못한다(건망증이나 일시적인 망각 때문이 아님).

③ 이로 인해 생활 전반에 걸쳐 심각한 고통을 겪거나 부적응적 증상들이 초래된다.

④ 해리성 둔주(dissociative fugue)가 함께 나타나는 유형과 그렇지 않은 유형이 있다.

(2) 해리성 둔주(심인성 둔주)

① 해리상태에서 기억상실과 더불어 주거지를 이탈하여 다른 곳으로 여행을 하거나 방황하는 행동을 나타내는 경우다.

② 둔주 기간은 짧게는 몇 시간~며칠, 길게는 몇 주~몇 개월, 아주 길게는 수년간 지속될 수도 있다.

③ 자기 자신에 대한 기억이나 자신의 인생 사건들을 망각하지만, 세상에 관한 지식은 잘 보유하고 있다.

기출

DSM-5에서 해리성 정체감 장애에 대한 설명과 가장 거리가 먼 것은?

① 기억에 있어서 빈번한 공백을 경험한다.

② DSM-5에서는 빙의 경험을 해리성 정체감 장애의 증상과 기본적으로 동일하다고 여기고 있다.

③ 한 사람 안에 둘 이상의 각기 다른 정체감을 지닌 인격이 존재하는 경우를 말한다.

④ 최면에 잘 걸리지 않는 성격을 보인다.

＜정답 ④

④ 해리성 둔주의 회복

　㉠ 갑자기 일어나지만, 회복에 소요되는 시간은 다양하다.

　㉡ 회복은 완전하게 이루어지고 재발가능성은 거의 없다.

　㉢ 회복된 후에는 둔주 기간 동안에 있었던 일들을 기억하지 못한다.

⑤ 해리성 기억상실증과의 차이점

　㉠ 해리성 둔주는 해리성 기억상실증보다 개인 신상에 대한 기억상실이 더 병리적이다.

　㉡ 해리성 둔주는 평소 활동하던 장소를 떠나 다른 곳으로 방황을 한다는 점에서 차이가 있다.

(3) 기억 손상의 구분

① **국소적 기억상실증** : 특정한 기간에 일어난 사건을 기억하지 못한다.

② **선택적 기억상실증** : 특정한 기간에 일어난 사건에 대해 어떤 것은 기억하고 어떤 것은 전혀 기억하지 못한다.

③ **일반적 기억상실증** : 평생 기억력이 손상된 경우이다(매우 드물게 나타나는 유형).

④ **지속적 기억상실증** : 특정한 시간부터 현재를 포함하여 지금까지 나타난 사건들을 전혀 기억하지 못하는 경우이다.

⑤ **체계적 기억상실증** : 어떤 특정한 범주(**예** 특정한 사람, 특정한 상황의 정보)에 대해 기억을 하지 못하는 경우이다.

(4) 원인과 치료

① 원인

　㉠ **정신분석적 입장** : 불안을 유발하는 심리적 내용을 억압과 부인의 방어기제를 통해 의식에 떠오르지 못하게 하는 것이라 설명한다.

　㉡ **행동주의적 입장** : 불안 및 죄책감을 유발하는 생각이나 행동을 잊어버림으로써 불안이나 죄책감에서 벗어나는 것으로, 기억상실 행동이 학습되는 것이라고 본다.

② 치료

　㉠ 최면 치료는 해리성 정체감 장애에 대한 현재 가장 신뢰도 있고 효과적인 것으로 알려져 있다. 최면을 이용하여 억압된 갈등을 의식 수준까지 끌어올린다.

　㉡ 정신분석 치료는 해리된 억압을 이겨낼 수 있도록 돕는 형태로 진행된다.

　㉢ **약물치료** : 해리성 기억상실증 자체를 치료하는 약은 없으며 우울 증상이나 불안이 동반되는 경우 항우울제나 항불안제가 사용된다.

기출

정신분석학적 관점에서 볼 때 해리장애를 야기하는 주된 방어기제는?

① 억압
② 반동형성
③ 치환
④ 주지화

❮정답 ①

4. 이인증/비현실감 장애
(Depersonalization/Derealization Disorder)

(1) 주요 증상 및 진단 기준

① 자아 감각에 어떤 변화가 초래되어 평소와는 달리 자신의 경험이 매우 낯설게 느껴지거나 주변 환경이 예전과 달라졌다고 느껴지는 비현실감을 지속적으로 또는 반복적으로 경험한다.

② 이인증, 비현실감, 또는 이 둘 모두를 지속적 또는 반복적으로 경험하게 된다.

③ 상기 증상을 경험하는 동안에 현실검증력(reality-testing)*은 비교적 유지되며, 흔한 증상이므로 증상이 심리적 고통이나 기능의 장해를 초래할 정도로 심각해야 진단될 수 있다.

④ 이로 인해 생활 전반에 걸쳐 심각한 고통을 겪거나 부적응적 증상들이 초래된다.

(2) 개념의 정의

① 이인증 : 자신의 생각, 감정, 감각, 신체, 또는 행위에 대해 생생한 현실로 느끼지 못하고 그것과 분리되거나 외부 관찰자가 된 것처럼 경험한다(예 지각 경험의 변화, 시간이 느리게 가는 느낌, 자신이 낯설거나 없어진 듯한 느낌, 정서적 또는 신체적 감각의 둔화)

② 비현실감 : 주변 환경이 비현실적인 것으로 느껴지거나, 주변 환경과 분리된 듯한 느낌이 들게 되는 경우(예 사람이나 물체가 현실이 아닌 것처럼, 꿈이나 안개 속에 있는 것처럼, 멀리 떨어져 있는 것처럼 느껴지거나, 생명이 없거나 왜곡된 것으로 보이는 경험)

(3) 유병률 및 경과

① 평생 유병률은 2%로 남성과 여성의 비율이 흡사하다.

② 보통 청소년기에 시작되어 15~30세에 가장 많으며 40세 이후에는 발병이 드물다.

③ 만성적이며 증상의 호전과 악화가 교차하며 스트레스가 심해지면 악화되는 경향이 있다.

현실검증력

현실과 비현실을 지각할 때 그 차이를 구분할 수 있는 능력을 말한다.

기출

다음의 사례에 가장 적합한 진단명은?

보기

24세의 한 대학원생은 자신이 꿈 속에 사는 듯 느껴졌고, 자기 신체와 생각이 자기 것이 아닌 듯 느껴졌다. 자신의 몸 일부는 왜곡되어 보였고, 주변 사람들이 로봇처럼 느껴졌다.

① 해리성 정체성 장애
② 해리성 둔주
③ 이인화/비현실감 장애
④ 착란장애

❮정답 ③

section **9** 신체증상 및 관련 장애
(Somatic symptom and Related Disorder)

1. 개요

(1) 주요 특징

① 다양한 신체적 증상을 호소하지만 의학적으로 그러한 증상의 기반이 되는 신체적 원인을 찾을 수 없다.

② 어떤 특정 물질의 효과에서 기인된 것도 아니고, 다른 정신장애로도 설명되지 않는 경우 신체증상의 발생과 유지의 결정적 요인은 심리적 원인이다.

(2) 하위 유형

하위 유형	주요 특징
신체증상장애	의학적으로는 신체적 질병이 없는데도, 1개 이상의 신체적 증상에 대한 과도한 집착과 걱정을 6개월 이상 나타내는 경우
질병불안장애 (건강염려증)	실제로 건강에 큰 문제가 없는데도, 자신의 몸에 심각한 질병이 있다는 생각에 집착하며 과도한 공포와 불안을 6개월 이상 지속적으로 나타내는 경우
전환장애	• 신경학적 손상을 암시하는 운동기능과 감각기능의 이상을 호소하지만, 증상의 원인을 찾을 수 없는 경우 • 허위성 장애와 꾀병의 중간 정도에 위치한 정신장애로 여겨짐
허위성 장애	• 단지 환자의 역할을 하기 위해서 신체적·심리적 증상을 의도적으로 만들어 내거나 위장하는 경우 • 허위성 장애는 동정과 관심을 유발하려는 목적만 있을 뿐, 다른 어떤 외적인 이득을 취하려는 의도가 없음

기출

DSM-5에서 '신체증상 및 관련 장애' 분류항목에 해당하는 것은?

① 전환장애(conversion disorder)
② 다중인격(multiple personality)
③ 심인성 건망증
   (psychogenic amnesia)
④ 신체변형장애
   (body dysmorphic disorder)

❮ 정답 ①

2. 신체증상장애(Somatic Symptom Disorder)

(1) 주요 증상 및 진단 기준

① 신체증상의 개념 : 1개 이상의 신체적 증상에 대한 과도한 집착과 걱정 때문에 일상 생활에서 심각한 고통을 겪거나 부적응적 증상들이 초래되는 경우를 의미한다.

② 진단 기준
   ㉠ 일상생활에서 심각한 고통이나 지장을 초래하는 1개 이상의 신체증상을 호소한다.
   ㉡ 신체증상에 대한 과도한 사고, 감정, 또는 행동이나 증상과 관련된다(자신이 지닌 증상의 심각성에 대해 과도한 생각을 지속적으로 가짐).
   ㉢ 건강이나 증상에 대해 지속적으로 높은 수준의 불안을 나타내며 이러한 증상이나 건강염려에 대해 과도한 시간과 에너지를 투자한다.
   ㉣ 이러한 사태가 6개월 이상 지속되어야 한다.

(2) 유병률

① 성인의 5~7%로 보고되고 있으며 여성이 남성보다 더 많은 것으로 나타난다.

② 자연적 회복은 드물고, 증상의 기복을 나타내며 만성적 과정을 밟는 경우가 많다.

③ 치료가 잘 되지 않고 예후가 나쁜 편이며 스트레스가 심해지면 증상이 악화되는 경향이 있다.

(3) 원인

① 부정적 감정을 억압할 때 생겨날 수 있으며, 신체적 증상으로 인한 이차적 이득에 의해 강화된다.

② 신체적 변화에 주의를 많이 기울이고 신체감각을 증폭하여 지각하며 신체적 증상의 원인을 질병으로 잘못 해석하는 경향이 있다.

③ 정신분석적 입장에서는 신체화 증상을 억압된 감정의 신체적 표현이라고 본다. 프로이트는 억압된 감정이 신체적 통로를 통해 표출된 것이 신체화(somatization) 증상이라고 설명하였다.

④ 이들은 감정표현 불능증(alexithymia)*을 보이며, 감정표현을 잘하지 못하는 것이 특징적이다.

⑤ 부모가 지니는 건강과 질병에 대한 견해도 영향을 주게 된다. 또한 감정을 잘 느끼지 못하는 부모나 부정적 감정을 과도하게 억제하는 가정에서 성장한 아동은 감정표현 불능증을 나타낼 수 있다.

용어 및 기출문제

기출

다음에 제시된 장애유형 중 같은 유형으로 모두 묶은 것은?

┌ 보기 ┐
   ㉠ 신체증상장애
   ㉡ 질병불안장애
   ㉢ 전환장애
   ㉣ 공황장애
└

① ㉠㉡
② ㉡㉢㉣
③ ㉠㉡㉢
④ ㉠㉡㉢㉣

감정표현 불능증
감정을 기술하는 어휘력이 부족하고 겉으로 표현하지 못하며, 자신의 감정 상태를 정확히 지각하지 못한다. 자신의 감정과 그러한 감정상태에서 나타나는 신체적 변화의 차이를 잘 구분하지 못한다.

◀정답 ③

(4) 치료

① 만성적인 경과를 나타내며 치료하기 어려운 장애로 알려져 있으며, 인지행동치료나 약물치료를 통해 증상이 완화될 수 있다.

② 신체증상장애를 통해 2차적 이득을 얻지 못하게 만들면 신체증상들이 상당히 줄어들긴 하나 또 다시 스트레스가 발생하면 신체증상이 재발된다.

③ 환자들은 심리치료에 저항이 강하고 비협조적인 태도를 나타낸다. 치료자와의 공감적 관계를 형성하고, 장기적인 지지적 심리치료를 통해 관리해야 한다.

3. 질병불안장애(Illness Anxiety Disorder)

(1) 주요 증상 및 진단 기준

① 질병불안장애의 개념 : 실제로 건강에 큰 문제가 없음에도, 자신이 심각한 질병에 걸렸다는 집착과 공포가 6개월 이상 지속적으로 나타난다.

② 진단 기준

    ㉠ 심각한 질병에 걸렸다는 생각에 과도하게 집착(몰두)한다.

    ㉡ 신체적 증상이 존재하지 않거나 설령 존재하더라도 그 강도가 경미한 것인데 질병 집착이 과도하게 지나치다.

    ㉢ 건강에 대한 불안수준이 높고 개인적 건강상태에 관한 사소한 정보에도 쉽게 놀라며, 건강과 관련된 과도한 행동이나 부적응적 회피 행동이 나타난다.

    ㉣ 이러한 질병 집착이 최소한 6개월 이상 지속된다.

(2) 임상적 양상

    ㉠ 신체증상이나 신체기능에 대한 잘못된 해석을 근거로 심각한 질병에 걸렸을 것이라는 비현실적인 공포와 믿음에 집착한다.

    ㉡ 이런 신체증상을 의심되는 질병의 탓으로 돌리고, 여러 병원을 찾아 다니며 갖가지 검사받기를 반복한다.

    ㉢ 의사가 검사결과 이상 소견이 없다고 설명해도 몸의 이상에 대한 염려와 집착을 포기하지 않는다.

    ㉣ 대부분 질병의 신호를 찾기 위해 의학적 진료를 빈번하게 추구하는 "진료추구형"에 속하지만, 반대로 의학적 진료를 받지 않으려는 "진료 회피형" 환자들도 있다.

    ㉤ 주로 성인기 초기와 중년기에 일어나며 증상의 완화와 악화가 반복되는 경우가 많다.

(3) 유병률 및 경과

① 약 1.3~10%대로 표집에 따라 차이가 발생하며 외래진료 환자들 중 1년 유병률은 3~8%로 보고되고 있다.

② 완화와 악화가 반복되며 만성화되는 경우가 많다. 공존질환으로 범불안장애, 공황장애, 강박장애, 우울장애가 있으며 환자의 2/3는 1가지 이상의 다른 정신장애와 공존한다.

(4) 원인과 치료

① 자신의 사소한 신체감각이나 신체증상을 실제보다 증폭해서 지각하는 경향이 있고, 이것을 하나의 심각한 질병으로 잘못 해석하고 귀인하는 인지적 편향과 오류가 개입되어 있다.

② 신체증상을 통해 환자의 역할을 취함으로써 주위사람들로부터 동정과 관심, 지지를 얻고 불쾌한 책임감에서 벗어나는 것을 학습하게 되며 이로 인해 증상이 지속된다.

③ 질병불안장애의 절반 이상은 '불안과 걱정' 그 자체이기 때문에 개인상담이나 집단상담을 통해 불안과 걱정을 하게 되는 심리적 성향을 치유하면 치료효과가 높다.

4. 전환장애(Conversion disorder)

(1) 주요 증상 및 진단 기준

① 전환장애의 개념
    ㉠ 한두 가지의 비교적 분명한 신체적 증상을 나타내며, 운동기능의 이상이나 신체 일부의 마비, 감각 이상 등과 같은 신경학적 손상을 시사하는 증상을 보이는 경우이다.
    ㉡ 심리적 갈등이 신체적 증상으로 전환되어 나타나는 장애로 "기능성 신경증상 장애", "가성 신경학적 장애"라고도 하며, 과거에는 "히스테리" 또는 "히스테리성 신경증"이라고도 불렸다.

② 진단 기준
    ㉠ 수의적* 운동기능이나 감각기능의 이상을 나타내는 1가지 이상의 증상이 있다.
    ㉡ 이러한 증상이 확인된 신경학적 질환 또는 의학적 질환과 불일치한다.
    ㉢ 이로 인해 생활 전반에 걸쳐 심각한 고통을 겪거나 부적응적 증상들이 초래된다.
    ㉣ 이러한 질병 집착이 최소한 6개월 이상 지속된다.

수의적
수의적이란 대뇌의 뜻을 따른다는 것으로 쉽게 말해 자신의 의지로 컨트롤 할 수 있다는 의미이다. 반면 불수의적이란 자신의 의지대로 할 수 없다는 것을 의미한다.

③ 임상적 양상

　　㉠ 운동기능의 이상 : 신체적 균형이나 협응 운동의 균형 상실, 신체 일부의 마비나 기능 저하 또는 국소적 쇠약, 목소리가 나오지 않는 발성불능, 음식을 삼키지 못하는 연하곤란, 목구멍이 막힌 것 같은 느낌이나 목의 이물감, 요정체(소변을 보지 못함) 등이 대표적이다.

　　㉡ 감각기능의 이상 : 신체 일부의 촉각이나 통각 상실과 같은 접촉 이상, 피부 감각의 이상, 사물이 둘로 보이는 복시, 시력 장애, 난청, 가성 환각 등이 나타난다.

(2) 유병률 및 경과

① 일반 인구에서 1년 유병률은 10만 명당 2~5명이고 신체 우측보다 좌측(70%)에서 흔하게 나타난다.

② 입원 환자들은 대개 2주 이내에 증상이 완화되나 재발률이 높아 1년 이내에 20~25%가 다시 증상을 나타낸다.

③ 발병은 아동기 후기나 청소년기에 흔하며 10세 이전이나 35세 이후에는 드물게 나타난다.

④ 환자들은 피암시성*이 높아 외부의 단서에 민감하게 반응한다.

5. 허위성 장애(Factitious Disorder)

(1) 주요 증상 및 진단 기준

① 환자의 역할을 하기 위해 신체적·심리적 증상을 의도적으로 만들어내거나 위장한다.

② 또는 손상이나 질병을 스스로 만드는데, 이는 속임수와 관련되어 있다.

③ 다른 사람들에게 자신의 아픈 증상을 보여준다.

④ 상기 행동은 단지 환자 역할을 하려는 심리적 욕구에 기인하며 대게 성인기 초기에 발병한다.

⑤ 이러한 행동이 아무런 현실적인 이득(예 경제적인 이득, 법적 책임의 회피, 혹은 쉬기 위해)이 없는데도 아픈 증후와 증상을 만들어 낸다.

A양은 음대 입학시험을 앞두고 목소리가 나오지 않는 증상(aphonia)이 나타났다. 가장 가능성이 높은 정신장애 진단은?

① 강박장애
　(obsessive-compulsive disorder)
② 선택적 함묵증
　(selective mutism)
③ 전환장애(conversion disorder)
④ 특정공포증(specific phobia)

피암시성
내부 또는 외부로부터 투입되는 자극을 암시로 받아들이는 경향성으로 피암시성이 높을 경우 최면과 같은 상황에서 보다 강력하게 빠져들게 된다.

허위성 장애에 관한 설명으로 적절하지 않은 것은?

① 남성보다 여성에게 더 흔하다.
② 정확한 원인은 잘 알려져 있지 않다.
③ 외부적 보상이 없음에도 불구하고 증상을 허위로 만들어낸다.
④ 청소년기에 주로 발병된다.

❮정답 ③, ④

(2) 구별 개념

① 대리 허위성 장애

  ㉠ 본인이 아니라 대리인에게 허위성 장애를 유발시킨다.

  ㉡ 예로써 어머니가 자기 아들이 신체적으로 병들었다고 의사로 하여금 믿게끔
  하는 경우이다.

  ㉢ 이렇게 속이는 경우. 어머니는 대리 허위성 장애를 통해 아들이 아픈 동안
  함께 심리적 환자 역할을 하게 된다.

② 꾀병

  ㉠ 꾀병은 의도적으로 신체증상을 가장해서 만들어낸다는 점에서 허위성 장애
  와 유사하다.

  ㉡ 가장 큰 차이점으로 꾀병은 특정 목적(군대 면제, 형벌 회피 등)이 있고 어
  떤 이득을 취하려는 뚜렷한 동기가 있다는 점이다.

  ㉢ 꾀병은 개인적 사정 때문에 어떤 특정한 목적을 위해 증상을 만들어 내고,
  증상이 더 이상 자기에게 유용하지 않으면 증상을 중단하게 된다.

(3) 원인과 치료

① 원인 : 단지 동정과 관심을 받기 위해서라는 점 이외에, 의도적으로 이런 증상
을 만드는 명백한 이유를 찾기 어렵다.

② 치료 : 환자가 나타내는 증상이 허위성 장애임을 인식하게 함으로써 반복되는
진단절차를 밟지 않도록 해야 한다.

section 10 급식 및 섭식장애(Feeding and Eating Disorder)

1. 개요

(1) 주요 특징

① 급식 및 섭식장애 : 먹는 행동과 관련하여 부적응적 증상들이 나타나서 개인의
신체적 건강과 심리사회적 기능을 심각하게 손상시키는 경우이다.

② 급식장애 : 급식은 '음식을 먹인다'는 의미이기 때문에, 주로 어린 아동에게 음식
을 먹이는 과정에서 심리적 장애가 있는 경우를 말한다.

③ 섭식장애 : 섭식은 '음식을 먹는다, 식사한다'의 의미인데, 주로 청소년기나 성인
기에 흔히 섭식행동과 관련하여 나타나는 심리적 장애를 뜻한다.

기출

섭식장애에 관한 설명으로 옳지 않
은 것은?

① 신체기능의 저하를 가져와 죽음
에까지 이를 수 있다.

② 마른 외형을 선호하는 사회문화
적 분위기와 관련된다.

③ 대개 20대 중반에 처음 발병된다.

④ 외모가 중시되는 직업군에서 발
병률이 높다.

❮정답 ③

(2) 급식 및 섭식장애 하위 유형

하위 유형	주요 특징
신경성 식욕부진증	체중 증가 또는 비만에 대한 극심한 공포로 현저하게 낮은 체중으로 이어지는 에너지 섭취 제한
신경성 폭식증	폭식 및 체중 증가를 막기 위한 부적절한 보상 행동
폭식장애	폭식 행동 후 체중 증가를 막는 부적절한 보상 행동은 없음
이식증	비영양성, 비음식 물질 섭식
반추장애(되새김 장애)	음식에 대한 역류 행위를 함
회피적·제한적 음식섭취장애	영양 또는 기력 요구 충족 실패

2. 신경성 식욕부진증(Anorexia Nervosa)

(1) 주요 증상 및 진단 기준

① 체중 증가와 비만에 대한 두려움이 극심하여 최소한의 음식만을 먹거나 거부함으로써 체중이 비정상적으로 줄어든 경우를 말한다.

> [신경성 식욕부진증 진단 기준]
> **1** 필요한 양에 비해 음식을 적게 먹음으로써 나이, 성별, 발달수준과 신체건강에 비추어 현저한 저체중 상태를 초래
> **2** 심각한 저체중임에도 불구하고 체중 증가와 비만에 대한 극심한 두려움을 지니거나 체중 증가를 방해하는 지속적인 행동
> **3** 체중과 체형을 왜곡하여 인식하고, 체중과 체형이 자기 평가에 지나친 영향을 미치거나 현재 나타나고 있는 체중 미달의 심각성을 지속적으로 부정

② 증상은 신체상에 대한 과도한 집착과 비만에 대한 공포심에서 비롯된다.

(2) 유형

① 폭식-하제 사용형 : 폭식/음식물 섭취한 후에 배출행동(예 구토, 하제, 이뇨제, 관장제 등의 약물 사용)을 지난 3개월 동안 반복적으로 나타낸다.

② 제한형 : 폭식/음식을 섭취한 후에 배출행동을 하지 않는다.

기출

다음은 DSM-5에서 어떤 진단기준의 일부인가?

┌ 보기 ┐
- 필요한 것에 비해서 음식섭취를 제한함으로써 나이, 성별, 발달수준과 신체건강에 비추어 현저한 저체중 상태를 초래한다.
- 심각한 저체중임에도 불구하고 체중 증가와 비만에 대한 극심한 두려움을 지니거나 체중 증가를 방해하는 지속적인 행동을 나타낸다.
- 체중과 체형을 왜곡하여 인식하고, 체중과 체형이 자기평가에 지나친 영향을 미치거나 현재 나타내고 있는 체중미달의 심각함을 지속적으로 부정한다.

① 신경성 폭식증
② 신경성 식욕부진증
③ 폭식장애
④ 이식증

◀ 정답 ②

(3) 임상증상

정신적인 건강 손상	• 기력이 없어 쉽게 짜증을 냄 • 대인관계 위축 • 성욕 상실 • 우울, 불안, 충동적 행동 • 부모와의 갈등 • 공부나 일, 운동에 거의 강박적으로 집중하여 살을 빼기도 함 • 음식을 절제하다가 가끔 폭식 • 배출행동(토하거나 설사제, 이뇨제, 관장제 등 약물복용)
신체적인 건강 손상	• 신체적인 건강 손상 • 대부분의 신체증상들은 모두 기아 때문에 오게 된다. • 건강에 심각한 문제가 발생해도 인정하지 하지 않고 음식섭취를 지속적으로 거부한다. • 주요 증상 : 무월경증, 변비, 복통, 추위에 대한 내성 저하, 감기 저항력 손실 등

(4) 유병률 및 경과

① 최근 수십 년간 증가추세에 있으며 젊은 여성의 1년 유병률 0.4%로 알려져 있다. 환자들 중 90% 이상이 여자 청소년이거나 젊은 여성이다.

② 평균 발병연령은 약 17세로 전체 환자의 40%는 15~19세의 여자 청소년이다.

③ 자연회복에서부터 합병증에 의한 사망에 이르기까지 다양하며 25%는 완전한 회복, 50%는 상당히 호전되어 일상생활에 큰 무리가 없이 지낸다.

④ 25%는 만성적인 저체중과 실생활에 적응하지 못하며 이중 7%는 사망하는 것으로 추정된다.

(5) 원인과 치료

① 사회문화적 요인
  ㉠ 다양한 요인이 있으나 특히, 대중매체들은 신체적 미모를 매체로 활용하며 날씬함을 강조하는 사회문화적 기대감을 표명한다.
  ㉡ 날씬해야 한다는 사회적 압력을 받게 되며 외모에 대한 병적인 관심과 날씬한 몸매를 갖기 위한 다이어트와 같은 행동들이 신경성 식욕부진증을 야기한다.

② 영양실조로 인한 여러 합병증의 위험이 있으므로 입원치료를 하는 경우가 많다.

용어 및 기출문제

기출

신경성 식욕부진증에 관한 설명으로 틀린 것은?

① 폭식하거나 하제를 사용하는 경우는 해당하지 않는다.
② 체중과 체형이 자기평가에 지나치게 영향을 미친다.
③ 말랐는데도 체중의 증가와 비만에 대한 극심한 두려움이 있다.
④ 나이와 신장을 고려한 정상체중의 85% 이하로 체중을 유지한다.

❮정답 ①

③ 건강한 식습관과 영양 관리, 신체상에 대한 왜곡 수정, 비합리적 신념의 변화, 가족치료를 병행하는 것이 바람직하다.

3. 신경성 폭식증(Bulimia Nervosa)

(1) 주요 증상 및 진단 기준

① 짧은 시간 내에 많은 양의 음식을 먹어대는 폭식행동과, 이로 인한 체중의 증가를 막기 위해 구토 등의 보상행동이 반복된다.

[신경성 폭식증의 진단 기준]

1 반복적인 폭식행동이 다음 2가지의 특징을 보유
  ① 일정한 시간동안(2시간 이내) 대부분의 사람들이 비슷한 상황에서 동일한 시간 동안 먹는 것보다 많은 양의 음식을 먹음
  ② 폭식 행위 동안 먹는 것을 멈출 수 없고 조절하기 힘들다고 느낌
2 구토를 스스로 유도하거나 설사제, 이뇨제, 관장약, 기타 약물을 남용 또는 금식이나 과도한 운동과 같이 체중 증가를 막기 위한 반복적이고 부적절한 보상행동이 나타남
3 폭식행동과 부적절한 보상행동 모두 평균적으로 적어도 1주일에 1회 이상 3개월 동안 일어나야 함
4 체형과 체중이 자기 평가에 과도한 영향을 미쳐야 한다.
5 상기 문제행동이 신경성 식욕부진증에 의해서 나타나는 것이 아니어야 함

② 폭식행동
  ㉠ **일정한 시간 동안**(예 2시간) 대부분의 사람들이 유사한 상황에서 동일한 시간 동안 먹는 것에 비해 분명하게 더 많은 양의 음식을 먹는다.
  ㉡ 폭식을 하는 동안 먹는 것에 대한 자제력(예 먹는 것을 멈출 수 없거나 무엇을 얼마나 많이 먹어야 할지를 조절할 수 없는 느낌)을 상실한다.

③ 보상행동
  ㉠ 폭식행동으로 인한 체중 증가와 몸매의 손상을 막기 위해 부적절한 자기 방어적 행동을 나타낸다.
  ㉡ 예로써 스스로 유도한 구토, 설사제, 이뇨제, 관장제, 기타 약물의 오용, 금식, 과도한 운동 등이 해당된다.

용어 및 기출문제

기출

급식 및 섭식장애에서 부적절한 보상행동에 포함되는 것은?

① 폭식
② 과식
③ 되새김
④ 하제 사용

기출

신경성 폭식증에 관한 설명으로 옳지 않은 것은?

① 보상행동(purging)은 칼로리를 낮추는데 효과적이지 않다.
② 시간이 지남에 따라 폭식과 보상행동(purging)이 점점 증가한다.
③ 폭식은 시간과 장소, 타인의 유무와 관계없이 발생한다.
④ 청소년기나 성인 초기에 시작된다.

◀ 정답 ④, ③

(2) 임상적 특징과 치료

① 신경성 폭식증은 정상체중을 유지한다는 점에서 신경성 식욕부진증과 구별된다. 폭식증이 훨씬 더 흔하며, 식욕부진증에서 폭식증으로 발전하기도 한다.

② 우울증 등 기분장애를 동반하는 경우가 흔하며 주로 외래 치료가 이루어진다.

③ 폭식증 치료의 초기 목표는 폭식-배출 행동의 악순환을 끊고 섭식행동을 정상화하는 것이다.

4. 기타 장애

(1) 폭식장애(Binge Eating Disorder)

① 반복적인 폭식으로 인해 고통을 경험하지만 음식을 토하는 등의 보상행동은 나타내지 않는 경우를 말한다.

② 엄격한 식단조절에 대한 반작용으로 나타날 수 있고, 부정적인 정서가 폭식행동을 촉진하는 것으로도 알려져 있다.

③ 인지행동치료, 대인관계 심리치료, 약물치료가 효과적인 것으로 알려져 있다.

(2) 이식증(Pica)

① 영양분이 없는 물질이나 먹지 못할 것(예 종이, 천, 흙, 머리카락 등)을 적어도 1개월 이상 지속적으로 먹는 경우를 말한다.

② 흔히 정신지체를 동반하며, 가정의 경제적 빈곤, 부모의 무지와 무관심, 아동의 발달지체와 관련되는 경우가 많다.

(3) 반추장애(Rumination Disorder)

① 핵심 증상은 반복적인 음식 역류로, 음식물을 반복적으로 토해내거나 되씹는 행동을 1개월 이상 나타내는 경우를 말한다.

② 반추장애 아동은 평소 안절부절 못하고 배고픔을 느낀다. 많은 양의 음식을 섭취하지만 먹은 후에 즉시 토하므로 체중감소, 영양실조가 일어날 수 있고, 심하면 사망에 이를 수 있다.

③ 부모의 무관심, 정서적 자극의 결핍, 스트레스 많은 생활환경, 부모와 아동 관계의 갈등이 주요 유발 요인으로 알려져 있다.

(4) 회피적/제한적 음식섭취장애(Avoidant/Restrictive Food Intake Disorder)

① 6세 이하의 아동이 지속적으로 먹지 않아 1개월 이상 심각한 체중 감소가 나타나는 경우를 말한다.

② 정서적으로 무감각하거나 위축되어 있고 발달지체를 보이는 경우가 많다.

section 11 배설장애(Elimination Disorder)

(1) 배설장애

① 배설장애는 대소변을 가릴 수 있는 충분한 나이가 되었고 특별한 신체적 문제가 없음에도 불구하고 일정기간 대소변을 가리지 못한다.

② 배설장애는 유뇨증과 유분증의 두 가지 유형이 있다.

(2) 하위 유형

유뇨증	• 침대 또는 의복에 반복적 배뇨 • 생활연령이 적어도 5세 또는 이에 상응하는 발달수준임
유분증	• 부적절한 장소에 반복적인 배변 • 생활연령이 적어도 4세 또는 이에 상응하는 발달수준임

(3) 유뇨증(Enuresis)

① 5세 이상의 아동이 신체적 이상이 없음에도 옷이나 침구에 반복적으로 소변을 보는 경우를 말한다.

② 밤에만 나타나는 야간형 유뇨증(야뇨증), 낮에만 나타나는 주간형 유뇨증, 밤낮 구분 없이 나타나는 주야간형 유뇨증이 있다.

(4) 유분증(Encopresis)

① 4세 이상의 아동이 대변을 적절치 않은 곳(옷이나 마루)에 반복적으로 배설하는 경우를 말한다.

② 이러한 행동이 3개월 이상 매주 1회 이상 나타날 때 진단된다.

section 12 수면-각성장애(Sleep-Wake Disorders)

1. 개요

(1) 주요 특징

① 수면 문제가 주기적으로 발생하고 일상 기능을 저해하는 경우에 수면-각성장애 진단을 받게 된다.

② 수면-각성장애가 있는 사람들은 전형적으로 수면의 질, 시기, 양에 대한 불만족을 호소한다.

③ 상기와 같은 결과로 초래되는 주간 고통과 손상은 모든 수면-각성장애의 공통적인 증상이다.

(2) 하위 유형

하위 유형		주요 특징
불면장애		밤에 잠을 제대로 이루지 못해서 낮 동안의 활동에 심각한 지장이 초래되는 경우
과다수면장애		과도한 졸음으로 인해 낮 동안의 활동에 심각한 지장이 초래되는 경우
기면증(수면발작)		주간에 깨어 있는 상태에서 갑자기 저항할 수 없는 졸음을 느껴 수면에 빠지게 되는 경우
호흡관련	폐쇄성 수면 무호흡증, 저호흡증	수면 도중에 상기도가 막혀서 무호흡증이나 호흡저하증이 반복적으로 나타나는 현상
	중추성 수면무호흡증	호흡조절에 영향을 주는 심장질환이나 신경학적 질환 등이 작용
	수면관련 환기저하증	수면 중에 호흡기능이 저하되면서 동맥의 이산화탄소 수준이 증가하여 환기조절에 장애를 받게 됨
일주기 리듬 수면-각성장애		각성주기의 변화 때문에 과도한 졸음이나 불면이 지속적으로 반복

수면이상증	비REM수면 각성장애	주된 수면 시간의 첫 1/3 기간에 수면에서 불완전하게 깨어남
	악몽장애	밤에 잠을 자다가(또는 낮잠을 자다가) 끔찍하고 무서운 꿈을 꾸어 잠에서 깨어나는 일이 반복되는 경우
	REM수면 행동장애	수면 중 소리를 내거나 복잡한 동작을 나타내며 잠에서 깨어나는 일이 반복되는 경우
	하지불안증후군 (초조성 다리 증후군)	수면 중, 다리가 아프지는 않으나 설명하기 어려운 불쾌한 감각 때문에 다리를 움직이고 싶은 충동을 강하게 느끼는 경우
물질/치료 약물로 유발되 수면 장애		중추신경계에 대한 물질 또는 치료약물의 직접적인 효과로 인한 지속적인 수면장애

2. 불면장애(Insomnia Disorder)

(1) 수면의 이해

① 수면 중 눈동자가 좌우로 빨리 움직이는 현상이 나타나는 급속 안구운동(REM 수면*)과 그렇지 않은 비급속 안구운동(비REM 수면)의 조직적인 주기가 나타난다.

② REM 수면과 비REM 수면

REM 수면	비REM 수면
• 자율신경계통의 수많은 변화가 일어나서 대뇌 혈액 흐름 활발	• 뇌파의 양상과 수면의 깊이에 따라 4단계로 구분함(1~2단계 : 얕은 수면, 3~4단계 : 깊은 수면)
• 신진대사*의 기능이 증대되며, 단백질 합성을 증가시켜 뇌의 기능을 회복시켜 줌	• 1단계 수면 : 각성상태에서 수면상태로 들어가는 아주 짧은 단계로 졸음이 오면서 점차 잠들게 됨(전체 수면시간의 약 5%)
• 눈동자가 빨리 움직이고, 호흡이 불규칙해지며, 심장박동이 증가하고, 성기에 흥분반응이 나타나기도 함	• 2단계 수면 : 1단계보다 좀 더 잠이 깊어진 상태로 수면의 본격적인 개시단계(전체 수면시간의 약 50%)
• 깨어 있을 때와 비슷한 활발한 뇌파 활동이 나타남	• 3단계 수면 : 델타파*와 같은 느린 뇌파가 나타나는 깊은 수면 상태
• 하룻밤에 약 90분 주기로 반복되어 나타나고, 보통 5번 정도 경험하며, 전체 수면 시간의 25% 정도를 차지	• 4단계 수면 : 델타파가 50% 이상을 차지하면서 더욱 깊은 수면이 이루어지며 외부 자극의 영향을 거의 받지 않는 단계

REM 수면

렘 수면(REM ; Rapid Eye Movement Sleep)은 깨어 있는 것에 가까운 얕은 수면이며 안구의 빠른 운동에 의해 구분된 수면의 한 단계이다.

신진대사

물질대사라고도 하며 몸에서 에너지를 소모하는 화학적 작용을 말한다.

델타파

느린 뇌파 중 하나인 델타파는 깊은 수면 상태에서 발생되며 무의식 상태를 나타낸다.

(2) 불면장애의 증상과 진단 기준

① 밤에 잠을 제대로 이루지 못해서 낮 동안의 활동에 심각한 지장이 초래된다.

[불면장애의 진단 기준]

수면의 양이나 질과 관련하여 다음 3가지 중 1가지 이상의 문제가 있다.

1 수면개시가 어려움(아동은 보호자의 도움 없이는 잠들기가 어려움)

2 자주 깨고, 깨고 난 후 다시 잠들기가 어려움

3 이른 아침 깨어나서 다시 잠들기가 어려움

4 불면증이 1주일에 3일 이상 나타나고 3개월 이상 지속됨

5 이로 인해 생활 전반에 걸쳐 심각한 고통을 겪거나 부적응적 증상들이 초래

---

② 증상별 분류

ㄱ **수면 시작 불면증** : 밤에 30분 이상 누워 있어도 잠이 들지 않는 경우

ㄴ **수면 유지 불면증** : 수면 도중에 잠을 자꾸 깨는 시간이 30분 이상 나타나는 분절된 수면이 있는 경우

ㄷ **수면 종료 불면증** : 예정된 기상 시간보다 아침에 일찍 깨어나서 다시 잠을 이루지 못하는 경우

(3) 유병률

① 성인의 33%가 겪고 있으며 이중 10~15%는 낮 동안에 심한 지장을 겪으며, 6~10%는 불면장애의 주요 진단 기준을 충족시키고 있다. 여성과 남성의 비율은 '1.44 : 1'로 나타난다.

② 발병은 청년기나 중년기에 시작되고, 나이가 들어감에 따라 많아지며 아동기나 청소년기에는 드물게 나타난다.

(4) 원인과 치료

① 원인

ㄱ **내적 기제**

• 개인의 각성 수준 : 불면증이 있는 사람은 밤에도 생리적 각성, 인지적 각성, 정서적 각성 상태를 높게 유지하는 경향이 있음

• 부정적 감정 : 잠을 못 자는 것에 대한 압박감, 숙면에 대한 집착

ㄴ **외적 기제**

• 적응성 불면증 : 낯선 곳에 가거나, 시차가 바뀌거나, 실연을 당했다든지 등의 이유로 잠을 못 자는 경우 → 스트레스 사건이 제거되면 금방 회복

• 부적절한 수면 환경

- 알코올, 카페인, 항우울제 등의 물질사용
- 다른 정신장애 : 특히 우울증, 조증, 불안장애, 강박장애
- 신체적 질병 : 류마티스 관절염, 천식, 갑상선 기능항진증, 위식도 역류 등
- 노인성 불면증 등 연령의 증가

② 치료

　㉠ **약물치료**(벤조디아제핀 계열의 수면제) : 수면에 도움이 되나 다량을 규칙적으로나 지속적으로 사용하면 불면장애가 더 심해지고 만성적으로 될 수 있다.

　㉡ **인지행동치료**

- 수면위생법 : 숙면을 취할 수 있는 환경이나 습관 교육
- 자극통제법* : 침대는 수면과 성생활 이외에 다른 행동을 할 수 없도록 하는 것
- 긴장이완훈련법 : 불면을 초래하는 높은 각성과 긴장을 낮추어 줌
- 인지재구성법 : 부정적 생각을 긍정적 생각으로 전환

3. 과다수면장애(Hypersomnolence Disorder)

① 과도한 졸음으로 낮 동안의 활동에 심각한 지장이 초래된다.

[과다수면장애의 진단 기준]

하루에 최소한 7시간 이상의 수면을 취했음에도 다음 중 1개 이상의 증상이 나타난다.

2 같은 날에 반복적으로 잠을 자거나 잠에 빠져드는 일이 발생함

3 매일 9시간 이상 지속적으로 잠을 잠(잠을 자도 회복이 잘 안 되는 비회복성 수면)

4 갑작스럽게 깨어난 후에 완전하게 각성상태에 이르지 못함

5 이러한 증상이 매주 3회 이상 나타나고 3개월 이상 지속됨

6 이로 인해 생활 전반에 걸쳐 심각한 고통을 겪거나 부적응적 증상들을 초래

---

② 낮잠을 자면 1시간 이상 길게 자고, 자고 난 후에도 상쾌함을 느끼지 못한다. 또한, 잠 때문에 가족관계가 악화될 수 있다.

③ 하는 일과 대인관계가 악화되며 남들의 눈에 '게으른 사람, 무기력한 사람'으로 보인다.

자극통제법
심리치료의 한 방법으로 증상이 거울 앞에서 주로 발생되면 거울을 치우기, 혼자 있을 때 주로 발생되면 가족과 함께 있기 등을 활용하여 자극을 줄 수 있는 요인을 통제(차단)한다.

4. 기면증(수면발작증, Narcolepsy)

(1) 주요 증상 및 진단 기준

① 주간에 깨어 있는 상태에서 갑자기 저항할 수 없는 졸음을 느껴 수면에 빠진다.

② 낮에 갑작스럽게 심한 졸음을 느끼며 자신의 의지와는 무관하게 잠에 빠지게 되는 수면발작이 발생한다.

③ 이러한 수면발작이 1주일에 3번 이상 나타나고 3개월 이상 지속되어야 하며 이로 인해 생활 전반에 걸쳐 심각한 고통을 겪거나 부적응적 증상들이 초래되어야 한다.

(2) 임상적 특징

① 핵심 증상(수면발작)

ㄱ) 깨어 있는 상태에서 비REM 수면 단계를 거치지 않고 갑자기 REM 수면으로 진입하면서 나타나게 된다.

ㄴ) 수면은 10~20분간 지속 되지만, 깨우지 않으면 1시간까지 지속될 수 있다.

ㄷ) 수면 중에 흔히 꿈을 꾸기도 하며 깨고 나면 다소 원기가 회복되지만 1~2시간 지나면 다시 졸음을 느끼게 된다.

ㄹ) 증상의 심각도에 따라 하루 2~6회 가량의 수면발작이 나타남

ㅁ) 수면발작증은 불가항력적이어서 잠을 자기에 부적절한 상황에서도 잠에 빠져들기 때문에 일상생활에 큰 지장이 초래된다.

② 탈력발작(cataplexy)

ㄱ) 개념 : 격렬한 감정변화를 느끼고 난 후 "연체동물처럼" 갑자기 전신근육이 이완되어 쓰러질 것 같은 상태가 되는 것을 말한다.

ㄴ) 증상이 가벼운 경우는 맥이 탁 풀리면서 처지는 느낌이 든다(예 눈꺼풀, 턱, 머리, 팔이 무겁게 밑으로 처지는 느낌)

ㄷ) 어떤 뚜렷한 정서적 촉발요인이 없는데도 자발적으로 얼굴이 찡그려지거나, 혀를 내밀면서 입이 열리거나, 전신 긴장이 풀리는 상태가 나타난다.

③ 유병률

ㄱ) 일반 인구에서 0.02~0.04%의 유병률을 보이며 남녀 비율은 비슷하다.

ㄴ) 주로 청소년기에 시작되며 40세 이후에 나타나는 경우는 거의 없다.

5. 기타 수면-각성장애

(1) 호흡 관련 수면장애

① 개념
- ㉠ 호흡 관련 수면장애란 수면 중 호흡곤란(예 규칙적인 호흡의 어려움, 한동안 호흡이 멈춰짐, 호흡의 헐떡거림)이 자주 나타나서 수면에 큰 방해를 받게 된다.
- ㉡ 그 결과 과도한 졸음이나 불면증이 유발되는 경우을 말한다.

② 폐쇄성 수면 무호흡증 및 저호흡증(Obstructive Sleep Apnea Hypopnea)
- ㉠ 수면 도중에 상기도가 막혀서 1시간에 5번 이상의 무호흡증이나 호흡저하증이 반복적으로 나타난다.
- ㉡ 보통 10~30초 동안 호흡이 정지되고 짧은 헐떡거림을 교대로 나타낸 후에 심하게 코를 골게 된다.
- ㉢ 주요 증상
  - 숨이 막히는 느낌으로 자주 잠에서 깨어 수면의 질이 나빠짐
  - 아침에 일어나기 힘들며 피로가 풀리지 않은 상태로 깨는 경우가 많음
  - 낮에 매우 졸리고, 정신집중과 기억장애를 초래함

③ 중추성 수면 무호흡증(Central Sleep Apnea)
- ㉠ 기도에 막힘은 없으나, 호흡조절에 영향을 주는 심장질환이나 신경학적 질환 등이 원인이 된다.
- ㉡ 이로 인해 수면 중에 10초 이상 숨을 쉬지 못하는 무호흡증이 시간당 5번 이상 나타나는 경우 진단된다.

④ 수면-관련 환기 저하(Sleep-Related Hypoventilation)
- ㉠ 수면 중에 호흡기능이 저하되면서 동맥의 이산화탄소 수준이 증가하여 환기조절에 장애를 받게 된다.
- ㉡ 그 결과 과도한 졸음이나 불면증을 호소한다.

(2) 일주기 리듬 수면-각성장애

① 개념 : 일주기 리듬 수면-각성장애란 수면-각성주기의 변화 때문에 과도한 졸음이나 불면이 지속적으로 반복되는 경우로 일교차성 수면장애라고도 한다.

② 유형

지연된 수면 단계형	• 늦게 자고 늦게 일어남 • 우울증, 성격장애, 신체증상장애, 질병불안장애와 깊은 관계가 있음
조기 수면 단계형	일찍 자고 일찍 일어나는 유형
불규칙한 수면-각성형	수면-각성주기가 일정하지 못해 밤에는 제대로 된 수면을 취하지 못하고 낮에는 하루에도 여러 번씩 낮잠을 자는 경우
24시간 수면-각성형	수면-각성주기가 24시간 환경과 일치하지 않아서 잠들고 깨어나는 시간이 지속적으로 매일 늦어지는 경우(맹인의 50%에서 흔히 나타남)
교대근무형	• 교대근무(예 하루 2교대, 하루 3교대) 때문에 개인의 수면과 각성 시간의 변화가 강요됨 • 이로 인해 개인의 일주기 리듬이 깨어져 정상적인 수면이 방해를 받는 경우

(3) 수면이상증

① 개념

　㉠ 수면 상태에서 일어나는 비정상적인 행동이나 경험을 수명이상증이라고 한다.

　㉡ 즉, 밤에 잠을 자면서 자율신경계, 운동계, 또는 인지 과정의 활성화가 일어나서 수면이 방해를 받게 되고, 이해할 수 없는 행동특징을 나타낸다.

② 비REM 수면 각성장애

[비REM 수면 각성장애의 진단 기준]

1 주된 수면 시간의 첫 1/3 기간에 수면에서 불완전하게 깨어나서 '수면 중 보행' 또는 '수면 중 경악의 2가지 중 1개의 형태를 나타냄

2 깨어났을 때는 그런 일이 있었는지를 기억하지 못하며 이로 인해 생활 전반에 걸쳐 심각한 고통을 겪거나 부적응적인 증상들이 초래

3 수면 중 보행형(수면보행증)은 잠을 자다가 일어나서 걸어 다니는 행동이 반복되는 경우로 흔히 '몽유병'이라고 함

4 수면 중 경악형(야경증)은 수면 중 강렬한 공포에 질려 갑자기 돌발적인 비명을 지르면서 급작스럽게 잠에서 깨어나는 일이 반복

---

③ REM 수면 행동장애 : 수면 중 소리를 내거나 복잡한 동작을 나타내며 잠에서 깨어나는 일이 반복된다.

④ 악몽장애

  ㉠ 밤에 잠을 자다가(또는 낮잠을 자다가) 끔찍하고 무서운 꿈을 꾸어 잠에서 깨어나는 일이 반복된다.

  ㉡ 생존, 안전, 신체적 위협을 당하는 무서운 꿈을 꾸면서 잠에서 깨어나는 일이 반복적으로 나타난다.

  ㉢ 무서운 꿈에서 깨어난 후, 신속하게 정상적인 의식(지남력*)을 회복하고 정신을 차린다.

  ㉣ 악몽으로 인해 생활 전반에 걸쳐 심각한 고통을 겪거나 부적응적 증상들이 초래된다.

⑤ 하지불안증후군(초조성 다리 증후군) : 수면 중, 다리가 아프지는 않으나 설명하기 어려운 불쾌한 감각 때문에 다리를 움직이고 싶은 충동을 강하게 느낀다.

지남력
자신이 놓인 상황을 시간적·공간적으로 바르게 파악하여 이것과 관계되는 주위 사람이나 대상을 똑똑히 인지하는 능력이다.

section 13 성 관련 장애

1. 개요

(1) 의의

① DSM-5에서는 성 관련 장애라는 통합된 장을 두고 있지 않고 있다.

② 성 관련 장애는 DSM-5의 성기능 부전(성기능 장애), 성도착 장애(변태 성욕증), 성 불편증으로 구분할 수 있다.

(2) 성 관련 장애 구분

성기능 부전 (성기능 장애)	성적 욕구의 단계, 흥분 단계, 절정 단계, 해소 단계의 4단계 성 반응 주기에서 해소 단계를 제외한 나머지 단계에서 어떤 비정상적인 반응이 6개월 이상 지속적으로 나타나는 경우
성 불편증 (성별 불쾌감)	• 자신에게 주어진 생물학적 성과 자신이 경험하고 표현하는 성 역할 간의 불일치가 6개월 이상 지속적으로 나타나서 심한 불편함(또는 불쾌감)을 초래 • 현재의 증상들이 성 불편증의 진단 기준에 부합되지만, 증상의 기간이 6개월 미만일 경우 미분류형 성 불편증으로 분류됨
성도착 장애 (변태성욕장애)	• 성행위 대상이나 성행위 방식에서 비정상성을 나타내는 장애 • 이러한 증상(변태 성욕, 이상 성욕)이 6개월 이상 지속적으로 반복

2. 성기능 부전(성기능 장애, Sexual Dysfunctions)

(1) 주요 특징

① 성기능 부전은 성적 반응 또는 성적 쾌감 경험에 대한 개인의 능력에 있어서 현저한 장애가 특징이다.

② 성기능 부전은 성적 반응주기*를 형성하는 과정에서 기능 이상 또는 성관계와 연관된 통증에 의해 진단이 내려진다.

(2) 남성 성기능 부전(장애)

① 남성 성욕감퇴 장애(Male Hypoactive Sexual Desire Disorder)
  - ㉠ 성적 욕구가 지속적이며 반복적으로 결여되어 있다.
  - ㉡ 신뢰 관계나 친밀한 관계에 문제가 생겼을 때 주로 발생한다.
  - ㉢ 우울증도 성교 감퇴와 밀접하게 연관되어 있다.

② 발기장애(Erectile Disorder)
  - ㉠ 성행위를 하기 어려울 만큼 음경이 발기가 되지 않아 성교에 어려움이 초래된다.

> [발기장애의 진단 기준]
> 다음 3가지 중 최소한 1개 증상이 대부분 성행위(75~100%)에서 경험됨
> **1** 성행위 동안 발기가 되지 않는 뚜렷한 어려움
> **2** 성행위가 끝날 때 까지 발기를 유지하는 데의 뚜렷한 어려움
> **3** 발기력의 뚜렷한 감소

  - ㉡ 치료시에는 신체적 원인(수면발기검사)과 심리적 원인(성행위에 대한 두려움, 도덕적 억제, 상대를 만족시켜야 한다는 강박관념 등)을 먼저 구분해야 한다.

③ 조루증[조기 사정, Premature(Early) Ejaculation]
  - ㉠ 여성의 질에 성기를 삽입한 후 매우 빠른 시간(약 1분 또는 자신이 원하기도 전에) 내에 사정을 한다.
  - ㉡ 성교 시 상대방을 만족시켜주어야 한다는 강박관념과 불안, 불만스러운 결혼생활과 가정문제, 심리적 스트레스, 과도한 음주와 흡연 등이 원인이다.
  - ㉢ 남성이 지니는 성기능 장애 중 가장 흔한 장애로 성치료를 받는 남성 중 55%가 조루의 문제를 지니고 있는 것으로 보고된다.
  - ㉣ 성 경험이 많아지고 나이가 들면서 사정의 시기를 조절하는 법을 배우게 된다.

성적 반응주기
성적 반응주기는 욕구 → 흥분→ 극 치감 → 해소의 4단계의 국면으로 구분된다.

기출
DSM-5에 따른 성 기능 장애에 해당되지 않는 것은?
① 조루증
② 성 정체감 장애
③ 남성 성욕감퇴장애
④ 남성발기장애

〈 정답 ②

④ **지루증**(사정 지연, Delayed Ejaculation)

ⓐ 대부분의 성행위 시에 사정을 하지 못해 성적 절정감을 느끼지 못한다.

ⓑ 성인 남성의 약 4~5%의 유병률을 보이며 부부간의 갈등, 상대방에 대한 매력 상실, 임신에 대한 두려움, 상대에 대한 적대감이나 증오심 등이 원인이다.

ⓒ 유형

평생형	성적 기능이 시작될 당시(흔히 사춘기)부터 성기능 장애가 지속적으로 있어온 경우
획득형	정상적인 성적 기능이 이루어지다가 여러 가지 원인에 의해 어떤 시점부터 성기능 장애가 발생된 경우
일반형	특정한 자극, 상황, 대상(예 배우자, 애인, 성적 파트너)과는 관계없이 전반적인 상황에서 성기능 장애가 나타나는 경우
상황형	특정한 자극, 상황, 대상에만 제한적으로 성기능 장애가 나타나는 경우

(3) 여성 성기능 부전(장애)

① **여성 성적 관심/흥분장애**(Female Sexual Interest/Arousal Disorder)

ⓐ 성적 요구가 심각하게 저하되어 있거나 성적인 자극에도 신체적 흥분이 유발되지 않는다.

[여성 성적 관심/흥분장애의 진단 기준]

다음 중 최소 3가지 이상이 6개월 이상 지속

1 성행위에 대한 관심 결여 또는 감소

2 성적 / 에로틱한 사고나 공상의 결여 또는 감소

3 성행위를 먼저 시작하려는 시도가 결여 또는 감소되고, 성행위를 시작하려는 상대방의 시도 역시 받아들이지 않음

4 대부분의 성행위 시에 성적 흥분 / 쾌락의 결여 또는 감소

5 성적 단서(예 글, 언어, 시각 등)에 대한 성적 흥분 / 쾌락의 결여 또는 감소

6 대부분의 성행위 시에 생식기 또는 비생식기 감각에 대한 결여 또는 감소

ⓑ 유병률은 성인 여성의 6~28%로 편차가 있으며 나이가 들면서 성욕 저하를 경험하고, 그에 수반되는 주관적 고통도 함께 줄어드는 것이 일반적이다.

② **여성 절정감 장애**(Female Sexual Interest/Arousal Disorder)

ⓐ 성행위 시에 절정감을 거의 느끼지 못하며 유병률은 10~42%로 범위가 넓다.

ⓑ 일반적으로 여성은 연령이 많아짐(30대 중반 이후)에 따라 절정감을 경험하기 더 쉽기 때문에 젊은 여성일수록 절정감 장애가 더 흔한 것으로 알려져 있다.

ⓒ 치료방법은 심리치료와 함께 적절한 성교육이 병행되며 파트너의 참여 치료가 효과적이다.

남성이 사정에 어려움을 겪으며 성적 절정감을 느끼지 못하는 성기능 장애는?

① 조루증
② 지루증
③ 발기장애
④ 성교 통증장애

다음 장애 중 성기능 부전에 포함되지 않은 것은?

① 사정지연
② 발기장애
③ 마찰도착장애
④ 여성극치감장애

❮정답 ②, ③

③ 성기-골반통증/삽입장애(Genito-Pelvic Pain/Penetration Disorder)

　　㉠ 성교 시에 생식기나 골반에 심한 통증이 있거나 질 경련증 때문에 성행위가 고통스럽다.

> **[성기-골반통증/삽입장애의 진단 기준]**
> 다음 중 1개 이상의 증상이 6개월 이상 지속적이거나 반복적으로 나타남
> **1** 성행위 시에 질 삽입의 어려움
> **2** 질 삽입이나 성교를 시도하는 동안 외음질이나 골반에 심한 통증을 느낌
> **3** 질 삽입이 예상될 때의 통증에 대한 심한 불안과 공포를 느낌
> **4** 질 삽입을 시도하는 동안 골반 저부 근육이 심하게 긴장되거나 수축됨

　　㉡ 미국 여성의 경우 약 15%가 반복적인 성교 통증을 경험하며 약 6%는 질 경련증을 경험한다.

　　㉢ 장애가 길어질수록 우울증이 동반되는 것으로 알려져 있다.

3. 성 불편증(성별 불쾌감, Gender Dysphoria)

(1) 주요 증상 및 진단 기준

① 자신이 가지고 태어난 생물학적 성과 자신이 경험하고 표현하는 성 역할간의 불일치로 인해 지속적으로 불편감이 초래되며 아동과 청소년 및 성인의 2가지로 구분된다.

② 아동의 성 불편증

> **[성 불편증의 진단 기준](아동)**
> **1** 자신이 경험하고 표현하는 성 역할과 주어진 생물학적 성 간의 뚜렷한 불일치가 최소한 6개월 이상 지속적으로 나타나며 다음 8가지 중 최소한 6개 이상으로 드러남
> 　① 반대의 성(생물학적 성)이 되고 싶은 강한 열망이나 또는 반대되는 성이라고 주장함
> 　② 남자아이들(주어진 생물학적 성별)은 이성의 옷을 입거나 여장을 하는 것을 강하게 선호하며 여자아이들(주어진 생물학적 성별)은 전형적인 남자 같은 옷을 입는 것을 강하게 선호하고 여성적인 옷을 입는 것에 대해 강하게 저항함
> 　③ 가상놀이나 상상놀이에서 반대의 성 역할을 강하게 선호함
> 　④ 반대 이성이 전형적으로 사용하거나 참여하는 장난감, 게임, 또는 활동을 강하게 선호함
> 　❺ 반대 성의 놀이친구를 강하게 선호함

기출

성별 불쾌감에 대한 설명으로 틀린 것은?

① 자신의 1차 및 2차 성징을 제거하고자 하는 강한 갈망이 있다.
② 반대 성이 되고 싶은 강한 갈망이 있다.
③ 반대 성의 전형적인 느낌과 반응을 가지고 있다는 강한 확신이 있다.
④ 강력한 성적 흥분을 느끼기 위해 반대 성의 옷을 입는다.

◀정답 ④

❻ 남자아이들(주어진 생물학적 성별)은 전형적인 남성적 장난감, 게임, 그리고 활동들을 강하게 거부하고 마구잡이 식의 놀이를 강하게 회피하며 여자아이들(주어진 생물학적 성별)은 전형적인 여성적인 장난감, 게임, 그리고 활동을 강하게 거부함

❼ 자신에게 주어진 해부학적 성을 강하게 혐오함

❽ 자신이 경험하는 성 역할과 어울리는 1차적, 2차적 성 특징들에 대한 강한 열망이 있음

2 이러한 상태가 사회, 학교, 또는 다른 중요한 기능 영역에서 임상적으로 심각한 고통이나 손상과 관련되어 있음

③ 청소년과 성인의 성 불편증

[성 불편증의 진단 기준](청소년·성인)

1 자신이 경험하고 표현하는 성 역할과 주어진 생물학적 성 간의 뚜렷한 불일치가 최소한 6개월 이상 지속적으로 나타나며 다음 6가지 중 최소한 2개 이상으로 드러남

① 자신이 경험하고 표현하는 성 역할과 1차적, 2차적 성 특징들 간의 뚜렷한 불일치(또는 어린 청소년들에게는 예상되는 2차적 성 특징들)

② 자신이 경험하고 표현하는 성 역할과의 뚜렷한 불일치 때문에 자신의 1차적, 2차적 성 특징들을 제거하고 싶은 강한 열망(또는 어린 청소년들에게는 예상되는 2차 성 특징들의 발달을 막고 싶은 열망)

③ 반대 성의 1차적, 2차적 성 특징들에 대한 강한 열망

④ 반대의 성이 되고 싶은 강한 열망(또는 자신에게 주어진 성별과는 다른 어떤 대안적인 성별)

❺ 반대의 성으로 대우받고 싶어 하는 강한 열망(또는 자신에게 주어진 성별과는 다른 어떤 대안적인 성별)

❻ 자신이 반대 성의 전형적인 감정과 반응을 갖고 있다는 강한 확신(또는 자신에게 주어진 성별과는 다른 어떤 대안적인 성별)

2 이러한 상태가 사회, 학교, 또는 다른 중요한 기능 영역에서 임상적으로 심각한 고통이나 손상과 관련되어 있음

---

(2) 동성애와의 차이점

① 성 불편증은 동성애(homosexuality)와 구별되어야 하는데, 동성애는 동성인 사람에 대해 성적인 애정과 흥분을 느끼거나 성행위를 하는 경우를 말한다.

② 동성애자는 자신의 생물학적 성이나 성 역할에 대해 불편감을 겪지 않으며 성전환을 원하지도 않는다.

DSM-5에서 성별 불쾌감에 대한 설명으로 틀린 것은?

① 성인의 경우 반대 성을 지닌 사람으로 행동하며 사회에서 그렇게 받아들여지기를 강렬하게 소망한다.

② 태어나면서 정해진 출생 성별과 경험하고 표현하는 성별 사이에 뚜렷한 불일치를 보인다.

③ 아동에서부터 성인에 이르기까지 다양한 연령대에서 나타날 수 있다.

④ 동성애자들이 주로 보이는 장애이다.

◀ 정답 ④

(3) 원인과 치료

① 원인

    ㉠ **선천적 요인** : 태아의 유전적 결함, 유전자의 성과 표현된 성의 불일치를 초래하는 염색체의 이상과 성호르몬 상태의 불균형, 생식기 상의 불완전성, 뇌의 성적 분화 발달의 미숙 등이 작용한다.

    ㉡ **후천적 요인** : 성장배경의 경험이나 학습에 의해 성 불편증이 초래되는 경우, 특히, 아동기의 성 불편증에 결정적인 영향을 주는 요인은 부모와 친척 아동이 다른 성의 행동을 서슴없이 하는 것을 부모나 친척이 강화한 결과로 볼 수 있다.

    ㉢ **정신분석이론** : 오이디푸스 콤플렉스와 엘렉트라 콤플렉스의 원만한 해결이 중요시되는 남근기에 이성의 부모를 과도하게 동일시한 고착 현상이 성 불편증으로 나타난 것이라 본다.

② 치료

    ㉠ 행동치료가 효과적인데 이성의 행동습관을 나타내는 것은 전적으로 무시하고, 자신의 해부학적인 성 특징에 맞는 행동이 나타날 때마다 이를 강화해 주는 행동수정을 사용한다.

    ㉡ 모델링, 시연, 비디오 피드백 등으로 구성된 행동치료를 실시하면 성적 정체감이 상당히 회복될 수 있다.

4. 성도착 장애(변태성욕장애, Paraphilic Disorder)

(1) 주요 특징

① 성행위 대상이나 성행위 방식에서 비정상성을 나타내는 장애로 흔히 '이상성욕', '변태성욕', '성적일탈'로도 알려져 있다.

② 자신의 성적 욕구를 충족시키기 위해 '부적절한 대상이나 목표'에 대한 강한 성적 욕망과 성적 환상 또는 성적 행위를 6개월 이상 지속적이며 반복적으로 할 경우 진단된다.

③ 이로 인해 스스로 심각한 고통을 겪거나 사회적, 직업적, 또는 다른 중요한 기능 영역에서 심각한 부적응적 증상들이 초래된다.

④ 성도착 장애는 거의 대부분 남자에서만 진단되며 대부분 법적 구속의 대상이 될 수 있다.

(2) 성도착 장애의 유형

① 관음장애(Voyeuristic Disorder)

   ㉠ 자신의 성적 욕구를 충족시킬 목적(성적 공상, 성적 충동, 또는 성적 행동)으로 다른 사람이 옷을 벗거나, 옷을 벗고 있거나, 성행위를 하고 있는 모습을 몰래 훔쳐본다.

   ㉡ 증상이 6개월 이상 지속적이며 반복적으로 나타나야 하며 연령이 18세 이상인 경우여야 한다.

② 노출장애(Exhibitionistic Disorder) : 자신의 성적 욕구를 충족시킬 목적(성적 공상, 성적 충동, 또는 성적 행동)으로 자신의 성기를 낯선 사람에게 노출시키는 증상이 6개월 이상 반복된다(일명 바바리맨).

③ 접촉마찰장애(마찰도착장애, Frotteuristic Disorder) : 자신의 성적 욕구를 충족시킬 목적(성적 공상, 성적 충동, 또는 성적 행동)으로 동의하지 않는 상대방에게 성기나 신체의 일부를 접촉하여 문지르는 증상이 6개월 이상 반복된다.

④ 성적 피학장애(Sexual Masochism Disorder)

   ㉠ 자신의 성적 욕구를 충족시킬 목적(성적 공상, 성적 충동, 또는 성적 행동)으로 성행위 동안 상대방으로부터 굴욕을 당하거나, 매질을 당하거나, 묶이거나, 또는 다른 방식으로 고통을 당하려는 증상이 6개월 이상 반복된다.

   ㉡ 전형적으로 성인기 초기에 발병되며 유병률은 여성보다 남성에게서 약간 더 높게 나타난다.

⑤ 성적 가학장애(Sexual Sadism Disorder)

   ㉠ 성적 피학장애와 반대되는 경우로, 상대방으로 하여금 고통이나 굴욕을 느끼게 함으로써 성적 흥분을 즐기거나 성적 행위를 반복하는 증상이 6개월 이상 반복된다.

   ㉡ 가학적 환상 또는 행위는 신체적으로 해롭지 않은 것에서부터 시간이 지날수록 심각한 부상 또는 죽음에 이르기까지 다양하게 나타난다.

⑥ 아동성애장애(Pedophilic Disorder)

   ㉠ 사춘기 이전의 아동(보통 13세 이하)을 대상으로 6개월 이상 성적 공상이나 성행위를 반복적으로 나타낸다.

   ㉡ 증상자의 연령은 16세 이상으로 대상 아동이나 어린이보다 5세 이상 연상이어야 하며 '소아성애장애', '소아성애증', '소아기호증'이라고도 한다.

⑦ 물품음란장애(성애물장애, Fetishistic Disorder)

   ㉠ 자신의 성적 욕구를 충족시킬 목적(성적 공상, 성적 충동, 또는 성적 행동)으로 무생물인 물건(예 속옷, 스타킹 등)에 집착하여 강한 성적 흥분을 추구하는 증상이 6개월 이상 반복된다.

용어 및 기출문제

기출

DSM-5에서 성도착 장애의 유형에 대한 설명으로 옳은 것은?

① 노출장애 - 다른 사람이 옷을 벗고 있는 모습을 몰래 훔쳐봄으로써 성적 흥분을 느끼는 경우

② 관음장애 - 동의하지 않는 사람에게 자신의 성기나 신체 일부를 반복적으로 나타내는 경우

③ 아동성애장애 - 사춘기 이전의 소아를 대상으로 하여 성적 공상으로 성행위를 반복적으로 나타내는 경우

④ 성적 가학장애 - 굴욕을 당하거나 매질을 당하거나 묶이는 등 고통을 당하는 행위를 중심으로 성적 흥분을 느끼거나 성적 행위를 반복하는 경우

기출

성적 가학장애에 관한 설명으로 적절하지 않은 것은?

① 주로 성적 피학장애를 가진 상대에게 가학적 행동을 보인다.

② 대부분 시간이 지나도 행동의 심각도에는 큰 변화가 없다.

③ 대부분 초기 성인기에 나타난다.

④ 성가학적 행동의 패턴은 보통 장기적으로 나타난다.

◀ 정답 ③, ②

ⓛ '물품음란증', '성애물장애'라고도 한다.

⑧ 의상전환장애(복장도착증, Transvestic Disorder) : 자신의 성적 욕구를 충족시킬 목적(성적 공상, 성적 충동, 또는 성적 행동)으로 이성의 옷을 입음으로써 성적 흥분을 추구하는 증상이 6개월 이상 반복된다.

(3) 치료

① 성도착 장애가 있음을 깨닫고 치료를 받으러 오는 경우는 거의 없기 때문에 어렵기도 하고, 상당한 시간이 필요하다.

② 성범죄와 동시에 정신질환에도 해당하므로 치료는 법적 처벌과 함께 정신질환에 대한 치료가 병행되어야 한다.

③ 치료목표는 정상적인 성행동으로 복귀하고 재발하지 않도록 심리치료와 함께 다양한 방법들이 함께 이루어져야 효과가 있다.

④ 약물치료의 경우 성적 흥분을 감소시키기 위한 약제들을 사용하며 필요한 경우 호르몬 치료를 한다.

⑤ 만성적인 극단적 성도착 범죄자의 경우 외과적인 방법이나 호르몬 주입 방법을 통해 거세를 하기도 한다.

section 14 파괴적, 충동통제(조절) 및 품행장애
(Disruptive, Impulse Control, and Conduct Disorders)

1. 개요

(1) 주요 특징

① 파괴적, 충동통제 및 품행장애란 정서와 행동을 포함한 충동조절의 실패를 특징으로 한다.

② 그로 인해 본인도 고통받고 다른 사람에게도 해를 끼치는 부적응적 행동을 나타낸다.

기출

DSM-5에서 파괴적, 충동조절 및 품행장애에 관한 설명으로 틀린 것은?

① 병적 도박, 반사회성 성격장애 등의 하위유형이 있다.
② 자신이나 타인을 해하려는 충동, 욕구, 유혹에 저항하지 못한다.
③ 충동적 행동을 하기 전까지 긴장감이나 각성상태가 고조된다.
④ 충동적인 행동을 할 때마다 불쾌감이나 죄책감을 경험하게 된다.

〈정답 ④

(2) 하위 유형

하위 유형	주요 특징
적대적 반항장애	어른에게 불복종하고 거부적이며 적대적이고 반항적인 행동을 6개월 이상 지속적으로 나타내는 경우
간헐적 폭발성 장애	• 공격적 충동의 조절 실패로 가끔씩 심각한 파괴적 행동을 나타내는 경우 • 연령은 6세 이상이어야 함
품행장애	타인의 권리를 침해하거나 사회적 규범 및 규칙을 위반하는 행동을 반복적이며 지속적으로 나타내는 경우
방화증	자신의 기쁨이나 만족, 또는 긴장완화를 위해 불을 지르고 싶은 충동을 억제하지 못해 1회 이상 고의적이며 의도적으로 방화를 하는 경우
도벽증	자신의 기쁨이나 만족, 또는 긴장완화를 위해 남의 물건을 훔치고 싶은 충동을 억제하지 못해 반복적으로 도둑질을 하는 경우

2. 적대적 반항장애(Oppositional Defiant Disorder)

(1) 주요 증상 및 진단 기준

① 어른에게 불복종하고, 거부적이며, 적대적이고 반항적인 행동을 지속적으로 나타낸다.

② 진단 기준은 분노와 과민(짜증)한 기분, 논쟁적이고 반항적 행동, 보복적 특성(악의적 복수심)의 표출로 구분한다.

③ 이로 인해 부적응적 증상들이 초래되거나 주변사람들이 고통을 받는다.

[적대적 반항장애의 진단 기준]
1 분노 / 과민한 기분
   ① 자주 버럭(욱 하고) 화를 냄
   ② 자주 과민하고 쉽게 짜증을 냄
   ③ 자주 분노하고 원망함
2 논쟁적 / 반항적 행동
   ① 자주 권위가 있는 대상과 논쟁하거나, 또는 아동과 청소년의 경우 어른과 논쟁함
   ② 자주 권위가 있는 대상으로부터의 요청이나 규칙을 따르는데 적극적으로 반항하거나 거절함

기출

적대적 반항장애(oppositional defiant disorder)의 진단 기준에 해당되는 행동은?

① 자신도 모르게 일정한 몸짓을 하며 때로는 괴상한 소리를 내기도 한다.

② 엄마와 떨어지는 것에 대한 불안으로 학교 가기를 거부한다.

③ 사회적으로 정해진 규칙을 위반하거나 타인의 권리를 침해한다.

④ 어른들과 논쟁을 하고 쉽게 화를 낸다.

정답 ④

③ 자주 고의적으로 타인을 괴롭힘

④ 자주 자신의 실수나 잘못된 행동을 남의 탓으로 돌림

3 보복적 행동(악의적인 복수성)

지난 6개월 이내에 최소한 2번 이상 악의적이거나 앙심을 품은 적이 있음

4 이러한 행동장애가 가까운 사회적 환경(**예** 가족, 또래집단, 직장동료)에 있는 개인이나 다른 사람들에게 고통을 주거나 사회적, 교육적, 직업적, 또는 다른 중요한 기능영역에 부정적인 영향을 미침

5 이러한 행동이 정신증, 물질사용, 우울, 또는 양극성 장애의 경과 중에만 나타나는 것이 아니어야 함(또한 파괴적 기분조절곤란 장애의 기준에 부합되지 않아야 함)

(2) 임상적 특징

① 품행장애보다 덜 심각

ⓐ 품행장애는 '자인의 기본적 권리나 사회적 규범을 위배하는 행동패턴'이 특징으로 나타난다.

ⓑ 품행장애는 법적인 문제를 초래하지만, 적대적 반항장애는 법적인 문제까지는 초래하지 않는다.

② 발달적으로 볼 경우 적대적 반항장애가 품행장애보다 2년 정도 먼저 시작되는 경향이 있다.

(3) 유병률 및 경과

① 평균 유병률은 3.3%를 보고되고 있으며 12세까지는 남자가 여자보다 1.14 : 1로 더 많다. 12세를 지나면서 남녀 비율이 비슷해지는 것으로 나타난다.

② 평균 발병 연령은 8세경으로 빠른 경우는 3세경부터도 시작된다. 남아가 더 빨리 시작되며 청소년기 이후에 시작되는 경우는 드물다.

③ **발생장소** : 증상이 나타나는 곳은 주로 집이지만, 시간이 지남에 따라 유치원, 학교 등 다른 장면까지 옮겨간다.

④ 25%는 장애를 벗어나며 50%는 장애가 지속된다. 나머지 25%는 품행장애로 발전한다.

(4) 원인

① 유전적 취약성

ⓐ 좌절에 대한 참을성 및 인내력이 부족하며 부정적 정서반응이 높다.

    ⓛ 죄책감을 느끼지 못하며 공격적이고 파괴적인 행동을 서슴지 않는다.

    ⓒ 충동적이고 부주의하며 과잉행동을 많이 보인다.

    ⓔ 뇌의 구조
- 처벌 단서에는 둔감하고 보상 단서에는 민감함
- 만족추구 행동과 관련된 통제력과 정서조절 능력에 결함이 있음

② 심리적 요인

    ㉠ 아동에 대한 부모의 반응 결여와 냉담, 불안정한 애착, 부모의 지나친 강요와 억압 등이 작용한다.

    ⓛ 일관성 없는 가혹한 훈육, 부모-아동 간의 의사소통 결여, 심각한 가정불화 등도 원인이 된다.

    ⓒ 학습이론에 따르면 가족 내에서 모방학습을 통해 적대적 반항행동을 학습한다(예 부모의 적대적 행동을 관찰하고 모방함).

(5) 치료

① 부모에게는 양육기술 교육이 필요하다.

② 아동에게는 상황에 따라 적응하는 유연성과 융통성, 좌절을 견디는 힘, 충동을 억제하는 힘을 길러준다.

③ 약물치료

    ㉠ ADHD가 동반되는 경우에만 사용하는 것이 바람직하다.

    ⓛ 아동의 활동수준을 급히 낮추어서 공격적/충동적 행동을 막아야 하는 경우 사용한다.

    ⓒ 매우 강렬한 분노감정을 조절해주어야 할 경우에는 효과가 높다.

3. 간헐적 폭발성 장애(Intermittent Explosive Disorder)

(1) 주요 증상 및 진단 기준

① 공격적 충동이 조절되지 않아 심각한 파괴적 행동을 나타낸다.

② 언어적 공격행위와 더불어 재산 파괴와 신체적 공격을 포함하는 폭발적 행동을 반복적으로 나타낸다.

③ 이러한 공격성의 강도는 자극 사건이나 심리 사회적 스트레스 사건에 기대되는 것에 비해 현저하게 지나친 것이다.

(2) 임상적 특징

① 통제할 수 없는 분노폭발(공격적 발작)을 보이는 시기가 있으며 그 결과로 다른 사람이 다치거나 기물이 파손된다.

② 이런 행동은 충동적이거나 분노에 기반을 둔 것이어서 갑작스럽게 나타난다.

③ 보통 30분 이내로 종결되며, 스스로 진정된다. 자신의 폭발적 행동을 몹시 후회하거나 당황스러워 한다.

④ 공격적 행동을 하기 전에 심한 긴장상태를 경험하며 공격적 행동 이후에 긴장감이 풀리면서 안도감을 느낀다.

4. 품행장애(Conduct Disorder)

(1) 주요 증상 및 진단 기준

① 다른 사람의 기본적인 권리를 해치거나 나이에 적합한 사회적 규범 및 규칙을 어기는 행동을 반복적이며 지속적으로 나타낸다.

> **[품행장애의 진단 기준]**
> 다른 사람의 기본적 권리를 침해하거나 나이에 적합한 사회적 규범 및 규칙을 위반하는 지속적이며 반복적인 행동패턴이 지난 12개월 동안에 다음 15개의 기준 중 3개 이상으로 나타난다.
> **1** 사람과 동물에 대한 공격
> ① 자주 다른 사람을 괴롭히거나, 협박하거나, 겁먹게 함
> ② 자주 신체적인 싸움을 걸음
> ③ 다른 사람에게 심한 신체손상을 줄 수 있는 무기를 사용함(예 곤봉, 벽돌, 깨진 병, 칼, 총 등)
> ④ 사람에게 신체적으로 잔인하게 대함
> ❺ 동물에게 신체적으로 잔인하게 대함
> ❻ 피해자와 대면한 상황에서 도둑질을 함(예 노상강도, 지갑 날치기, 강탈, 무장강도)
> ❼ 다른 사람에게 강제로 성적 행위를 강요함
> **2** 재산 파괴
> ❽ 심각한 파괴를 일으킬 작정으로 고의로 불을 지름
> ❾ 다른 사람의 재산을 고의로 파괴함(방화에 의한 것은 제외)
> **3** 시기 또는 도둑질
> ❿ 다른 사람의 집, 건물 또는 자동차를 파괴
> ⓫ 피해자와 마주치지 않고 사소한 것이 아닌 물건을 훔침(파괴하거나 침입하지 않고 물건을 사는 체하고 훔치기, 문서 위조 등)
> ⓬ 물건이나 호감을 얻기 위해, 또는 의무를 회피하기 위해 거짓말을 흔히 함
> **4** 심각한 규칙 위반
> ⓭ 부모가 금지하는데도 자주 외박을 하며, 이는 13세 이전부터 시작됨

용어 및 기출문제

기출

아동 및 청소년기 장애로서, 다른 사람의 기본 권리나 나이에 적합한 사회규준이나 규율을 위반하는 행동 양상이 반복적이고 지속적으로 나타나는 것은?

① 품행장애
② 적대적 반항장애
③ 간헐적 폭발성 장애
④ 주의력 결핍 · 과잉행동장애

◀ 정답 ①

⑭ 부모나 대리 부모와 집에서 같이 살면서 최소한 두 번 이상 가출, 외박을 함
⑮ 무단결석을 자주 하며, 이는 13세 이전부터 시작됨

② 자신이 한 잘못된 행동에 대해 죄책감을 느끼거나 후회하지 않으며, 다른 사람 탓을 하는 경우가 많다.

③ 어른에게 반항적이고 적대적이며, 잦은 학교 결석, 저조한 성적, 음주, 흡연, 약물 남용을 비롯한 거짓말, 잦은 가출, 공공기물 파괴 행동 등이 나타난다.

(2) 원인과 및 치료

① 원인

　㉠ 유전적 취약성
　　• 충동조절의 결함, 좌절 인내력의 결함, 높은 보상 추구력
　　• 부모의 알코올 사용장애, 기분장애, 정신분열 스펙트럼 장애, ADHD, 품행장애, 반사회적 성격장애의 병력

　㉡ 환경적 요인 : ‘부모-아동관계의 손상’에서 온 결과
　　• 아동에 대한 부모의 거부, 방치, 일관성 없는 훈육방식, 냉담한 반응, 신체적/성적 학대, 아동에 대한 감독 소홀, 부모의 열악한 가정환경(사회적, 경제적), 부모의 불화, 가정폭력, 부모의 범죄력, 보호시설에의 위탁, 양육자의 빈번한 교체 등
　　• 또래 아이들의 배척, 일탈행동을 하는 또래 아이들과의 어울림, 폭력을 자주 사용하는 이웃 사람들의 목격
　　• 사회경제적으로 하류계층에 속하고, 도시에 거주하는 아동들에게서 많음

② 치료

　㉠ 어떤 단일 치료로는 성과를 보기 어려우므로 다각적인 방법들이 사용되어야 한다.

　㉡ 부모교육 및 훈련
　　• 품행장애의 치료는 시간이 오래 걸리고, 부모의 태도와 노력이 중요하므로 부모가 인내심을 갖고 치료에 적극 동참
　　• 학교 교사의 협조를 받는 것도 큰 도움이 됨

　㉢ 심리치료 : 인지치료와 행동치료를 함께 적용하면 바람직한 사회적 기술을 습득시키고 행동을 개선하는데 효과가 있다.

　㉣ 약물치료
　　• 약물치료를 통해 공격적 행동을 감소시키고, 동반되는 다른 정신과적 문제의 증상을 완화시킬 수 있음
　　• 조기 발병일수록 경과가 좋지 않고 성인기의 반사회성 성격장애나 물질-관련 및 중독장애로 이어질 가능성이 높기 때문에 예방과 재발방지가 중요함

기출
품행장애에 관한 설명으로 옳은 것은?

① 적대적 반항장애는 품행장애로 발전하지 않는다.
② 품행장애의 유병률은 남녀의 차이가 없다.
③ 품행장애의 발병에는 환경적 요인보다 유전적 요인이 크다
④ 품행장애가 이른 나이에 발병할수록 예후가 좋지 않다.

❮정답 ④

5. 방화증(Pyromania)

(1) 주요 증상 및 진단 기준

① 불을 지르고 싶은 충동을 조절하지 못해 반복적으로 방화를 한다.

② 사전에 미리 계획을 세우고 방화를 한 번 이상 하며, 불을 지르기 전에 긴장감을 느끼고 흥분한다. 불이나 불과 관련되는 상황에 대해서 매혹을 느끼며 호기심과 함께 이끌린다.

③ 정신분석적 입장에서는 방화증을 지닌 사람들이 성적 욕구를 해소할 수 있는 대체수단으로 불을 지르게 된다고 본다.

(2) 경과

① 아동기의 방화증
  ㉠ 매우 드물고, 호기심 때문인 경우가 많다.
  ㉡ 단지 불장난을 하고 싶은 호기심 때문에 방화를 했다면 방화증에 해당하지 않는다.

② 청소년기의 방화 : ADHD, 품행장애, 적응장애와 관련이 높다.

③ 성인기의 방화 : 반사회성 성격장애, 물질사용장애, 양극성 성격장애(특히 조증), 도박장애와의 공병률이 높다.

6. 도벽증(Kleptomania)

(1) 주요 증상 및 진단 기준

① 남의 물건을 훔치고 싶은 충동을 참지 못해 반복적으로 도둑질을 하는 경우를 말한다.

② 자신에게 필요하지도 않거나 금전적으로 가치가 없는 물건인데도 훔치고 싶은 충동을 억누르지 못해 반복적으로 물건을 훔친다.

③ 물건을 훔치기 직전에 긴장감이 높아지며, 물건을 훔치고 나서 기쁨, 만족감, 안도감을 느낀다. 훔치는 물건보다 훔치는 행위를 하며 느끼는 긴장감, 만족감, 스릴에 대한 유혹을 통제하지 못한다.

기출
병적 도벽에 관한 설명으로 틀린 것은?

① 개인적으로 쓸모가 없거나 금전적으로 가치가 없는 물건을 훔치려는 충동을 저지하는데 반복적으로 실패한다.

② 훔치기 전에 고조되는 긴장감을 경험한다.

③ 훔친 후에 기쁨, 충족감, 안도감을 느낀다.

④ 분노나 복수를 하기 위해서 훔친다.

〈정답 ④

(2) 경과

① 보통은 청소년기에 시작되는 경우가 가장 흔하며 만성화되는 경우가 많다.

② 여성들 중에는 생리기간 동안 충동조절이 잘 안되고 우울한 기분을 탈출하기 위해 도벽을 하는 경우도 있다(생리도벽).

section 15 물질-관련 및 중독장애
(Substance-Related and Addictive Disorders)

1. 개요

(1) 주요 특징

① 물질-관련 및 중독장애는 술, 담배, 마약과 같은 중독성 물질을 사용하거나 중독성 행위에 몰두하여 생겨나는 다양한 부적응적 증상을 포함한다.

② 물질-관련 장애의 경우, 어떤 물질에 의해 장애가 생겨나느냐에 따라 물질별로 구체적 진단이 가능하다.

③ 예로써 알코올 관련장애는 알코올 사용장애, 알코올 중독, 알코올 금단, 알코올 유도성 정신장애 등으로 진단내릴 수 있다.

(2) 하위 유형

물질-관련 장애	물질사용장애	
	물질유도성장애	물질 중독
		물질금단
		물질/약물 유도성 정신장애
	비물질-관련 장애	도박장애

① **물질사용장애** : 특정한 물질을 과도하게 사용하여 개인적 고통과 사회적 부적응이 초래되는 경우이다.

② **물질유도성장애** : 특정 물질을 섭취했을 때 나타나는 부적응적 심리상태가 나타난다.
　ⓐ **물질 중독** : 특정 물질을 과도하게 복용함으로써 일시적으로 나타나는 부적응적 증상군
　ⓑ **물질금단** : 물질 복용 중단으로 일시적으로 나타나는 부적응적 증상군

기출

도박장애는 DSM-5의 어느 진단 범주에 속하는가?

① 성격장애
② 파괴적, 충동조절 및 품행장애
③ 물질 관련 및 중독장애
④ 적응장애

기출

물질사용장애에 관한 설명이 아닌 것은?

① 내성이 나타난다.
② 금단증상이 나타난다.
③ 물질사용을 중단하거나 조절하려고 해도 뜻대로 되지 않는다.
④ 물질사용으로 인한 직업기능의 손상 여부는 진단 시 고려하지 않는다.

◀ 정답 ③, ④

ⓒ 물질/약물 유도성 정신장애 : 물질 남용으로 일시적인 중추신경장애를 나타냄

③ 도박장애 : DSM-5에 포함된 유일한 비물질-관련 장애로 도박행동을 통제하지 못해서 다양한 부적응적 문제들이 초래된다.

(3) 대표적인 물질의 구분

진정제	• 중추신경계를 억제하여 신경을 차분하게 만드는 진정효과, 수면효과, 진통효과 • 불안, 신체활동과 반응 감소시키며 이완된 느낌을 갖게 함	• 알코올 계열(술 종류) • 아편류 계열(모르핀, 헤로인) • 벤조디아제핀 계열(디아제팜, 상품명은 바리움) • 바비튜레이트 계열(세코바비탈, 펜토바비탈, 페노바비탈) • 카바메이트 계열(살충제나 농약 성분) • 인체의 자연적 생성(엔도르핀, 엔케팔린)
흥분제	• 뇌에 작용하여 교감신경 계통을 각성시키고 근육 활동을 증가시킴 • 수면을 방해하고 혈압을 올리며 피로감을 없애줌	• 니코틴 계열(담배 종류) • 카페인 계열(커피, 홍차, 청량음료, 초콜릿, 체중조절 약) • 코카인 계열(코카인) • 암페타민 계열(흥분제+환각제로 필로폰)
환각제	• 환각 작용을 유발시키거나 발동시키는 작용을 함	• 칸나비스(대마계제제) 계열(마리화나로 알려진 대마초, 해시시) • 환각제 계열(펜시클리딘, LSD, 메스칼린, 실로시빈, 엑스터시 • 흡입제 계열(본드, 부탄가스, 헤어스프레이, 페인트 시너, 가솔린 등의 휘발성 물질) • 자극제 계열(필로폰으로 알려진 암페타민은 환각제+흥분제)

기출

환각제에 해당되는 약물은?

① 펜시클리딘
② 대마
③ 카페인
④ 오피오이드

2. 알코올-관련 장애

(1) 주요 증상 및 진단 기준

① 알코올의 사용으로 인해 다양한 신체적, 심리적, 행동적, 사회적 문제들이 초래되는 경우이다.

② 알코올-관련 장애는 알코올 사용장애와 알코올 유발성 장애로 분류된다.

〈정답 ①

(2) 알코올 사용장애(Alcohol Use Disorder)

① 알코올 사용장애는 과도한 알코올 사용으로 발생되는 부적응적 문제들을 특징으로 한다.

② 핵심 증상은 알코올 의존으로 내성, 금단증상, 강박적 사용을 특징으로 한다.

[알코올 사용장애의 진단 기준]

심각한 기능손상이나 고통을 유발하는 알코올 사용의 부적응적 패턴이 진단 기준 11개 중 2개 이상이 지난 12개월 이내에 나타난다.

1 알코올을 흔히 예상했던 것보다 더 많은 양 또는 더 오랜 기간 마심

2 알코올 사용을 줄이거나 통제하려고 지속적인 노력을 기울이지만 매번 실패함

3 알코올을 구하거나, 마시거나, 또는 알코올의 효과로부터 회복하는데 많은 시간을 허비함

4 알코올을 마시고 싶은 강한 갈망 또는 욕구나 충동이 있음

5 반복적인 알코올 사용으로 인해 직장, 학교, 가정에서의 주된 역할 의무를 수행하지 못함

6 알코올의 효과로 인해 초래되거나 악화되는 사회적 또는 대인관계적 문제가 반복됨에도 불구하고 지속적으로 알코올을 사용함

7 알코올의 사용으로 인해 중요한 사회적, 직업적, 또는 여가활동이 포기되거나 감소함

8 신체적으로 위험이 존재하는 상황에서도 반복적으로 알코올을 사용함

9 알코올로 인해서 초래되거나 악화될 수 있는 지속적이거나 반복적인 신체적 또는 심리적 문제가 있음을 알면서도 알코올 사용을 계속함

10 내성이 다음 중 1개의 방식으로 나타남
  ① 중독이 되거나 원하는 효과를 얻기 위해서 뚜렷하게 증가된 양의 알코올이 필요함
  ② 같은 양의 알코올을 지속적으로 사용함에도 뚜렷하게 감소된 효과가 나타남

11 금단이 다음 중 1개의 방식으로 나타남
  ① 알코올의 특징적 금단증후군이 나타남
  ② 금단증상을 줄이거나 피하기 위해 알코올(또는 벤조디아제핀과 같이 알코올과 밀접하게 관련된 물질)을 마심

용어 및 기출문제

기출

DSM-5에서 알코올 관련 장애에 대한 설명으로 틀린 것은?

① 알코올 유도성 장애에는 알코올 중독, 알코올 오용, 그리고 다양한 알코올 유도성 정신장애들이 포함된다.

② 알코올 사용장애는 알코올 의존과 알코올 남용이 통합된 것이다.

③ 알코올 유도성 성기능 장애는 발기불능 등의 성기능에 어려움이 나타나는 장애이다.

④ 지속적인 알코올 섭취로 치매증세가 나타나는 경우 알코올 유도성 치매에 해당한다.

❮정답 ①

③ 알코올 의존의 단계적 발전 단계(엘리네크, Jellinek)

전 알코올성 단계	• 사교적 목적으로 술을 마시기 시작하여 즐기는 단계 • 간혹 긴장/스트레스를 풀기 위해 가볍게 술을 마시는 정도 • 술을 마시면 고민이 줄어들고 대인관계가 원만해 지는 등 술에 대한 긍정적 효과 경험
전조 단계	• 술에 대한 매력이 증가하는 시기 • 술 마시는 횟수가 많아지면서 과음을 하게 됨(가끔 음주 동안에 일어났던 사건을 기억하지 못하는 기억상실이 나타남)
결정적 단계	• 술 마시는 것이 하나의 습관이 되어 행동통제가 서서히 상실되는 단계 • 술을 마시는 빈도가 너무 많아서 부모나 형제, 아내, 주위 사람들로부터 충고를 듣는 일이 빈번해짐
만성단계	• 알코올 중독 상태가 오래 지속된 상태로, 술에 대한 통제력을 완전히 상실한 단계 • 술에 대한 내성이 강하고 금단증상도 강렬함(신체적 질병은 물론 생활전반에 심각한 부작용이 나타나면서 폐인 상태로 감)

④ 유병률

　ⓐ 1년 유병률(미국)은 12~17세 4.6%, 18세 이상 8.5%, 18~29세 16.2%, 65세 이상 1.5%로 나타난다.

　ⓑ 성인남성 12.4%, 성인여성 4.9%로 보고되고 있으며 여성은 남성에 비해 인생의 중년기를 지나면서 과도한 음주를 시작하는 경향이 있어서 알코올-관련 장애가 남성보다 늦은 시기에 발생한다.

　ⓒ 여성은 알코올 분해요소인 ADH(알코올 탈수 효소, alcohol dehydrogenase) 남성에 비해 부족하여 알코올에 더 취약한 것으로 나타난다.

　ⓓ 일단 발생하면 급속도로 진행되며 알코올 사용장애의 경과는 회복과 재발이 반복되면서 만성화되는 경향이 높다.

기출

Jellinek은 알코올 의존이 단계적으로 발전하는 장애라고 주장하면서 4단계의 발전과정을 제시하였다. 다음 중 4단계의 발전과정을 바르게 나열한 것은?

① 전 알코올 증상단계 – 전조단계 – 중독단계 – 만성단계
② 전조단계 – 결정적 단계 – 남용단계 – 중독단계
③ 전 알코올 증상단계 – 전조단계 – 결정적 단계 – 만성단계
④ 전조단계 – 유도단계 – 중독단계 – 만성단계

기출

다음 설명 중 옳은 것은?

① 여성은 남성에 비해 알코올 분해 효소가 부족하다.
② 알코올은 정적 강화물로 작용할 수 있지만, 부적 강화물은 될 수 없다.
③ 술을 마셨을 때 얼굴이 신속하게 붉어지는 것은 알코올 분해 효소가 많다는 증거이다.
④ 술이 주로 식사와 함께 제공되는 문화에서는 알코올 문제가 많이 발생한다.

❮정답 ③, ①

(3) 알코올 유도성 장애(Alcohol Intoxication)

알코올 유발성 장애는 알코올 중독, 알코올 금단, 기타 알코올 유발성 장애로 구분된다.

알코올 중독	• 최근에 알코올을 섭취하고, 알코올 섭취 도중이나 직후에 취한 상태에서 부적응적 행동변화나 심리적 변화가 초래
	• 다음 진단기준 6가지 중 1개 이상의 증상이 나타나는 경우 진단된다.
	  −불분명한 말투
	  −운동조정(협응) 능력의 곤란
	  −불안정한 걸음
	  −안구진탕(안구의 불수의적 운동)
	  −주의력 및 기억력 손상
	  −혼미 또는 혼수

알코올 금단	• 심하게 장기간 사용해오던 알코올 섭취를 중단하거나 감소한 후 몇 시간 또는 며칠 이내에 다음 8가지 중 2개 이상의 증상이 나타나고, 자율신경계 기능 항진(예 발한 또는 맥박수가 분당 100회 이상 증가) 발생 • 손 떨림의 증가 • 불면증 • 오심 및 구토 • 일시적인 환시, 환청, 환촉, 또는 착각 • 정신운동성 초조(지체) • 불안 • 대발작 • 이로 인해 사회적, 직업적, 또는 다른 중요한 기능 영역에서 심각한 고통을 겪거나 부적응적 증상들이 초래되는 경우 • 일부 환자에게 진정 섬망* 발생

기타 알코올 유발성 장애	• 알코올의 섭취로 인해 나타나는 증상의 특성에 따라 다양한 하위유형이 있음
	  −알코올로 유발된 정신증적 장애
	  −알코올로 유발된 우울장애
	  −알코올로 유발된 불안장애
	  −알코올로 유발된 성기능장애
	  −알코올로 유발된 수면장애
	  −알코올로 유발된 치매
	  −알코올로 유발된 양극성 장애
	  −알코올로 유발된 기억상실장애 등
	• 알코올로 유발된 증상이 상당히 심해서 독립적인 임상적 주의가 필요한 경우에만 알코올 중독이나 알코올 금단 대신 진단됨

진정 섬망

진전 섬망은 장시간 심한 폭주를 계속하던 사람이 갑자기 음주를 중단했을 때 중단 후 3~7일 사이에 나타난다. 초조, 식욕부진, 떨림, 수면장애 등이 먼저 나타나고 때로는 전신경련이 나타나기도 한다. 알코올 금단 증상 중 가장 심한 형태로 알코올 금단 증상을 보이는 환자의 약 5%에서 발생하는 것으로 알려졌다.

(4) 알코올과 관련된 문제

① 우리나라에서의 유병률이 매우 높으며, 사고, 폭력, 자살과의 관련이 크다.

② 알코올-관련 장애는 직장 내에서 문제를 일으키기 쉽고, 마약이나 다른 중독성 약물과 함께 사용되는 경우가 흔하다.

③ 기분장애, 불안장애, 조현병 등의 다른 정신장애와 함께 나타나는 경우가 흔하다.

④ 간, 내장, 심장 혈관, 중추신경계 등 신체 장기에 악영향을 미치며 다양한 신체적 질병을 유발한다.

⑤ 코르사코프 증후군(Korsakoff's syndrome)
  ㉠ 알코올 중독과 비타민 B(티아민) 결핍이 결합되어 만성 알코올 중독자에게 발생하는 장애이다.
  ㉡ 중추신경계의 손상으로 유발되는 심각한 알코올성 기억장애이다. 새로운 경험이나 정보를 기억하지 못하며, 심해지면 과거의 기억도 점차 상실하고 작화증(confabulation)*을 나타낸다.

⑥ 태아 알코올 증후군 : 산모의 과도한 음주로 인하여 태아의 체중미달, 발육부진, 신체적 기형, 지적 장애 등이 초래되는 경우이다.

(5) 원인과 치료

① 원인
  ㉠ 유전적 요인
    • 유전적 위험요인은 40~60% 작용
    • 가족력이 있는 경우 3~4배 이상 높음
    • 부모가 ADHD, 품행장애, 반사회성 성격장애를 지닌 병력이 있었던 경우
    • 알코올 반응에 대한 신체적 민감도의 특성
  ㉡ 심리적 요인
    • 강화효과
    • 술 마시는 행동과 술에 취한 상태가 강화를 받았기 때문
    • 술 마시는 모습을 바라보는 모방학습도 술에 대한 친근감을 유발
    • 타인의 비판에 예민하게 반응하는 사람
    • 감각추구적/충동적인 사람
  ㉢ 사회문화적 요인
    • 음주문화에 허용적인 사회
    • 사회경제적 수준이 높고 도시에 사는 경우일수록 높은 빈도

② **치료** : '뇌의 질환'으로 인식하고 치료해야 하며 중재, 해독, 재활의 3단계로 이루어진다.

   ㉠ **중재** : 알코올 사용장애를 치료하지 않을 경우 발생되는 부정적 결과들을 인지시키고 치료에 적극 참여토록 하는 과정이다.

   ㉡ **해독** : 금단증상을 치료하는 것으로 금단증상의 심각도를 평가하고, 진정제를 투여하는 등 약물치료와 함께 심리치료를 적용한다.

   ㉢ **재활** : 금주 동기를 높이고, 금주를 유지하며, 술 없는 생활에 적응할 수 있도록 도와서 재발을 방지한다.

3. 비물질-관련 장애(도박장애, Gambling Disorder)

(1) 주요 증상 및 진단 기준

① 도박 행동을 통제하지 못해서 다양한 부적응적 문제들일 초래된다.

[도박장애의 진단 기준]

1 지난 12개월 이내에 다음 9가지 중 4개 이상의 항목에 해당하는 도박행동이 지속적이고 반복적으로 나타나서 임상적으로 심각한 기능 손상이나 고통이 유발되는 경우

2 이런 도박행동이 조증으로 더 잘 설명되지 않을 경우

   ① 원하는 흥분을 얻기 위해 점점 더 많은 액수의 돈을 가지고 도박을 하려는 욕구가 있음(내성)

   ② 도박을 줄이거나 중단하려고 할 때 안절부절 못하거나 신경이 과민해짐(금단증상)

   ③ 도박을 통제하거나 줄이거나 중단하려는 노력이 거듭 실패로 끝남(통제력 상실)

   ④ 자주 도박에 집착함(**예** 과거의 도박 경험을 계속 떠올리고, 다음 도박의 승산을 따져보거나 계획하고, 도박을 해서 돈을 벌 수 있는 방법을 생각함)

   ❺ 흔히 정신적인 고통을 느낄 때마다 도박을 하게 됨(**예** 무기력감, 죄책감, 불안감, 우울감)(회피)

   ❻ 도박으로 돈을 잃고 나서 이를 만회하기 위해 흔히 다음 날 다시 도박판으로 되돌아감(추격매수)

   ❼ 도박에 빠져 있는 정도를 숨기기 위해서 거짓말을 함

   ❽ 도박으로 인해 중요한 대인관계, 직업, 교육이나 진로의 기회를 위태롭게 하거나 상실함

   ❾ 도박으로 인한 절망적인 경제 상태에서 벗어나기 위해 다른 사람에게 돈을 빌림(구조요청)

기출

도박장애가 있는 사람들의 특징이 아닌 것은?

① 뇌 보상중추에서 도파민 활동성과 작용이 고조된다.

② 물질 사용장애와는 다르게 금단증상과 내성이 없다.

③ 충동적이며 새로운 자극을 추구하는 특성을 가진다.

④ 스트레스를 받거나 괴로울 때 도박을 더 많이 한다.

◁ 정답 ②

(2) 유병률

① 1년 유병률은 0.2~0.3%로 보고되며 평생 유병률은 0.4~1.0%로 나타난다.

② 발병 연령을 보면 남성은 청소년기와 성인기 초기, 여성은 주로 인생 후반부에 발병한다.

(3) 원인

① **도박 자체의 요인** : 도박을 하는 동안 받게 되는 모험과 스릴감, 흥분, 긴장감 등이 뇌의 쾌감 중추를 자극하여 짜릿한 강화의 속성을 유발한다.

② **유전적 요인** : 도박장애의 부모에게서 태어난 자녀들과 알코올 사용장애의 부모에게서 태어난 자녀들이 일반 사람들에 비해 도박장애를 나타낼 확률이 높다.

③ **생물학적 요인** : 도박행동은 도파민, 세로토닌, 노르에피네프린 등 신경전달물질의 분비를 촉진시킨다.

④ **성격요인** : 자극추구 및 충동적 기질과 관련된다.

⑤ **학습요인**
　㉠ 모방학습과 조작적 조건형성으로 도박을 하게 된다.
　㉡ 아동기부터 주위 사람들의 도박행동을 관찰하고 본인도 모방 행동을 하다가 도박중독으로 발전한다.
　㉢ 도박에서 돈을 따거나 돈을 따는 과정에서 느끼는 강한 쾌감, 흥분 또한 도박행동을 지속하게 하는 강화요인이 된다.

⑥ **인지요인** : 니어미스 효과(Near-Miss Effect)
　㉠ '거의 딸 뻔했다.'라는 사고를 하며 과거의 승리만을 기억하는 회상의 편파성을 의미한다.
　㉡ 특정한 상황이나 행동, 생각이 승패에 영향을 미친다고 믿는 '미신적 사고'를 갖는다.
　㉢ 아무런 상관이 없는 두 사건을 인과관계가 있는 것으로 착각하여 특정한 상황에서 승리를 얻었을 경우 계속 그 상황을 고집하는 '귀인의 오류'를 범한다.

section **16** 신경인지장애(Neurocognitive Disorder)

1. 개요

(1) 개념 정의

① 신경인지장애란 뇌손상이나 뇌의 일시적인 기능장애로 인해 정신장애가 유발되는 경우이다.

② 핵심 증상은 섬망, 주요 신경인지장애, 경도 신경인지장애와 같은 인지장애에 따라 다르다.

(2) 하위 유형

① 신경인지장애의 하위 유형

하위 유형	주요 특징
섬망	뇌에 영향을 주는 어떤 원인에 의해 일시적으로(몇 시간에서 며칠까지) 주의기능(예 의식의 혼미)과 인식기능에 장애 발생
주요 신경인지장애 (증상이 심각한 치매)	뇌의 질환으로 인해 1가지 이상의 인지적 영역(예 복합적인 주의기능, 실행기능, 학습 및 기억, 언어, 지각-운동기능, 사회적 인지)에서 심각한 결함이 나타나는 경우
경도 신경인지장애 (증상이 가벼운 치매)	주요 신경인지장애에 비해 증상의 심각도가 경미한 경우, 즉 인지기능이 과거의 수행 능력에 비해 상당히 저하되었지만, 이로 인해 일상생활을 독립적으로 영위할 수 있는 능력까지 심하게 저해되지는 않은 경우

② 섬망과 치매의 구분

구분	섬망	치매
발병양상	급성, 빠른 발병	만성적, 점진적 발병
의식수준	의식수준이 흐림	초기에는 의식수준장애가 없음
각성상태	격정과 혼미	각성 수준은 비교적 정상
경과양상	흔히 가역적임	대게 진행성이며 황폐화
발견장소	내과, 외과, 신경과 병실	정신병원이나 요양소
발생률	노인은 물론 일반사람도 많음	나이가 많아지면서 발병률 증가

기출
주요 신경인지장애와 경도 신경인지장애의 감별진단 기준으로 적절하지 않은 것은?

① 기억과 학습 감퇴 정도
② 성격의 변화 정도
③ 언어능력의 감퇴 정도
④ 독립적 생활의 장애 정도

〈정답 ②〉

③ 치매와 구별되는 우울장애(노인 우울증)의 특징

    ㉠ 우울한 기분이 매우 두드러진다.

    ㉡ 일반 치매에 비해 인지기능 손상이 갑자기 나타난다.

    ㉢ 치매는 인지기능 저하가 비교적 일정하게 유지되는데 비해 노인 우울증은 우울증상이 좋아졌다가 나빠졌다가 할 때 인지기능도 좋아졌다가 나빠졌다가 한다.

    ㉣ 우울증에서 회복된 후에는 인지기능도 회복된다.

2. 섬망(Delirium)

(1) 주요 특징

① 어떤 신체적 질병, 물질 또는 약물중독이나 금단, 독소에의 노출, 또는 어떤 복합적 원인에 의해 일시적으로 주의기능과 기억, 언어, 현실판단 등 인식기능에 붕괴현상이 나타난다.

② 뇌에 영향을 주는 어떤 원인이 있으며 이로 인해 단기간(보통 몇 시간에서 며칠까지)에 주의장애(예 의식의 혼미, 주의집중 및 전환능력의 감소)와 인식장애(예 지남력 상실)가 초래된다.

(2) 핵심 증상

① 주의장애 : 주의를 집중하거나, 주의를 유지하거나, 주의를 전환하는 능력이 현저하게 손상된 경우이다.

② 인식장애

    ㉠ 환경에 대한 현실감각, 즉 지남력이 현저하게 손상된 경우로 부가적으로 기억력 감퇴, 언어능력의 저하, 현실 판단능력의 결함 등이 나타난다.

    ㉡ 섬망이 발생하면 이러한 증상들이 단기간에 발생하여 악화되고 하루 중에도 그 심각도가 변동하는 특성이 있다.

3. 주요 신경인지장애
(증상이 심각한 치매, Major Neurocognitive Disorder)

(1) 주요 특징

① DSM-Ⅳ에서 '치매'로 지칭되었는데 DSM-Ⅴ에서는 치매의 심각도를 구분하여 중증(주요) 신경인지장애와 경도 신경인지장애로 구분하고 있다.

② 가벼운 기억손상으로부터 치매의 증상이 시작되나 점차 장기기억에도 결손이 나타나기 시작한다.

③ 알츠하이머 질환, 뇌혈관 질환, 충격에 의한 뇌손상, HIV 감염, 파킨슨 질환* 등과 같은 다양한 질환에 의해 유발될 수 있다.

④ 알츠하이머 질환

  ㉠ 치매를 일으키는 가장 흔한 퇴행성 뇌질환으로 서서히 발병하여 기억력을 포함한 인지기능의 악화가 점진적으로 진행되는 병이다.

  ㉡ 신경섬유매듭은 알츠하이머병 환자의 뇌에서 발견되는 핵심 특징 가운데 하나로 타우(tau)라는 단백질을 주성분으로 삼는다. 신경섬유매듭이 형성됨에 따라 병은 급속도로 악화되는 것으로 알려져 있다.

  ㉢ 베타 아밀로이드는 단백질의 일종으로, 인체에 과도하게 만들어져 뇌세포에 축적되면 뇌의 신경 세포 기능이 떨어져 알츠하이머병이 발생하게 된다.

  ㉣ 여성호르몬인 에스트로겐(estrogen)과 상관이 있으며 Apo-E 유전자 형태와 관련이 있는 것으로 평가된다.

(2) 주요 증상

실어증	가족의 이름과 사물의 이름을 말하지 못함
실인증	사물을 인지하지 못하거나 그 의미를 파악하지 못함
실행증	동작을 통해 어떤 일을 수행하는 능력에 장애가 나타남
실행기능의 장애	과제수행에 필요한 여러 기능들을 수행하지 못함

(3) 부수적 증상

① 우울, 불안, 분노와 같은 정서적 변화가 나타나며 행동장애, 시공간 판단능력, 성격변화, 환각이나 망상 같은 정신증적 증상도 보인다.

② 말기에는 거의 말을 하지 못하고, 수족을 움직이지 못하며, 모든 심리적 기능이 붕괴되고 와해 되면서 식물인간 상태에서 사망하게 된다.

용어 및 기출문제

파킨슨 질환
신경 세포들이 어떤 원인에 의해 소멸하게 되어 이로 인해 뇌 기능의 이상을 일으키는 질병이다.

기출

알츠하이머병으로 인한 신경인지장애에 관한 설명으로 틀린 것은?

① 여성호르몬 estrogen과 상관이 있다.

② Apo-E 유전자 형태와 관련이 있다.

③ 허혈성 혈관 문제 혹은 뇌경색과 관련이 있다.

④ 노인성 반점(senile plaques)과 신경섬유다발(neurofibrillary tangle)과 관련이 있다.

◀정답 ③

4. 경도 신경인지장애
(증상이 가벼운 치매, Minor Neurocognitive Disorder)

(1) 주요 특징

① 주요 신경인지장애에 비해 증상의 심각도가 경미하다.

② 인지기능이 과거의 수행 수준에 비해 상당히 저하되었지만 이로 인해 일상생활을 독립적으로 영위할 수 없을 만큼 기능이 크게 저해되지는 않은 상태이다.

(2) 경과 및 예후

① 대개 서서히 발병하면서 지속적인 경과를 밟는다.

② 일단 치매가 악화되면 병전 상태로의 회복은 불가능하다.

③ 전체 치매환자의 약 10~25%만이 치료 가능한 것으로 추정되며 이 경우도 치매 증상의 완전한 제거는 불가능한 것으로 평가된다.

④ 발병에서 사망에 이르기까지는 평균 8~10년 정도 걸리며 최근에는 의학적 기술의 발달로 15~20년까지 걸리는 것으로 알려져 있다.

---

section 17 성격장애(Personality Disorder)

1. 개요

(1) 개념 정의

① 성격장애란 성격 그 자체가 부적응적이어서 자신이 속한 사회문화적 기대에 부응하지 못하고 어긋난 행동을 지속적으로 나타내어 본인도 고통을 받고 주변 사람들도 고통을 받게 된다.

② 정신장애와 비교하여 현실검증력에는 이상을 보이지 않는 특징을 보유한다.

용어 및 기출문제

기출

성격장애에 관한 설명으로 옳지 않은 것은?

① 다른 정신장애와 동반되어 나타날 수 있다.
② 현실검증력의 장애가 있다.
③ 고정된 행동양식이 개인생활과 사회생활 전반에 넓게 퍼져 있다.
④ 대개 청소년기나 성인기 초기에 나타난다.

◀ 정답 ②

③ 성격장애의 일반적 진단 기준

> [성격장애의 진단 기준]
> **1** 다음 중 최소 2가지 영역에서 개인이 속한 사회의 문화적 기대에서 심하게 벗어난 내적 경험과 행동 양식이 지속적인 패턴으로 나타남
> ① 인지 : 자기 자신, 타인 및 사건을 지각하고 해석하는 방식
> ② 정서 : 정서 반응의 범위, 강도, 불안정성 및 적절성
> ③ 대인관계
> ④ 충동 조절
> **2** 고정된 행동 양식이 융통성이 없고 개인생활과 사회생활 전반에 넓게 퍼져 있음
> **3** 고정된 행동 양식이 사회적, 직업적, 그리고 다른 중요한 영역에서 임상적으로 심각한 고통이나 기능의 장애를 초래
> **4** 양식이 변하지 않고 오랜 기간 지속되어 왔으며, 발병 시기는 적어도 청소년기나 성인기 초기에 시작

(2) 성격장애의 분류

A군	B군	C군
• 행동이 이상하고 엉뚱하며 동떨어진 경향을 보임 • 사회적 고립, 괴팍, 기이한 성격 특성	행동이 극적이고 감정적이며 변덕스러움	불안하고 근심걱정이 많고 두려워하는 경향을 보임
• 편집성 성격장애 • 조현성(분열성) 성격장애 • 조현형(분열형) 성격장애	• 반사회성 성격장애 • 경계성(선) 성격장애 • 연극성(히스테리성) 성격장애 • 자기애성 성격장애	• 회피성 성격장애 • 의존성 성격장애 • 강박성 성격장애

2. A군 성격장애(Cluster A Personality Disorder)

(1) 편집성 성격장애(Paranoid Personality Disorder)

① 개념 정의 : 타인에 대한 강한 불신과 의심을 지니고 적대적인 태도를 보여 사회적 부적응을 나타내는 성격 특성이다.

② 진단 기준

> **[편집성 성격장애의 진단 기준]**
> 타인의 동기를 악의에 찬 것으로 해석하는 등 광범위한 불신과 의심이 성인기 초기에 시작되어 여러 가지 상황에서 나타나며, 다음 중 4개 이상의 항목을 충족시킨다.
> 1️⃣ 충분한 근거 없이 타인이 자신을 착취하고 해를 주거나 속인다고 의심
> 2️⃣ 친구나 동료의 성실성이나 신용에 대해 부당한 의심
> 3️⃣ 정보가 자신에게 악의적으로 사용될 것이라는 부당한 공포 때문에 터놓고 얘기하기를 꺼림
> 4️⃣ 타인의 말이나 사건 속에서 자신을 비하하거나 위협하는 숨겨진 의미를 찾으려 함
> 5️⃣ 원한을 오랫동안 풀지 않음
> 6️⃣ 타인은 그렇게 생각하지 않지만 자신의 인격이나 명성이 공격당했다고 인식하고 즉시 화를 내거나 반격함
> 7️⃣ 이유 없이 배우자나 성적 상대자의 정절에 대해 반복적으로 의심

③ 임상적 특징

  ㉠ 의심이 많고 논쟁적이며 도전적인 행동을 잘하기 때문에 상대방을 화나게 만드는 경향이 있는데, 상대방이 화낼 경우 자기방어를 위해 어쩔 수 없이 타인에게 적대적으로 응수할 수밖에 없다는 논리를 주장한다.

  ㉡ 타인을 믿지 않으므로 어떤 일이든지 혼자 처리하는 경향이 있으며, 주위 사람을 조종하거나 지배하려는 욕구가 강하다.

  ㉢ 주변 사람들과 지속적인 갈등을 경험하기 때문에 스트레스를 많이 경험하고 우울증, 공포증, 강박장애, 알코올 남용과 같은 정신장애를 나타낼 가능성이 높다. 강한 스트레스에 직면할 경우, 망상장애나 조현병으로 발전되기도 한다.

④ 치료 목표 : 불신적이고 적대적인 경향으로 인해 치료적 관계형성이 매우 어렵다. 내담자에게 방어적으로 반응하기보다 솔직하고 개방적인 자세로 신뢰감을 심어주는 것이 중요하다.

용어 및 기출문제

기출

타인에 대한 강한 불신과 의심을 가지고 적대적인 태도를 나타내어 사회적 부적응을 나타내는 성격특성을 지닌 것은?

① 편집성 성격장애
② 조현성 성격장애
③ 반사회성 성격장애
④ 연극성 성격장애

〈정답 ①

(2) 조현성(분열성) 성격장애(Schizoid Personality Disorder)

① 개념 정의 : 타인과의 친밀한 관계 형성에 관심이 없고 감정표현이 부족하여 사회적 적응에 현저한 어려움을 나타낸다.

② 진단 기준

> **[조현성 성격장애의 진단 기준]**
> 사회적 관계에서 고립되어 있고 대인관계상황에서 감정표현이 제한되어 있는 특성이 성인기 초기부터 생활 전반에 나타나며, 다음 중 4개 이상의 항목을 충족시킨다.
> **1** 가족의 일원이 되는 것을 포함하여, 친밀한 관계를 원하지도 즐기지도 않음
> **2** 거의 항상 혼자서 하는 활동을 선택
> **3** 다른 사람과 성 경험을 갖는 일에 흥미가 없음
> **4** 만약 있다고 하더라도, 소수의 활동에서만 즐거움을 얻음
> **5** 직계가족 외에는 가까운 친구나 마음을 털어놓는 친구가 없음
> **6** 타인의 칭찬이나 비평에 무관심
> **7** 정서적인 냉담, 무관심 또는 둔마된 감정반응을 보임

③ 임상적 특징

    ㉠ 흔히 직업적 적응에 어려움을 겪게 되며, 특히 대인관계가 요구되는 업무는 잘 수행하지 못한다.

    ㉡ 인생의 목표가 없는 듯이 무기력한 삶을 살아가며, 특히 강한 스트레스에 직면하면 짧은 기간 동안 정신증적 증상을 나타내거나 망상장애, 조현병으로 발전하기도 한다.

    ㉢ 흔히 우울증을 지니고 있으며, 분열형, 편집성, 회피성 성격장애의 요소를 함께 지니는 경우가 많다.

    ㉣ 여성보다 남성이 약간 더 많으며 더 심각한 양상을 나타낸다. 조현병이나 분열형 성격장애를 지닌 사람의 친척 중에 유병율이 높다.

    ㉤ 아동기와 청소년기부터 그 징후를 나타내는 경향이 있으며 사회적 고립, 빈약한 친구관계, 제한된 감정반응, 학교성적 저하 등이 나타난다.

④ 치료 목표 : 사회적 고립에서 벗어나고 사회적 상황에 효과적으로 적응하도록 돕는 것이다.

(3) 조현형(분열형) 성격장애(Schizotypal Personality Disorder)

① 개념 정의 : 사회적으로 고립되어 있으며, 기이한 생각이나 행동을 보여 사회적 부적응을 초래하는 성격장애이다.

기출

다음의 특징을 보이는 장애는?

> **보기**
> 비사교적이며 대인관계에 무관심하고 정서적으로 냉담하며 외부자극에 잘 반응하지 않고 과도한 백일몽이나 자기만의 환상을 가짐

① 조현성 성격장애
    (schizoid personality disorder)
② 연극성 성격장애
    (histrionic personality disorder)
③ 편집성 성격장애
    (paranoid personality disorder)
④ 조현형 성격장애
    (schizotypal personality disorder)

기출

친밀한 관계에서의 문제, 인지 및 지각의 왜곡, 행동의 괴이성 등을 주요특징으로 보이는 성격장애는?

① 조현성 성격장애
② 조현형 성격장애
③ 편집성 성격장애
④ 회피성 성격장애

〈 정답 ①, ②

② 진단 기준

[조현형 성격장애의 진단 기준]

친밀한 대인관계에 대한 현저한 불안감, 대인관계를 맺는 능력이 부족하며, 인지적 또는 지각적 왜곡 그리고 기이한 행동으로 인해 생활전반에서 대인관계와 사회적 적응에 현저한 손상이 나타나야 한다. 다음 특성 중 5개 이상의 항목을 충족시켜야 한다.

1 관계망상과 유사한 사고(분명한 관계망상은 제외)

2 행동에 영향을 미치는 기이한 믿음이나 마술적 사고(미신, 천리안에 대한 믿음, 텔레파시나 육감, 아동이나 청소년의 경우 기괴한 환상이나 집착)

3 신체적 착각을 포함한 유별난 지각 경험

4 괴이한 사고와 언어(애매하고 우회적이며 은유적이고 지나치게 자세하게 묘사 또는 상동증*적인 사고와 언어)

5 의심이나 편집증적인 사고

6 부적절하거나 메마른 정동

7 괴이하고 엉뚱하거나 특이한 행동이나 외모

8 직계가족 외에는 가까운 친구나 마음을 털어놓을 수 있는 사람이 없다.

9 과도한 사회적 불안(친밀한 관계에도 불안이 줄어들지 않으며 자신에 대한 부정적 판단보다는 편집증적 공포와 연관되어 있음)

③ 임상적 특징

㉠ 다른 성격장애보다 심각한 사회적 부적응을 경험하며, 심한 스트레스를 받으면 일시적으로 정신증적 증상을 나타내기도 한다.

㉡ 여성보다 남성에게 약간 더 많으며, 조현병 환자의 직계가족에서 유병율이 높다.

㉢ 아동기와 청소년기부터 그 징후가 나타나는 경향이 있으며, 사회적 고립, 빈약한 친구관계, 사회적 불안, 학교성적 저하, 과민성, 특이한 사고와 언어, 괴상한 공상을 나타낸다.

④ 치료

㉠ 사회적 고립을 줄이는 건전한 치료적 관계를 수립한다.

㉡ 사회적 기술 훈련과 적절한 언행의 모방학습을 통해 사회적으로 적절한 행동을 증가시킨다.

㉢ 내담자의 두서없는 사고양식에 의해 방해받지 않도록 치료회기를 구조화하여 체계적으로 진행한다.

㉣ 내담자가 정서적 느낌보다는 객관적 증거에 의거하여 자신의 사고를 평가하도록 교육한다.

상동증
어떤 특정한 행위를 장시간에 걸쳐서 반복 지속하는 증세이다. 한 없이 같은 말이나 동작을 되풀이한다.

3. B군 성격장애(Cluster A Personality Disorder)

(1) 반사회성 성격장애(Antisocial Personality Disorder)

① 개념 정의
- ㉠ 타인의 인격과 권리를 침해하고, 사회의 규범이나 법을 지키지 않는다.
- ㉡ 무책임하고 폭력적인 행동을 반복적으로 나타내어 사회적 부적응이 초래되는 성격 특성이다.

② 진단 기준

[반사회성 장애의 진단 기준]
타인의 권리를 무시하거나 침해하는 행동양식이 생활전반에 나타나며 이러한 특성이 15세부터 시작되어야 한다. 다음 중 3개 이상의 항목을 충족시켜야 한다.
1. 법에서 정한 사회적 규범을 준수하지 않으며 구속당할 행동을 반복한다.
2. 개인의 이익이나 쾌락을 위한 반복적인 거짓말, 가명 사용 또는 타인을 속이는 사기
3. 충동성 또는 미리 계획을 세우지 못한다.
4. 빈번한 육체적 싸움이나 폭력에서 드러나는 호전성과 공격성
5. 자신이나 타인의 안전을 무시하는 무모성(음주운전이나 과속, 범죄, 마약 복용)
6. 꾸준하게 직업활동을 수행하지 못하거나 채무를 이행하지 못하는 행동으로 나타나는 지속적인 무책임성(가족을 부양하지 못함)
7. 타인에게 상처를 입히거나 학대하거나 절도행위를 하고도 무관심하거나 합리화하는 행동을 나타나는 자책의 결여

③ 임상적 특징
- ㉠ 15세 이전부터 품행장애를 나타낸 증거가 있어야 한다. 아동기나 청소년기부터 폭력, 거짓말, 절도, 결석이나 가출 등의 문제행동을 나타낸다.
- ㉡ 잦은 폭력과 범법 행동, 직업 적응의 실패, 가족 부양의 소홀, 성적 문란, 채무 불이행, 거짓말이나 사기행각, 무모한 위험행동, 문화시설의 파괴행위 등을 나타내 주변 사람과 사회에 커다란 피해를 입힌다.
- ㉢ 남자가 더 흔하며(남자 약 3%, 여자 약 1%), 대가족 출신의 남자, 도시의 빈민층, 약물 남용자, 교도소에 수감된 죄수에게 흔하다.
- ㉣ 아동기에 주의력 결핍/과잉행동장애를 겪었거나 청소년기에 품행장애 이력이 있다.

④ 치료
- ㉠ 대부분 법원의 명령이나 타인에 의해 강제로 의뢰되는 경우가 많다. 치료에 대한 동기가 적으므로 치료가 어렵다.

용어 및 기출문제

기출
성격장애는 크게 세 집단으로 구분한다. 그 중 B군 성격장애 집단은 극적이고 감정적이며, 변덕스러운 특징을 보이는 성격장애 집단이다. 여기에 속하는 성격장애는?
① 편집성 성격장애
② 경계성 성격장애
③ 회피성 성격장애
④ 의존성 성격장애

＜정답 ②

ⓒ 권위적 인물에 대해 저항하는 경향이 있으므로, 치료자는 중립적이고 수용적인 태도를 유지하며 치료적 관계를 형성하는 것이 중요하다.

ⓒ 때로 법적인 면책이나 현실적 이득을 위해 치료에 적극적으로 임하는 듯한 태도를 위장하여 나타내는 경우가 있으므로 주의해야 한다.

ⓒ 일단 반사회적 성격장애로 형성되면 근본적인 치료가 어려우므로, 반사회적 성격장애로 발전하지 않도록 문제아동이나 비행청소년에 대한 조기개입과 부모교육을 통해 예방적 노력을 기울이는 것이 중요하다.

(2) 경계성(선) 성격장애(Borderline Personality Disorder)

① 개념 정의

ㄱ 감정이나 기분(예 애정과 분노)의 변화가 강렬하고, 자신에 대한 이미지가 극에서 극으로 변한다.

ㄴ 충동적인 행동 때문에 불안정한 대인관계를 반복적으로 나타내어 사회적 부적응이 초래되는 성격 특성이다.

② 진단 기준

[경계선 성격장애의 진단 기준]
대인관계, 자아상 및 정서의 불안정성과 더불어 심한 충동성이 생활전반에서 나타나야 한다. 성인기 초기에 시작하며 다음 특성 중 5가지 이상을 충족시켜야 한다.

1 실제적인 또는 가상적인 유기(버림받음)를 피하기 위한 필사적인 노력
2 극단적인 이상화와 평가절하가 특징적으로 반복되는 불안정하고 강렬한 대인관계 양식
3 정체감 혼란 : 자아상이나 자기 지각의 불안정성이 심하고 지속적이다.
4 자신에게 손상을 줄 수 있는 충동성이 적어도 2가지 영역에서 나타남(낭비, 성 관계, 물질 남용, 무모한 운전, 폭식)
5 반복적인 자살 행동, 자살 시늉, 자살 위협 또는 자해 행동
6 현저한 기분변화에 따른 정서의 불안정성(간헐적인 심한 불쾌감, 과민성, 불안 등이 흔히 몇 시간 지속되지만 며칠 동안 지속되는 경우는 드묾)
7 만성적인 공허감
8 부적절하고 심한 분노를 느끼거나 분노를 조절하기 어려움(자주 울화통을 터뜨림, 지속적인 분노, 잦은 육체적 싸움)
9 스트레스와 관련된 망상적 사고나 심한 해리 증상이 일시적으로 나타남

③ 임상적 특징

ㄱ 극단적인 심리적 불안정성 : 사고, 감정, 행동, 대인관계, 자아상을 비롯한 성격 전반에서 현저한 불안정성을 나타낸다.

ㄴ 흔히 이성을 이상화하여 강렬한 애정을 느끼고 급속하게 연인관계로 발전된다. 상대방이 떠나가는 것을 두려워하여 늘 함께 있어주기를 원하거나 강렬

기출
성격장애의 하위 범주 중 극적이고 변덕스러운 행동을 특징적으로 나타내는 장애군에 속하는 것은?

① 회피성 성격장애
② 강박성 성격장애
③ 의존성 성격장애
④ 경계성 성격장애

< 정답 ④

한 애정표현을 요구하며, 이러한 요구가 좌절될 시 강렬한 증오나 경멸을 나타내거나 자해, 자살과 같은 극단적인 행동을 하게 된다.

ⓒ 안정된 자아상이 확립되어 있지 않아 예측하기 힘든 다양한 돌출행동을 나타내며 본인도 자신에 대한 혼란감을 경험한다.

ⓔ 사춘기나 청년기에 자아정체감의 문제를 지닌 사람들이 경계선 성격장애와 유사한 행동을 일시적으로 나타낼 수 있다.

ⓜ 성인기 초기부터 불안정한 모습을 지속적으로 나타내면서 심한 정서적 혼란이나 자해행위로 인해 간헐적으로 병원에 입원한다. 중년기에 접어들면서 다소 안정된 모습을 보인다.

ⓗ 흔히 기분장애, 공황장애, 물질남용, 충동통제장애, 섭식장애 등을 함께 나타내며, 특히 기분장애가 나타날 때 자살 가능성이 높다.

④ **변증법적 행동치료**(Dialectical Behavior Therapy)

㉠ Linehan이 경계선 성격장애의 치료를 위해 개발한 것으로서 강렬한 정서적 고통과 충동성을 경험하는 내담자들에게 효과적인 것으로 알려져 있다.

㉡ 구체적으로 대인관계 기술, 정서조절 기술, 고통감내 기술, 의미창출 기술을 포함한다.

㉢ 대립되는 사상들이 균형을 이루고 통합 및 종합하는 것을 강조하는 변증법적 세계관을 바탕으로 사고, 정서, 행동의 변화를 촉진하는 여러 가지 인지행동적 전략과 마음챙김(mindfulness) 명상활동을 절충하여 구성되었다.

(3) 연극성 성격장애(Histrionic Personality Disorder)

① **개념 정의**: 타인의 애정과 관심을 끌기 위해 지나친 노력(**예** 과도한 감정표현, 육체적 외모의 활용)을 나타내어 사회적 부적응이 초래되는 성격 특성이다.

② **진단 기준**

[연극성 성격장애의 진단 기준]

지나친 감정표현과 관심끌기의 행동이 생활전반에 나타나는데 다음의 특성 중 5개 이상의 항목을 충족시켜야 한다.

1 자신이 관심의 초점이 되지 못하는 상황에서 불편감을 느낌
2 다른 사람과의 관계에서 흔히 상황에 어울리지 않게 성적으로 유혹적이거나 도발적인 행동을 특징적으로 나타냄
3 감정의 빠른 변화와 피상적 감정 표현
4 자신에게 관심을 끌기 위해서 지속적으로 육체적 외모를 활용
5 지나치게 인상적으로 말하지만 구체적 내용이 없는 대화 양식
6 자기 연극화, 연극조, 과장된 감정표현
7 타인이나 환경에 의해 쉽게 영향을 받는 피암시성이 높음
8 대인관계를 실제보다 더 친밀한 것으로 생각

경계성 성격장애의 치료에 대한 설명으로 틀린 것은?

① 대상관계적 이론가들은 초기에 부모로부터 수용받지 못해 자존감 상실, 의존성 증가, 분리에 대한 대처 능력 부족 등이 나타난다고 보았다.

② 변증법적 행동치료에서는 내담자 중심치료의 공감이나 무조건적인 수용을 비판하고 지시적인 방법으로 경계성 성격장애를 가진 사람들의 행동을 수정하는 데 집중한다.

③ 정신역동적 치료자들은 경계성 성격장애를 가진 사람들이 아동기에 겪은 갈등을 치유하는 데 집중한다.

④ 인지치료에서는 경계성 성격장애를 가진 사람들의 인지적 오류를 수정하려고 한다.

< 정답 ②

③ 임상적 특징

    ㉠ 자신의 경험과 감정을 과장되고 극적인 형태로 표현하지만, 표현된 감정의 깊이가 없고 피상적인 것으로 느껴진다.

    ㉡ 타인의 관심을 끌기 위해 노출이 심한 옷차림새를 보이거나 이성의 요구에 순순히 잘 응하거나 이성의 장점에 대해서 찬사를 보내는 등의 행동을 보인다.

    ㉢ 타인의 관심을 끌고 사랑과 인정을 받고 싶은 강렬한 욕구가 있다. 각별한 관심을 받지 못할 경우 우울하거나 불안해하는 경향이 있다.

    ㉣ 대인관계 초기에는 타인에게 매력적으로 느껴질 수 있으나, 관계가 지속될수록 지나치게 요구적이고 끊임없는 인정을 바라므로 부담스럽게 느껴진다.

    ㉤ 거절에 대한 두려움이 크고 자신의 요구가 받아들여지지 않을 경우 자살하겠다고 위협하거나 상식을 벗어난 무모한 행동을 보이기도 한다.

(4) 자기애성 성격장애(Narcissistic Personality Disorder)

① 개념 정의 : 자신에 대한 과장된 평가로 인한 특권의식을 갖고 타인에게 착취적이거나 오만한 행동을 나타내어 사회적 부적응이 초래되는 성격특성이다.

② 진단 기준

[자기애성 성격장애의 진단 기준]
공상이나 행동에서의 웅대성, 칭찬에 대한 욕구, 공감의 결여가 생활전반에 나타나며 다음 특성 중 5개 이상의 항목을 충족시켜야 한다.

1 자신의 중요성에 대한 과장된 지각을 갖고 있음(자신의 성취나 재능을 과장함, 뒷받침할만한 성취가 없으면서도 우월한 존재로 인정되기를 기대)

2 무한한 성공, 권력, 탁월함, 아름다움 또는 이상적인 사랑에 대한 공상에 집착

3 자신이 특별하고 독특한 존재라고 믿으며, 특별하거나 상류층의 사람들만이 자신을 이해할 수 있고 또한 그런 사람들하고만 어울려야 한다고 믿음

4 과도한 찬사를 요구

5 특권의식을 갖고 있음. 예를 들어, 특별대우를 받을 만한 이유가 없는데도 특별대우나 복종을 바라는 불합리한 기대감을 가짐

6 대인관계가 착취적임. 예를 들어, 자기 자신의 목적을 달성하기 위해 타인을 이용

7 감정이입 능력이 결여되어 있음. 타인들의 감정이나 욕구를 인식하거나 확인하려 하지 않음

8 흔히 타인을 질투하거나 타인들이 자신을 질투한다고 믿음

9 거만하고 방자한 행동이나 태도를 보임

용어 및 기출문제

기출
다음 〈보기〉에서 설명하는 성격장애의 유형은?

─ 보기 ─

자신이 관심의 중심에 있기를 바라고, 감정이 빠르게 변하고 피상적이며, 지나치게 인상에 근거한 언어 표현을 보이고, 피암시성이 높은 특성을 보인다.

① 편집성 성격장애
② 연극성 성격장애
③ 자기애성 성격장애
④ 강박성 성격장애

< 정답 ②

③ 임상적 특징

㉠ 대인관계가 매우 자기중심적이고 일방적이기 때문에 주변 사람들로부터 따돌림을 당하거나 잦은 갈등을 경험하게 된다.

㉡ 과장되어 있는 웅대한 자기상이 현실세계 속에서는 자주 상처를 입게 되므로 우울해지거나 분노를 느끼게 된다.

㉢ 자기애성 성격장애의 남녀 비율을 보면 남성이 50~75%를 차지한다.

㉣ 정신역동이론에 따르면 유아기에 고착된 자기애가 성인이 되어서도 여전히 사랑의 대상이 자기 자신에게 집중된 것이라고 본다.

4. C군 성격장애(Cluster C Personality Disorder)

(1) 회피성 성격장애(Avoidant Personality Disorder)

① 개념 정의 : 타인과의 만남에 대한 불안과 두려움 때문에 사회적 상황을 회피함으로써 적응에 어려움을 나타내는 성격 특성이다.

② 진단 기준

[회피성 성격장애의 진단 기준]
사회적 억제, 부적절감, 부정적 평가에 대한 과민성이 성인기 초기에 시작되고 생활 전반에 나타나며, 다음 중 4개 이상의 항목을 충족시켜야 한다.
1 비난, 꾸중 또는 거절이 두려워서 대인관계가 요구되는 직업활동을 회피
2 호감을 주고 있다는 확신이 서지 않으면 사람과의 만남을 회피
3 창피와 조롱을 당할까 두려워서 대인관계를 친밀한 관계에만 제한
4 사회적 상황에서 비난당하거나 거부당할 것이라는 불안에 사로잡힘
5 부적절감 때문에 새로운 대인관계 상황에서 위축
6 자신을 사회적으로 무능하고, 개인적인 매력이 없으며 열등하다고 생각
7 당황하는 모습을 보일까봐 두려워서 개인적 위험이 따르는 일이나 새로운 활동에는 참여하기를 피함
---

③ 임상적 특징

㉠ 자신이 부적절한 존재라는 부정적 자아상을 지니는 반면, 타인을 비판적이고 위협적인 존재라고 지각한다. 따라서 자신의 행동이 적절했는지 늘 의심하고 남들의 반응을 예민하게 받아들인다.

㉡ 내면에는 애정 및 관계에 대한 강렬한 소망을 지니고 있지만 거절에 대한 두려움 때문에 관계를 회피하며, 심리적 긴장상태 속에서 불안, 슬픔, 좌절감, 분노 등의 부정적 감정을 만성적으로 경험하기 쉽다.

용어 및 기출문제

기출

자기애성 성격장애에 관한 이론과 그 설명을 잘못 연결한 것은?

① 대상관계이론 – 부모가 학대한 경우 위험성이 높다.
② 정신역동 – 타인이 자신에게 매우 도움이 된다고 믿는다.
③ 인지 행동이론 – 아동기에 지나치게 긍정적으로 대우받은 사람들에게서 발생한다.
④ 사회문화이론 – 경쟁이 조장되는 서구사회에서 나타날 소지가 크다.

기출

대체로 불안이 높고 자기 신뢰가 부족하며 사람과의 관계에서 두려움을 갖는 행동을 특징적으로 나타내는 C군 성격장애에 해당되지 않는 것은?

① 편집성 성격장애
② 의존성 성격장애
③ 강박성 성격장애
④ 회피성 성격장애

❮정답 ②, ①

© 극소수의 사람에게만 매우 집착하고 의지하기 때문에 의존성 성격장애와 같이 진단되는 경우가 많으며 종종 A군의 성격장애와 함께 진단되기도 한다.

② 사회공포증의 일반화형(generalized type)은 회피성 성격장애와 동일한 장애라는 주장이 제기될 만큼 구분하기 어렵다.

⑩ 회피성 성격장애는 사회공포증에 비해 회피행동이 더 어린 시절부터 시작되고 분명한 유발사건을 찾기 어려우며, 비교적 안정된 경과를 나타낸다는 점에서 구별된다.

⑭ 어린 시절부터 수줍음이 많고 낯선 사람과 새로운 상황을 두려워하며 고립되어 있었던 경우가 많다.

(2) 의존성 성격장애(Dependent Personality Disorder)

① **개념 정의** : 독립적인 생활을 하지 못하고 다른 사람에게 과도하게 의존하거나 보호받으려는 행동을 특징적으로 보이는 성격 특성이다.

② **진단 기준**

[의존성 성격장애의 진단 기준]
보호받고 싶은 과도한 욕구로 인해 복종적이고 매달리는 행동과 이별에 대한 두려움을 나타낸다. 이러한 성격 특성이 생활전반에 나타나고 다음 중 5개 이상의 항목을 충족시켜야 한다.
1️⃣ 타인으로부터의 많은 충고와 보장 없이는 일상적인 일도 결정을 내리지 못함
2️⃣ 자기 인생의 매우 중요한 영역까지도 떠맡길 수 있는 타인을 필요로 함
3️⃣ 지지와 칭찬을 상실하는 것에 대한 두려움 때문에 타인에게 반대의견을 말하기 어려움
4️⃣ 자신의 일을 혼자 시작하거나 수행하기가 어려움(판단과 능력에 대한 자신감 부족)
5️⃣ 타인의 보살핌과 지지를 얻기 위해 무슨 일이든 다 할 수 있으며 심지어 불쾌한 일을 자원해서 하기까지 함
6️⃣ 혼자 있으면 불안하거나 무기력해지는데, 혼자서 일을 감당할 수 없다는 과장된 두려움을 느끼기 때문
7️⃣ 친밀한 관계가 끝났을 때, 필요한 지지와 보호를 얻기 위해 또 다른 사람을 급하게 찾음
8️⃣ 스스로를 돌봐야 하는 상황에 버려지는 것에 대한 두려움에 비현실적으로 집착

③ **임상적 특징**

㉠ 자신을 혼자서 살아가기에는 너무 나약한 존재라고 생각하여 어떤 일도 혼자 해결하지 못하고 타인에게 의지하며 도움을 구한다.

기출
의존성 성격장애의 진단기준에 해당하지 않는 것은?
① 자신이 사회적으로 무능하고 열등하다고 생각한다.
② 자신의 일을 혼자서 시작하거나 수행하기가 어렵다.
③ 타인의 보살핌과 지지를 얻기 위해 무슨 행동이든 한다.
④ 타인의 충고와 보장이 없이는 일상적인 일도 결정을 내리지 못한다.

❮정답 ①

ⓒ 자신을 연약한 모습으로 보여 지지와 보호를 유도하는 경향이 있으며, 스트레스 상황에서 타인에게 매달리거나 무기력해지며 눈물을 잘 흘린다.

ⓒ 특히 의존대상으로부터 거절, 버림을 받게 되면 깊은 좌절감과 불안을 느끼며 적응기능이 현저히 무너지는 경향이 있다.

ⓒ 어떤 사회에서는 여성이나 남성에게 의존성향을 차별적으로 조장하거나 억제할 수 있기 때문에 진단 시 사회문화적 요인을 고려해야 한다.

ⓒ 기타 성격장애, 특히 경계선, 회피성, 연극성 성격장애와 함께 나타나는 경향이 있으며, 아동기나 청소년기에 분리불안장애나 만성적 신체질환을 보이는 경향이 있다.

(3) 강박성 성격장애(Obsessive-Compulsive Personality Disorder)

① 개념 정의 : 지나치게 완벽주의적이고 세부적인 사항에 집착하며 과도한 성취지향성과 인색함을 특징적으로 나타내는 성격장애이다.

② 진단 기준

[강박성 성격장애의 진단 기준]

정리정돈, 완벽주의, 마음의 통제와 대인관계 통제에 집착하는 행동특성이 생활 전반에 나타나며, 이로 인해 융통성, 개방성, 효율성이 크게 저하되어 있다. 다음 중 4개 이상의 항목을 충족시켜야 한다.

1 사소한 세부사항, 규칙, 목록, 순서, 시간계획이나 형식에 집착하여 일의 큰 흐름을 잃게 됨

2 과제의 완수를 저해하는 완벽주의를 보임(지나치게 엄격한 기준에 맞지 않기 때문에 과제를 끝맺지 못함)

3 일과 생산성에만 과도하게 몰두하여 여가활동과 우정을 희생(분명한 경제적 필요성에 의한 경우가 아님)

4 도덕, 윤리 또는 가치문제에 있어서 지나치게 양심적이고 고지식하며 융통성이 없음(문화적 또는 종교적 배경에 의해서 설명되지 않음)

5 닳아빠지고 무가치한 물건을 감상적 가치조차 없는 경우에도 버리지 못함

6 자신이 일하는 방식을 그대로 따르지 않으면 타인에게 일을 맡기거나 같이 일하려 하지 않음

7 자신과 타인 모두에게 구두쇠처럼 인색(돈은 미래의 재난에 대비해서 저축해 두어야 한다고 생각)

8 경직성과 완고함을 보임

---

③ 임상적 특징

㉠ 구체적인 규칙과 절차가 확실하지 않을 때는 결정을 내리지 못하여 많은 시간을 소비하며 매우 고통스러워한다.

ⓛ 어떤 일을 먼저 해야 하는지, 그 일을 하는 최선의 방법은 무엇인지 결정하지 못해 결국 어떤 일도 시작하지 못하는 경우가 많다.

ⓒ 감정표현을 억제하는 경향이 강하며 감정표현을 자유롭게 하는 사람과 같이 있으면 불편감을 느낀다.

ⓔ 남성이 여성보다 2배 정도 더 많으며, 부드러운 감정을 잘 표현하지 못하고 칭찬이나 농담을 거의 하지 않는다.

ⓜ 자신의 행동이 완벽하다는 확신이 들 때까지는 행동하기를 주저하며 망설인다.

ⓗ 강박성 성격장애자는 강박장애를 함께 나타내는 경우가 있으나 강박장애를 지닌 사람은 강박성 성격장애가 나타나지 않는 경우가 대부분이다.

5. 성격장애의 임상적 특징 비교

군집	성격 장애	주요 임상특징	인지	정서	행동	관계
A군 이상하고 특이한 집단	편집성	불신	편집적인 생각들	공격적인	비밀스러운	불신하는
	조현성	고립	이상한 생각들	제한된 정서	기이한	외로운
	조현형	기이함	• 이상한 생각들 • 관계사고 • 미신적인 이상한 언어	• 제한된 정서 • 사회적으로 불안한	기이한	외로운
B군 극적, 감정적, 변덕스러운 집단	반사회성	도덕적 미성숙	내면화된 도덕적 기준의 부재	공격적인	• 다른 사람들 권리를 위배 • 범죄성	복잡한 착취적 관계
	경계선	충동성	자신과 타인에 대한 이상화와 평가절하 간을 오가면서 버림받을까봐 두려워함	• 충동적 • 공격적 • 우울한	• 타인과 다툼 • 자해/자살 시도	버림받지 않기 위해 흥분하고 성공적이지 못한 시도로 복잡한 관계를 맺음
	연극성	유혹적으로 주의를 끔	다른 사람에게 부담을 주는 것과는 상관없이 주의를 끌고자 함	피상적인	• 극적인 • 유혹적인 • 주의를 끄는	피상적 관계
	자기애성	자기-중요성과 과장성	자신이 타인보다 우월하기 때문에 VIP 대우를 받아야 한다는 믿음	주목받고 싶어 하며 만일 이러한 욕구가 좌절되면 화를 냄	주목받고 싶어 하는	• 자신의 높은 기대를 충족시킬 수 없는 복합적 관계 • 착취적

용어 및 기출문제

기출

각 성격장애의 일반적인 증상에 대한 설명으로 옳은 것은?

① 강박성 성격장애 – 다른 사람에 의해 부당하게 취급되거나 이용될 것이라는 생각 때문에 타인에 대한 의심과 불신감을 특징적으로 나타낸다.

② 분열성 성격장애 – 타인에 대한 관심과 흥미가 부족하여 타인과 지속적인 사교적 관계를 맺지 못한다.

③ 자기애성 성격장애 – 이성에 대한 관심과 욕구가 지나치게 강하고, 외모와 신체적 매력을 통해 관심을 끌려는 행동이 지배적이다.

④ 의존적 성격장애 – 타인으로부터 호감을 받기를 갈망하지만 비난 또는 거절을 받을지도 모른다는 두려움 때문에 지속적으로 대인관계를 기피하게 된다.

◀정답 ②

군집	성격 장애	주요 임상특징	인지	정서	행동	관계
C군 불안하고 두려운 집단	회피성	수줍음	다른 사람들에게 거절당할까 하는 생각	거절에 대한 두려움	사회적 위축	외로운 사람들
	의존성	자율성의 결여	자신이 자율적으로 기능할 수 없다는 믿음	자율성에 대한 두려움	• 결정하는 것에 대해 책임지는 것을 거부 • 매달림	자신의 파트너에게 완전히 의존하는 관계
	강박성	완벽주의	안전과 안정감이 정리정돈을 통해 유지된다는 믿음	비완벽주의에 대한 두려움	마감날짜나 전체적인 목표 없이 상세한 규칙만 따름	냉정함과 통제에 대한 욕구가 타인과의 갈등을 초래함

01 다음 중 불안에 관한 설명으로 옳은 것은?

① 객관적으로 경험되는 불쾌한 정서이다.
② 환경에 적응하기 위한 생체의 기본적 반응 양식이다.
③ 걱정의 원인이 분명하다.
④ 생리적 각성은 일어나지 않는다.

> **TIPS!**
>
> 불안은 누구나 생활 속에서 흔히 경험하는 불쾌하고 고통스러운 감정이다. 부정적 결과가 나타날 수도 있는 위험하고 위협적인 상황에서 불안을 느끼면 긴장을 하고 경계를 하며 조심스러운 행동을 하게 된다. 불안은 불쾌하게 느껴지지만 우리에게 도움이 되는 감정으로, 위험하거나 위협적인 상황에서 우리 자신을 보호하기 위해 경계태세를 취하게 되는 적응적인 반응인 것이다.
> ① 불안은 객관적이 아닌 주관적으로 경험되는 정서이다.
> ③ 불안은 뚜렷한 원인이 아닌 다양한 원인에 의해 발생하므로 그 원인이 분명치 않다.
> ④ 불안을 느끼게 되면 자율신경계의 교감반응이 활성화되어 동공확대, 혈압상승, 호흡 가빠짐, 근육 긴장, 땀 흘림 등의 생리적 각성 상태가 일어난다.

02 범불안장애를 보이는 사람의 인지적 특징과 가장 거리가 먼 것은?

① 잠재적 위험에 예민하다.
② 잠재적 위험이 발생할 확률을 높게 평가한다.
③ 타인으로부터 이용당할 가능성에 민감하다.
④ 사건이 발생할 경우 자신의 대처능력을 과소평가한다.

> **TIPS!**
>
> ①②④ 범불안장애를 지닌 사람들이 일반적으로 보이는 인지적 특성이다. 이외에도 '사건으로 인해 나타날 수 있는 부정적 결과를 지나치게 치명적인 것으로 평가한다'는 특성이 있다.
> ③ 편집성 성격장애, 또는 망상장애(편집형)를 지닌 사람들의 특성에 대한 설명이다.

Answer 01.② 02.③

03 다음 중 사회공포증의 증상이 아닌 것은?

① 당황할 가능성이 있는 사회적 상황에 대한 공포
② 백화점, 영화관 등 넓은 공간에 대한 지속적 공포
③ 자신의 공포가 과도하고 비합리적임을 인식
④ 두려워하는 사회적 상황을 회피

> ⭐ TIPS! ┄┄┄┄┄┄┄┄┄┄┄┄┄┄┄┄┄┄┄┄┄┄┄┄┄┄┄┄┄┄┄┄┄┄┄┄┄┄
> ② 특정한 장소에서만 심각한 공포와 불안을 느끼는 광장공포증(Agoraphobia)에 대한 설명이다. 사회공포증
> (Social Anxiety Disorder)은 타인과 상호작용하거나 타인 앞에서 과제를 수행해야하는 등의 사회적 상황을 두
> 려워하는 공포증이다.

04 정신분석적 입장에서 볼 때 강박장애와 밀접하게 연관된 주요 방어기제가 아닌 것은?

① 투사　　　　　　　　　　　　　② 고립
③ 대치　　　　　　　　　　　　　④ 취소

> ⭐ TIPS! ┄┄┄┄┄┄┄┄┄┄┄┄┄┄┄┄┄┄┄┄┄┄┄┄┄┄┄┄┄┄┄┄┄┄┄┄┄┄
> ① 투사는 주로 편집성 성격장애 또는 조현병(편집형)과 관련된 방어기제이다.

05 다음과 가장 관련이 높은 장애는?

> 다른 남자의 아내와 간음하는 생각을 하는 것은 그러한 행위를 한 것과 같다는 믿음인 사고-행위 융합
> (thought-action fusion)이 특징적이다.

① 주요우울장애　　　　　　　　　② 강박장애
③ 외상 후 스트레스 장애　　　　　④ 일반화된 불안장애

> ⭐ TIPS! ┄┄┄┄┄┄┄┄┄┄┄┄┄┄┄┄┄┄┄┄┄┄┄┄┄┄┄┄┄┄┄┄┄┄┄┄┄┄
> 누구나 경험하는 침투적 사고에 대해 사고-행위 융합이라는 인지적 특성이 개입되어 자신의 생각에 과도하게
> 중요성, 책임감, 통제필요성을 부여한다. 이에 사고억제를 위한 부적절한 대처행동이 강박장애를 유발한다.

Answer 03.② 04.① 05.②

06 외상적 사건에 대한 기억과 연관된 불안을 감소시키는데 초점을 맞추고 있으며, 포아(Foa)에 의해 개발된 이후 외상 후 스트레스 장애에 대해 경험적으로 지지된 치료로서 학계로부터 널리 인정을 받고 있는 치료법은?

① 불안조절 훈련

② 안구운동 둔감화와 재처리 치료

③ 지속적 노출치료

④ 인지적 처리치료

> **TIPS!**
>
> 지속적 노출치료(PE : Prolonged Exposure)는 특히 강간 피해자의 치료를 위해 포아와 릭스(Riggs)가 제시한 방법이다(1993). 외상 경험의 반복적 노출을 통해서 외상과 관련된 공포가 둔감화되고 이에 외상 기억을 회피하려는 시도가 감소하게 된다.

07 전쟁 포로로 붙잡혀 있다가 풀려난 사람이 종전 후 총소리에 극심하게 불안증상을 느낄 때 가장 가능성이 높은 장애는?

① 자폐증

② 외상 후 스트레스 장애

③ 조현병

④ 청각장애

> **TIPS!**
>
> 전쟁과 같은 충격적인 외상 사건을 경험한 이후 총소리를 극심하게 두려워하는 부적응적인 증상을 보이고 있으므로, 외상 후 스트레스 장애를 고려할 수 있다.

08 주요 우울장애 환자가 일반적으로 나타내는 특징적 증상이 아닌 것은?

① 팽창된 자존감, 의기양양한 기분

② 부정적 자기 개념

③ 정신운동성 지체

④ 일상활동에서의 흥미와 즐거움의 상실

> **TIPS!**
>
> ① 팽창된 자존감, 의기양양한 기분은 양극성 장애에서 대표적으로 나타나는 조증 증상이다.

Answer 06.③ 07.② 08.①

09 조증 삽화나 혼재성 삽화는 한 번도 없었고, 한 번 이상의 주요 우울증 삽화와 경조증 삽화가 있을 때 진단하게 되는 기분장애는?

① 순환감정 장애
② 기분부전 장애
③ 제1형 양극성 장애
④ 제2형 양극성 장애

> **TIPS!**
> ① 순환감정 장애는 조증 상태와 우울증 상태가 경미한 형태로 순환되어 나타난다.
> ② 기분부전 장애는 경미한 우울증상이 장기적으로 나타나는 장애이다.
> ③ 제1형 양극성 장애에서는 조증 삽화가 특징적으로 나타난다.

10 다음 중 우울장애의 원인에 관한 설명으로 옳은 것은?

① 신경전달물질인 노어에피네프린 및 세로토닌의 결핍과 관련이 있다.
② 갑상선 기능 항진과 관련이 있다.
③ 코티졸 분비감소와 관련된다.
④ 카테콜라민의 과다 분비와 관련 있다.

> **TIPS!**
> ① 우울장애를 뇌의 신경화학적 요인으로 설명하려는 대표적인 이론으로 카테콜라민(Catecholamine) 가설이 있다. 카테콜라민은 신경전달물질인 노어에피네프린(Norepinephrine), 에피네프린(Epinephrine), 도파민(Dopamine)을 포함하는 호르몬을 말한다. 이러한 카테콜라민이 결핍되면 우울장애가 생기고 반대로 과다하면 조증이 생긴다는 것이 이 가설의 핵심이다.
> ② 갑상선 기능 항진은 조증 삽화(manic episode)일 때 감별해야 할 일반적인 의학적 상태이다.
> ③ 많은 우울장애 환자들은 코티졸 수준이 높다고 알려져 있다. 코티졸 수준의 상승은 스트레스에 대한 정상적인 반응이지만, 우울장애에서는 다른 스트레스성 증상은 수반되지 않으면서 코티졸 수준만 높게 나타난다.
> ④ 카테콜라민이 결핍되면 우울장애가 생기고 반대로 과다하면 조증이 생긴다는 것이 카테콜라민 가설이다.

Answer 09.④ 10.①

11 다음 중 삼환계 항우울제의 부작용이 아닌 것은?

① 입이 마름
② 변비
③ 시야 흐림
④ 체중 감소

> **TIPS!**
>
> 삼환계 항우울제는 목마름, 변비, 배뇨곤란, 시력장애, 발기부전 등의 여러 가지 부작용이 있다. 장기간 복용할 경우 심근경색을 일으킬 수 있다는 보고도 있다.

12 양극성 장애와 주요 우울장애의 비교 설명으로 옳은 것은?

① 주요 우울장애와 양극성 장애의 발생률은 비슷하다.
② 주요 우울장애는 여자가 남자보다, 양극성 장애는 남자가 여자보다 높은 발병률을 보인다.
③ 주요 우울장애는 사회경제적으로 낮은 계층에서 발생 비율이 높고, 양극성 장애는 높은 계층에서 더 많이 발생한다.
④ 주요 우울장애 환자는 성격적으로 자아가 약하고 의존적이며 강박적인 사고를 보이는 경우가 많은데 비해 양극성 장애 환자의 경우에는 병전 성격이 히스테리성 성격장애의 특징을 보인다.

> **TIPS!**
>
> ① 주요 우울장애의 경우 일생 동안 20~25%의 사람들이 한 번 이상 우울장애를 경험한다고 알려져 있다. 반면, 양극성 장애는 평생 유병률이 0.4~1.6%로 보고되고 있다.
> ② 주요 우울장애는 남성보다 여성에게 더 흔한 장애이다. 반면 제1형 양극성 장애는 대체로 남성과 여성에게 비슷하게 나타난다.
> ④ 주요 우울장애 환자는 성격적으로 자아가 약하고 의존적이며 강박적인 사고를 보이는 경우가 많으나, 양극성 장애 환자의 경우 병전 성격에서 두드러지는 성격적 특징이 나타나지는 않는다.

Answer 11.④ 12.③

13 우울증의 원인이 되는 우울 유발적 귀인 현상에 대한 설명으로 옳은 것은?

① 성공원인을 외부적, 안정적, 특수적 요인에 귀인한다.
② 성공원인을 내부적, 안정적, 특수적 요인에 귀인한다.
③ 실패원인을 외부적, 안정적, 특수적 요인에 귀인한다.
④ 실패원인을 내부적, 안정적, 전반적 요인에 귀인한다.

> **⚡TIPS!**
> 우울한 사람들은 실패한 경험에 대해 자신의 탓으로 돌리거나, 쉽게 변화시킬 수 없는 요인(성격)에 귀인하며, 전반적인 능력의 부족이라고 생각한다. 반면, 성공 경험에 대해서는 지나치게 외부적(잘못된 시험 문제, 전반적 경기 호황 등), 불안정적(노력 부족), 특수적 귀인(수학을 잘 하는 경우, "난 수학만 잘해")을 하는 경향이 있다.

14 다음 사례에서 가장 가능성이 높은 진단은?

> A씨는 자주 불안하다는 생각을 하곤 했으며 가족들과 다투고 나면 온 몸이 쑤시곤 했다. 어느 날 방 안에 누워있는데 천장에 걸려있는 전등이 자신에게 떨어지면 큰일이라는 생각이 들었고, 실제로 전등이 자신의 배 위로 떨어진다는 상상을 했다. 그런데 웬일인지 배 밑의 신체 부분에 감각을 잃게 되었고 움직일 수 없었다. 병원을 찾았으나 신체적 원인을 발견하지 못했다.

① 건강염려증   ② 전환장애
③ 신체화 장애   ④ 신체변형장애

> **⚡TIPS!**
> ① 건강염려증은 사소한 신체적 감각이나 증상에 근거하여 자신에게 심각한 질병에 걸렸다는 생각에 과도하게 집착하고 공포를 갖는 장애이다.
> ② 신체 일부의 촉각이나 감각을 느끼지 못하는 경우는 전환장애에 속한다.
> ③ 신체화 장애는 DSM-IV에 속하는 장애로, 장기간 지속되어온 다양한 종류의 신체적 증상을 호소하는 장애이다.
> ④ 신체변형장애란 자신의 외모가 기형적이라고 생각하고 집착하는 장애이다.

Answer 13.④ 14.②

15 다음 중 DSM-5의 신체 증상 및 관련 장애에 속하지 않는 장애는?

① 신체증상장애
② 질병불안장애
③ 건강염려증
④ 전환장애

 TIPS!

건강염려증은 DSM-IV의 신체화 장애에 속하는 장애이다. DSM-5에서 이와 유사한 장애로는 질병불안장애가 있다.

16 해리성 정체감 장애의 특징이 아닌 것은?

① 하나의 인격에서 다른 인격으로 교체되었을 때 다른 인격 동안의 경험을 기억하지 못한다.
② 이 장애를 보이는 사람은 흔히 어렸을 때 신체적으로나 성적으로 학대받은 경험이 있다.
③ 심한 혼란으로 정신과적인 치료를 받은 경험이 있다.
④ 최면에 잘 걸리지 않는다.

TIPS!

④ 블리스(Bliss)는 해리성 정체감 장애 환자들이 다른 장애집단보다 피암시성 또는 피최면성이 높다는 것을 발견하고, 이러한 특성이 해리성 정체감 장애의 소인이라고 주장하였다.

17 정신분석학적 관점에서 볼 때 해리성 장애 환자들에게서 가장 흔히 나타나는 방어기제는?

① 억압
② 반동형성
③ 전치
④ 주지화

TIPS!

① 정신분석적 입장에서는 해리현상에 대해 불안을 일으키는 심리적 내용을 능동적으로 방어하고 억압함으로써 이러한 심리적 내용이 의식에 올라오지 못하게 하고 자신에게 영향을 주지 못하게 하는 것으로 보았다. 억압은 고통스러운 경험을 무의식적으로 차단하는 것이다.
② 반동형성은 자신의 욕망과 반대로 행동하는 것을 말한다.
③ 전치란 어떤 대상에게 느끼는 감정을 덜 위협적이거나 중립적인 대상에게 옮기는 것을 말한다.
④ 주지화는 심리적 불안을 통제하고 긴장을 해소하기 위해 논리적인 지적 활동으로 상황을 다루는 것이다.

Answer 15.③ 16.④ 17.①

18 다음은 해리성 장애의 어떤 분류에 해당되는가?

> • 뇌의 이상이나 약물중독과 무관하게 기억장애 발생
> • 몇 시간에서 드물게는 해를 넘기는 경우도 있다.
> • 기질적인 변화의 증거가 없는 상태에서 선택적인 기억 상실을 보이는 것을 의미한다.

① 해리성 둔주(Dissociative Fugue)
② 해리성 정체감 장애(Dissociative Identity Disorder)
③ 이인증(Depersonalization)
④ 해리성 기억상실증(Dissociative amnesia)

TIPS!

① 해리성 둔주란, 기억을 잃고 살고 있던 곳을 벗어나 떠돌거나 방황하는 행동을 의미한다.
② 해리성 정체감 장애는 한 사람 안에 둘 이상의 각기 다른 정체감을 지닌 인격이 변갈아 나타나는 장애이다.
③ 이인증은 자신을 낯설게 느끼는 것을 말한다.

19 다음 중 조현병의 음성증상의 예를 모두 짝지은 것은?

가. 피해망상	나. 정서적 둔마
다. 언어적 빈곤	라. 환청

① 가, 나
② 나, 다
③ 다, 라
④ 가, 나, 다

TIPS!

가와 라는 조현병의 양성증상에 해당하는 증상이다. 양성증상에는 망상, 환각, 혼란스러운 말과 행동 등이 있다.
이와 달리 음성증상에는 정서적 둔마, 언어 빈곤, 의욕 저하 등이 속한다.

Answer 18.④ 19.②

20 다음 사례에서 A씨에 대해 일차적으로 고려 가능한 진단명으로 가장 적합한 것은?

> 43세 여자 환자인 A씨는 입원 사유에 대해서 "나는 아무 문제없다. 나의 억울함을 증명하고 남편의 부정을 명백히 밝히기 위해서 왔다" 고 말했다. 그녀는 남편이 바람을 피우고 있으며, 적반하장격으로 남편이 오히려 화만 낸다고 했다. 남편이 바람을 피운다고 생각하는 증거로 "밤에 발기가 안 되는 게 분명 낮에 바람을 피우고 온 것이다" 라고 말을 했다. 남편의 보고로는 부인이 말도 안 되는 이유로 의심을 하며, 해명을 해도 계속해서 따지고 수시로 직장에 전화를 하거나 퇴근 시간에 맞춰서 회사 앞에서 기다리고 있는 등 피곤해서 못 살겠다고 호소했다. 이들은 결혼한 지 15년 되었으며, 부인은 대학 졸업 후 20여년간 교사 생활을 해왔고 현재 학교 생활상 별 문제는 없다고 한다.

① 조현병, 편집증적 유형   ② 망상장애
③ 히스테리성 성격장애   ④ 편집성 성격장애

♀ TIPS!
① 조현병에서 나타날 수 있는 환청 및 환각 증상이 나타나지 않으므로 배제될 수 있다.
② 적절한 근거 없이 사소한 증거로부터 부적절한 추론을 통해 배우자의 외도를 의심하는 행동을 보이나, 기타 생활 영역에서 기능적 손상이 나타나지 않는 것으로 보고된다. 이에 일차적으로 망상장애를 고려할 수 있겠다.
③ 히스테리성 성격장애에서 나타나는 과도하고 극적인 감정표현 또는 타인의 관심과 주의를 끄는 행동은 보이지 않는다.
④ 편집성 성격장애에서 나타나는 불신과 의심, 타인의 의도를 적대적으로 해석하는 모습은 보이지 않는다.

Answer 20.②

21 망상장애의 하위유형과 내용의 설명이 맞는 것은?

> 가. 과대형 – 유명인, 전문인이 자신과 사랑에 빠졌다.
> 나. 피해형 – 자신이 모함 받고 있거나 감시당하고 있다.
> 다. 색정형 – 신으로부터 계시를 받았다.
> 라. 신체형 – 배우자나 연인이 부정하다.

① 가   ② 나
③ 다   ④ 라

> **TIPS!**
> ① 과대형은 자신이 위대한 재능이나 통찰력을 지녔다고 하거나 중요한 발견을 했다는 과대망상을 지니는 경우
>   이다. 신으로부터 특별한 계시를 받았다는 종교적 내용의 망상도 있으며, 유명인사와 특별한 관계에 있다고
>   믿는 경우도 있다.
> ③ 색정형은 신분이 높은 사람이 자신과 사랑에 빠졌다고 믿는 망상이다. 유명인 또는 직장 상사와 사랑에 빠졌
>   다고 주장한다.
> ④ 신체형은 자신에게 어떤 신체적 결함이 있거나 질병에 걸렸다는 망상을 지니는 경우이다.

22 다음과 같은 증상의 진단으로 가장 적합한 정신장애는?

> A군은 어렸을 때부터 말을 알아듣는 것이나 말하는 것이 몹시 느려서 다른 사람을 대하면 자기를 바보로 여기는
> 것 같아 예민하게 반응하였으며, 조금만 자기에게 소홀하면 자기를 따돌리고 바보 취급하는 것으로 받아들였다.
> 대학에 들어와서도 다른 학생들이 자기와 함께 하지 않으면 자기를 무시하고 바보 취급한다고 생각하여 자주 싸
> 우려고 하고 실제로 싸울 때도 많았다. 자신은 언제나 옳고 다른 사람을 위하려 하는데 주위의 사람들은 언제나
> 자기를 해치려하고 무시하려 한다고 화를 낸다. 그는 친구관계가 아주 빈약하며 타인을 의심하고 경계한다.

① 조현병   ② 편집성 성격장애
③ 기분장애   ④ 분열성 성격장애

> **TIPS!**
> 타인의 의도를 적대적인 것으로 해석하고, 다른 사람이 자신을 부당하게 대한다고 생각하는 편집성 성격장애에
> 가장 적합하다. 편집성 성격장애 환자는 A군과 같이 과도한 의심과 적대감으로 인해 반복적으로 불평하며, 논쟁
> 이 잦고 냉담하거나 공격적인 행동을 나타낸다.

Answer 21.② 22.②

23 DSM-5에서 B군 성격장애에 속하지 않는 것은?

> 가. 연극성 성격장애　　　　　　　　나. 편집성 성격장애
>
> 다. 경계선 성격장애　　　　　　　　라. 자기애성 성격장애

① 가　　　　　　　　　　　　　　　② 나
③ 다　　　　　　　　　　　　　　　④ 라

> **TIPS!**
>
> B군 성격장애에는 반사회성 성격장애, 연극성 성격장애, 경계선 성격장애, 자기애성 성격장애가 속한다. 편집성 성격장애는 A군 성격장애에 해당한다.

24 "외모가 중요해", "나는 언제나 다른 사람의 주의를 끌어야 해" 등과 같은 인지도식을 가진 성격장애는?

① 편집성 성격장애

② 자기애성 성격장애

③ 강박성 성격장애

④ 연극성(히스테리성) 성격장애

> **TIPS!**
>
> 연극성(히스테리성 성격장애)를 지닌 사람은 화려하게 외모를 치장하거나 이성의 요구에 순순히 응하거나 이성의 장점에 대해 찬사를 보내는 등의 행동을 보인다. 이는 타인의 관심을 끌기 위한 것이다. 내면에는 타인의 관심을 끌고 사랑과 인정을 받고 싶은 욕구가 강하다. 그러나 관심을 받지 못하면 우울해하거나 불안해하는 경향이 있다.

Answer 23.② 24.④

25 알코올 중독과 비타민 B₁(티아민) 결핍이 결합되어 만성 알코올 중독자에게 발생하는 장애로, 최근 및 과거 기억을 상실하고 새로운 정보를 기억/학습하지 못하는 인지 손상 장애는?

> 가. 간질　　　　　　　　　　　　　　나. 혈관성 치매
>
> 다. 헌팅턴 질환　　　　　　　　　　　라. 코르사코프 증후군

① 가　　　　　　　　　　　　　　② 나
③ 다　　　　　　　　　　　　　　④ 라

> **TIPS!**
> ① 간질은 다양한 원인에 의한 뇌전증 발작이 반복적으로 발생하여 만성화된 질환군을 의미한다.
> ② 혈관성 치매란, 뇌혈관 질환에 의해 뇌조 직이 손상을 입어 치매가 발생하는 경우이다. 뇌혈관 질환은 뇌혈관이 막혀 발생하는 허혈성 뇌혈관 질환과 뇌혈관이 터져서 생기는 출혈성 뇌혈관 질환으로 나눌 수 있다.
> ③ 헌팅턴 질환은 퇴행성 뇌신경질환으로, 대부분 성인(35~44세)시기에 발병하여 무도증, 보행 이상, 발음 장애, 음식물을 삼키기 어려움, 성격 변화, 인지기능 저하를 보인다. 유전자 변이로 인해 발생한다.

26 다음 중 물질 의존에 대한 설명으로 틀린 것은?

> 가. 내성이 나타난다.
>
> 나. 금단 증상이 나타난다.
>
> 다. 물질 사용을 중단하거나 조절하려고 해도 뜻대로 되지 않는다.
>
> 라. 물질 사용으로 인하여 신체적, 정신적 문제가 생기면 사용을 중단한다.

① 가　　　　　　　　　　　　　　② 나
③ 다　　　　　　　　　　　　　　④ 라

> **TIPS!**
> DSM-5에서는 DSM-IV의 물질 의존과 물질 남용을 통합하여 11개의 진단기준을 제시하였다. DSM-5의 물질 사용 장애 진단기준에 따르면, 내성과 금단이 나타나며 물질 사용을 줄이거나 통제하려는 노력을 기울이지만 매번 실패한다. 또한 신체적 위험이 있는 상황에서도 반복적으로 물질을 사용한다.

Answer 25.④ 26.④

27 다음 중 자폐증의 주요 증상이 아닌 것은?

> 가. 사회적 상호작용에서의 질적인 장애
> 나. 과잉행동과 충동성
> 다. 의사소통에서의 질적인 장애
> 라. 행동이나 관심에서의 반복적이며 상동증적인 증상

① 가　　　　　　　　　　　　　　　② 나
③ 다　　　　　　　　　　　　　　　④ 라

> **TIPS!**
> 과잉행동과 충동성은 주의력 결핍/과잉행동성 장애에서 나타날 수 있는 특징적인 증상 중 하나이다.

28 다음 중 틱(tic)의 특징이 아닌 것은?

> 가. 갑작스럽고 빠른 동작 또는 음성
> 나. 반복적인 동작 또는 음성
> 다. 율동적인 동작 또는 음성
> 라. 상동증적인 동작 또는 음성

① 가　　　　　　　　　　　　　　　② 나
③ 다　　　　　　　　　　　　　　　④ 라

> **TIPS!**
> **틱 장애** … 1가지 또는 여러 가지의 운동 틱 또는 음성 틱(갑작스럽고, 빠르고, 반복적, 비율동적, 상동증적인 동작 또는 음성)이 장애의 경과 중 일부 기간 동안 존재하지만, 두 장애가 함께 나타나지는 않는다.

Answer 27.② 28.③

29 다음은 무엇에 관한 설명인가?

> IQ 점수가 70보다 낮은 사람들 중 약 85%가 해당한다. 이들은 학교에 입학할 때까지는 정상 아동과 반드시 구분되지는 않는다. 10대 후반이 되면 통상적으로 6학년 수준의 학업 능력을 학습할 수 있다. 성인이 되면 사회적, 경제적 문제가 있어서 도움이 필요하더라도 숙련을 요하지 않는 작업장이나 보호받는 작업장에서는 일을 할 수 있으며, 결혼을 해서 아이를 낳아 기를 수 있다.

① 가벼운 정신지체   ② 중간 정도의 정신지체
③ 심한 정도의 정신지체   ④ 아주 심한 정도의 정신지체

> **TIPS!**
> ① 가벼운 정신지체에 대한 설명이다. IQ 50~55에서 70 미만에 해당한다.
> ② 중간 정도의 정신지체(IQ 35~40에서 50~55)의 경우, 지적장애의 약 10%가 해당되며, 초등학교 2학년 수준의 지적 수준을 넘기기 어렵다. 보호기관에서 지도 아래 반숙련 또는 비숙련 작업이 가능하다.
> ③ 심한 정도의 정신지체(IQ 20~25에서 35~40)는 지적장애의 약 3~4%가 해당되며, 매우 초보적인 언어 습득만 가능하고 매우 집중적인 지도 감독 하에서 비숙련 단순작업이 가능하다.
> ④ 아주 심한 정도의 정신지체(IQ 20~25 이하)는 지적장애의 약 1~2%로, 학습 및 사회적 적응이 거의 불가능하다. 초기 아동기부터 계속적인 보살핌이 필요하다.

30 다음의 환자에게 가능한 진단명은?

> 담임선생님이 이 아이 때문에 수업 진행이 힘들다고 하면서 어머니에게 병원에 가서 진료를 받아보라고 하여 초등학교 2학년 남환이 어머니와 함께 내원하였다. 수업시간에 지나치게 산만하고 가만히 앉아 있지 못하며, 옆 친구들을 방해하고 자리에서 일어나서 돌아다니며 가끔 큰 소리를 지르기도 한다. 수업의 내용을 따라가지 못하고 친구들과 다투는 일이 많다고 한다.

① 전반적 발달장애   ② 품행장애
③ 적대적 반항장애   ④ 주의력 결핍 및 과잉행동 장애

> **TIPS!**
> ① 전반적 발달장애는 DSM-IV에 제시된 장애범주로, 언어발달, 대인관계, 일상적 행동을 비롯한 적응기능 전반에서 현저한 발달지연과 결함이 나타나는 장애를 말한다.
> ② 타인의 기본적 권리를 해치거나 나이에 적합한 사회적 규범을 어기는 행동양상이 특징이다.
> ③ 특히, 어른과의 상호작용에서 화를 잘 내고 논쟁적인 태도 등을 보인다.

Answer 29.① 30.④

31 섭식장애에서 부적절한 보상행동에 포함되는 것은?

① 폭식   ② 과식

③ 과도한 금식   ④ 하제 사용

> **TIPS!**
>
> 섭식장애에서 나타나는 보상행동으로는 구토, 이뇨제, 설사제, 관장약 등을 사용하는 행동이 포함된다. 하제는 소장 또는 대장의 내장 운동을 활성하게 하여 장 내용물을 배출시키는데 사용되며, 설사 작용을 나타내는 약물을 말한다.

32 섭식장애에 관한 설명으로 틀린 것은?

① 체중감소의 심각한 저하를 가져와 죽음에까지 이를 수 있다.
② 마른 외형을 선호하는 사회문화적 분위기와 관련된다.
③ 대개 20대 중반에 처음 발병된다.
④ 외모가 중시되는 직업군에서 발병률이 높다.

> **TIPS!**
>
> 섭식장애는 일반적으로 후기 청소년기에서 초기 성인기에 처음 발병한다.

33 다음 중 노출증(exhibitionism)에 관한 설명으로 틀린 것은?

① 낯선 사람에게 성기를 노출시킨다.
② 성기를 노출시켰다는 상상을 하면서 자위행위를 하기도 한다.
③ 보통 18세 이전에 발생하며, 40세 이후에는 상태가 완화되는 것으로 보인다.
④ 노출증적 행동을 나타내는 경우, 대개 낯선 사람과 성행위를 하려고 시도한다.

> **TIPS!**
>
> 노출증적 행동을 나타내는 경우에 낯선 사람과 성행위를 하려고 시도하는 경우는 거의 없다. 이들은 보는 사람을 놀라게 하거나 충격을 주고자 하거나, 바라보고 있는 사람이 성적으로 흥분할 것이라는 상상을 하기도 한다.

Answer 31.④ 32.③ 33.④

34 성도착증의 유형에 관한 설명이 옳게 연결된 것은?

> 가. 노출증 – 다른 사람이 옷을 벗고 있는 모습을 몰래 훔쳐봄으로써 성적 흥분을 느끼는 경우
> 나. 관음증 – 동의하지 않은 사람에게 자신의 성기나 신체 일부를 접촉하거나 문지르는 행위를 반복적으로 나타내는 경우
> 다. 아동성애증 – 사춘기 이전의 소아를 대상으로 하여 성적 공상이나 성행위를 반복적으로 나타내는 경우
> 라. 성적 가학증 – 굴욕을 당하거나 매질을 당하거나 묶이는 등 고통을 당하는 행위를 중심으로 성적 흥분을 느끼거나 성적 행위를 반복함

① 가   ② 나
③ 다   ④ 라

TIPS!
가. 노출증은 낯선 사람에게 자신의 성기를 노출시킴으로써 성적 흥분을 느낀다.
나. 관음증은 다른 사람이 옷을 벗고 있거나 성행위 장면을 몰래 훔쳐봄으로써 성적 흥분을 느낀다.
라. 성적 가학증은 상대방에게 고통이나 굴욕감을 느끼게 함으로써 성적 흥분을 느끼거나 성적 행위를 반복하는 경우이다.

35 성 불편증에 관한 설명으로 틀린 것은?

① 1차 및 2차 성징을 제거하려는 성전환 수술에 집착한다.
② 반대 성을 가진 사람으로 행동하고 인정되기를 바란다.
③ 자신의 생물학적 성에 대해 지속적으로 불쾌감을 느낀다.
④ 반대 성의 옷을 입는 경우가 많아 흔히 복장도착적 물품 음란증으로 중복 진단된다.

TIPS!
DSM-IV에서 성 정체감 장애(Gender Identity Disorder)로 불렸으나 DSM-5에서는 성 불편증(Gender Dysphoria)으로 진단명이 바뀌었으며, 성전환증(Transsexualism)이라고 불리기도 한다. 복장도착적 물품 음란증의 경우, 이성애적인 남자에게서만 주로 보고된다. 성 불편증으로 인해 이성의 옷을 입는 경우는 복장도착적 물품 음란증으로 진단되지 않는다.

Answer 34.③ 35.④

36 다음 중 알츠하이머형 치매에 대한 설명으로 틀린 것은?

> 가. 기억착오와 혼돈이 뚜렷한 특징이다.
>
> 나. 알츠하이머형 치매와 밀접한 관련이 있다고 밝혀진 신경전달물질은 도파민이다.
>
> 다. 가계에 따라 전달되는 경향이 있으며, 남성보다는 여성에게서 더 빈번히 발생한다.
>
> 라. 뇌혈관 질환이나 비타민 B12 부족으로 인해 점진적인 기억과 인지장해를 보이는 경우에는 진단을 배제한다.

① 가 ② 나
③ 다 ④ 라

> **TIPS!**
> 알츠하이머형 치매는 초기에는 경미한 기억장애와 언어장애로 시작되어 점차 다양한 치매증세가 나타나고, 말기에는 매우 심각한 상태로 발전하게 된다. 우리나라 치매 환자의 50% 이상이 이에 해당하는 것으로 추정된다. 뇌세포가 파괴되는 근본적 원인은 아직 확실히 밝혀져 있지는 않으나, 뇌에서 발견되는 베타아밀로이드라는 독성 물질이 뇌세포를 파괴한다는 주장이 제기되고 있다. 고위험 인자로는 65세 이상의 고령, 여성이고, 가까운 가족 중에 치매에 걸린 사람이 있으며, 과거 뇌손상 경험 등이 있다. 도파민과 관련된 치매 유형은 파킨슨형 치매이다.

37 다음 인지장애 중 치매의 증상으로 해당되지 않는 것은?

> 가. 실행증(apraxia) 나. 실어증(aphasia)
> 다. 실인증(agnosia) 라. 섬망(delirium)

① 가 ② 나
③ 다 ④ 라

> **TIPS!**
> 치매에서 가장 흔히 나타나는 인지적 증상은 기억장애이다. 치매가 진행되면 사람과 사물의 이름을 말하는데 어려움을 나타내는 실어증, 사물을 인지하지 못하거나 그 의미를 파악하지 못하는 실인증, 동작을 통해 어떤 일을 실행하는 능력에 장애가 나타나는 실행증, 과제 수행에 필요한 인지기능들, 즉 과제를 하위과제로 나누기, 순서별로 배열하기, 계획하기, 시작하기, 결과 점검하기, 중단하기 등의 기능을 수행하지 못하는 실행기능(executive function)의 장애가 나타난다.
> 섬망은 신경인지장애 범주에 해당하는 독립된 장애이다.

Answer 36.② 37.④

괄호 넣기 연습문제

1 (   )이란 상식적인 기준으로 이해하기 힘든 비정상적인 행동패턴 또는 부적응적인 행동패턴을 의미한다.

2 (   )는 인간의 특성을 측정하여 그 분포를 그래프로 그리면 종을 거꾸로 엎어 놓은 것과 같은 모양이 나타난다.

3 정신장애가 발생해서 끝나는 시점까지의 기간을 (   )라고 한다. (   )란 신체기관이 제 기능을 발휘하지 못하거나 정신 능력에 결함이 있는 상태다.

4 (   )이란 정신장애를 발생시킬 가능성을 증가시키는 어떤 조건이나 환경이다.

5 (   ) 분류란 증상이나 장애를 유목으로 나누고 각 유목의 질적인 차이를 강조한다.

6 (   ) 분류란 분류되는 실체나 대상을 양적인 차원 상에서 평정한다.

7 DSM은 이전 버전까지 로마자로 표기했으나 DSM-(   )부터 아라비아 숫자로 표기하였다.

8 지적장애란 표준화된 지능검사에서 (   ) 미만의 지능지수(IQ)를 지닌 경우를 말한다.

9 지적장애 수준 중에서 단순반복적인 작업이 가능하지만 대부분 타인의 도움과 지도가 필요한 것은 (   ) 수준이다.

10 (   )는 사회적 맥락에서 적절한 방식으로 의사소통을 하지 못하는 경우다.

11 사회적 상호작용과 의사소통에서 결함이 나타나며, 제한된 관심과 흥미를 보이고 상동증적인 행동을 반복적으로 나타내는 장애는 (   )이다.

12 주의력 결핍/과잉행동 장애는 적절한 행동조절의 실패, 부주의, 충동적인 과잉행동이 (   )세 이전에 시작되어 최소한 (   )개월 이상 지속된다.

13 (   ) 장애는 정상적인 지능과 신체 상태를 갖고 있으면서도 자신의 생활연령, 전반적지능, 현재까지 받아온 교육수준을 고려해 볼 때 기대되는 수준에 비해 특정영역에서 학업기능이 매우 낮은 경우다.

14 여러 가지 운동 틱과 한 가지 이상의 음성 틱이 1년 이상 지속적으로 나타나는 경우로 틱 장애 중 가장 심각한 유형은 (   )장애다.

15 조현병의 양성증상은 (   ), 환각, (   )된 사고 및 언어, 행동 등을 특징으로 한다.

16 조현병의 음성증상은 무의욕증, 무논리증, 무쾌감증, 비사회성, (   )를 특징으로 한다.

17 (   )모델에 따르면 조현병에 대한 취약성의 정도는 생물학적(유전적 요인), 뇌의 구조적 결함이나 기능 이상)요인과 출생 전후의 신체적–심리적 요인에 의해 결정된다.

18 자신이 위대한 재능이나 통찰력을 지녔거나, 중요한 발견을 했다는 망상을 지닌 유형은 (   )이다.

19 (   )는 조현병과 동일한 임상적 증상을 나타내지만, 장애의 기간이 1개월 이상 6개월 미만인 경우 진단된다.

20 (   )는 조현병의 증상과 기분 삽화(주요 우울 또는 조증 삽화)가 동시에 일정한 기간동안 지속적으로 나타난다.

21 조증 삽화란 비정상적으로 과도하게 들뜬 고양된 기분이 1주일 이상 나타나는 경우고, (   ) 삽화란 조증 삽화의 증상보다는 경미한 상태가 최소한 4일 연속하여 나타나는 경우다.

22 (   )란 경조증과 경우울증이 2년(아동과 청소년의 경우 1년) 이상 장기적으로 순환하면서 나타나는 경우다.

23 우울장애의 하위 유형에는 파괴적 기분조절장애, (　　　　　) 장애, 지속적 우울장애, 월경 전 불쾌감 장애가 있다.

24 (　　　　　)이란 특정한 대상(예 개, 고양이, 거미, 뱀)이나 상황(높은 곳, 물)에 대한 공포와 회피행동이 6개월 이상 지속되는 경우다.

25 (　　　　　)는 낯선 사람들 앞에서 집중을 받거나, 평가를 받게 될 가능성이 있는 상황에서 두려움을 느끼는 경우다.

26 (　　　　　)의 증상은 갑작스럽게 나타나면서 불안이 급습하고, 10분 이내에 그 정상이 최고조에 도달하여, 곧 죽을 것 같은 위급감과 공포를 일으키고, 그러한 상황에서 도피하고 싶은 마음이 급습한다.

27 (　　　　　)는 다양한 사건이나 활동에 대한 과도한 불안과 걱정이 최소한 6개월 이상 지속되고, 이러한 증상이 없었던 날보다 있었던 날들이 더 많을 때 진단된다.

28 (　　　　　)장애란 본인의 의지와는 상관없이 원하지 않는 (　　　　　)사고와 (　　　　　)행동을 반복하게 되는 경우다.

29 (　　　　　)은 끊임없이 혼란을 가중시키는 사고(생각)을 중지시키고 즐거운 생각으로 대체시킴으로써 왜곡된 사고의 빈도와 지속기간을 감소시키는 치료방법이다.

30 성인 양육자에 대해 정서적으로 억제되고 위축되어 있는 지속적인 양상을 보이는 장애는 (　　　　　)장애다.

31 아동이 낯선 성인에게 적극적으로 접근하고 상호 작용하는데에 망설임이 없는 장애는 (　　　　　)장애다.

32 (　　　　　)는 어떤 충격적인 사건을 경험하고 난 후에, 그 후유증으로 다양한 부적응적 증상들의 재경험을 특징으로 한다.

33 치료자의 손짓이나 기계를 보면서 눈동자를 이리저리 굴리는 치료법을 (　　　　　)라고 한다.

34 ( )는 PTSD의 주요 증상과 동등하나, 지속기간이 3일 이상 1개월 이내로 짧다.

35 ( )는 의식의 통합적 기능이 통일성을 상실한 나머지 자기 자신, 시간, 장소, 상황, 현실감각과 지각, 주위환경을 파악하는 연속적인 자아로부터 의식이 단절되는 현상을 경험한다.

36 ( )란 해리상태에서 기억상실과 더불어 주거지를 이탈하여 다른 곳으로 여행을 하거나 방황하는 행동을 나타내는 경우다.

37 ( )장애의 경우 자아 감각에 어떤 변화가 초래되어 평소와는 달리 자신의 경험이 매우 낯설게 느껴지거나 주변환경이 예전과 달라졌다고 느껴지는 비현실감을 지속적으로 또는 반복적으로 경험한다.

38 신체증상장애는 의학적으로는 신체적 질병이 없는데도, 1개 이상의 신체적 증상에 대한 과도한 집착과 걱정을 ( )개월 이상 나타내는 경우다.

39 ( )는 신경학적 손상을 암시하는 운동기능과 감각기능의 이상을 호소하지만, 증상의 원인을 찾을 수 없는 경우다.

40 ( )은 체중증가와 비만에 대한 두려움이 극심하여 최소한의 음식만을 먹거나 거부함으로써 체중이 비정상적으로 줄어든 경우다.

41 짧은 시간 내에 많은 양의 음식을 먹어대는 폭식 행동과, 이로 인한 체중의 증가를 막기 위해 구토 등의 보상행동이 반복되는 것은 ( )의 증상이다.

42 ( )이란 여성의 질에 성기를 삽입한 후 매우 빠른 시간 내에 사정을 하는 경우다.

43 ( )이란 대부분의 성행위 시에 사정을 하지 못해 성적 절정감을 느끼지 못하는 경우다.

44 ( )의 특징은 자신이 가지고 태어난 생물학적 성과 자신이 경험하고 표현하는 성 역할간의 불일치로 인해 지속적으로 불편감이 초래된다.

45 (　　　　　)장애란 성행위 대상이나 성행위 방식에서 비정상성을 나타내는 장애로 흔히 이상성욕, (　　　　　) 성욕, 성적일탈로도 알려져 있다.

46 (　　　　　)란 어른에게 불복종하고 거부적이며 적대적이고 반항적인 행동을 6개월 이상 지속적으로 나타내는 경우다.

47 타인의 권리를 침해하거나 사회적 규범 및 규칙을 위반하는 행동을 반복적이며 지속적으로 나타내는 경우는 (　　　　)다.

48 물질-관련 장애는 물질 사용장애, (　　　　), 비물질-관련 장애로 구분된다.

49 (　　　　　)이란 뇌에 영향을 주는 어떤 원인에 의해 일시적으로 주의기능과 인식기능에 장애가 나타나는 경우를 말한다.

50 A군 성격장애에는 편집성 성격장애, 조현성 성격장애, (　　　　) 성격장애가 있다.

51 B군 성격장애에는 (　　　　) 성격장애, 경계성 성격장애, 연극성 성격장애, 자기애성 성격장애가 있다.

52 C군 성격장애에는 회피성 성격장애, 의존성 성격장애, (　　　　) 성격장애가 있다.

Answer

1. 이상행동   2. 정상분포   3. 삽화, 장애   4. 위험요인   5. 범주적   6. 차원적   7. 5   8. 70   9. 경도   10. 사회적 의사소통 장애   11. 자폐스펙트럼   12. 12, 6   13. 특정학습   14. 뚜렛   15. 망상, 와해   16. 정서적 둔마   17. 취약성-스트레스   18. 과대형   19. 조현양상장애   20. 분열정동장애   21. 경조증   22. 순환성 장애   23. 주요 우울   24. 특정 공포증   25. 사회불안장애   26. 공황발작   27. 범불안장애   28. 강박, 강박, 강박   29. 사고중지법   30. 반응성 애착   31. 탈억제 사회관여   32. 외상 후 스트레스 장애(PTSD)   33. 안구운동치료   34. 급성 스트레스 장애   35. 해리장애   36. 해리성 둔주   37. 이인증/비현실감   38. 6   39. 전환장애   40. 신경성 식욕부진증   41. 신경석 폭식증   42. 조루증 또는 조기사정   43. 지루증 또는 사정지연   44. 성 불편증 또는 성별 불쾌감   45. 성 도착, 변태   46. 적대적 반항장애   47. 품행장애   48. 물질 유도성 장애   49. 섬망   50. 조현형   51. 반사회성   52. 강박성

01 주요 우울장애의 진단 기준에서 주요 우울증상을 4가지 기술하시오.

〈정답 및 해설〉

1. 하루의 대부분, 거의 매일 우울한 기분이 지속된다.
2. 거의 모든 일상 활동에 대한 흥미나 즐거움이 저하된다.
3. 거의 메일 불면이나 과다수면이 나타난다.
4. 거의 메일 피로감이나 과다수면이 나타난다.

02 다음 〈보기〉의 사례를 읽고 물음에 답하시오.

〈보기〉

고등학교에 재학중인 K양은 자신의 큰 키에 비하여 몸무게가 현저히 덜 나가는 상태임에도 더욱 날씬해져야 한다고 생각하고 있으며, 실제로 음식을 먹고 싶은 마음도 없다. K양의 부모는 걱정스러운 마음에 K양에게 억지로 음식을 권하기도 한다. 그러나 K양은 음식을 먹는 둥 마는 둥 하고 자신의 방으로 와서는 토해 내는 경우가 대부분이다. K양의 집에서는 물론 밖에서도 음식을 먹는 자리를 피하고 있으며, 그로 인해 자주 어지러움과 피곤함을 느끼고 최근 몇 달 동안 월경도 멈춘 상태다. K양에 대하여 병원에 가보자는 부모의 걱정이 부담스러워서 자신의 신체적인 문제를 일절 말하고 있지 않고 있으며, 점점 말라가는 자신의 모습에 만족스러워 하고 있다.

〈보기〉에서 K양의 증상을 토대로 유추 가능한 진단명을 쓰고, 그 구체적인 진단 기준 3가지를 기술하시오.

〈정답 및 해설〉

1. **진단명**
   신경성 식욕부진증

2. **진단기준**
   ① 필요한 양에 비해 음식을 적게 먹음으로써 현저한 저체중 상태를 초래한다.
   ② 심각한 저체중임에도 불구하고 체중 증가 및 비만에 대한 극심한 두려움이 있다.
   ③ 체중과 체형을 왜곡하여 인식하고 체중 미달의 시각성을 지속적으로 부정한다.

03 순환성 장애(Cyclothymic Disorder)의 진단 기준을 3가지 쓰시오.

〈정답 및 해설〉

1. 경조증과 경우울증이 교대로 번갈아 가면서 최소한 2년 이상 지속적으로 나타난다.
2. 주기적인 경우울증 및 경조증 때문에 생활 전반에 심각한 고통을 겪거나 부적응적 증상들이 초래된다.
3. 2년 동안(아동 · 청소년의 경우 1년 이상) 최소한 반 이상의 기간에 경조증이나 경우울증이 나타나야 한다.

04 개인의 취약성과 환경적 스트레스가 상호작용하여 정신장애로 발병한다고 보는 통합적인 입장의 모델 명칭을 쓰고, 이 모델에서 개인의 취약성에 해당하는 정신장애 발생 원인을 2가지 쓰시오.

〈정답 및 해설〉

1. 모델명

   취약(소인)−스트레스 모델

2. 개인의 취약성 요인
   ① 특정한 장애에 걸리기 쉬운 취약성 요인으로 생물학적, 심리적, 유전적 요인
   ② 개인이 환경과의 상호작용에서 형성된 사회심리적 요인

05 다음 〈보기〉의 사례를 읽고 물음에 답하시오.

〈보기〉

30대인 Y씨는 1년 전부터 주위 사람들을 비롯하여 누군가가 자신을 감시하고 있고, 자신이 평소 하는 말이 뉴스를 통해 보도되고 있다며 불안해하고 있다. 또한 알아들을 수 없는 말들을 혼자 중얼거리는가 하면, 종종 문을 걸어 잠금 채 다른 사람들과 만나는 것을 거부하고 있다.

위의 사례에서 Y씨는 조현병(Sxhizophrenia)의 증상들을 나타내 보이고 있다. 조현병의 양성 증상과 음성 증상의 의미를 각각 설명하고, 위의 사례에서 두 증상에 해당되는 내용을 각각 구분하여 쓰시오.

〈정답 및 해설〉

1. 양성 증상

양성 증상이란 정상인들에게는 나타나지 않지만, 조현병 환자에게서는 나타나는 증상으로 망상, 환각, 와해된 사고 및 언어, 와해된 행동이나 긴장증적 행동을 의미한다. 사례에서 누군가 자신을 감시하고 있고, 자신이 평소 하는 말이 뉴스를 통해 보도되고 있다는 망상이 나타나고 있다.

2. 음성 증상

음성 증상이란 정상인들이 나타내는 적응적 기능이 부족한 상태로 무의욕증, 무논리증, 무쾌감증, 비사회성, 정서적 둔마를 의미한다. 사례에서 문을 걸어 잠금 채 다른 사람들과 만나는 것을 거부하는 것은 무의욕중, 비사회성을 나타낸다.

핵심 키워드

1. 기본 개념

- 이상행동의 판별 기준 : 통계적 기준의 일탈, 사회문화적 기준의 일탈, 불편함과 고통, 부적응성
- 이상심리학의 이론 : 정신분석적 입장, 행동주의적 입장, 인지적 입장, 통하적 이장(취약성-스트레스 모델)

2. DSM-5의 개정사항

- 다축체계 폐지
- 20개의 범주로 분류
- 아라비아 숫자로 표기
- 새로운 진단 및 추가 예정 진단명 예고
- 문화적 차이 고려

3. 신경발달장애

- 지적장애
- 의사소통장애 : 언어 장애, 발화음 장애, 아동기발생 유창성 장애, 사회적 의사소통 장애
- 자폐스펙트럼 장애
- 주의력 결핍 · 과잉행동 장애
- 특정 학습장애
- 운동장애 : 발달성 운동 조정 장애, 상동증적 운동장애, 틱 장애

4. 조현병(정신분열) 스펙트럼 장애

- 조현병(양성 증상, 음성 증상)
- 조현양상장애
- 조현정동장애
- 망상장애
- 단기 정신병적 장애
- 긴장증
- 물질/치료약물로 유발된 정신병적 장애
- 달리 명시된 조현병 스펙트럼 및 기타 정신병적 장애

5. 양극성 및 관련 장애

- 제I형 양극성 장애
- 제II형 양극성 장애
- 순환성 장애
- 물질/치료약물로 유발된 양극성 및 관련 장애
- 다른 의학적 상태로 인한 양극성 및 관련 장애

6. 우울장애

- 파괴적(기분조절, 부전) 장애
- 주요 우울장애
- 지속적 우울장애(기분저하증)
- 월결 전 불쾌감장애
- 다른 의학적 상태로 인한 우울장애

7. 불안장애

- 불리불안장애
- 선택적 함구증
- 특정 공포증
- 사회불안장애
- 공황장애
- 광장공포증
- 범불안장애

8. 강박 및 관련 장애

- 강박장애
- 신체변형장애
- 저장장애
- 발모광
- 피부 벗기기 장애

9. 외상 및 스트레스 관련 장애

- 반응성 애착장애

- 탈 억제성 사회적 유대감 장애
- 외상 후 스트레스 장애
- 급성스트레스 장애
- 적응장애

10. 해리장애

- 해리성 정제감(성) 장애
- 해리성 기억상실(증)
- 이인증(성)/비현실감 장애

11. 신체증상 및 관련 장애

- 신체증상장애
- 질병불안장애(건강염려증)
- 전환장애
- 허위성 장애

12. 급식 및 섭식장애

- 신경성 식욕부진증
- 신경성 폭식증
- 폭식장애
- 이식증
- 반추장애(되새김 장애)
- 회피적·제한적 음식섭취장애

13. 배설장애

- 유뇨증
- 유분증

14. 수면-각성장애

- 불면장애
- 과다수면장애
- 기면증(수면발작)
- 호흡 관련 장애(폐쇄성 수면 무호흡증, 저호흡증, 중추성 수면무호흡증, 수면 관련 환기저하증)
- 일주기 리듬 수면-각성장애

- 수면이상증(비REM수면 각성장애, 악몽장애, REM수면 행동장애, 하지불안증후군)
- 물질/치료 약물로 유발된 수면장애

15. 성 관련 장애

- 성기능 부전(성기능 장애)
- 성 불편증(성별 불쾌감)
- 성도착 장애(변태 성욕 장애)

16. 파괴적 충동 통제(조절) 및 품행장애

- 적대적 반항장애
- 간헐적 폭발성 장애
- 품행장애
- 방화증
- 도벽증

17. 물질-관련 및 중독장애

- 물질 사용장애
- 물질유도성장애(물질중독, 물질금단, 물질/약물 유도성 정신장애)
- 물질의 구분 : 진정제, 흥분제, 환각제
- 비물질-관련 장애 : 도박장애
- 알코올 의존의 단계계적인 발전 : 전 알코올성, 전조, 결정적, 만성)

18. 신경인지장애

- 섬망
- 주요 신경인지장애
- 경도 신경인지장애

19. 성격장애

- A군 : 편집성, 조현성(분열성), 조현형(분열형)
- B군 : 반사회성, 경계성(선), 연극성(히스테리성), 자기애성
- C군 : 회피성, 의존성, 강박성

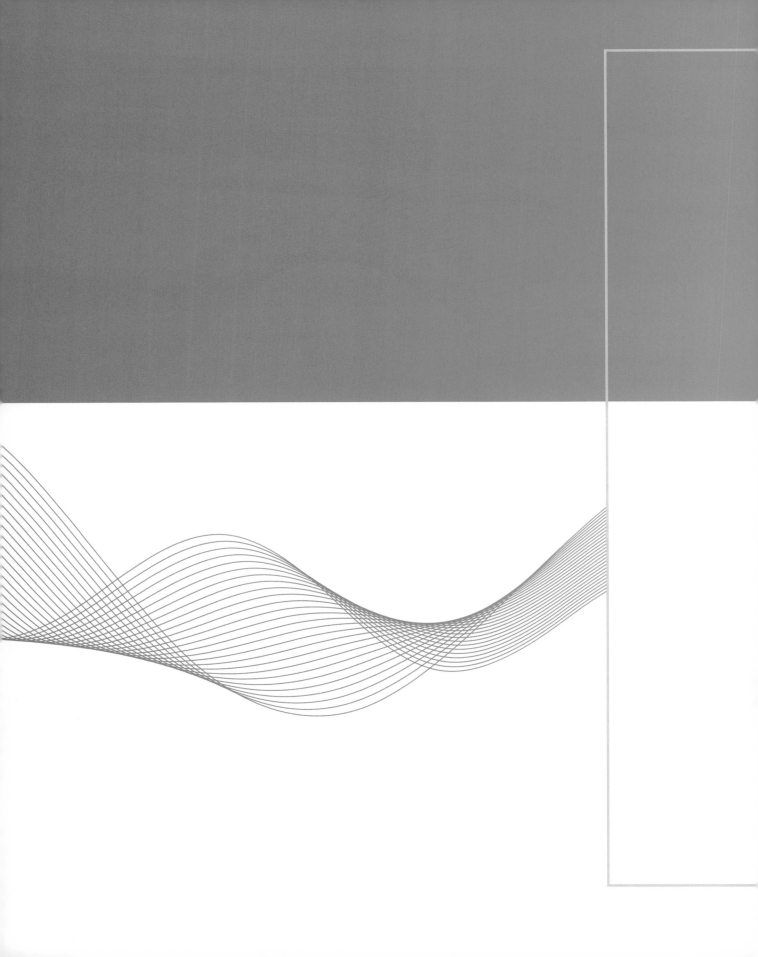

PART

03

심리검사

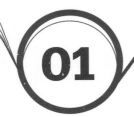

01 심리검사의 기본 개념

1. 자료 수집 방법과 내용

(1) 자료 수집을 위한 면담

① 면담의 개념 정의
  ㉠ 면담이란 한정된 시간과 장소에서 특별한 목적을 성취하기 위해 유도된 내용을 주제로 대화하는 것을 의미한다.
  ㉡ 일반대화는 중심적인 주제가 없으며 참여자의 역할이 규정되지 않음에 비해 면담에서는 참여자의 역할이 규정되어 있다.

② 면담의 중요성
  ㉠ 임상심리 현장에서 임상가는 면담을 통해 내담자의 문제에 대한 정보를 수집하고 파악하며, 나아가 내담자와의 라포*를 형성한다.
  ㉡ 내담자는 면담을 통해 자기 문제를 전달하며 자신에 대해 새로운 시각이나 이해를 배울 수 있는 기회를 갖는다.

③ 면담의 내용 : 통상 면담을 받으러 오게 된 직접적 이유인 '주문제'를 탐색하고, 발달사적 정보와 가족 배경, 가족 간의 역동 관계 등을 파악한다.

라포(rapport)
면담장면에서 임상가와 내담자의 상호신뢰관계를 말한다.

(2) 면담의 분류

① 형식적 분류
  ㉠ 구조화된 면담(structured interview)
    • 표준화된 면담 또는 체계적 면담이라고도 불리며, 면담 동안 질문 항목과 순서가 일정하게 규격화
    • 장점 : 진단의 신뢰도를 높여주고 특정한 증상의 유무를 기록함에 있어 정확도를 높여주므로 초보 면담자도 빠트린 내용 없이 면담 진행 가능
  ㉡ 비구조화된 면담(unstructured interview)
    • 일정한 면담 문항 없이 내담자나 환자가 제공하는 정보에 따라 면담을 진행시키는 방식
    • 임상가가 질문 내용을 정하고 질문의 순서를 결정하므로, 임상가의 숙련된 경험과 기술이 요구됨
  ㉢ 반구조화된 면담(semistructured interview)
    • 질문하는 문항이 갖춰져 있다는 점에서 구조화된 면담과 일치
    • 내담자나 환자의 반응에 따라 융통성을 발휘할 수 있는 여지가 있음

📖 기출
심리평가를 위한 면담기법 중 비구조화된 면담방식의 장점으로 옳은 것은?
① 면담자간의 진단 신뢰도를 높일 수 있다.
② 연구 장면에서 활용하기가 용이하다.
③ 중요한 정보를 깊이 있게 탐색할 수 있다.
④ 점수화하기에 용이하다.

❮정답 ③

② 기능적 분류

⑦ 초기면담(접수면담)
- 내담자가 찾아온 이유와 기관의 시설, 정책, 서비스가 내담자의 필요와 기대에 부응하는가를 판단하는 것이 목적
- 때로는 다른 전문기관으로의 의뢰 여부를 결정하기도 함

ⓒ 위기면담
- 생명의 위협과 같은 급박한 상황에서 시행되며, 자살예방, 약물남용, 전화상담, 응급실, 가족폭력, 성폭력, 학교폭력 등 응급 상황에 적용
- 가장 큰 특징은 침착하게 "논지를 파악"해야 하고, 빠른 결정을 요구하는 것이 강조

ⓒ 진단적 면담 : 임상 진단을 내리기 위한 목적으로 실시되는 경우로, 환자의 질병 유형, 지속기간, 과거사 및 예후를 정확하게 평가하기 위해 증상(symptom) 중심으로 면담

ⓒ 심리평가적 면담 : 심리평가 전후에 시행되는 면담으로, 심리평가는 검사 결과를 액면 그대로 해석하는 것이 아니라 내담자의 면담결과와 통합하여 해석

(3) 면담의 기법

① 관계 형성(rapport)

⑦ 설리반(Sullivan)은 면담을 임상가와 환자(혹은 내담자)의 상호적인 현상으로 보았으며, 독특하고도 역동적인 사회적 관계를 맺는다고 하였다.

ⓒ 모든 임상가들은 면담 및 치료 관계에서 가장 중요한 요소는 공감(empathy)이라고 강조한다.

② 개방형 질문*

⑦ 자유반응이 가능한, 혹은 제한이 가해지지 않은 질문으로, 내담자는 질문에 대해서 자기가 하고 싶은 대로 답할 수 있다.

ⓒ 다루게 될 주제의 선택을 내담자에게 맡겨서 내담자가 먼저 전하고 싶어 하는 내용을 알아 낼 수 있다.

③ 경청 : 임상 장면에서 가장 먼저 할 일은 경청으로 라이크(Reik)는 정신분석 치료에서 경청을 "제3의 귀"라고 표현하기도 했다.

④ 외모 및 행동 관찰

⑦ 의복, 위생 청결 상태, 체격, 걸음걸이, 얼굴표정 등 겉으로 관찰되는 모습과 행동은 그 사람의 내면 상태를 짐작하고 전체적 분위기와 인상을 파악한다.

ⓒ 반응을 한 뒤 재미있어 하는지, 비판하는지, 비하하는지, 두려워하는지, 부끄러워하는지 등등을 관찰한다.

ⓒ 내담자가 보이는 면담에서의 행동은 일상적인 생활 상황, 특히 대인관계 상황에서의 행동을 잘 표현하므로 중요한 자료이다.

기출

심리평가를 위한 일반적인 면담기법에 대한 설명과 가장 거리가 먼 것은?

① 내담자와의 신뢰관계를 구축하는 과정으로 활용될 수도 있다.
② 면담 초반에는 폐쇄형 질문보다는 개방형 질문을 사용한다.
③ 내담자의 진술을 구체화하기 위해 그 진술에 대한 근거를 찾아볼 필요가 있다.
④ 상담자 스스로 자기개방을 많이 하는 것이 좋다.

개방형 질문

반응을 위한 선택지가 미리 준비되지 않고 반응자가 자유롭게 자신의 의견을 나타낼 수 있도록 만든 질문형태를 말한다.

폐쇄형 질문

'예, 아니요'와 같은 특정하고 제한된 응답을 요구하는 질문이다.

❮ 정답 ④

⑤ 감정, 기분과 정서 관찰
  ㉠ 내담자의 주된 정서는 어떤지, 처해있는 상황이나 대화의 내용과 정서가 조화를 이루는지를 파악한다.
  ㉡ 감정 표현과 조절에 어려움이 있거나 감정의 기복이 지나치게 크고 급박하지는 않은지 등을 관찰한다.

⑥ **언어의 사용 및 언어 행동 관찰**: 면담가는 가급적 내담자의 특성 또는 내담자의 이해 수준에 맞는 어휘와 표현을 사용하려 하고, 또 내담자의 어휘와 표현을 이해하려 노력해야 한다.

(4) 행동 관찰과 행동 평가

① 문제 혹은 부적응 행동의 현재 상태 파악이나 표적 행동의 발생비율(빈도나 지속시간) 측정하기 위해 행동 관찰을 한다.

② 검사 중에 피검자가 하는 사담, 덧붙이는 말, 몸짓, 자세 등이 해석의 중요한 단서를 제공하는 경우가 많다.

③ 피검자의 모든 반응을 고려하는 것은 검사자료를 해석하는데 있어 보다 풍부한 정보를 제공해준다.

(5) 심리검사의 개요

① **심리검사의 개념 정의**
  ㉠ 심리검사란 성격, 지능, 적성 같은 인간의 지적 능력이나 개인적 특성을 파악하기 위해 개발된 양적 또는 질적 측정 도구를 의미한다.
  ㉡ 심리검사는 개인에 대한 진단과 평가의 도구가 되면서 동시에 학문적인 연구의 도구가 된다.

② **심리검사의 중요성**
  ㉠ 임상심리학의 주 관심사인 개인에 대한 심리평가는 심리검사를 통해서 얻어진 정보가 중심이 된다.
  ㉡ 심리검사를 바탕으로 면담, 행동관찰, 개인력 등에서의 자료를 참조하여 종합적인 평가를 내리게 된다.

③ **심리검사의 목적과 용도**
  ㉠ **분류 및 진단**: 피검사자의 특성에 관한 자료를 수집하여 문제 원인을 파악하며 이를 해결하기 위한 도구로 활용한다.
  ㉡ **자기이해의 증진**: 표준화된 검사를 통해 객관적 결과를 제시함으로써 피검사자로 하여금 자신에 대한 올바른 이해를 제공한다.

ⓒ 예측 : 피검사자의 특성을 밝혀냄으로써 위험 행동 등을 예측하며, 대안적 조치를 마련한다.

ⓔ 조사 및 연구 : 특정 집단의 심리적 성향이나 행동적 특성에 대한 조사 및 연구를 통해 해당 집단의 특징을 기술하거나 인과관계를 규명할 수 있다.

④ 심리검사의 구성 원리

ⓐ 행동 표본과 타당화

- 심리검사는 개인의 특정 행동을 표본으로 삼아 이를 정량적으로 측정하는 표준화된 도구임
- 개인의 모든 행동을 모두 관찰하고 측정할 수 없으므로 행동 표본이 필요함
- 타당화란 특정한 검사로 측정하려는 행동 표본이 일상에서 나타나는 행동을 얼마나 대표하는지를 나타냄

ⓑ 분류 및 측정

- 분류란 측정대상을 속성에 따라 범주별로 나눈 것으로, 연령, 성격특성, 지능, 태도 등 피검사자의 속성에 관한 개인차 등을 변인으로 함
- 측정이란 일정한 규칙에 따라 특정 대상이나 사건에 수치를 할당하는 과정임
  (**예** 지능검사는 특정 대상의 지적 능력을 수치로 표현해 주는 측정도구로 사용)

⑤ 심리검사의 유형

ⓐ 표준화 여부에 따른 분류

구분	내용	유형
표준화 검사	• 검사를 하는 데 있어서 객관적이고, 규준화된 표준적 절차에 따라 측정하고 해석 • 누가 사용하더라도 평가의 실시, 채점, 결과의 해석이 동일하도록 통일적 시행 • 측정 영역을 표준화하므로 신뢰도와 타당도가 비교적 높음	인간의 심리적 특성을 표준화하여 측정할 수 있으므로 심리검사에 주로 활용
비표준화 검사	• 통일적인 규준이 마련되지 않은 검사로 보통은 연구자나 검사자가 특정의 관심사를 평가하기 위하여 시행 • 표준화 검사보다 신뢰도와 타당도가 떨어지나, 심리검사에서 다루지 못한 미세한 측면을 융통성 있게 고려할 수 있음	관찰법, 질문지법, 면접법, 사례연구, 사회측정법 등이 해당

기출

표준화 검사의 특징과 가장 거리가 먼 것은?

① 검사 실시의 절차가 엄격히 통제된다.
② 모든 표준화 검사는 규준을 갖고 있다.
③ 반응의 자유도를 최대한으로 넓힌다.
④ 두 가지 이상의 동등형을 만들어 활용한다.

◀ 정답 ③

ⓛ 구조화 여부에 따른 분류

구분	내용	유형
객관적 검사 (자기보고형 검사)	구조화된 검사과제를 사용하며 독특함보다는 개인들을 상대적으로 비교하려는 표준화된 심리검사에 해당	수치로 표현되는 대다수의 심리검사
투사적 검사	• 모호한 자극에 대한 느낌, 태도, 욕구, 내재되어 있는 무의식적 욕망을 파악하고자 할 때 활용 • 비구조적인 검사과제를 제시함으로써 수검자의 규격화되지 않은 다양하고 독특한 반응을 이끌어 낼 수 있음	로르샤흐 잉크 검사(RIT), 주제통각 검사(TAT), 문장 완성 검사(ISB), 사람그림 검사(DAP), 집·나무·그림 검사(HTP)

ⓒ 검사 도구에 따른 분류

구분	내용	유형
지필검사	종이에 인쇄된 문항에 응답하는 방식	미네소타 다면적 인성 검사(MMPI), 마이어스-브릭스 성격유형 검사(MBTI) 등
수행검사 (동작검사)	검사 대상이나 도구를 직접 다루거나 조작하는 형태	웩슬러 지능검사의 토막짜기 검사 등

ⓔ 측정 내용에 따른 분류

구분	내용	유형
능력검사 (극대수행검사)	• 인지적 검사로 일정한 시간 내에 자신의 능력을 최대한 발휘하도록 하는 검사 • 보통 문항에 정답이 있으며 응답에 시간 제한 있음	지능검사 등
성향검사 (습관적 수행검사)	검사 대상이나 도구를 직접 다루거나 조작하는 검사	성격검사 등

기출

자기보고형 성격검사를 실시한 결과 의도적 왜곡 가능성이 높아 결과 해석에 어려움이 있다. 다음 중 이러한 의도적 왜곡을 최소화 할 수 있는 검사는?

① 지능검사
② 신경심리검사
③ MBTI
④ 로샤검사

〈정답 ④

2. 심리검사의 제작과 요건

(1) 심리검사의 제작과정 및 방법

① 검사의 척도 구성 방법

- ㉠ **이론적 접근 방식** : 이론에 근거하여 문항선정과 측정절차, 평가준거가 결정된다. 즉, 측정하고자 하는 이론적 구성개념을 문항이 다루고 있는가를 기준으로 하여 선정된다.
- ㉡ **경험적 접근 방식** : 측정하고자 하는 구성개념의 조작적인 지표를 경험적 방식에 따라 결정한다.
- ㉢ **절충적 접근 방식** : 문항은 먼저 이론에 따라 작성되지만, 문항들의 심리측정적 속성과 경험적인 관계에 따라 문항을 선정한다. 현재 검사 제작과정에서 가장 널리 사용되고 있다.

② 심리검사 개발과정

- ㉠ **검사의 사용목적 명료화** : 사용목적이 명확해야 그에 따른 검사개발의 기본 방향이 결정되고 이를 충족시킬 수 있는 검사를 만들 수 있게 된다.
- ㉡ **구성개념을 대표하는 행동규정** : 검사가 측정하려고 하는 구성개념을 대표하는 행동유형을 규정하고, 이를 구체적인 검사 문항으로 만들어내는 것이다.
- ㉢ **범주별 문항구성 비율설정** : 검사에서 구성요소 각각의 상대적인 비중을 결정하기 위한 계획을 수립한다.
- ㉣ **문항 개발** : 문항을 구성하는 동안 검사개발자는 '어떻게 그것을 측정할 것인가'에 많은 노력을 기울여야 한다.
- ㉤ **문항검토 및 수정** : 문항들이 준비되면 해당 분야의 전문가들에게 그 문항들에 대한 검토를 의뢰한다. 이는 내용타당도를 확보하기 위한 것이다.
- ㉥ **사전검사 실시 및 문항분석** : 전체 문항에 대해 수검자들을 대상으로 사전검사를 실시하여 문제점이 있는지를 파악하는 과정을 거치게 된다.
- ㉦ **본 검사** : 이상의 과정을 통해 예비문항들이 준비되었다면, 본격적인 문항분석을 통해 개발하고자 하는 검사가 잘 만들어졌는지를 확인해야 한다.
- ㉧ **자료분석** : 검사를 실시하여 얻은 자료를 문항별로 문항분석을 실시하여 문제가 있는 문항을 삭제 또는 수정한 후, 검사의 신뢰도와 타당도를 분석하여 원래 목적에 부합되게 검사가 만들어졌는지를 확인한다.
- ㉨ **검사의 규준*화** : 확보된 점수들을 서로 비교 가능하게 만들려면 시간제한, 구두지시문, 예비실험, 수검자의 질문에 대처하는 방법, 검사 시행 시 세밀한 부분의 검사조건들까지 동일해야 한다.
- ㉩ **발행과 개정** : 검사 매뉴얼에는 검사목적부터 검사의 이론적 배경, 검사개발 과정, 검사 실시, 채점 및 해석방법, 신뢰도 및 타당도, 측정의 표준오차, 규준표나 기준점 등의 내용이 제시되어 있어야 한다.

기출

다음에 제시된 검사제작 과정을 순서대로 나열한 것은?

┌ 보기 ┐
- ㉠ 검사목적에 관한 조작적 정의
- ㉡ 문항 작성 및 수정
- ㉢ 검사목적의 명세화
- ㉣ 신뢰도, 타당도, 규준작성
- ㉤ 예비검사 실시와 문항분석
- ㉥ 최종검사 제작

① ㉠ → ㉢ → ㉡ → ㉤ → ㉥ → ㉣
② ㉠ → ㉢ → ㉤ → ㉡ → ㉣ → ㉥
③ ㉢ → ㉠ → ㉡ → ㉤ → ㉥ → ㉣
④ ㉢ → ㉠ → ㉡ → ㉥ → ㉣ → ㉤

규준
특정 검사점수의 해석에 필요한 기준으로 개인의 점수를 다른 사람들의 검수 점수와 비교함으로써 개인의 상대적 위치를 알 수 있게 해준다.

〈정답 ③

(2) 신뢰도(reliability)*

① 검사-재검사 신뢰도(test-retest reliability) : 시간 경과에 따른 검사의 안정성을 재는 것으로, 1차 때의 점수와 일정한 시간이 흐른 뒤에 동일한 도구를 통해 얻은 2차 점수 간의 상관관계를 알아보는 것이다.

② 동형검사 신뢰도(alternate forms)

   ㉠ 2차 검사 실시 때 동형의 검사를 실시한다는 점만 제외하고는 검사-재검사 신뢰도와 유사하다.

   ㉡ 두 가지 형태의 검사문항이 모두 동일한 검사의 문항에서 추출된 표본이라는 것을 전제로 하고 있다.

③ 반분 신뢰도(split-half reliability)

   ㉠ 단일 척도를 두 개의 검사로 나누어서 실시하는 일종의 동형검사 신뢰도로서 문항간의 일치 정도를 알아보기 위한 것이다.

   ㉡ 한 번에 실시하므로 시간이 지나도 검사의 결과가 안정적인지를 측정해주지는 못하지만 일회만 실시한다는 장점을 지닌다.

④ 내적 합치도 신뢰도(internal consistency)

   ㉠ 검사 내 문항(집단)들이 어느 정도의 동질성을 가지고 있는가를 나타내는 정도이다.

   ㉡ 대표적으로 검사 내 개별 문항들에 대한 응답이 얼마나 일관성 있는지의 정도에 기초해서 내적 합치도 계수라는 내적 일관성 신뢰도를 구할 수 있다.

⑤ 평정자간 신뢰도(inter-rater reliability) : 한 측정대상에 대해서 복수의 평정자들이 일관성 있게 측정하는 정도이다.

(3) 타당도(validity)*

① 내용타당도(안면타당도, content validity) : 문항들이 검사가 측정하고자 하는 구성개념의 영역을 얼마나 잘 대표하고 있는지에 관한 것이다.

② 준거타당도

   ㉠ 공인타당도(concurrent validity) : 동일 특성을 측정하는 검사 외 다른 대안적 방법에서 측정된 내용과의 관계를 보고 타당도를 검토하는 것이다.

   ㉡ 예언타당도(predictive validity) : 미래 행동과의 관계를 통해 제대로 측정하였는지를 보는 것으로, 예측 행동 자료가 수집될 때까지 기다려야 한다.

③ 구성개념타당도(construct validity) : 측정하고자 하는 추상적인 개념(이론)이 측정도구에 의해 제대로 측정되었는가의 정도를 파악하는 방법이다.

용어 및 기출문제

신뢰도(reliability)

측정하고자 하는 개념을 얼마나 안정적으로 일관성있게 측정하는가, 즉 검사점수의 일관성을 신뢰도라고 한다.

기출

심리측정에 관한 설명으로 옳은 것은?

① 일반적으로 검사도구가 측정하고자 목적한 바를 측정할 때 그 검사도구는 신뢰도가 있다고 한다.

② 내적 일관성 신뢰도는 검사를 1회 사용한 결과만을 가지고 신뢰도를 계산해야 할 때 사용 될 수 있는 방식이다.

③ 검사-재검사 신뢰도는 서로 다른 집단의 사람들에게 검사를 반복적으로 사용했을 때 동일한 결과가 나오는 정도이다.

④ 내용타당도는 어떤 검사가 그 검사를 실시한 결과를 통해서 알고자 하는 준거변수와의 상관 정도를 말한다.

타당도(validity)

검사가 측정하고자 하는 변인 또는 개념을 제대로 측정하였는지에 대한 정도이다.

기출

다음 설명에 해당하는 타당도는?

보기

타당화하려는 검사와 외적 준거 간에는 상관이 높아야 하고, 어떤 검사를 실시하여 얻은 점수로부터 수검자의 다른 행동을 예측할 수 있어야 한다.

① 준거관련 타당도
② 내용관련 타당도
③ 구인타당도
④ 수렴 및 변별 타당도

◀ 정답 ②, ①

- ㉠ 수렴타당도(convergent validity) : 서로 상이한 방법으로 동일한 개념을 측정했을 경우, 각 측정결과 간 상관관계의 높고 낮음을 분석해 타당도를 판별하는 방법이다.
- ㉡ 판별타당도(descriminent validity) : 상이한 개념이라면 같은 방법으로 측정했을 경우, 각 측정결과 간 상관관계가 낮게 나오는 것을 이용해 타당도를 판별하는 방법이다.
- ㉢ 이해타당도(monological validity) : 이론을 통해 만들어진 측정항목 개념끼리의 관계가 실제 조사를 진행했을 시에도 체계적으로 나타나는지를 분석해 타당도를 판단하는 방법이다.
- ㉣ 요인분석(요인적 타당도) : 요인적 타당도란 두 검사 사이에 공동으로 존재하는 어떤 요소가 작용해서 나타난 결과라고 할 수 있다.

3. 심리검사의 윤리 문제

(1) 검사 사용 시 고려할 점

① 피검자에게 가장 적합한 검사를 선택할 책임은 임상가에게 있다.

② 임상장면에서의 피검자에 대한 평가는 단지 검사 결과만으로 이루어지는 것이 아니라 피검자의 행동 관찰이나 면접을 통해 얻은 자료들이 함께 고려되어야 한다.

③ 검사의 실시 및 해석
- ㉠ 검사의 보다 정확한 실시와 해석을 위해 검사자는 자신의 유능함만을 믿어서는 안 되며, 의뢰된 질문에 깔려있는 동기에 대한 철저한 연구가 필요하다.
- ㉡ 보다 유익하고 실제적인 정보를 얻기 위해 노력해야 하며, 의뢰된 질문을 폭넓은 맥락에서 이해하는 것이 무엇보다 중요하다.

④ 진단을 위해 검사를 사용할 때 주의할 점으로는 진단검사의 결과에 대해 과장된 믿음을 가져서는 안 된다.

(2) 심리검사에 관한 윤리규정

① 한국심리학회 윤리규정
- ㉠ 평가 결과를 해석할 때, 해석의 정확성을 감소시킬 수 있는 다양한 검사 요인들, 예를 들어 피검사자의 검사받는 능력과 검사에 영향을 미칠 수 있는 상황이나 개인적·언어적·문화적 차이 등을 고려해야 한다.
- ㉡ 평가 결과의 해석은 내담자·환자에게 내용적으로 이해 가능해야 한다.

용어 및 기출문제

기출

성격검사의 구성타당도를 평가하는 방법이 아닌 것은?

① 성격검사의 요인구조를 분석한다.
② 다른 유사한 성격을 측정하는 검사와의 상관을 구한다.
③ 관련 없는 성격을 측정하는 검사와의 상관을 구한다.
④ 전문가들로 하여금 검사 내용을 판단하게 한다.

◀ 정답 ④

② 한국상담학회 윤리강령

　㉠ 상담자는 개인 또는 집단검사 결과 발표에 정확하고 적절한 해석을 포함시킨다.

　㉡ 상담자는 검사 결과를 보고 할 때, 검사 상황이나 피검사자의 규준 부적합으로 인한 타당도 및 신뢰도와 관련하여 발생하는 제한점을 명확히 한다.

　㉢ 상담자는 연령, 피부색, 문화, 장애, 민족, 성, 인종, 언어 선호, 종교, 영성, 성적 지향, 사회경제적 지위가 검사 실시와 해석에 영향을 미친다는 것을 인식하고, 내담자와 관련된 다른 요인들을 고려하여 적절하게 검사 결과를 해석한다.

　㉣ 상담자는 내담자에게 심리검사 결과의 수치만을 알리거나 제삼자에게 알리는 등 검사 결과가 잘못 통지되지 않도록 해야 한다.

③ 한국상담심리학회 상담전문가 윤리강령

　㉠ 상담심리사는 검사 시행과 해석에 있어서 나이, 인종, 문화, 장애, 민족, 성, 종교, 성적 기호, 그리고 사회경제 지위의 영향을 고려하고, 다른 관련 요인들과 통합·비교하여 검사 결과를 해석한다.

　㉡ 상담심리사는 기술적 자료가 불충분한 평가 도구를 사용할 경우, 그 결과를 해석할 때 신중해야 한다. 한편 그러한 도구를 사용하는 특정한 목적을 내담자에게 명백히 알려 주어야 한다.

　㉢ 정신장애를 진단하기 위해서 상담심리사는 특별한 관심을 가져야 한다. 내담자에 대한 치료 장소, 치료 유형, 또는 후속조치를 결정하기 위한 개인 면담 및 평가방법을 주의 깊게 선택하고 사용한다.

　㉣ 상담심리사는 내담자의 문제를 정의할 때, 내담자가 속한 문화의 영향을 받는 다는 것을 인지한다. 또한 내담자의 정신장애를 진단할 때 사회경제적 및 문화적 경험을 고려해야 한다.

④ 한국임상심리학회 윤리규정

　㉠ 검사도구, 면접, 평가기법을 목적에 맞게 실시하고, 번안하고, 채점하고, 해석하고, 사용하여야 한다.

　㉡ 심리검사의 대중적 노출이 검사의 타당도를 손상시킬 가능성을 고려하여 검사의 보안을 위해 노력하여야 한다.

　㉢ 동의할 능력이 없는 개인과, 법률에 의해 검사가 위임된 사람에게도 평가의 본질과 목적에 대해 알려주어야 한다.

　㉣ 평가 결과를 해석할 때, 심리학자는 해석의 정확성을 감소시킬 수 있는 다양한 검사 요인들, 예를 들어 피검사자의 검사받는 능력과 검사에 영향을 미칠 수 있는 상황이나 개인적, 언어적, 문화적 차이 등을 고려해야 한다.

용어 및 기출문제

기출

다음 중 검사 윤리에 관한 설명으로 틀린 것은?

① 제대로 자격을 갖춘 검사자만이 검사를 사용해야 한다.

② 일정한 자격을 갖춘 사람만이 심리검사를 구매할 수 있다.

③ 쉽게 이해할 수 있고 검사 목적에 맞는 용어로 검사결과를 제시하는 것이 좋다.

④ 검사 결과는 어떠한 경우라도 사생활보장과 비밀유지를 위해 수검자 본인에게만 전달되어야 한다.

기출

검사결과 해석 시 주의할 사항과 가장 거리가 먼 것은?

① 검사해석의 첫 단계는 검사 매뉴얼을 알고 이해하는 것이다.

② 내담자가 받은 검사의 목적과 제한점 및 장점을 검토해 본다.

③ 결과에 대한 구체적 예언보다는 오히려 가능성의 관점에서 제시되어야 한다.

④ 검사결과로 나타난 장점이 주로 강조되어야 한다.

❮정답 ④, ④

ⓜ 심리학자는 현재 사용되고 있지 않거나 현재의 목적에 유용하지 않은, 제작된 지 오래된 검사나 척도에 기초하여 평가, 중재 결정, 중재 권고를 하지 않아야 한다.

ⓗ 평가 결과 설명검사의 채점 및 해석과 관련하여, 심리학자는 검사를 받은 개인이나 검사집단의 대표자에게 결과를 설명해 주어야 한다.

용어 및 기출문제

기출

심리평가와 관련된 윤리로 보기 어려운 것은?

① 가능하면 최근에 제작된 검사를 사용해야 한다.
② 심리검사를 구매하는 데도 일정한 자격이 필요하다.
③ 수검자 외의 어떠한 사람에게도 검사 결과를 알려서는 안 된다.
④ 검사 결과는 수검자가 이해할 수 있는 방식으로 설명해야 한다.

❮정답 ③

01 면담 기법 중 비구조화된 면담 방식에 대한 설명으로 옳은 것은?

① 면담자 간의 진단 신뢰도를 높일 수 있다.
② 연구 장면에서 활용하기가 용이하다.
③ 중요한 정보를 깊이 있게 탐색할 수 있다.
④ 점수화하기에 용이하다.

> **TIPS!**
> ①②④ 구조화된 면담 방식의 장점을 설명한 내용이다.
> ③ 비구조화된 면담은 임상가가 질문 내용을 정하고 질문의 순서를 결정하므로, 임상가가 좀 더 중요하다고 생각하는 정보에 대해 융통성을 발휘하여 면담을 이끌어나갈 수 있다.

02 객관적 성격검사와 비교할 때, 투사적 성격검사의 장점은?

① 객관성의 증대
② 개인들 간의 특성을 상대적으로 비교하는데 초점을 둔다.
③ 수검자의 무의식적 측면이 반영된다.
④ 대표적으로 다면적 인성검사(MMPI)가 이에 해당된다.

> **TIPS!**
> ①②④ 투사적 성격검사의 장점을 설명한 내용이다. 투사적 성격검사는 과제가 모호하여 자신의 의도에 맞게 방어하기가 어려우므로 개인의 독특성에 따라 다양한 반응이 나올 수 있다. 또한 개인이 인지하지 못하는 무의식적 측면을 탐색하는데 용이하다.

Answer 01.③ 02.③

03 다음의 내용에 해당하는 신뢰도 산출 방법은?

> • 측정도구를 반으로 나누어 각각을 독립된 척도로 간주하여 문항 간의 측정결과를 서로 비교한다.
> • 항목을 구분하는 방식에 따라 신뢰도 계수의 추정치가 달라질 수 있으며, 측정문항이 적은 경우 사용할 수 없다.
> • 시간에 따른 결과의 안정성을 측정해주지는 못하지만 일회만 실시한다는 장점이 있다.

① 동형검사 신뢰도
② 재검사신뢰도
③ 반분신뢰도
④ 문항내적 합치도

TIPS!

① 동형검사 신뢰도는 미리 두 개의 동형검사를 제작하여 같은 집단을 대상으로 실시하여 얻은 두 점수 간의 상관계수를 계산하는 신뢰도이다.
② 재검사신뢰도는 동일한 측정도구를 가지고 동일한 대상에게 시간적 간격을 두고 반복측정하여 신뢰도를 평가하는 방법이다.
③ 반분신뢰도는 단일 검사를 두 개로 나누어 실시하는 일종의 동형검사 신뢰도이다.
④ 문항내적 합치도는 검사 문항 간에 대한 응답이 얼마나 일관성 있는지의 정도에 관한 것으로, 동일한 개념을 측정하고 있는 문항들이 어느 정도의 동질성을 지니고 있는가를 나타내는 것이다.

Answer 03.③

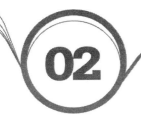

02 지능검사

1. 지능과 지능검사의 개요

(1) 지능의 개념 정의

① 지능에 대한 통일된 개념 정의는 없으나 일반적으로 학습능력, 추상적 사고능력 등의 인지적 능력으로 정의되며 지능검사는 개인의 지적인 능력수준을 평가하는 도구이다.

② 비네(Binet)의 정의 : 비네는 지능을 학습능력으로 보았다.

③ 핀트너(Pintner), 피아제(Piaget)의 정의 : 핀트너와 피아제에 따르면 지능은 환경이나 새로운 상황, 문제에 적응하는 능력이다.

④ 써스톤(Thurstone), 터만(Terman)의 정의 : 써스톤과 터만에 따르면 지능은 추상적인 사고 능력이면서 그것을 구체적인 사실들과 관련시킬 수 있는 능력이다.

(2) 지능의 분류

① 스피어만(Spearman)의 2요인설(1904) : 지능은 일반요인(g요인, gneral factor)과 특수요인(s요인, secial factor)으로 구성되어 있다고 주장하였다.
   ㉠ 일반요인(g요인) : 여러 가지 다양한 지적 과제를 해결하는데 고르게 관여하는 일반적인 능력을 의미한다.
   ㉡ 특수요인(s요인) : 특정 과제를 해결하는 데에만 주로 활용되는 능력이다(예 음악적 재능이나 기계적 능력과 같은 어떤 특정한 분야에 대한 능력).

② 가드너(Gardner)의 다중지능이론
   ㉠ 가드너는 두뇌 손상을 입은 환자들의 상이한 인지적 능력을 연구하여, 인간은 서로 연관성이 적은 일곱 가지 영역의 다중지능을 가지고 있다는 결과를 소개하였고, 후에 두 가지 지능영역을 추가하여 모두 아홉 가지 하위영역으로 이론을 확대하였다.
   ㉡ 다중지능은 언어지능, 논리수학지능, 공간지능, 음악지능, 신체운동지능, 대인관계지능, 개인내적지능의 일곱 가지에 자연지능을 추가한 다음, 다시 아홉 번째 지능으로 실존 지능을 소개하였다.

③ 손다이크(Thorndike)와 동료들(1909) : 지능을 특수능력(s요인의 총합체)으로 보며, 특수능력은 추상적, 언어적 지능과 실용적 지능, 사회적 지능으로 분류할 수 있다고 주장하였다.

용어 및 기출문제

기출

지능이론에 대한 설명으로 옳은 것은?

① Thurstone은 지능이 g요인과 s요인으로 구분하여 지능의 개념을 가정하였다.

② Cattell은 지능을 선천적이며 개인의 경험과 무관한 결정성 지능과, 후천적이며 학습된 지식과 관련된 유동성 지능으로 구분하였다.

③ Gardner는 다중지능을 기술하여 언어적, 음악적, 공간적 등 여러 가지 지능이 있다고 하였다.

④ Spearman은 지능을 7개의 요인으로 구성되어 있다고 보는 다요인설을 주장하고, 이를 인간의 기본정신능력이라고 하였다.

◀정답 ③

④ **써스톤(Thurstone)의 지능 다요인설(1941)** : 지능은 기본적인 정신능력으로 언어이해력(V요인), 언어유창성(W요인), 수리력(N요인), 기억력(M요인), 공간관계인식(S요인), 지각속도(P요인) 및 논리적 능력(R요인)으로 구성되어 있다고 제시하였다.

⑤ **길포드(Guilford)**

  ㉠ 지능을 다양한 방법으로 상이한 종류의 정보를 처리하는 능력들의 체계적인 집합체라고 개념화하고, 요인분석을 통해 지능구조의 3차원 모델을 제시하였다.

  ㉡ 지능은 내용(content), 조작(operation) 및 결과(product) 차원으로 이루어져 있고, 각 차원마다 내용, 조작, 결과로 구성되어 있어 이들을 조합할 경우 120가지 다른 종류의 지적 능력이 산출된다.

⑥ **혼(Horn)과 커텔(Cattell)** : 지능을 유동적(유동성) 지능과 결정적(결정성) 지능의 2차원으로 구별하였다.

유동성 지능(fluid intelligence)	결정성 지능(crystallized intelligence)
• 개인의 독특한 신체구조와 과정에 기초한 선천적 지능 • 익숙하지 않은 자극에 직면했을 때 즉각적인 적응력과 융통성을 활용하여 문제를 해결하는 능력 • 노령화나 뇌손상에 따라 감퇴하며 특히 14세까지는 지속적으로 발달되다가 22세 이후에 급격히 감소 • 속도, 기계적 암기, 지각능력, 일반적 추론 능력이 있음	• 유동성 지능을 바탕으로 개인의 문화적·교교육적 경험에 영향을 받는 지능 • 교육 및 훈련, 문화적 자극을 통해 개발된 지적능력 • 환경에 따라 약 40세 및 그 이후에도 발전 가능 • 언어이해능력, 문제해결능력, 논리적 추리력, 상식 등이 있음

(3) 지능검사의 개발 경과

① **지능검사의 개발** : 최초의 체계적인 지능검사는 1905년 프랑스의 비네(Binet)가 정신지체 아동을 선별하여 특수교육을 시키기 위한 목적으로 제작한 비네검사(Binet Scale)이다.

② **스탠포드-비네 지능검사**

  ㉠ 1916년 Terman이 Binet 지능검사를 수정, 확대하여 표준화하여 개인용 일반지능 검사를 개발하였다.

  ㉡ Terman과 그의 동료들은 지능검사의 점수를 산출하는데 Stern이 고안해 낸 정신지수(mental quotient)의 개념을 도입하여 이를 (비율)지능지수(IQ: intelligence quotient)라고 명명하였다.

기출

Cattell의 지능이론에 관한 설명으로 틀린 것은?

① Cattell은 지능을 유동적 지능과 결정적 지능으로 구별하였다.

② 유동적 지능은 22세 이후까지도 지속적으로 발달한다.

③ 결정적 지능은 문화적, 교육적 경험에 따라 영향을 받는다.

④ 유동적 지능은 개인의 독특한 신체구조와 과정에 기초한 선천적 기능이다

❮정답 ②

ⓒ 1916년판 스탠포드-비네 지능검사는 1937년과 1960년에 두 차례 개정되었고, 1986년에 다시 개정되어 오늘에 이르렀다.

ⓔ 웩슬러(Wechsler) 지능검사와 더불어 세계적으로 널리 사용되어 온 대표적인 개인용 일반지능검사이다.

③ 웩슬러(Wechsler) 지능검사

ⓐ 웩슬러(D. Wechsler)가 1939년에 제작한 개인용 지능검사도구로 세 가지가 있다.

- 성인용(WAIS ; Wechsler Adult Intelligence Scale)
- 아동용(WISC ; Wechsler Intelligence Scale for Children)
- 유아용(WPPSI ; Wechsler Preschool and Primary Scale of Intelligence)

ⓑ 비네 검사와 다른 점은 비언어적인 면도 평가하기 위해 동작성 검사가 추가되었다는 점과 편차지능지수를 도입한 것이다.

(4) 지능지수

① 지능의 발달 정도를 나타내는 지수로는 크게 비율지능지수(ratio IQ)와 편차지능지수(deviation IQ)가 있다.

② 지능지수의 차이점

구분	배경	특징
비율지능지수	지적 발달의 정도를 정상(평균)에 대한 비율로 나타낸 것으로, 시테른(W. Stern)이 아동의 지적 발달의 정도를 나타내는 지수로서 고안	정신연령을 신체연령으로 나누고 100을 곱한 수치로, 정상 기준을 100으로 설정함으로써 이해가 용이하나 연령대별로 달라지는 지적 수준을 나타내는 데 한계 내포
편차지능지수	비율지능지수의 문제점을 극복하기 위해 고안된 것으로, 웩슬러 지능검사를 포함하여 대다수의 지능검사에서 활용	평균을 100, 표준편차를 15 또는 16으로 설정하여 정상분포 곡선으로 제시

(5) 지능검사의 절차

① 의뢰 : 지능검사의 결과가 어떤 곳에 어떤 용도로 사용될 것인지를 파악하여 실시 목적에 맞게 검사가 실시되어야 한다.

② 면담 및 행동관찰 : 웩슬러 지능검사는 일종의 수행과제이다. 질문에 답을 하거나 도구를 이용해서 문제를 해결하는 과정은 다양한 비지능적 요인(불안, 인내)을 관찰할 수 있는 기회가 되기도 한다.

기출

스탠포드-비네 지능검사에 대한 설명으로 틀린 것은?

① IQ는 대부분의 점수가 100 근처에 모인다.

② 언어성 검사와 동작성 검사 두 부분으로 나누어져 있다.

③ 언어 추리, 추상적/시각적 추리, 양 추리, 단기기억 영역을 포함한다.

④ IQ 분포는 종 모양의 정상분포 곡선을 그린다.

기출

정신연령(mental age) 개념상 실제 연령이 10세인 아동이 IQ검사에서 평균적으로 12세 아동들이 획득할 수 있는 점수를 보였다. 이 아동의 IQ 점수는 어느 정도라고 할 수 있는가?

① 84

② 100

③ 120

④ 140

기출

일반적으로 지능검사는 같은 연령 범주 규준집단의 원 점수를 평균 100, 표준편차 15인 표준점수로 바꾸어서 규준을 작성한다. IQ 85와 115 사이에는 전체 규준 집단의 사람들 중 약 몇 %가 포함된다고 가정할 수 있는가?

① 16%

② 34%

③ 68%

④ 96%

<정답 ②, ③, ③

③ 실시

　㉠ 실시요강을 통해 검사의 실시와 채점에 관한 일반적인 지침을 제공하고 있다.

　㉡ 심리검사를 처음 배우는 초심자는 반드시 전문가로부터 실시, 채점 및 해석에 관한 지도감독을 받아야 한다.

　㉢ **라포 형성** : 라포 형성을 위해 사전 설명 없이 곧바로 검사를 시작해서는 안 되며, 먼저 피검자가 알아두어야 할 일반적인 사항을 설명해주는 것이 좋다.

　㉣ **사전준비**
　　• 검사를 실시하기 전에 초시계, 검사도구 및 검사기록지 등을 준비
　　• 검사도구는 실시하기 편하도록 미리 순서대로 정리

　㉤ **검사 지시**
　　• 피검자에게 앞으로 수행하게 될 검사에 대해 소개
　　• 하나의 소검사를 끝내고 다른 소검사를 시작할 때는 "이번에는 다른 종류의 검사를 해보겠습니다"처럼 부드럽게 연결시켜주는 것이 필요
　　• 분명치 않거나 모호한 반응에 대해 유도질문은 피하고 중립적인 질문을 사용하여 탐색
　　　(**예** "더 자세하게 말씀해주세요. 그것이 무슨 의미인가요?")

④ 채점 : 실시요강 및 일반적인 원칙에 따라 채점한다.

⑤ 해석

　㉠ 타당한 해석은 앞서 서술한 실시 및 채점이 적절하게 이루어졌다는 것을 전제로 한다.

　㉡ 해석은 크게 양적 분석과 질적 분석으로 구분되며, 두 가지를 적절히 통합하고 면담을 통해 얻은 정보가 더해진다면 풍부한 해석이 가능하다.

(6) 지능검사의 지침과 주의사항

① 검사 시행의 표준 절차를 철저하게 지키는 것이 중요하다. 철저한 표준 절차에 따라 시행된 지능검사는 일종의 통제된 실험상황과 같으며, 이를 통해 개인 간의 비교가 가능하다.

② 검사가 시행되는 방은 조명이 잘되어 있고 환기가 잘되어야 하고 가능한 조용해야 하며 피검자의 주의를 분산시키는 자극이 없어야 한다.

③ 피검자의 최대 능력이 발휘될 수 있는 분위기에서 시행될 수 있어야 한다.

④ 검사 상황에서 피검자가 보일 수 있는 궁금한 점에 대해 일반적인 말로 간단하게 설명해준다. 피검자를 격려하는 것은 바람직하나 정답여부를 직접 가르쳐주지 않는다.

⑤ 검사자는 검사를 시행하는 과정에서 미리 채점의 원칙을 잘 알고 있어야 한다.

기출

지능검사 결과를 해석할 때 주의해야 할 사항과 가장 거리가 먼 것은?

① IQ 점수를 표시된 숫자 그 자체로 생각할 것
② 과잉해석을 피할 것
③ 합리적이되 융통성을 가질 것
④ 학교성적을 예측할 수 있는 여러 변인 중의 하나로 생각할 것

◀ 정답 ①

⑥ 지능검사 수행에 소요되는 시간은 1시간~1시간 30분 정도로, 특별한 이유가 없는 한 한 번에 끝내는 것이 바람직하다. 오래 집중하기 어려운 노인, 뇌손상 환자, 심한 정신증적 환자의 경우는 2~3회 나누어 검사를 시행한다.

⑦ 웩슬러 지능검사는 개인용 지능검사로서 검사 수행 시 세밀한 행동관찰이 매우 유용한 정보를 제공해주므로, 검사를 시행하면서 동시에 행동을 관찰하는 훈련이 요구된다.

⑧ 지능검사 시행을 불가피하게 중단해야 하는 경우, 검사 시행을 중단하거나 면담을 통해 이러한 상황을 극복하도록 시도해보는 것이 바람직하다.

⑨ 지능검사에 나타난 반응을 채점하는 과정에서 철저하게 채점의 원리를 파악하고 독특한 반응들을 채점 원리에 따라 정확하게 채점할 수 있도록 훈련되어야 한다.

2. 웩슬러 지능검사의 이해

(1) 검사의 구성 비교

① 성인용 웩슬러 지능검사(K-WAIS-Ⅳ)

구분	언어이해	지각추론	작업기억	처리속도
핵심 소검사	공통성, 어휘, 상식	토막짜기, 행렬추론, 퍼즐	숫자, 산수	동형찾기, 기호쓰기
보충 소검사*	이해	무게비교, 빠진 곳 찾기	순서화	지우기

② 아동용 웩슬러 지능검사(K-WISC-Ⅳ)

구분	언어이해	지각추론	작업기억	처리속도
핵심 소검사	이해, 어휘, 공통성	토막짜기, 행렬추론, 공통그림 찾기	숫자, 순차연결	동형찾기, 기호쓰기
보충 소검사	단어추리, 상식	빠진 곳 찾기	산수	선택

③ 지수(지표)의 이해

　㉠ 언어이해 지수(VCI)

　　• 수검자의 언어 능력을 반영 → 단어의 의미를 이해하고 언어적 정보를 개념화할 수 있는 능력
　　• 언어적 자료와 관련된 지식의 정도(언어적 표현력 및 유창성 포함)
　　• 일반적으로 교육 수준이 높고 전문직에 종사하는 사람들의 경우 VCI가 높은 편임

보충 소검사
핵심 소검사의 특정 검사가 시행되지 못할 때 대체되는 검사로 추가적인 임상정보 및 소검사 간 불일치에 대한 추가적인 분석을 위해 실시한다.

기출

K-WAIS-Ⅳ에서 처리속도가 점수에 긴밀하게 영향을 주는 소검사는?

① 숫자
② 퍼즐
③ 지우기
④ 무게비교

❮정답 ③

ⓛ **지각추론 지수(PRI)**
- 시공간 정보를 평가하는 능력 → 비언어적 자료를 통합할 수 있는 능력
- 높은 점수는 방향 감각이 좋고, 거리 측정, 사물 조립과 수리하기, 물건 찾기, 도안 구성 등을 잘 함
- 지식에 근거한 문제 해결보다는 즉각적인 문제 해결을 선호하는 경향 있음

ⓒ **작업기억 지수(PRI)**
- 구성 개념이 복잡하여 논란의 여지가 있음 → 주의력, 집중력, 단기기억 등과 연관되어 있음
- 짧은 시간 정보를 유지함과 동시에 조작하는 능력을 나타냄
- 작업 기억 중 시각적 요소 보다는 언어적, 청각적 요소를 더 많이 포함 → 집중력, 기억력 뿐만 아니라 연속적 처리 능력도 반영

ⓓ **처리속도 지수(PSI)**
- 정신적 속도 및 운동 속도를 반영 → 집중력과 마찬가지로 동기 수준 역시 처리 속도에 영향을 미침
- 지나치게 숙고하는 유형의 사람들은 과제 수행 시간이 오래 소요될 수 있음
- 치매, 뇌손상, 학습장애 등을 포함해 다양한 장애들로 인한 인지적 문제에 민감한 지표가 됨

(2) 소검사의 내용

① K-WAIS-Ⅳ

ⓐ **언어이해 지수(VCI)**

공통성	• 제시된 두 단어 대해 유사점을 설명하는 과제 • 난이도가 낮은 항목에서 주로 점수를 획득한 경우 → 추상적 사고력 보다는 과잉 학습, 일상생활에서의 경험을 통한 연상 능력 측정 • 좌측 측두엽 및 좌측 전두엽 손상 등 주로 좌반구 손상에 민감한 검사
어휘	• 그림 문항에서는 시각적으로 제시된 사물의 이름을 말함 • 언어 문항에서는 인쇄된 글자와 동시에 구두로 제시 단어의 의미를 설명하는 과제 • 수검자의 교육문화적 배경 및 초기 환경, 지적인 흥미와 호기심 등을 측정
상식	• 수검자의 광범위한 일반 지식에 관한 질문에 응답하는 과제 • 쉬운 항목에서 실패하고 어려운 항목에서 성공하는 경우 → 기억 인출이 어려운 것을 나타냄 • 난이도와 무관한 응답패턴, 수행의 변동이 큰 경우 꾀병, 낮은 동기수준 측정

기출

K-WAIS-Ⅳ의 지수에 속하지 않는 것은?

① 처리속도 지수
② 지각추론 지수
③ 작업기억 지수
④ 운동협응 지수

❮정답 ④

이해 (보충 소검사)	• 수검자가 일반적인 원칙과 사회적 상황에 대해 자신이 이해하고 있는 바에 기초해 질문에 답하는 과제 • 관습적인 행동 기준, 도덕, 사회규칙 등에 대한 지식 및 이해력 측정 • 우수한 수행을 보였다는 것만으로 사회적 적응력이 좋다고 할 수는 없음

ⓛ 지각추론 지수(PRI)

토막짜기	• 빨간색과 흰색으로 이루어진 토막을 사용해서 제한 시간 내에 제시된 그림과 똑같은 형태를 만드는 과제 • 시지각 능력, 시지각적 조직화 및 시공간 구성 능력, 시각적 통합 능력 측정 • 우반구 손상, 특히 두정엽 등의 병변이 이 과제에 영향을 미침
행렬추론	• 수검자가 행렬 매트릭스의 빈칸을 완성하기 위해 반응 기록지에 제시된 보기 중 하나를 선택하는 과제 • 여러 색채가 사용되는 과제이므로 색맹인지를 사전에 확인해야 함 • 시공간 추리력 및 추상적 추론 능력, 시공간 정보에 대한 동시적 처리 능력 측정
퍼즐	• 수검자가 제한 시간 내에 완성된 퍼즐을 보고 보기의 항목들 중 그 퍼즐을 재구성할 수 있는 세 개의 반응을 찾아내는 과제 • 시각적 재인 및 검증 능력 측정 • 매번 보기 중 동일반 번호를 정답이라고 반응하는 경우 보속반응* 알 수 있음 • 제한 시간 내에 반응하지 못하는 것에 대해 지나치게 심사숙고하는 인지적 경향성, 강박성, 혼동 등의 가능성을 고려할 수 있음
무게비교 (보충 소검사)	• 수검자가 제한 시간 내에 균형이 맞지 않는 양팔 저울 그림을 보고, 보기 중 균형을 맞출 수 있는 추를 찾아내는 과제 • 비언어적인 수학적 추리력, 수량에 대한 추리 및 유추 능력 측정
빠진 곳 찾기 (보충 소검사)	• 수검자가 제한 시간 내에 중요한 부분이 빠져있는 그림을 보고 그 빠진 부분을 찾아내는 과제 • 시각적 기민함(외부 환경에 대한 경계, 각성 능력), 시각적 기억력(시각적 장기 기억력, 시각적 확인 및 재인 능력) 측정

보속반응
적절하지 않은 응답을 되풀이하거나 같은 실수를 계속하는 현상을 의미한다.

ⓒ 작업기억 지수(WMI)

숫자	• 검사자가 읽어준 일련의 숫자를 동일한 순서로 따라하는 과제, 역순으로 따라하는 과제 및 제시된 숫자를 작은 숫자부터 순서대로 기억하는 과제 • 바로 따라하기보다 거꾸로 따라 하기, 순서대로 따라 하기가 대뇌손상에 민감
산수	• 제한 시간 내에 일련의 산수 문제를 암산으로 푸는 과제 • 주의력 및 집중력, 인지적 산만함, 청각적 단기기억력, 수리 분석 및 추론능력 측정
순서화 (보충 소검사)	• 검사자가 숫자와 글자가 섞여 있는 일련의 항목을 들려주면 수검자가 숫자는 오름차순으로, 글자는 어순대로 회상하는 과제 • 주의의 폭, 집중력, 청각적 단기 기억력, 연속적 처리능력 측정 • 숫자는 정확히 나열하지만 절차 순서에서 오류를 보이는 수검자라면 문맹이나 난독증과 같은 읽기 문제 여부를 확인해야 함

ⓔ 처리속도 지수(PSI)

동형찾기	• 수검자가 제한 시간 내에 표적 기호와 동일한 기호를 보기에서 찾아내는 과제 • 시각-운동 협응능력, 주의집중력, 시각적 단기기억 측정 • 동기 수준, 불안, 완벽주의적 성향, 강박성 등 측정
기호쓰기	• 수검자가 제한 시간 내에 숫자에 대응되는 기호를 모사하는 과제 • 시력 혹은 시지각 능력의 손상이나 운동 능력이 손상이 있는지 사전확인 해야 함 • 처리속도, 운동협응능력, 주의집중력, 시지각적 문제, 보속반응, 완벽주의적 성향 등 측정
지우기 (보충 소검사)	• 수검자가 제한 시간 내에 구조화시켜 놓은 여러 가지 모양과 형태 배열에서 표적자극과 동일한 모양들을 찾아 표시하는 과제 • 주의력 및 집중력 측정

② K-WISC-IV

㉠ 언어이해 지수(VCI)

어휘	• 그림 문항, 소책자에 있는 그림 이름 말하기 • 언어 문항, 검사자가 읽어주는 단어 정의하기 • 언어 발달 정도, 언어 개념 형성, 축적된 언어 학습능력, 교육적 배경, 최상의 지적 능력 추론(병전지능 추정)
이해	• 일반적 원칙, 사회적 상황에 대한 이해 측정 • 사회성숙도, 사회적 판단력, 일상생활의 기민성, 행동의 보편적 기준에 대한 지식 측정
공통성	• 공통적인 대상, 개념을 나타내는 두 개 단어를 제시받고, 어떻게 비슷한지 설명 • 본질 / 비본질 구분능력, 논리적 / 추상적 추론능력, 언어적 개념형성, 언어적 유창성과 관련된 연합능력 측정
단어추리 (보충 소검사)	• 일련의 단서가 설명하고 있는 공통개념 찾기 • 추론능력, 성취동기, 가정환경 등을 알 수 있음
상식 (보충 소검사)	• 광범위한 일반적 지식 주제에 대한 답변 • 장기기억, 일상생활 기민성, 교육정도, 지적 호기심, 일반상식의 지식 범위 측정(병전지능 추정)

㉡ 지각추론 지수(PRI)

토막짜기	• 구성모형, 소책자에 있는 그림을 보고, 적·백 토막 이용하여 특정 제한 시간 내에 모양을 다시 만들어내도록 요구 • 시각-운동협응 능력, 시지각 능력, 전체를 구성요소로 분석하는 능력 측정 -지속적 주의집중력, 비언어적 개념형성능력 측정(병전지능 추정)
행렬 추론	• 불완전한 행렬을 보고 5개의 반응 선택지에서 빠진 부분 선택 • 유동성 지능 측정, 일반 지적 능력에 대한 신뢰할 만한 추정 • 문화/언어에 비교적 제약 받지 않음
공통그림 찾기	• 2줄 또는 3줄로 된 그림을 제시받고, 공통 특성으로 묶을 수 있는 그림 각 줄에서 하나씩 고르기 • 추상화 및 범주적 추론 능력
빠진 곳 찾기 (보충 소검사)	• 그림을 보고 특정 제한 시간 내에 중요한 빠진 부분의 이름을 말하거나 가리키게 함 • 시각적 기민성, 시각적 재인능력, 시각적 인식능력, 환경의 세부사항에 대한 인식 측정 • 시각적 조직화 능력과 연결된 시각적 주의집중력, 본질과 비본질 구분 능력 측정

용어 및 기출문제

기출

K-WISC-IV를 통해 일반능력을 알아볼 수 있는 소검사끼리 바르게 묶은 것은?

① 공통그림찾기, 단어추리, 순차연결
② 상식, 숫자, 동형찾기
③ 공통성, 토막짜기, 이해
④ 행렬추리, 기호쓰기, 어휘

기출

웩슬러 지능검사로 평가할 수 있는 지능의 영역과 가장 거리가 먼 것은?

① 추상적 사고능력
② 예술적 능력
③ 공간적 추론능력
④ 주의집중력

◀정답 ③, ②

ⓒ 작업기억 지수(WMI)

숫자	• 숫자 바로 따라 하기, 숫자 거꾸로 따라 하기 • 기계적 학습, 청각적 연속능력, 주의집중력, 사고패턴을 전환할 수 있는 능력 측정
순차 연결	• 순차적으로 불러주는 숫자, 글자 듣고 숫자는 커지는 순서대로, 글자는 가나다 순서대로 기억하기 • 계열화, 정신적 조작, 주의력, 청각적 단어기억력, 시공간적 형성화, 처리속도
산수 (보충 소검사)	• 특정 제한시간 내 말로 제시된 일련의 수학 문제를 마음속으로 풀기 • 주의집중력, 주의력, 계산능력, 청각적 기억력, 논리적 추론

ⓔ 처리속도 지수(PSI)

동형찾기	• 특정 제한 시간 내 반응 부분을 살펴보고, 이 부분 표적 모양과 일치하는 것 찾기 • 처리속도, 시각적 단기기억, 시각 운동 협응, 인지적 유연성, 시각적 변별, 집중력 측정
기호쓰기	• 간단한 모양 또는 숫자로 짝지어진 기호 베껴 쓰기 • 시각−운동 협응 능력, 시간 압박 하에 작업할 수 있는 능력, 정신운동 속도 측정 • 지필기술, 지시를 따르는 능력, 익숙하지 않은 과제 학습능력, 지속적 주의집중력 측정
선택 (보충 소검사)	• 무선 또는 일렬로 배열된 그림을 보고 특정 제한 시간 내 목표 그림에 표시 • 처리속도, 시각적 선택 주의, 각성, 시각성 무시 측정

3. 웩슬러 지능검사의 해석

(1) 웩슬러 지능검사의 목적

① 지능검사를 통해 개인의 전반적인 지적 능력을 평가한다.

② 지능검사 프로파일을 통해 개인의 인지적 특성을 파악한다.

③ 지능검사 결과를 바탕으로 임상적 진단을 명료화한다.

④ 지능검사 결과를 바탕으로 기질적 뇌손상의 유무, 뇌손상으로 인한 인지적 손상을 평가한다.

⑤ 지능검사 결과를 바탕으로 합리적인 치료목표를 수립

용어 및 기출문제

(2) 편차 지능지수의 도입

① 특징 : IQ 점수가 정규분포를 보인다고 가정하고 각 개인의 점수를 평균이 100, 표준편차가 15인 표준점수로 변환하였다.

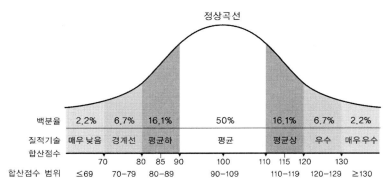

② 편차 지능지수의 이점

　㉠ 원점수를 비교 가능한 환산점수로 변환함으로써 개인내 각 소검사들의 점수들을 비교할 수 있다.

　㉡ 지능수준을 표준편차 단위에 따라 정의함으로써 보다 명백하게 정의할 수 있다.

　㉢ 연령에 관계없이 동등하게 지능지수를 해석할 수 있다.

(3) 해석을 위한 범위와 분류

조합점수* 범위	기술적 분류	백분률
130 이상	최우수	2.2
120~129	우수	6.7
110~119	평균 상	16.1
90~109	평균	50.0
80~89	평균 하	16.1
70~79	경계선	6.7
69 이하	매우 낮음	2.2

조합점수

각 4개 지표인 언어이해, 지각추론, 작업기억, 처리속도와 수검자의 전체적인 인지능력을 나타내는 전체 지능 지수를 나타낸 것이다.

(4) 해석의 절차

① 해석 절차 개요

전체 IQ와 일반능력지수(GAI)에 근거한 전반적인 지능 수준의 분류 및 해석 → 조합(합성) 점수와 요인구조(군집) 분석 및 해석 → 소검사 간 분산분석 및 해석 → 과정점수를 포함한 질적 분석 및 해석 → 소검사 내 분산분석 및 해석

② 전체 IQ와 일반능력지수(GAI)에 근거한 전반적 지능 수준의 분류 및 해석

㉠ GAI는 언어이해 지수와 지각추론 지수의 합산으로 산출되는 지표로 지능의 보다 안정적인 요인들로 구성되어 있다.

㉡ 전체 IQ와 GAI 차이를 살펴봄으로써 대뇌의 상태나 연령에 민감한 검사들로 인해 개인의 전반적인 지능이 낮게 평가되었는지 확인할 수 있다.

③ 조합점수와 요인구조 분석 및 해석

㉠ 개인의 인지기능을 더 구체적이고 자세하게 이해하기 위해 네 가지 지표 점수를 해석하는 것이다.

㉡ 지표점수에 대한 해석은 수검자 인지기능의 강점과 약점을 설명할 때 유용하다.

㉢ VCI > PRI
언어이해기술 > 지각추론 기술
언어처리 > 시공간 처리
청각 음성처리 > 시각 변별처리
축적된 경험을 통해 획득된 지식 > 비언어적 문제 해결을 위해 필요한 지식
결정적 지식 > 유동적 추론

㉣ VCI > WMI
언어이해 > 작업기억
언어적 장기기억 > 청각적 단기기억
장기기억에서 언어적 정보인출 > 단기기억에서 정보인출
결정적 지식 > 청각적 단기기억

㉤ VCI > PSI
언어이해 > 처리속도
언어적 처리 > 정신적 조작속도
청각-음성처리 > 시각-운동 협응
언어적 자극처리 > 비언어적 자극처리
언어적 장기기억 > 비언어적 단기기억

㉥ PRI > WMI
지각추론 > 작업기억
시지각처리 > 청각적 단기기억

용어 및 기출문제

기출

WAIS-IV의 연속적인 수준 해석 절차의 2단계는?

① 소검사 반응내용 분석
② 전체척도 IQ해석
③ 소검사 변산성 해석
④ 지수점수 및 CHC 군집 해석

❮정답 ④

즉각적 문제 해결력 > 부호화 전략 사용

유동적 추론능력 > 청각적 단기기억

Ⓐ PRI > PSI

지각추론 > 처리속도

시공간처리 > 정신적 조작속도

즉각적 문제해결력 > 시각-운동 협응

유동적 추론능력 > 비언어적 자극 처리속도

ⓞ WMI > PSI

작업기억 > 처리속도

단기기억 > 정신적 조작속도

양손전략 사용 능력 > 시각-운동 협응

청각적 단기기억 > 시각적 단기기억

언어적 자극처리 과제에서 주의력 유지능력 > 비언어적 자극처리 과제 주의

유지 능력

④ 소검사 간 분산분석 및 해석

㉠ 각 소검사가 전체 IQ와 지표점수로부터 이탈된 정도를 고려해 개인의 상대적인 인지적 강점과 약점을 설명한다.

㉡ 소검사 해석은 분산이 충분히 나타날 때만 하며, 모든 하위검사에서 균등한 수행을 보였다면 해석하지 않는다.

⑤ 과정점수를 포함한 질적 분석 및 해석

㉠ 소검사 분산에 관한 설명을 위해 그러한 점수가 도출된 과정에 대한 질적 접근을 시도한다.

㉡ 특정 검사 영역에서 수검자가 사용하는 독특한 표현이나 특이한 반응 양식을 살펴봄으로써 질적인 분석과 해석을 한다.

⑥ 소검사 내 분산분석 및 해석

㉠ 소검사 문항은 쉬운 문항에서 시작해 점차 난이도가 높아지도록 배열되어 있다.

㉡ 쉬운 문항에서 실패하고 어려운 문항에서 성공하거나 난이도와 무관하게 고르지 않은 수행 패턴을 보이면 그 이유를 탐색해볼 필요가 있다.

⑦ 병전 지능의 추정

㉠ 병전 지능이란 수검자가 병리를 겪지 않았더라면 활용할 수 있는 능력을 의미한다.

㉡ 병전 지능의 추정 방법

• 교육수준, 연령, 성별과 같은 인구학적 자료

• 웩슬러 지능검사에서 상황적 요인에 의해 잘 변화하지 않는 소검사 점수(상식, 어휘, 토막짜기) → 15점 이상 저하되어 있다면 유의한 지적 기능의 저하로 간주

기출

웩슬러 지능검사에서 병전지능 추정을 위해 흔히 사용되는 소검사가 아닌 것은?

① 기본지식

② 빠진 곳 찾기

③ 어휘

④ 토막 짜기

＜정답 ②

01 다음 중 길포드(Guilford)의 지능구조 입체모형설의 구성내용에 포함되지 않는 것은?

① 내용(content)
② 결과(product)
③ 조작(operation)
④ 인지(cognition)

> **TIPS!**
> ①②③ 길포드는 지능이 다양한 방법에 의해 상이한 정보를 처리하는 다각적 능력들의 집합체라고 보았으며, 요인분석을 통해 지능구조의 3차원적 모델을 제시하였다. 즉, 내용(content), 조작(operation), 결과(product) 차원으로 구성되어 있다고 보았다.

02 웩슬러 지능검사에 대한 해석 시 주의해야 할 사항이 아닌 것은?

① 아동용(WISC)과 성인용(WAIS) 검사의 지능지수 산출방식은 동일하다.
② 동일한 원점수를 얻어도 연령에 따라 지능지수가 달라질 수 있다.
③ 검사 수행 시 보이는 행동은 결과에 크게 영향을 미치지 않는다.
④ 규준 분석을 통해 다른 사람에 비해 얼마나 높은지를 비교한다.

> **TIPS!**
> 질문에 답을 하거나 도구를 이용해서 문제를 해결하는 과정은 다양한 비지능적 요인(불안, 인내 등)을 관찰할 수 있는 기회가 되므로, 수행 시 행동관찰이 중요하다.

Answer 01.④ 02.③

03 다음 K-WAIS 검사 결과가 나타내는 정신장애로 가장 적합한 것은?

- 언어성 지능이 동작성 지능보다 높음
- 쉽게 포기하는 경향이 있음
- 전반적으로 반응이 느림
- 언어성 검사 중 공통성 점수가 낮음
- 빠진 곳 찾기를 제외한 기타 동작성 소검사에서 낮은 점수를 보임
- 자신의 수행에 대해 비판적인 발언을 자주 함
- 반응의 질적인 면에서 정교화나 언어 표현의 유창성이 부족함

---

① 기질적 뇌손상
② 강박장애
③ 우울증
④ 반사회성 성격장애

> **TIPS!**
> 우울증 환자의 경우, 활력이 부족하여 정신운동속도 및 처리속도가 느리고 조금만 어려워져도 쉽게 포기하는 경향이 있다. 또한 자신에 대해 비판적, 비하적인 발언을 자주 하고, 단답형으로 답하는 경우가 많다.

Answer 03.③

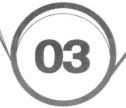

03 표준화된 성격검사

1. 다면적 인성검사
(MMPI ; Minnesota Multiphasic Personality Inventory)

(1) MMPI의 개발 과정

① MMPI의 개발

ㄱ 다면적 인성검사의 원판은 미네소타 대학병원에서 일하던 임상심리학자 Stark Hathaway와 정신과 의사 J. Charnley McKinley에 의해 1943년에 처음 출판되었다.

ㄴ 경험적 제작*방식을 사용한 문항 결정 : Hathaway와 McKinley는 다양한 문헌 및 연구에서 성격을 기술하는 1,000여 개의 문장들을 뽑아낸 후, 내용이 서로 중복되지 않는다고 판단되는 504개를 선정하였다

② MMPI-2의 개발

ㄱ MMPI에 대한 문제제기와 새로운 규준의 필요성 대두

• MMPI가 임상장면 이외의 인사선발, 입학, 징병 등과 같은 장면에서 쓰이면서 필요 이상으로 사생활을 침범하고 불편감을 줄 수 있다는 문제가 제기됨

• 시간이 지나면서 성차별적 문구, 구식 관용적 표현들, 시대에 맞지 않는 문학 작품 및 오락문화와 관련된 문항들이 문제가 됨

• 자살, 약물 문제, 치료 관련 행동 등과 같은 임상적으로 중요한 영역들을 포함할 필요성도 제기됨

ㄴ 1980년대 초부터 MMPI의 재표준화 작업을 시작하여 최종 567개의 문항을 확정하고, 내용척도, 보충척도 등이 포함된 MMPI-2가 1989년에 출판

(2) 타당도 척도의 이해

① 타당도 척도의 이해 : 타당도 척도는 수검자가 표준적인 지시나 절차에 잘 따라서 검사를 받았는지 여부를 나타내준다. 즉, 수검자의 수검 태도를 평가하는 척도이다.

② 척도의 구성

ㄱ 원판에서 도입된 무응답(?) 척도, 부인(L) 척도, 비전형(F) 척도, 교정(K) 척도는 MMPI-2에서도 유지된다.

ⓛ MMPI-2에서는 무선반응 비일관성(VRIN) 척도, 고정반응 비일관성(TRIN) 척도, 비전형-후반부(FB) 척도, 비전형-정신병리(FP)척도 및 과장된 자기제시(S) 척도가 추가되었다.

	측정내용	척도명
성실성	빠짐없이 문항에 응답했는지, 문항을 잘 읽고 응답했는지에 대한 정보제공	?(무응답)
		VRIN(무선반응 비일관성)
		TRIN(고정반응 비일관성)
비전형성	일반인들이 일반적으로 반응하지 않은 방식으로 응답했는지에 대한 정보제공	F(비전형)
		F(B)(비전형-후반부)
		F(P)(비전형-정신병리)
방어성	자기 모습을 과도하게 긍정적으로 제시하고자 했는지에 대한 정보제공	L(부인)
		K(교정)
		S(과장된 자기제시)

③ 타당도 척도

㉠ ?(무응답 척도) : 빠트린 문항과 '그렇다'와 '아니다'에 모두 응답한 문항의 총합이다.

원점수	프로파일 타당성	점수 상승의 이유	가능한 해석
30 이상	전체 결과가 무효일 수 있음	• 독해능력 부족 • 심각한 정신병리 • 통찰력 부족 • 비협조적 태도 • 강박적 태도	• 무응답 문항의 위치를 검토 • 무응답이 대개 370번 이후라면, L/F/K 척도와 임상척도는 해석 가능 • 각 척도별로 응답 문항의 퍼센트 비율을 살필 것
11~29	일부 척도들이 무효일 수 있음	선택적 문항 무응답	• 무응답 문항들 내용과 특정척도 포함여부를 검토 • 무응답 문항이 전체의 10% 이상인 척도는 해석하지 말 것
0~10	유효함	특정인에게 적용되지 않는 문항	무응답 문항의 내용을 검토

ⓛ VRIN(무선반응 비일관성) : 비일관적 반응을 탐지하는 척도이다.

T점수	프로파일 타당성	점수 상승의 이유	가능한 해석
80 이상	무효	• 독해능력 부족 • 혼란 • 의도적 무선 반응 • 반응 표기 상 실수	프로파일 해석 불가능
65~79	유효함	• 부주의 • 집중력 일시 상실	• 해석 가능함. 단 일부 비일관적 반응 경향이 있음 • VRIN 점수가 79점에 가깝다면 해석에 많은 주의를 기울여야 함
40~64	유효함		피검자는 검사 문항들을 일관성 있게 이해하고 반응
39 이하	유효함		피검자가 매우 주의 깊고 신중하게 응답함

ⓒ TRIN(고정반응 비일관성) : 모두 '그렇다' 또는 모두 '아니다'라고 반응한 경우를 탐지하는 척도이다.

T점수	프로파일 타당성	점수 상승의 이유	가능한 해석
80T 이상	무효	대부분의 문항에 '그렇다'라고 반응함	프로파일 해석 불가능
65T~79T	유효함	부분적으로 '그렇다' 라고 반응함	• 해석에 주의 요망 • L, K, S 척도 낮아질 수 있음
50~64T 또는 50~64F	유효함		
65F~79F	유효함	부분적으로 '아니오'라고 반응함	• 해석에 주의 요망 • L, K, S 척도 높아질 수 있음
80F 이상	무효	대부분의 문항에 '아니오'라고 반응함	프로파일 해석 불가능

용어 및 기출문제

기출

MMPI-2에서 문항의 내용과 무관하게 응답하는 경향을 측정하는 척도는?

① F
② F(p)
③ FBS
④ TRIN

❮정답 ④

② 비전형 척도(F : infrequency) : 규준 집단에서 매우 낮은 빈도로 응답되어지는 60개의 문항으로 구성되어 있다.

T점수	프로파일 타당성	점수 상승의 이유	가능한 해석
80 이상	무효일 수 있음	무작위/고정반응	다른 타당도 척도와 함께 고려함 • VRIN/TRIN의 T점수가 79점 이상 → 해석불가 • VRIN/TRIN의 T점수가 정상 범위 → F(P)검토하기 • F(P)가 정상 범위 → 심각한 정신병리를 반영 • F(P)가 100 이상 → 의도적으로 과장해서 보고
65~79	과장된 것일 수 있으나 유효	과장하여 표현	'도움을 청하는' 의도로써 증상을 과장
40~64	유효할 것임		피검자가 심리적 문제를 정확하게 보고
39 이하	방어적일 수 있음		• 피검자가 심리적 문제들을 부인, 축소하고 있는지 살펴봐야 함 • 방어성 척도(L 척도) 검토

⑩ 비전형-후반부[F(B) : Back-infrequency] : 검사 후반부에서의 비전형 반응을 탐지하는 척도로, 검사를 실시하는 과정에서의 수검 태도 변화를 알아내는데 도움이 된다.

T점수	프로파일 타당성	점수 상승의 이유	가능한 해석
90 이상	무효일 수 있음	• 무작위/고정반응 • 심각한 정신병리 • 증상 과장 응답 • 응답 태도의 변화	• F(P)의 T 점수와 비교 → F(B)의 T점수가 최소 30점 이상 높다면, 검사 후반부에서 유의한 태도변화를 의미함 → F(B)가 F척도에 비해 유의하게 높다면, 검사 후반부에 문항들이 위치한 척도들(내용 척도 등)은 해석하지 말아야 함

기출

MMPI에서 검사 문항에 대해 정상인들이 응답하는 방식을 벗어나는 경향성을 측정하는 척도는?

① K척도
② L척도
③ Es척도
④ F척도

기출

MMPI-2에서 F척도 상승이 기대되지 않는 경우는?

① 고의적으로 나쁘게 보이려는 태도로 응답했을 경우
② 자신의 약점을 고의적으로 숨기려는 강한 방어적 태도로 응답했을 경우
③ 대부분의 문항에 대해 '그렇다' 혹은 '아니다'의 한 방향으로만 응답했을 경우
④ 혼란, 망상적 사고 또는 다른 정신병적 과정을 겪고 있는 사람이 응답했을 경우

◀정답 ④, ②

ⓑ 비전형-정신병리[F(P) : Infrequency-Psychopathology]

- 임상 장면에서 F 척도가 상승하는 이유는 무선반응 혹은 부정왜곡 뿐만 부분적으로는 수검자가 실제로 심각한 정신병리를 지니고 있을 수 있다는 점을 인식
- 정상인, 규준 집단과 정신과 외래환자 모두 매우 낮은 빈도로 반응을 보인 문항으로 구성되어 있음

T점수	프로파일 타당성	점수 상승의 이유	가능한 해석
100 이상	무효일 것임	• 무작위 반응 • 부정왜곡	다른 타당도 척도를 함께 고려함 • VRIN/TRIN의 T점수가 79점 이상 → 해석불가 • VRIN/TRIN의 T점수 정상→의도적으로 과장
70~99	과장된 것일 수 있으나 유효	과장하여 표현	'도움을 청하는' 의도로써 증상을 과장
69 이하	유효할 것임		피검자가 심리적 문제를 정확하게 보고

ⓢ 부인(L : Lie) : 피검자가 방어적인 태도로 검사에 응답했을 가능성을 확인하기 위해 만들어진 척도이다.

T점수	프로파일 타당성	점수 상승의 이유	가능한 해석
80 이상	무효	• 긍정왜곡 • 주로 '아니다'로 응답한 경향	다른 타당도 척도를 함께 고려함 • VRIN이 79F보다 크다면, 해석불가 • TRIN이 정상 범위라면, 긍정왜곡을 반영하며 무효함
70~79	무효일 수 있음	• 긍정왜곡 • 전통적인 환경에서 성장함	다른 타당도 척도를 함께 고려함 • TRIN이 65~70F 범위라면, 왜곡이 아닌 주로 '아니다'라고 응답한 것을 반영함 • TRIN이 정상 범위 → 세련되지 못한 방식으로 좋게 보이려는 태도 반영
65~69	타당도 의심	긍정적 자기표현	문제를 최소화하고 과소평가하게 될 수 있음
60~64	유효할 것임	세련되지 못한 방어	사소한 실수나 결점을 부인함
59 이하	유효함		

기출

MMPI-2의 타당도척도 점수 중 과잉보고(over reporting)로 해석 가능한 경우는?

① VRIN 80점, K 72점
② TRIN(f방향) 82점, FBS 35점
③ F 75점, F(P) 80점
④ F(B) 52점, K 52점

❮정답 ③

◎ 교정(K) 척도
- 검사문항에 방어적으로 응답하는 정도를 측정하고, 이러한 방어적 태도가 임상척도 점수에 미치는 영향을 교정하기 위해서 개발
- L척도에 비해 좀 더 세련되고 교묘한 방어성을 탐지하기 위한 것
- 교정 척도 해석 시는 검사의 신뢰도와 타당도를 높여주기 위해 통계적 조작으로 5가지[척도 1(Hs), 척도 4(Pd), 척도 7(Pt), 척도 8(Sc), 척도 9(Ma)]의 원점수에 K교정점수를 더해줌

ⓩ 과장된 자기 제시 척도(S : Superlative Self-Presentation)
- 자기 자신을 매우 정직하고, 책임감 있고, 문제가 없고, 도덕적 결점이 거의 없고, 다른 삶들과 매우 잘 어울리는 사람인 것처럼 드러내려는 경향을 평가
- 인사 선발 혹은 자녀양육권 평가 등의 장면에 흔히 관찰되며 검사 앞부분에 국한되어 있는 K척도와 달리 S척도의 문항은 검사 전반에 걸쳐 퍼져 있음

ⓩ 기타 : 부정왜곡(FBS) 척도
- 개인적인 상해에 대한 보상을 청구하는 사람들 중에서 정서적 고통으로 허위로 만들어 내는 경향(꾀병)을 탐지하기 위해서 개발
- 이 척도에 포함된 문항들은, 증상을 허위로 꾸며 내는 사람들의 MMPI 반응을 분석한 미발표 자료 및 개인적인 상해를 허위로 가장하는 사람들에 대한 관찰 자료에 근거함

(3) 타당도 척도의 해석

① 삿갓형(∧형)
- ㉠ L척도와 K척도가 T점수 50 이하이고 F척도는 T점수 60점 이상인 경우이다.
  - 임상 장면에서 가장 자주 보게 되는 프로파일 형태
  - 피검자가 자신의 신체적 · 정서적 곤란을 인정하고 이와 같은 문제들을 스스로 해결할 자신이 없어 도움을 요청하고 있는 상태
- ㉡ L척도와 K척도는 T점수 55에서 60 사이이고 F척도는 T점수 70 이상으로 상승한다.
  - 피검자가 자신의 문제를 인정하면서 동시에 이들 문제에 대하여 자신을 방어하고자 애쓰고 있음
  - 이러한 방어가 비효율적이어서 실제로 자신의 문제를 해결하지 못하고 있는 상태
  - 만성적인 적응 곤란 환자들에게서 전형적으로 볼 수 있는 프로파일
- ㉢ L척도가 T점수 50 이하, F척도는 K척도와 같거나 보다 큼, K척도는 T점수 55 이상인 경우이다.
  - 오랫동안 지속되어 온 문제를 가지고 있으나 이제는 거기에 적응되어 별 불편을 느끼지 않는 상태

용어 및 기출문제

기출

MMPI에서 검사의 신뢰성과 타당성을 높이기 위한 통계적 조작으로 K 원점수 교정을 하는 임상 척도는?

① L 척도
② D 척도
③ Si 척도
④ Pt 척도

〈정답 ④

- F척도가 70점 이상으로 상승하여도 이에 대한 심리적 고통을 거의 느끼지 않으며 단지 현재 증상이나 당면한 문제만을 처리할 수 있게 되기를 바라고 있음
- 현재의 스트레스가 경감되면 이에 만족하고 F척도도 감소

② V자형(V형)

㉠ L척도와 K척도는 적어도 T점수 60 이상, 때로 T점수 70 가까이 상승하는 반면 F척도는 T점수 50 이하인 경우이다.

㉡ 바람직하지 못한 감정이나 충동 혹은 문제들을 부인하거나 회피하려고 하며 자신을 가능한 좋게 보이려고 애쓰는 상태를 반영한다.

㉢ 방어적인 정상인이나 입사 지원자들에게서 흔히 나타나며 히스테리 환자 또는 건강염려증 환자 등에서도 자주 나타난다.

㉣ 입원환자의 경우 만성적인 정신장애를 가지고 있을 경우에도 이러한 프로파일을 보일 수 있다.

㉤ 이러한 패턴을 보이는 사람들은 부인과 억압의 방어기제를 많이 사용하며 치료에 자발적으로 응하는 경우는 거의 없다.

③ 상승형(정적 기울기, / 모양)

㉠ L척도는 F척도보다 낮고, F척도는 K척도보다 낮은 형태 → 일반적으로 L척도가 T점수 40 정도이며 F척도는 T점수 50~55 정도, K척도는 T점수 60~70에 속한다.

㉡ 일상생활에서 흔히 당면하는 여러 가지 문제들을 해결할 수 있는 적절한 능력이 있다.

- 현재 어떠한 심한 갈등이나 스트레스 같은 것을 겪고 있지 않는 정상적인 사람에게서 흔히 볼 수 있음
- 대졸 학력자나 입사지원자 또는 자신을 좋게 보이려는 경향을 가진 사람에게서도 나타날 수 있으며 "세련된 방어 프로파일"이라고 부르기도 함

④ 하강형(부적 기울기, \ 모양)

㉠ L척도는 F척도보다 높고, F척도는 K척도보다 높은 경우이다 → 일반적으로 L척도는 T점수 60 정도이며 F척도는 T점수 50 정도를 보이고 K척도는 T점수 40~45에 위치한다.

㉡ 다소 유치한 방식으로 자신을 좋게 보이려고 애쓰는 사람들로, 대개는 교육 수준이나 사회경제적 수준이 낮은 계층에서 많이 나타남

㉢ 좋게 보이려는 시도는 미숙하여 대개는 실패하며, 신경증 세 척도(1, 2, 3)가 동반 상승하는 경우가 많음

용어 및 기출문제

기출

MMPI의 세 타당도 척도(L, F, K) 점수를 연결한 모양이 부적(−) 기울기를 보일 때 가능한 해석은?

① 정교한 방어
② 방어능력의 손상
③ 순박하지만 개방적인 태도
④ 개방적이지 못한 심리적 태세

❮정답 ③

(4) 임상 척도

① 임상 척도의 이해

㉠ 의의
- MMPI-2의 임상 척도들을 각각의 척도와 개념적으로 관련되는 검사 외적 특성을 의미 있게 반영
- 예로써, 척도 1에서 높은 점수를 얻은 사람들은 낮은 점수를 얻은 사람들에 비해 신체적 불편감을 더 많이 호소함
- 임상 척도에서 높은 점수를 얻은 사람들에 대한 해석적 추론이 가능함
- Kunce와 Anderson에 따르면 MMPI의 임상 척도는 부정적인 행동 특징뿐 아니라 긍정적인 행동 특징들도 나타냄

㉡ 임상 척도의 구성

구분	임상척도(명)	임상적 특징	긍정적 측면
1	건강염려증 (Hs ; Hypochondriasis)	모호한 신체적 증상에 대한 과도한 집착	신중성
2	우울(D ; Depression)	우울, 불안, 미래에 대한 비관	평가
3	히스테리(Hy ; Hysteria)	과다노출적, 자기중심적, 문제 부인, 미성숙, 억압이 강함	표현
4	반사회성(Pd ; Psychopathic deviate)	적대감, 반항심, 결여된 신뢰성, 자기중심적, 무책임함	주장성
5	남성성-여성성 (Mf ; Masculinity-Femininity)	남성과 여성의 전통적 역할에 대한 거부	역할유연성
6	편집증(Pa ; Paranoia)	대인관계의 민감성 및 의심	호기심
7	강박증(Pt ; Psychasthenia)	강한 책임 의식, 불안	조직화
8	조현병(Sc ; Schizophrenia)	외부 현실에 대한 해석 오류, 망상, 환각, 냉담, 사고와 의사소통 곤란	상상력
9	경조증(Ma ; Hypomania)	과잉활동, 정서적 불안정성, 사고비약, 과대망상적	열의
0	내향성 (Si ; Social Introversion)	내향적, 수줍음, 현실회피적	자율성

② 재구성 임상 척도

㉠ 의의

- 재구성 임상 척도는 임상 척도의 해석상의 어려움을 해결하기 위해 Tellegen 등(2003)이 개발
- 임상 척도에 공통적으로 반영되는 의기소침의 변량을 분리해 내고, 각 임상 척도가 측정하는 고유한 핵심 요인을 추출하여 척도화
- 그동안 제기되어 온 임상 척도 해석상의 모호함을 해결하는 상당한 기여를 하는 것으로 나타남

㉡ 재구성 임상 척도의 구성

척도명		높은 점수
RCd (dem)	의기소침	• 전반적인 정서적 불편감이 큼 • 낙심하고 의기소침해 있음 • 자존감이 낮으며 자신과 미래에 대해 비관적 • 현재의 상황을 극복할 능력이 없다고 느낌
RC1 (som)	신체증상 호소	• 신체적 불편감을 호소 • 피로, 허약함, 만성적인 통증을 호소할 수 있음 • 건강에 대한 걱정이 많음
RC2 (lpe)	낮은 긍정정서	• 사회적 상황에서 철수되어 있고 즐거움을 못 느낌 • 결정을 내리고 일을 마무리하는데 어려움을 느낌 • 우울증을 경험할 가능성이 높음
RC3 (dyn)	냉소적 태도	• 다른 사람들의 진실성을 믿지 않음 • 다른 사람의 동기를 의심
RC4 (asb)	반사회적 행동	• 다양한 반사회적 행동에 관여할 수 있음 • 공격적으로 행동하는 경향이 있음
RC6 (per)	피해의식	• 다른 사람들로부터 학대받고 괴롭힘을 당한다고 느낌 • 신뢰로운 관계 형성에 어려움을 보일 수 있음
RC7 (dne)	역기능적 부정정서	• 쉽게 불안을 경험하고 불안장애로 발전될 위험이 높음 • 걱정이 많으며 비판에 민감한 경향이 있음 • 실수나 실패에 집착하고 죄책감을 경험할 수 있음
RC8 (abx)	기태적 경험	• 환각, 망상 등의 정신증적 증상을 보고할 수 있음(74T 이상) • 정신분열형 성격 특징을 보일 수 있음(65~74T)
RC9 (hpm)	경조증적 상태	과장된 자기상, 흥분감, 감각추구 경향, 충동통제의 어려움 등 다양한 경조증적 증상들을 보고할 수 있음

③ 성격병리 5요인 척도

㉠ 의의
- 성격병리 5요인 척도는 수검자의 성격 특성에 대한 전체적인 윤곽을 제공
- MMPI-2의 다른 척도들과 마찬가지로 T점수 65점 이상일 때 의미 있는 상승으로 해석할 수 있음

㉡ 성격병리 5요인 척도의 구성

척도명		높은 점수(64T 이상)
AGGR	공격성	• 목표달성을 위해 공격적인 방법을 쓸 수 있음 • 대인관계에서 지배적이고 주도적 • 외향적
PSYC	정신증	• 비현실감을 느낄 수 있음 • 이상하고 기묘한 경험을 보고할 수 있음 • 사고가 기이하고 혼란되어 있을 수 있음 • 관계 망상을 가지고 있을 수 있음
DISC	통제결여	• 위험 추구 행동을 하며 충동적 • 관습적이지 않은 경향이 있음 • (41T 미만)자기 통제력이 강하고 규칙을 잘 따름
NEGE	부정적정서성/신경증	• 부정적 정서를 경험할 가능성이 높음 • 걱정, 자기비판, 죄책감 등을 많이 경험할 수 있음 • 불안하고 우울하고 슬픈 기분 상태를 경험
INTR	내향성/낮은 긍정적 정서	• 기쁨이나 즐거움을 잘 경험하지 못함 • 내향적이고 친구가 적은 경향이 있음 • (41T 미만)사교적이고 에너지가 넘치고 외향적

④ 내용 척도

㉠ 의의
- 내용 척도는 척도의 문항 내용과 경험적 상관물, 두 가지 기초 자료에 기반하여 이루어짐
- 해당 척도에 높은 점수를 얻은 사람들은 내용 척도의 경험적 상관물로도 설명될 수 있음

㉡ 주요 내용 척도의 구성

척도명	특징
불안 (Anxiety)	• 불안, 긴장감, 염려, 수면 및 주의집중의 어려움을 보고 • 결정을 내리기 어렵고 정신이상이 될까 걱정하며 미래를 두려워함 • 삶과 인생은 상당한 긴장과 스트레스의 연속이라 생각함

공포 (Fears)	• 일반화된 공포(FRS1) • 특정공포(FRS2: 특정동물, 자연재해)
강박성 (Obsessions)	결정을 내리기 어려움, 과도한 반추, 지나친 걱정, 침투적 사고, 변화를 싫어함
우울 (Depression)	• 어떤 일을 계속할만한 능력이 없음(DEP1) • 우울한 기분과 사고(DEP2) • 쉽게 울고 자기비판적 태도와 죄책감 경험(DEP3) • 자살사고 또는 자살시도(DEP4)
건강염려 (Health Concerns)	• 특정 소화기적 증상(HEA1) • 신경학적 증상(HEA2) • 건강에 대한 염려(HEA3)
기태적 정신상태 (Bizarre Mentation)	• 편집증적 사고, 환각(BIZ1) • 이상하고 비일상적인 경험, 피해의식(BIZ2)
분노 (Anger)	• 통제력 상실, 물건 파괴, 싸움(ANG1) • 과민함, 참을성 없고 고집이 셈(ANG2)
냉소적 태도 (Cynicism)	• 이기적이고 다른 사람을 도와주려는 의지가 없음(CYN1) • 타인을 믿지 않고 타인의 동기를 의심(CYN2)
반사회적 특성 (Antisocial practices)	• 법을 어기며, 반사회적인 태도를 보이며 거짓말을 함(ASP1) • 물건을 훔치고 학창시절 동안 반사회적인 문제를 일으킴(ASP2)
A 유형 행동 (Type-A)	• 기다리지 못하고 끼어들며 참을성이 없고 과민함(TPA1) • 정력적인, 동작 빠름, 업무중심적, 성공지향적 경향(TPA2)
낮은 자존감 (Low Self-Esteem)	• 스스로 매력이 없다고 느끼고 자신감 부족(LSE1) • 수동적이고 복종적이며 쉽게 포기(LSE2)
사회적 불편감 (Social Discomfort)	• 대인관계를 피함(SOD1) • 사람 만나는 것을 싫어함(SOD2)
가정 문제 (Family Problems)	• 가족 내에서 사랑, 지지가 부족하다 느끼고 집을 떠나고 싶어함(FAM1) • 가족으로부터 벗어나고자 하며 가족이 지지원이 되지 못함(FAM2)
직업적 곤란 (Work Interference)	• 일을 할 능력이 없고 상당한 긴장감을 경험하며 일을 수행함 • 자신감이 부족하고 의사결정을 싫어함
부정적 치료 지표 (Negative Treatment Indicator)	• 해결이 불가능하다고 생각되는 문제에 직면하면 쉽게 포기(TRT1) • 어떤 사람도 자신을 이해하거나 돌봐줄 수 없다고 믿음(TRT2)

기출

MMPI-2에서 내용척도 CYN의 설명과 가장 거리가 먼 것은?

① 근거 없는 염세적 신념을 보인다.
② 자신의 위선, 속임수를 정당화한다.
③ 어려움에 쉽게 포기하거나 타인에게 복종한다.
④ 쉽게 비난받는다고 여기며 타인을 경계한다.

〈정답 ③

(5) 상승 척도 쌍(코드 유형)

① 개요

⊙ 상승 척도 쌍은 프로파일에서 가장 높이 상승한 임상 척도들을 의미한다.

⊙ 척도 5(남성성–여성성)와 0(내향성)은 임상적 증상이나 문제를 직접적으로 측정하지 않기 때문에, 상승 척도 쌍을 결정할 때는 배제한다.

⊙ 두 개의 척도로 구성된 상승 척도 쌍

• 그 두 개의 임상 척도 점수가 프로파일에서 가장 높다는 것을 의미

• 예로써 2–7 상승 척도 쌍은 척도 2의 점수가 프로파일에서 가장 높고, 그 다음으로 척도 7의 점수가 높다는 것을 의미 → 해석 시 순서는 서로 바뀌어도 상관없으므로 '2–7/7–2'로 표기함

⊙ 세 개의 척도로 구성된 상승 척도 쌍

• 그 세 개의 임상 척도 점수가 프로파일에서 가장 높다는 것을 의미

• 예로써 2–7–8 상승 척도 쌍은 척도 2의 점수가 프로파일에서 가장 높고, 가 다음으로 7, 그 다음으로 8이 높다는 것을 의미 → 해석 시 순서를 달리하는 경우도 있으나 대체로 순서가 바뀌어도 무방함

⊙ 코드 유형 해석은 T점수가 적어도 65점 이상으로 상승한 프로파일을 대상으로 해석하는 것이 적절하며 두 척도 중 한 척도가 10점 이상 높을 경우, 높은 척도에 중점을 두고 해석을 해야 하며 척도의 상승 정도가 똑같다면 동일하게 강조해야 한다.

② 주요 상승 척도 쌍

상승 척도 쌍	주요 증상 및 특징
1–2/2–1	• 의학적 원인이 확인되지 않음에도 고통의 정도가 과장된 신체적 불편 호소 → 임상적으로 건강염려증, 만성 통증 환자가 많음 • 우울 징후, 긴장감, 초조감, 과민하고 짜증스러운 감정 반응 • 내성적이고 수줍음이 많으며 자의식이 강함 • 억압과 신체화의 방어기제 사용으로 자신의 부정적 감정 인식 못함 → 심리치료에 부적합
1–3/3–1	• 신체적 고통과 불편감에 대한 극적인 호소(심리문제를 신체증상으로 전환) • 전환장애(전환 V형) : 척도 2의 점수가 1, 3보다 10점 이상 낮은 경우 신경학적 장애 가능성 확인 • 타인에게서 관심, 애정, 동정을 받으려는 강한 욕구 • 이차적 이득 : 책임회피, 사회적 관계의 이용, 조종, 극적인 표현 • 방어기제로 억압과 부인을 주로 사용

용어 및 기출문제

기출

MMPI-2의 형태분석에서 T 점수가 65 이상으로 상승된 임상척도들을 묶어서 해석하는 것은?

① 코드 유형(code type)
② 결정 문항(critical items)
③ 내용 척도(content scales)
④ 보완 척도(supplementary scales)

◀ 정답 ①

코드	설명
1-4/4-1	• 임상적으로 드문 유형 → 반사회적 규칙과 규범에 반감이 많으며 반항적이지만 표현은 드묾 • 대인관계에서 자기중심적이나 요구나 불평은 없음
1-8/8-1	• 적대감, 공격적, 불신 감정 호소 • 감정조절, 적응적 표현능력 결여 → 조현병, 분열성 성격장애 진단 가능 • 기이한 혹은 비전형적인 신체증상, 때로 신체망상 및 신체증상에 집착
1-9/9-1	• 극심한 정서적 고통과 동요를 경험하고 있을 가능성이 높으나 임상적으로 드묾 • 방어적 태도로 외향적, 수다, 적극적인 활동을 보임 • 질병불안장애와 조증 삽화가 공존하는 환자에게서 나타남
2-3/3-2	• 심신 에너지 저하, 활력부족, 상황적 스트레스로 인한 우울감 • 지나친 감정통제, 억눌린 듯한 느낌 → 심리치료 예후가 좋지 않으며 통찰력 부족, 치료동기가 낮음
2-4/4-2	• 욕구와 충동을 억제하지 못함, 반사회적 행동으로 표출 → 반사회적 행동에 대한 부정적 결과에 죄책감 경험으로 불안과 초조 현상이 나타남
2-6/6-2	• 강한 피해 의식형 → 실생활, 중립적인 상황이나 사소한 비난, 거절에도 극도로 민감, 적개심을 나타냄 • 자신 및 타인에 대한 분노감을 갖고 있음
2-7/7-2	• 사소한 문제에 과도한 반응, 자신의 문제에 골몰하며 일어나지 않을 일을 걱정함 • 자기 처벌적, 자기비난, 열등감 감함 • 6과 8의 동반 상승 시 자살위험 파악
2-8/8-2	• 우울감, 불안, 초조 → 주의집중 곤란, 사고의 혼란 • 인지기능의 감퇴 및 저하, 업무능력 저하 • 부정적 감정을 표현하는 기간을 기억하지 못하는 일시적 해리 증상
2-9/9-2	• 지나친 활동량 증가, 높은 수준의 활력, 방어의 일환으로 알코올 사용 → 예측이 쉽지 않음 • 자아도취적, 자기중심적 → 높은 포부수준에 비해 실패경험이 잦음 • 뇌손상 환자, 혼재성 양극성 장애, 순산환성 기분장애 환자에게 나타남
3-4/4-3	• 만성적 분노, 적대적·공격적 충동 있으나, 적절한 방식으로 표현하지 못함 • 수동-공격성 성격장애, 연극성 성경장애에 나타남 • 자신 행동의 원인 및 결과에 대한 통찰 부족 → 관심과 인정을 갈망하면서도 타인에게 냉소적이고 의심하는 경향 있음 • 문제의 타인 전가, 치료자에게 저항 → 치료 동기가 낮음

기출

MMPI에서 2, 7 척도가 상승한 패턴을 가진 피검자의 특성으로 옳지 않은 것은?

① 행동화(acting-out) 성향이 강하다.
② 정신치료에 대한 동기는 높은 편이다.
③ 자기비판 혹은 자기처벌적인 성향이 강하다.
④ 불안, 긴장, 과민성 등 정서적 불안 상태에 놓여 있다.

〈정답 ①

3-6/6-3	• 만성적 적대감 및 공격적 감정에서 비롯되는 가족에 대한 만성적 적대감 • 속으로 억압하며, 겉으로는 긴장, 불안, 신체적 불편감 호소 • 타인에 대한 불신, 경계심, 남 탓, 자신의 감정을 정당화
3-8/8-3	• 심리적으로 상당히 불안정, 긴장, 다양한 정서적 고통 호소 • 위장장애, 근육통, 두통, 마비와 같은 신체 증상 호소 • 특이한 사고, 기괴한 연상, 주의집중 곤란, 기억력 장애
4-6/6-4	• 의심 많고, 적대적이며 공격적 • 제멋대로 행동하는 미성숙함, 자기도취, 방종한 태도 → 대인관의 어려움 • 수동-공격성 성격장애, 편집형 조현병 진단 • 알코올 남용 및 의존, 법적인 문제 연루 가능성 • 치료자 의심, 자신의 문제 부인
4-7/7-4	• 분노와 죄책감이 번갈아 반복되는 양가감정 • 자신의 감정에는 민감, 타인의 감정에는 둔감 • 억압된 감정을 부분적으로 표출, 타인을 불쾌하게 함 • 반사회성 성격장애, 불안장애, 알코올 및 약물 남용 문제
4-8/8-4	• 특히, 기괴, 엉뚱, 예측 불가한 행동, 독특한 사고패턴, 불안정감 • 판단력 부족, 논리 및 사고의 결함 → 법적 문제 연루될 수 있음
4-9/9-4	• 충동적, 욕구 중심적 성향, 반사회적 행동화 • 감각적 쾌락적인 대상/활동 선호 • 첫인상은 호감적이나 불안정, 미성숙, 신뢰감과 공감능력 부족, 자기 중심적 • 반사회성 성격장애, 양극성 장애, 청소년기 비행, 가족갈등, 이혼 등의 법적 문제 연루
6-8/8-6	• 편집증적 경향과 사고장애 → 정신과적 진단이 고려됨 • 주의집중 곤란, 환청, 과대망상, 관계망, 피해망상 있음 • 편집성 성격장애, 분열성 성격장애가 많음
6-9/9-6	에너지가 넘치고 쉽게 흥분, 의심이 많고, 민감 → 감정조절 능력 부족 • 판단력 부족, 환각, 망상, 사고장애 징후 • 사소한 스트레스에 공상세계로 도피 • 정신과적 진단 고려, 급성 정신증적 상태, 조현병, 양극성 장애 많음 • 입원 환자가 흔하며 약물치료가 효과적
7-8/8-7	• 상당히 혼란하며 정서적 동요 → 자살사고, 반성적 불안정감, 우유부단함 • 자신의 심리적 문제 쉽게 인정, 성숙한 이성 관계 곤란, 성적 문제와 성적 공상에 몰두 • 분열성 성격장애가 많음
8-9/9-8	• 과다·과잉 활동적, 주의산만 • 허세가 많으며 수다스럽지만 기저에는 열등감과 부적절감 • 자신의 능력을 고려하지 않은 목표와 달리 수행능력은 평범 • 심한 사고장애 가능성, 조현병 진단이 흔함

기출

다음은 MMPI의 2개 척도 상승 형태분석 결과이다. 어느 척도 상승에 해당하는 것인가?

보기

이 프로파일은 반사회적 인격장애 특징을 나타낸다. 즉, 사회적 규범과 가치관, 제도에 대해 무관심하거나 무시하며, 반사회적 행위로 인해 권위적인 인물과 자주 마찰을 빚는다. 이들의 성격특징은 충동적이고 무책임하며 타인과 관계에서 신뢰를 얻기 어렵다.

① 1-2   ② 2-1
③ 3-5   ④ 4-9

◀정답 ④

③ 형태적 분석

　㉠ 척도 1과 3의 T점수가 척도 2보다 10점 이상 높을 경우
　　• 부인과 억압 방어기제를 구사 → 자기 자신의 욕구, 갈등, 증상에 대한 통찰이 거의 없음
　　• 신체 증상을 보일 수 있으며 자신의 문제를 심리적이 아닌 의학적으로 설명해 주기를 원함

　㉡ 척도 2의 T점수가 척도 1과 3의 점수와 같거나 혹은 높을 경우
　　• 방어를 잘하지 못한 것처럼 보임
　　• 정서적 동요 및 다양한 증상을 보고

　㉢ 척도 4의 T점수가 척도 3보다 10점 이상 높을 경우
　　• 분노를 적절히 통제할 수 있는 능력을 지니고 있음
　　• 분노를 공공연하게 표출하지 않음

　㉣ 척도 3과 척도 4가 거의 비슷하게 상승한 경우(특히 두 척도에서 모두 65점 이상의 T점수를 얻은 경우)
　　• 대부분의 시간 동안 분노를 지나치게 통제함
　　• 분노를 공공연하게 표출하지 않지만 간혹 충동적으로 분노를 폭발시킴

(6) MMPI의 해석절차 정리

• 1단계 : 피검자의 검사태도를 검토
• 2단계 : 타당도 척도의 검토
• 3단계 : 척도들 간의 연관성에 대한 분석
• 4단계 : 척도들 간의 동반 상승 또는 분산을 찾아보고 그에 따른 해석적 가설 수립
• 5단계 : 낮은 임상 척도에 대해서 검토
• 6단계 : 형태적 분석 실시
• 7단계 : 전체 프로파일 형태에 대한 분석 실시
---

2. MBTI(Myres-Briggs Type Indicator)

(1) MBTI 소개

① 융(Jung)*의 이론을 기초로 하여 마이어스(Myres)와 브릭스(Briggs)가 만든 자기보고형 검사로, 일상생활에서 유용하게 활용하기 위해 1900~1975년에 걸쳐 이 검사를 연구 개발하였다.

② 브릭스는 20년간 융의 심리학적 유형론*의 타당성을 확증하였고, 이후 딸인 마이어스가 지속적으로 연구한 끝에 MBTI : Form A, B, C, D, E를 거쳐 최종판인 F와 G가 개발되었다.

기출

다음 MMPI-2 프로파일과 가장 관련이 있는 진단은?

ㅡ 보기 ㅡ

L=56, F=78, K=38
1(Hs)=56 2(D)=58 3(Hy)=54
4(Pd)=53 5(Mf)=54 6(Pa)=76
7(Pt)=72 8(Sc)=73 9(Ma)=55
0(Si)=66

① 우울증
② 품행장애
③ 전환장애
④ 조현병

기출

MMPI를 해석하는 방법을 바르게 나열한 것은?

ㅡ 보기 ㅡ

㉠ 피검자의 검사태도 검토
㉡ 전체 프로파일 형태분석
㉢ 2코드 해석 시도
㉣ 임상척도에서 상승한 척도 검토
㉤ 타당도 척도 검토

① ㉠ → ㉣ → ㉢ → ㉡ → ㉤
② ㉠ → ㉡ → ㉢ → ㉣ → ㉤
③ ㉠ → ㉤ → ㉣ → ㉢ → ㉡
④ ㉠ → ㉡ → ㉤ → ㉣ → ㉢

융(Jung)
스위스의 정신의학자로 성격이 자아, 개인무의식, 집단무의식의 세 가지로 분리되어 있고, 이들이 서로 교류한다고 보았다.

심리학적 유형론
융은 에너지의 방향인 외향형과 내향형, 정보를 처리하는 기능인 감정, 감각, 사고, 직관을 통해 인간의 성격을 8가지 유형으로 분류하였다.

❮정답 ④, ③

(2) MBTI의 구성

외향(Extraversion) : E 외부 세계의 사람이나 사물에 에너지를 사용	← 에너지의 방향(주의 초점) →	내향(Introversion) : I 내부 세계의 개념이나 아이디어에 에너지를 사용
감각(Sensing) : S 오감을 통한 사실이나 사건을 더 잘 인식	← 정보수집(인식의 기능) →	직관(Intuition) : N 사실, 사건 이면의 의미나 관계, 가능성을 더 잘 인식
사고(Thinking) : T 사고를 통한 논리적 근거를 바탕으로 판단	← 판단과 결정(판단의 기능) →	감정(Feeling) : F 정서를 통한 사람과의 관계나 상황을 고려한 판단
판단(Judging) : J 외부 세계에 대하여 빨리 판단 내리고 결정하려 함	← 생활양식(이해양식) →	인식(Perceiving) : P 정보 자체에 관심이 많고 새로운 변화에 적응적임

① 4가지 선호경향의 대표적 표현들은 다음과 같다.

외향형(Extraversion)	내향성(Introversion)
• 사람을 만나고 활동할 때 에너지가 생김 • 다양한 사람들과 폭넓은 관계를 형성 • 말을 통한 의사소통 방식을 선호 • 생동감 넘치고 활동적	• 혼자 조용히 있을 때 에너지가 충전 • 소수의 사람들과 밀접한 관계를 형성 • 글을 통한 의사소통 방식을 선호 • 조용하고 신중
감각형(Sensing)	직관형(iNtuition)
• 오감을 통해 직접 경험한 정보를 더 잘 받아들임 • 구체적으로 표현 • 현재에 초점을 둠 • 실용성을 추구하고 현실적 • 전통적인 가치를 중요하게 여김	• 이론적이고 개념적인 정보를 더 잘 받아들임 • 추상적으로 표현 • 과거, 현재, 미래를 전체적으로 살펴봄 • 미래의 가능성이 중요 • 새로운 변화를 시도하고자 함
사고형(Thinking)	감정형(Feeling)
• 의사결정을 할 때 인과관계를 파악하여 객관적으로 판단 • 원리원칙이 중요하고 이성적 • 진실과 사실에 주된 관심을 갖음 • 무엇이 잘못되었는지 잘 분석 • 목표 달성이 사람들과의 관계보다 앞섬	• 의사결정을 할 때 주관적 가치에 근거해 무엇이 중요한지 판단 • 주관적 가치가 중요하고 감성적 • 사람들과의 관계에 주된 관심을 갖음 • 다른 사람들의 의견에 잘 공감 • 사람들과의 관계가 목표 달성보다 앞섬

기출

Jung의 심리학적 유형에 기초하여 개발된 검사는?

① TAT
② MMPI
③ MBTI
④ BDI

기출

MBTI(Myers-Briggs Type Indicator)의 하위척도가 아닌 것은?

① 감각 – 직관
② 외향성 – 내향성
③ 판단 – 인식
④ 개방 – 폐쇄

< 정답 ③, ④

판단형(Judging)	인식형(Perceiving)
• 조직적이고 구조화된 환경을 선호	• 새로운 것에 대해 유연하고 개방적
• 어떤 일을 하기 전 미리 계획을 세움	• 어떤 일을 먼저 시작하고 봄
• 미리미리 준비해서 여유롭게 끝냄	• 마지막 순간에 집중해서 끝냄
• 분명한 목적의식과 방향을 갖고 있음	• 목적과 방향은 바뀔 수 있다고 생각
• 빠르게 결정하고자 함	• 결정을 보류하고 정보를 수집하고자 함

② 네 가지의 분리된 지표를 조합하면 16개의 심리적 유형이 된다.

ISTJ 세상의 소금형 한번 시작한 일은 끝까지 해내는 사람들	ISFJ 임금 뒤편의 권력형 성실하고 온화하며 협조를 잘 하는 사람들	INFJ 예언자형 사람과 관련된 것에 통찰력이 뛰어난 사람들	INTJ 과학자형 전체적으로 조합하여 비전을 제시하는 사람들
ISTP 백과사전형 논리적이고 뛰어난 상황 적응력을 가지고 있는 사람들	ISFP 성인군자형 따뜻한 감성을 가지고 있는 겸손한 사람들	INFP 잔다르크형 이상적인 세상을 만들어가는 사람들	INTP 아이디어뱅크형 비평적인 관점을 가지고 있는 뛰어난 전략가들
ESTP 수완좋은 활동가형 친구, 운동, 음식 등 다양한 활동을 선호하는 사람들	ESFP 사교적인 유형 분위기를 고조시키는 우호적인 사람들	ENFP 스파크형 열정적으로 새로운 관계를 만드는 사람들	ENTP 발명가형 풍부한 상상력을 가지고 새로운 것에 도전하는 사람들
ESTJ 사업가 사무적, 실용적, 현실적으로 일을 많이 하는 사람들	ESFJ 친선도모형 친절과 현실감을 바탕으로 타인에게 봉사하는 사람들	ENFJ 언변능숙형 타인의 성장을 도모하고 협동하는 사람들	ENTJ 지도자형 비전을 가지고 사람들을 활력적으로 이끌어가는 사람들

③ 유형의 이해

㉠ 유형이론에 의하면 태어날 때부터 특정 기능을 선호하는 경향이 있으며, 각 유형마다 네 기능 중 자신이 선호하는 기능(주기능*, 부기능*)을 주로 사용하여 발달시킬 수 있다.

㉡ 선호되지 않는 기능(삼차기능*, 열등기능)은 자연히 관심도 적고 소홀해지면서 다른 기능에 비해 덜 발달하며 미분화된다.

㉢ 유형의 발달이란 출생하면서부터 선호하는 두 가지 기능을 최상의 상태로 발달시키고, 나머지 관심이 적은 두 기능도 어느 정도 활용할 수 있는 상태를 의미한다.

주기능

인식과 판단의 네 가지 기능(S, N, T, F) 중 가장 편하게 쓰는 기능이다.

부기능

주기능 다음으로 사용하는 기능으로서 주기능을 보완하고 균형을 유지하는데 사용된다.

삼차기능

상대적으로 잘 쓰지 않는 기능으로 부족한 성격경향성을 의미한다.

3. 기타 심리검사

(1) 성격평가질문지(PAI ; Personality Assessment Inventory)

① 검사 개요

    ㉠ 정신 병리를 측정하기 위해 1991년에 모레이(Morey)가 개발한 검사로, 우리 나라에서는 2001년에 표준화하였다.

    ㉡ 대상은 18세 이상의 성인이며, 자기보고형 질문지로서 다양한 정신 병리를 측정하기 위해 구성된 성격검사이다.

② 검사의 특징

    ㉠ 이 검사는 임상진단, 치료계획 및 진단집단을 변별하는 데 정보를 제공해 줄 뿐만 아니라 정상인에게도 적용할 수 있다.

    ㉡ 성인 외에 18세 미만의 중·고등학생(PAI-A) 검사도 개발되었다.

    ㉢ 검사를 하기 위해서는 4학년 교육수준의 독해능력이 있어야 하며, 피험자가 자기보고형 검사를 실시하는 데 필요한 신체적·정서적 요건을 갖추고 있어야 한다.

③ 문항의 구성

    ㉠ 총 344문항, 22개 척도로 구성되어 있고, '전혀 그렇지 않다(◎)', '약간 그렇다(①)', '중간 정도다(②)', '매우 그렇다(③)'의 4점 척도에 따른다.

    ㉡ 22개의 척도는 4개의 타당성 척도, 11개의 임상 척도, 5개의 치료 고려 척도, 2개의 대인관계 척도의 네 가지 척도군으로 분류된다.

④ 척도의 특징

    ㉠ 타당성 척도에는 비일관성 척도, 저빈도 척도, 부정적 인상 척도, 긍정적 인상 척도가 포함된다.

    ㉡ 임상 척도에는 신체적 호소 척도, 불안 척도, 불안 관련 장애 척도, 우울척도, 조증 척도, 망상 척도, 조현병(정신분열병) 척도, 경계선적 특징 척도, 반사회적 특징 척도, 알코올 문제 척도, 약물 문제 척도가 포함된다.

    ㉢ 치료 고려 척도에는 공격성 척도, 자살 관념 척도, 스트레스 척도, 비지지 척도가 포함된다.

    ㉣ 대인관계 척도에는 지배성 척도, 온정성 척도가 포함된다.

기출

다음 중 성격평가질문지(PAI)의 특징과 가장 거리가 먼 것은?

① 현대의 문항반응이론에 근거해서 제작되었다.

② 각 척도는 고유문항으로 구성되어 있고 문항의 중복이 없다.

③ 정상인보다는 정신 병리적 특징을 가진 사람들에게 더 유용하다.

④ 각 척도는 3~4개의 하위척도로 구분되어 있어서 장애의 상대적 속성을 평가할 수 있다.

기출

MMPI-2와 비교할 때 성격평가질문지(PAI)의 특징이 아닌 것은?

① 문항의 수가 더 적다.

② 임상 척도의 수가 더 적다.

③ 임상 척도 이외에 대인관계 척도를 포함한다.

④ 4지 선다형이다.

◀ 정답 ③, ②

(2) 16PF 다요인 검사(The Sixteen Personality Questionnaire)

① 검사 개요

㉠ 1949년 레이몬트 카텔(Raymond C.)에 의해 개발된 개인의 근본적인 성격 특성파악을 위한 다중선택검사로 185개 문항으로 이루어져 있다.

㉡ 요인분석(factor analysis)을 통해 외향성, 불안, 완고함, 독립심, 자기통제의 5가지 범주로 나누어지는 16가지 성격 특성을 측정하기 위해 개발되었다.

㉢ 중 · 고등학생을 대상으로 하며, 거의 모든 성격 범주를 포괄하고 있기 때문에 일반인의 성격이해에 적합하다.

② 16가지 성격 요인과 활용

㉠ 따뜻함, 추리력, 정서안정성, 지배성, 쾌활성, 규칙준수성, 대담성, 민감성, 불신감, 추상성, 개인주의, 걱정, 변화 개방성, 독립심, 완벽주의, 긴장감으로 측정된다.

A요인 냉정성 vs. 온정성	B요인 낮은 지능 vs. 높은 지능
C요인 약한 자아강도 vs. 강한 자아강도	E요인 복종성 vs. 지배성
F요인 신중성 vs. 정열성	G요인 약한 도덕성 vs. 강한 도덕성
H요인 소심성 vs. 대담성	I요인 둔감성 vs. 민감성
L요인 신뢰성 vs. 불신감	M요인 실제성 vs. 사변성
N요인 순진성 vs. 실리성	Q요인 편안감 vs. 죄책감
Q1요인 보수성 vs. 진보성	Q2요인 집단의존성 vs. 자기충족성
Q3요인 약한 통제력 vs. 강한 통제력	Q4요인 이완감 vs. 불안감

㉡ 특히 향후 경력개발 경로를 설정하는데 있어서 필요한 개인 경력개발 일람표를 만들 때 활용할 수 있기 때문에 개인이 자신을 이해하고 경력을 관리하는데 도움을 주는 대표적인 검사법이다.

(3) 캘리포니아 성격검사(CPI ; California Personality Inventory)

① 검사 개요

㉠ 12~70세 정상인의 사교성, 인내성, 책임감과 같은 대인관계 행동을 이해하고 진단하기 위하여 고프(H. Gough)가 개발하였다.

㉡ 캘리포니아 대학의 연구팀에 의하여 개발된 것이므로 '캘리포니아 인성 목록' 또는 '캘리포니아 성격검사'라고 하며, 흔히 그 약칭인 'CPI'로 부른다.

② 검사의 특징

㉠ MMPI를 기초로 개발하였으며, 총 434문항 중 194문항이 MMPI 문항과 일치한다.

기출

16PF(성격요인검사)에 관한 설명으로 틀린 것은?

① 상반된 의미의 형용사를 요인분석하여 만든 검사이다.

② Cattell에 따르면 임상증상은 표면특성이고 그 배후에는 다양한 근원특성이 있다.

③ MMPI와는 달리 정신질환자가 아닌 정상인의 성격을 측정하기 위해 만든 검사이다.

④ Cattell과 Eber가 고안한 검사로 성인은 물론 학령기를 시작하는 6세 이상을 대상으로 하고 있다.

‹정답 ④

ⓛ MMPI가 임상장면에서 이상행동을 평가하기 위해 고안되었다면, CPI는 보통 사람들의 행동을 설명하기 위해 제작되었다.

ⓒ 4개의 척도군과 18개의 하위척도로 구성되어 있다.

구분	척도군	하위척도
1군	심리적 안정감, 우월성, 자신감 정도를 측정	지배성, 지위 상승 욕구, 사교성, 사회적 안정감, 자기수용, 행복감
2군	사회적 성숙도 및 책임감 강도를 측정	책임감, 사회화 정도, 자기통제력, 관용성, 좋은 인상, 동조성
3군	성취 능력 및 지적 능력 정도를 평가	순응적 성취, 독립적 성취, 지적 효율성
4군	지적 형태 및 흥미 양식을 측정	심리적 예민성, 융통성, 여성성

01 다면적 인성검사 중 타당도 척도에 대한 설명으로 가장 옳은 것은?

① 무응답 척도 : 무응답이 대개 370번 이후에 집중되어 있다면 프로파일은 무효로 간주된다.
② F 척도 : 보통 사람들과 비슷한 생각이나 태도를 보일 경우, F 척도가 상승한다.
③ L 척도 : 70T 이상인 경우, 수검자가 부인이나 억압의 방어기제를 자주 사용하는 것으로 볼 수 있다.
④ VRIN 척도 : 대부분의 문항에 대해 '그렇다' 또는 '아니다'라고 반응한 경우를 탐지한다.

> **TIPS!**
> ① 무응답 문항이 검사의 전반부에 30개 이상이라면 프로파일이 무효로 간주되는 반면, 370번 이후라면 L, F, K 척도와 임상척도는 해석이 가능하다.
> ② F 척도는 보통 사람들과 다른 생각을 하거나 이상한 행동, 이상한 경험을 가진 사람들에게서 상승한다.
> ③ L 척도는 자신을 양심적이고 사회적으로 바람직하며, 모범적인 사람으로 보이려고 노력한다. 이 척도가 높다면 자신을 긍정적인 모습으로 보이고자 지나치게 노력하며, 자신의 문제를 부인하고 있을 가능성을 고려해 보아야 한다.
> ④ VRIN 척도는 대부분의 문항에 비일관적으로 응답한 경향을 탐지하는 척도이다.

02 MMPI의 4(Pd)-9(Ma) 척도가 상승한 패턴을 가진 피검자의 특성과 가장 거리가 먼 것은?

① 행동화(acting-out)하는 성향이 강하다.
② 반사회적 인격장애 특징을 나타낸다.
③ 불안, 긴장, 과민성 등 정서적 불안 상태에 놓여 있다.
④ 사회적 규범과 가치관, 제도에 대해 무관심하거나 무시하며, 대인관계가 피상적이다.

> **TIPS!**
> ①②④ 4-9/9-4 상승척도 쌍에 관한 설명이다. 이들은 내적으로는 미성숙하고 의존적이며 불안정할지라도 겉으로는 자신감 있고 활력 넘치는 모습을 보인다.

Answer 01.③ 02.③

03 MMPI를 해석할 때는 대개는 상승척도 쌍 즉, T 점수가 70을 초과하여 가장 높은 2개의 척도를 중심으로 논의하게 된다. 다음은 어떤 상승척도 쌍에 대한 설명인가?

> 가장 두드러진 특징은 편집증적 경향과 사고장애이다. 사고는 자폐적, 단절적, 우회적이며, 사고 내용들은 기태적이다. 주의집중의 곤란과 판단력의 장애를 보인다. 체계화된 망상을 보이며 비현실감을 호소하고 많은 시간을 백일몽과 환상 속에서 보낸다.

① 1-3/3-1 유형
② 2-7/7-2 유형
③ 6-8/8-6 유형
④ 4-9/9-4 유형

> **TIPS!**
> ① 메스꺼움, 식욕부진, 폭식증, 현기증, 마비감, 쇠약감, 피로감과 같은 다양한 신체적 불편감을 호소하는데, 스트레스 상황에서 증상 호소가 증가하며 스트레스가 사라지면 증상도 감소하거나 사라지는 경향이 있다.
> ② 주관적 혼란감의 정도를 반영하므로 '심리적 고통의 척도(distress scales)'라고 불리기도 한다. 우울하고 초조하며, 말하는 속도와 움직임이 느리다. 앞으로 어떤 문제가 생길지 생각하느라 시간을 헛되이 보내고 작은 일에도 과민하게 반응하는 경향이 있다.
> ④ 사회적 규범과 가치관을 신경 쓰지 않으며, 권위적 인물과 갈등이 자주 나타나는 등 반사회적인 경향을 보인다. 공격적이고 충동적인 행동을 보이기 쉽다.

04 MMPI와 비교할 때 성격평가질문지(PAI)의 특징이 아닌 것은?

① 문항의 수가 더 적다.
② 임상 척도의 수가 더 적다.
③ 임상 척도 이외에 대인관계 척도를 포함한다.
④ 4지 선다형이다.

> **TIPS!**
> MMPI-2는 총 567문항으로 이루어져 있으며, 타당도 척도, 임상 척도, 내용 척도, 보충 척도, 성격병리 5요인 척도, 재구성 임상 척도로 구성되어 있다. 임상 척도는 Hs, D, Hy, Pd, Mf, Pa, Pt, Sc, Ma, Si가 있으며, '그렇다/아니다'로 대답할 수 있다. 반면 PAI는 344개의 문항으로 구성되어 있으며, 4점 척도로 평가한다. 타당도 척도, 임상 척도, 치료고려 척도, 대인관계 척도로 이루어져 있으며, 임상 척도에는 신체적 호소 척도, 불안 척도, 불안관련 장애 척도, 우울 척도, 조증 척도, 망상 척도, 정신분열병 척도, 경계선적 특징 척도, 반사회적 특징 척도, 알코올 문제 척도, 약물문제 척도의 11개 척도가 포함되어 있다.

Answer 03.③ 04.②

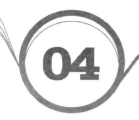

04 신경심리검사

1. 신경심리검사의 개요

(1) 신경심리학

뇌 기능과 직접적으로 관련된 행동 간의 관계를 이해하고 평가하고, 치료하는 것에 관한 학문이다.

(2) 신경심리검사의 목적

① 인지 기능이나 뇌 및 특정 영역 또는 구조의 손상을 측정한다.

② 컴퓨터 단층촬영(CT), 자기공명영상(MRI), 양전자 방출 단층촬영(PET) 스캔과 같은 의학적 방법을 통한 검사결과는 뇌의 일부가 비정상적으로 보인다는 것을 나타낼 수 있다.

③ 의학적 방법과 비교하여 신경심리검사는 이 부분이 실제로 어떻게 기능하는지를 보여준다.

(3) 신경심리검사의 활용과 특징

① 신경심리검사를 통해 개선된 예후를 고려하고, 재활을 계획하며, 학교 또는 직장에 적응할 수 있는지를 판단한다.

② 일부 신경심리검사는 광범위한 소검사를 포함하는 길고, 포괄적인 배터리이다.
→ 이 소검사의 점수 양상은 특정 인지적인 결함을 찾아내는 데 큰 도움이 된다.

③ 또 다른 유형의 신경심리검사는 완전히 발달된 신경심리학적 평가 도구라기보다는 신경심리학적인 장애를 선별하기 위한 간단하고 보편적 검사로 사용된다.

2. 종합신경심리검사 배터리

(1) 할스테드-라이탄 성격심리 검사 배터리
(HRB ; Halstead-Reitan Neuropsychological Battery)

① 개요

㉠ 할스테드-라이탄 성격심리검사 배터리는 표준화된 8가지 신경심리검사로 구성되어 있다.

ⓛ 언어, 추상적 논리화, 기억, 학습, 문제해결, 수 능력, 지각적 조직화 및 공간개념을 측정한다.

ⓒ 성인용 버전과 이를 수정 보완한 9~14세용, 5~8세용(아동용)이 있다.

② 특징

ⓒ 구성 요소는 개별 단위로 실시되지 않는 완전한 배터리 검사로 뇌 손상이 있는 사람들을 식별할 수 있다.

ⓛ 특정 인지적 손상이나 결함이 있을 수 있는 뇌의 생리적 영역을 포함하여 식별된 뇌 손상에 대한 자세한 정보 또는 가설 수립이 가능하다.

ⓒ 웩슬러 지능검사 등과 함께 실시하여 뇌 기능 장애와 관련된 문제의 진단 및 치료에 도움을 제공한다.

(2) 루리아-네브라스카 신경심리검사 배터리

(LNNB ; Luria-Nebraska Neuropsychological Battery)

① 개요

ⓒ 루리아-네브라스카 신경심리검사 배터리는 신경심리학적 기능을 광범위하게 다루는 검사라는 점에서 HRB와 유사하다.

ⓛ 총 269문항으로 이루어져 있으며, 운동, 리듬, 촉각, 시각, 언어 수용, 언어 표현, 쓰기, 읽기, 산수, 기억, 지적 과정의 11개 척도로 구성된다.

② 특징

ⓒ 뇌의 각 영역이 하나의 기능체계로서 서로 긴밀하게 작용한다는 사실을 전제로 하고 있다.

ⓛ 뇌 손상의 유무, 뇌 기능 장애로 인한 운동기능과 감각기능의 결함, 지적 기능 장애를 비롯하여 기억력과 학습능력, 주의집중력 등을 포괄적으로 평가한다.

(3) 웩슬러 기억검사(WMS ; Wechsler Memory Scale)

① 개요

ⓒ 1945년 웩슬러(Wechsier)가 개발한 이래 가장 보편적으로 사용되는 배터리형 기억 검사 중 하나로 현재 WMS-Ⅳ까지 개발되었다.

ⓛ 간이인지상태 검사, 논리 기억, 단어 연합, 디자인, 시각 재생, 공간 합산, 기억 폭 등의 소검사를 포함한다.

② 특징

ⓒ 16~69세 인구를 대상으로 다양한 기억과 작업 기억 능력들을 개인적으로 평가하기 위해 고안되었다.

ⓛ WAIS-Ⅳ와 공통 규준을 적용할 수 있어 개인의 지능 지수(IQ)도 비교할 수 있다.

기출

신경심리평가에 있어서 배터리 검사의 장점은?

① 기본검사에서 기능이 온전하게 평가되면 불필요한 검사를 시행하지 않아도 된다.

② 필요한 검사에 대해서는 집중적으로 검사를 시행할 수 있다.

③ 임상적 평가 목적과 연구 목적이 함께 충족될 수 있다.

④ 타당도가 입증된 최신의 검사를 임상장면에 즉각 활용하기가 용이하다.

기출

Luria-Nebraska 신경심리검사 항목에 포함되지 않는 척도는?

① 운동   ② 리듬
③ 집중   ④ 촉각

〈정답 ③, ③

3. 주요 신경심리검사

(1) 실행기능 및 전두엽 관련 기능 검사

① 스트룹 검사(Stroop Test)

　㉠ 학습과 주의력, 문제해결능력, 사회적 판단 및 정서조절에 관여하는 인간의 고등인지 기능인 전두엽 실행기능을 평가 → 학교에서의 또래 관계, 교사와의 관계 및 가족관계 등 실제 생활에 적응할 수 있는 능력을 예측할 수 있다.

　㉡ 대부분의 사람들이 단어를 자동 반사적으로 읽는데 착안하여 제작된 반응 억제 테스트로 반응 억제 능력과 선택적 주의력을 측정한다.

　㉢ 반응 억제력은 목표 지향적 과제 달성에 방해되는 잘못된 자극을 피해 신속하게 반응하는 능력 → 두뇌의 집행 기능과 관련된다.

　㉣ 선택적 집중력은 인지 유연성을 측정하는 것으로 집중할 자극과 무시할 자극을 선택하는 능력을 포함한다.

② 위스콘신 카드분류검사(WCST ; Wisconsin Card Sorting Test)

　㉠ 4개의 자극 카드가 놓여 지면 128개의 반응카드를 차례대로 제시받고 4개의 자극카드 중 짝이 된다고 생각되는 카드에 짝을 지운다.

　㉡ 자신의 행동을 상황에 맞게 조절하고, 여러 상황에 적절하게 대처하는 능력은 실행능력 검사에 해당한다.

　㉢ 인지적 유연성과 더불어 문제해결력을 평가하는 데 활용 → 전두엽 기능과 관련된다.

③ 하노이탑 검사(Tower of Hanoi test)

　㉠ 수학적 문제 해결을 목적으로 개발되었으나 현재는 실행 기능의 정신적 과정을 측정하기 위한 심리적 평가에 적용된다.

　㉡ 일정한 규칙에 따라 세 개의 막대에 원반 탑을 움직이는 게임 형식으로 진행된다.

　㉢ 아동, 청소년, 성인 모두 측정 가능하며 오류의 수와 시간에 따라 계획 능력 및 집행기능과 같은 정신적 능력 평가에 사용된다.

(2) 시·공간능력검사

① Wechsler 지능검사의 토막짜기(BGT ; Bender Visual Motor Gestalt Test)

② Rey 복합도형검사(RCFT ; Rey Osterieth Complex Figure Test)

　㉠ 계획 및 조직화 능력 등을 포함한 실행 기능, 문제해결능력, 학습과 주의력, 사회적 판단 및 정서 조절에 관여하는 인간의 인지기능인 전두엽 기능을 측정한다.

기출

다음 중 구성능력(constructional ability)을 평가하는 데 적절한 신경심리검사는?

① Boston 실어증검사
② 위스콘신 카드검사
③ 추적검사(Trail Making Test)
④ Rey 복합도형검사
　(Complex Figure Test)

❮정답 ④

  © 시공간적 구성 능력과 관련된 두정엽 기능, 기억 기능을 담당하는 측두엽 기능 등 전반적인 뇌기능 발달 수준을 측정하는데 활용될 수 있다.

  © 대상연령은 5~14세로 학교에서의 또래 관계, 교사와의 관계 및 가족 관계 등 실제 생활에 적응할 수 있는 문제해결능력 및 학습 능력을 예측하는 데 도움이 되는 정보를 제공한다.

③ **벤더-게슈탈트 검사(BGT ; Bender-Gestalt Test)**

  ㉠ 게슈탈트 심리학의 원리를 기반으로 1938년 벤더가 고안 → 시각-운동적 성숙 및 기질적 뇌 손상을 측정하기 위한 목적으로 개발되었다.

  ㉡ 간단한 기하학적 도형 중 9개의 도형을 보여주고 연필과 종이를 이용하여 따라 그리도록 하는 비언어적 검사이다.

  ㉢ BGT가 처음에 많이 사용되고 소개되었던 것은 기질적 장애를 판별하려는 목적에서였으나 이 검사는 뇌손상 이외에도 정신증이나 정신지체 그 밖에 성격적인 문제를 진단하는 데도 적용될 수 있다.

  ㉣ 또한 수년 동안 여러 가지 지적, 정서적 장애를 보이고 있는 아동들과 성인들에게 Bender와 그 외의 여러 사람들에 의해서 BGT가 실시되어 왔고 객관적 채점방법이 개발되어 왔다.

(3) 언어능력검사

① **Wechsler 지능검사의 어휘검사** : 웩슬러 지능검사의 소검사 중 어휘검사를 통해 언어 능력을 측정할 수 있다.

② **보스턴 이름대기검사(BNT ; Boston Naming Test)**

  ㉠ 그림으로 제시된 사물을 보고 명명(naming)하는 검사로 고빈도, 중간빈도, 저빈도 자극의 문항으로 구성되어 있다.

  ㉡ 일상생활에서 쉽게 접해 매우 친숙한 고빈도 자극 20항목, 중간 빈도 자극 20항목, 좀처럼 접하기 힘든 저빈도 자극 20항목의 총 60항목으로 구성 → 총 15항목의 단축형도 개발되어 있다.

③ **언어유창성 검사(VF ; Verbal Fluency)**

  ㉠ 제시된 조건에 해당하는 단어를 제한된 시간 내에 가능한 많이 말하도록 하는 검사이다.

  ㉡ 단어 생성 능력 및 개념적 사고력, 인지적 유연성을 등을 평가한다.

  ㉢ 특정 범주에 속하는 단어를 말하도록 하는 범주 유창성 검사, 특정 음운(F, A, S 또는 ㄱ, ㅇ, ㅅ)등으로 시작하는 단어를 말하도록 하는 통제 단어 연상검사 등이 포함되어 있다.

[기출]

신경심리검사의 측정영역을 비교할 때 측정영역이 나머지와 다른 검사는?

① 지남력 검사

② 숫자 외우기 검사(Digit span)

③ 보스톤 이름대기검사
  (Boston Naming Test)

④ 요일 순서 거꾸로 말하기

◀ 정답 ③

④ 따라 말하기 검사(Repetition)

　　⊙ 복창(따라 말하기) 능력을 측정하기 위한 검사로 수검자에게 평가자가 불러주는 단어나 문장을 듣고 똑같이 따라 말하도록 지시한다.

　　ⓒ 첫 항목은 한 단어에서부터 시작하나 점차 음절 수가 늘어나 구, 문장 등이 사용된다.

(4) 주의력과 정신처리속도

① 의의

　　⊙ 주의력이란, 감각 정도, 운동 프로그램, 기억, 내적 표상에 대한 정신적인 주목을 의미한다.

　　ⓒ 대상피질은 입력되는 정보를 조절하는 기능 담당, 두정엽은 선택적 주의, 전두엽은 주의 자원을 배분하는 기능을 맡는 등 많은 뇌 영역이 주의력에 관여한다.

② 선로잇기검사(Trail Making Test)

　　⊙ 숫자나 문자를 순서대로 연결하는데 걸리는 총소요시간을 측정하며 A형과 B형으로 구분한다.

　　ⓒ A형은 1에서 25까지의 숫자를 순서대로 연결하고 주로 주의집중의 조절능력을 측정한다.

　　ⓒ B형은 1에서 13까지의 숫자와 '가'에서 '타' 까지의 문자를 교대로 연결하는 주의집중의 조절능력을 측정한다.

③ 웩슬러 지능검사의 소검사들 : 숫자 외우기, 산수, 바꿔 쓰기, 동형 찾기 등

4. 뇌 기능의 국재화(Localization)와 편재화(Lateralization)

(1) 뇌 기능의 국재화

국재화란 뇌의 우반구와 좌반구에 관계없이 특정 기능이 뇌 전체가 아닌 부분 부분 할당되는 경향성(국부적)이 있다는 것을 의미한다.

(2) 뇌 기능의 편재화

편재화란 뇌의 좌반구와 우반구가 갈라져 어떤 기능이 한쪽에 쏠리는 경향성을 의미한다.

기출

집중력과 정신적 추적능력(Mental tracking)을 측정하는 데 주로 사용되는 신경심리검사는?

① Bender Gestalt Test
② Rey Complex Figure Test
③ Trail Making Test
④ Wisconsin Card Sorting Test

기출

뇌 기능의 국재화에 관한 설명으로 옳은 것은?

① 특정 인지능력은 국부적인 뇌 손상에 수반되는 한정된 범위의 인지적 결함으로부터 발생한다고 본다.
② Broca 영역은 좌반구 측두엽 손상으로 수용적 언어 결함과 관련된다.
③ Wernicke 영역은 좌반구 전두엽 손상으로 표현 언어 결함과 관련된다.
④ MRI 및 CT가 개발되었으나 기능 문제 확인에는 외과적 검사가 이용된다.

❮정답 ③, ①

(3) 뇌 기능에 따른 실어증

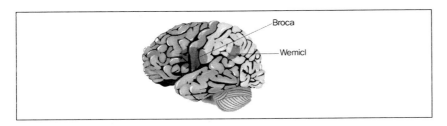

① 브로카(Broca) 실어증

  ㉠ 뇌의 좌반구 하측 전두엽에 존재하는 브로카 영역(언어 관련 기능)이 손상되거나 질병에 걸려 일어나는 실어증을 의미한다.

  ㉡ 말이 유창하지 못하고 전보식 문장을 사용하며 따라 말하기에도 어려움을 보인다.

  ㉢ 청각적인 언어이해능력은 좋은 편이나 문법에 맞지 않는 문장을 사용하며 쓰기 능력이 손상된 경우가 많다.

② 베르니케(Wernicke) 실어증

  ㉠ 베르니케 영역은 좌반구 측두엽에 위치하며 청각적인 형태로 들어온 정보를 해석하고 이해하는 역할을 수행한다.

  ㉡ 브로카 실어증과 반대로 말은 유창하게 하지만 이해를 잘 못하는 실어증을 의미한다.

③ 완전(전) 실어증

  ㉠ 브로카 실어증과 베르니케 실어증이 합쳐져 있는 실어증을 의미한다.

  ㉡ 브로카 영역과 베르니케 영역이 모두 손상되어 말을 잘 못하고 이해도 못하는 상태이다.

④ 전도성(Conduction) 실어증

  ㉠ 베르니케 영역과 브로카 영역을 이어주는 부분인 활꼴다발(arcuate fasciculus) 부위에 손상이 발생한 것이다.

  ㉡ 따라 말하기에 어려움이 있는 실어증을 의미한다.

기출

말의 유창성이 떨어지고 더듬거리는 말투, 말을 길게 하지 못하고 어조나 발음이 이상한 현상 등을 보이는 실어증은?

① 브로카 실어증
② 전도성 실어증
③ 초피질성 감각 실어증
④ 베르니케 실어증

❮정답 ①

01 다음 중 실행 기능(executive function)을 담당하는 뇌 부위가 손상된 환자의 평가 결과와 가장 거리가 먼 것은?

① 벤더도형검사(BGT)에서 도형의 배치 순서를 평가하는 항목의 점수가 유의하게 낮다.

② 웩슬러 지능검사에서 차례 맞추기 소검사의 점수가 유의하게 낮다.

③ Stroop test의 간섭시행 단계에서 특히 점수가 낮았다.

④ 웩슬러 지능검사에서 어휘 소검사의 점수가 유의하게 낮았다.

> **TIPS!**
>
> 실행 기능은 마치 오케스트라의 지휘자와 같이 다른 능력과 행동을 통제하고 조절하는 고차 수준의 인지적 능력이며, 주의력, 기억력, 운동 기술과 같은 기본적 능력에 영향을 미친다.
>
> ①② 계획을 세우고 계획에 따라 순서대로 일을 처리하기 어려우므로, 벤더도형검사(BGT) 상 도형의 배치 순서에서 이탈이 잦을 수 있다. 이는 웩슬러 지능검사의 차례 맞추기에서도 마찬가지이다.
>
> ③ Stroop test 시, 자동화된 반응을 억제하기 위해 인지적 통제와 선택적 주의력이 요구되고 유연성이 필요하다. 이러한 능력은 실행 기능에 속한다.
>
> ④ 웩슬러 지능검사의 어휘 소검사는 언어 이해, 장기 기억, 어휘구사력 등을 측정한다.

02 다음 중 신경심리검사에 해당되지 않는 것은?

① H-R(Halstead-Reitan Battery)

② L-N(Luria-Nebraska Battery)

③ BGT(Bender Gestalt Test)

④ Rorschach

> **TIPS!**
>
> ④ 로샤는 투사 검사 중 하나이다.

Answer 01.④ 02.④

03 다음 중 신경심리검사에 관한 설명으로 틀린 것은?

① 신경심리평가에서 전통적인 지적 기능평가와 성격평가는 필요하지 않다.
② 피검자의 인구통계학적 및 심리사회적 배경에 따라 평가 결과가 달라진다.
③ 뇌손상 환자 및 노인의 기능 평가에 사용된다.
④ 뇌손상은 신체적, 인지적 기능의 변화 등이 나타난다.

> **TIPS!**
>
> 신경심리평가 시 지능, 주의력과 처리속도, 기억, 언어기능, 시공간 기능, 실행기능 영역을 포함한 성격 및 정서적 행동에 대한 평가도 함께 이루어져야 한다. 웩슬러 지능검사를 통해 뇌손상의 위치나 심각도를 추론해볼 수 있다. 수검자의 정서적 상태와 적응 수준을 평가해야 하는 이유는 첫째, 비정상적인 결과가 중추 신경계 결함 때문인지 아니면 정서적 요인 때문인지를 파악해야 하며, 둘째로 정서적 문제가 기질적 손상을 복잡하게 만들 수 있다. 셋째, 전반적인 기능 수준과 관련된 심리사회적 적응과 재활 결과 예측이 필요하기 때문이다.

Answer 03.①

기타 심리검사

1. 대상별 검사

(1) 아동 및 청소년 심리검사

① 게젤발달검사(Gesell developmental test)
- ㉠ 세계 최초로 개발된 3세까지의 어린이에 대한 발달검사도구로 미국의 심리·의학자 A.게젤 등에 의하여 1925년에 개발되었다.
- ㉡ 표준 놀이기구와 자극 대상에 대한 유아의 반응을 직접 관찰하며, 의학적 평가나 신경학적 원인에 의한 이상을 평가하기 위해 사용된다.

② 베일리 영유아 발달검사(BSDI-II ; Bayley Scales of Infant Development II)
- ㉠ 베일리(Bayley)가 개발한 영유아의 발달수준을 평가하는 검사로 1~42개월의 영유아를 대상한다.
- ㉡ 현재 발달 정도를 평가하고 정상 발달로부터 이탈 여부 및 그 정도를 파악할 수 있다.
- ㉢ BSID-II는 정신척도 178문항, 운동척도 111문항, 행동평정척도 30문항으로 구성되어 있다

③ 덴버발달검사(DDST ; Denver Development Screening Test-II)
- ㉠ 0~6세 영유아의 발달지체 여부를 판별하는 선별 검사이다.
- ㉡ 뚜렷한 증세는 없지만 발달지체로 의심되는 영유아의 상태를 객관적으로 확인할 수 있다.
- ㉢ 개인사회발달 영역 22문항, 미세운동 및 적응발달 영역 27문항, 언어발달 영역 34문항, 운동발달 영역 27문항으로 구성되어 있다.
- ㉣ 채점은 관찰자의 판단에 따라 합격(p) 또는 불합격(f)으로 평정한 다음 합산하여 정상(normal), 의문(questionable), 이상(abnormal), 검사 불능(untestable)으로 해석한다.

④ 사회성숙도검사(SMS ; Social Maturity Scale)
- ㉠ 0세부터 만 30세까지를 대상으로 하며 사회성이 적응 행동에 미치는 영향이 크다는 것을 인식하고 적응 행동을 측정하기 위해 개발되었다.
- ㉡ 검사는 개인의 성장 또는 변화를 측정하고 혹은 치료나 교육을 위한 기초자료나 교육 후 향상을 측정하는 것으로 정신지체 여부나 그 정도를 판별하는 데 이용될 수 있다.
- ㉢ 검사의 구성은 117개 문항이 난이도 순서로 배열되어 있으며 자조, 이동, 작업, 의사소통, 자기관리, 사회화 영역의 6개 영역이다.

용어 및 기출문제

기출

다음에서 설명하는 검사는?

─ 보기 ─

유아 및 학령 전 아동의 발달 과정을 체계적으로 측정하기 위한 최초의 검사로서, 표준 놀이기구와 자극 대상에 대한 유아의 반응을 직접 관찰하며, 의학적 평가나 신경학적 원인에 의한 이상을 평가하기 위해 사용된다.

① Gesell의 발달검사
② Bayley의 영아발달척도
③ 시지각 발달검사
④ 사회성숙도 검사

기출

베일리(Bayley) 발달척도(BSID-II)를 구성하는 하위척도가 아닌 것은?

① 정신척도(mental scale)
② 사회성척도(social scale)
③ 행동평정척도
　(behavior rating scale)
④ 운동척도(motor scale)

기출

23개월 유아가 월령에 비해 체격이 작고 아직도 걷는 것이 안정적이지 않으며, 말할 수 있는 단어가 "엄마, 아빠"로 제한되었다는 문제로 내원하였다. 다음 중 이 유아에게 실시할 수 있는 검사로 적합한 것은?

① 그림지능검사
② 덴버발달검사
③ 유아용 지능검사
④ 삐아제식 지능검사

❮정답 ①, ②, ②

⑤ **카우프만 아동용 지능검사**(K-ABC ; Kaufman Assessment Battery for children)

　㉠ 정보처리이론을 바탕으로 2세 6개월에서 12세 6개월까지 아동의 지능 및 성취를 평가하기 위해 카우프만(A. Kaufman) 등(1983)이 개발하였다.

　㉡ 순차처리 척도, 동시처리 척도, 인지처리과정 척도(순차처리+동시처리), 습득도 척도, 비언어성 척도의 5개 하위 척도로 구성되어 있다.

　㉢ 평균 100, 표준편차 15점의 표준점수를 산출하도록 되어 있다.

⑥ **시지각-운동 통합 발달검사**(VMI ; Development test of Visual-Motor Integration)

　㉠ 검사대상은 2~15세로 시지각과 소근육운동 협응능력을 측정하여 조기 선별 및 판별을 통해 학습 및 행동문제를 예방하고자 한다.

　㉡ 아동은 검사자의 지시에 따라 도형을 모사해야 한다. 도형은 수직선, 수평선, 삼각형, 정방형 등 24개의 기하학적 형태 도형으로 구성되어 있다.

　㉢ 처음 3개 도형을 아동이 수행하지 못할 경우에만 검사자는 시연을 위해 모방을 한다.

⑦ **아동용 주제통각검사**(CAT ; Children Apperception Test)

　㉠ 3~10세 사이의 아동에게 유용하며 아동과 중요한 인물과의 관계와 추동(drive)을 이해하기 위한 기법이다.

　㉡ 다양한 상황에 놓인 동물들이 묘사된 그림 카드로 구성되어 있다.

　㉢ 검사를 통해 식사와 관련된 문제, 형제 자매간의 경쟁, 부모와의 관계 등을 탐색할 수 있다.

⑧ **한국 아동 인성 평정척도**(KPRC ; The Korean Personality Rating Scale for Childres)

　㉠ 만 3~17세의 아동 및 청소년을 대상으로 하며, 부모보고형(KPRC)뿐 아니라 아동보고형(KPRC-CRF)과 교사보고형(KPRC-TRF)도 추가 개발 및 표준화되었다.

　㉡ 미국의 아동 인성검사(PIC), 아동 문제행동평가척도(CBCL), 사회성숙도검사, DSM-Ⅳ, 국제질병분류 10판(ICD-10) 등 각종 검사지의 문항을 참고하여 제작하였다.

　㉢ 177문항으로 타당성 척도는 검사-재검사 척도, 허구 척도, 빈도 척도로 구성되어 있다.

　㉣ 임상 척도는 10개로 언어발달, 운동발달, 불안, 우울, 신체화, 비행, 과잉행동, 가족관계, 사회관계, 정신증 척도로 구성되어 있다.

(2) 노인용 심리검사

① 노인용 주제통각검사(SAT ; Senior Apperception Technique)

  ㉠ 노인들이 경험하고 있는 사고의 문제를 알아보기 위해 고안된 검사로 다양한 특성을 가진 인물들이 그림카드로 제시된다.

  ㉡ 수검자는 카드의 인물과 사회적 장면에 자신의 대인관계 경험과 내적인 갈등을 투사하게 된다.

② 서울신경심리검사(SNSB) 배터리

  ㉠ 주의집중능력, 언어 및 그와 관련된 기능, 시공간 기능, 기억력 및 전두엽의 집행기능을 평가하는 다양한 검사들로 구성되어 있다.

  ㉡ 그 외에도 노인용 우울검사(GDS ; Geriatric Depression Scale), 신체적 상태를 평가하는 바텔 일상활동 검사(B-ADL ; Barthel Activities of Daily Living), 임상 치매 척도(CDR ; Clinical Dementia Rating Scale)가 포함되어 있다.

  ㉢ 한국판 치매평가검사(K-DRS ; Korean Dementia Rating Scale) : 치매 환자 진단에 중요한 주의, 관리기능, 구성, 개념화 및 기억을 측정한다.

  ㉣ 세라드 검사(CERAD-K(Consortium to Establish a registry for Alzheimer's Disease) : 알츠하이머병 환자의 평가, 진단 및 연구에 표준적인 평가도구와 진단방법을 사용함으로써 연구자 간에 협력기반을 마련하고자 하는 목적에서 평가된 개발도구이다.

  ㉤ 노인기억장애검사(EMS ; Elderly Memory disorder Scale) : 치매, 특히 알츠하이머병의 정확한 진단을 위해 필요한 기억 검사들을 중심으로 구성되었다.

(3) 전 연령대 심리검사(K-Vineland-II)

① 검사의 연령 범위는 0~90세로 아동의 발달 수준을 측정할 수 있을 뿐만 아니라 노인을 대상으로도 평가할 수 있다.

② 자조, 이동, 작업, 의사소통, 자기관리, 사회화 등 6개의 하위영역으로 나누어 전 연령대의 적응행동 수준을 측정한다.

③ 지적장애의 평가와 진단 등 다양한 장애의 임상적 진단이 가능하며 개인의 지능수준을 모니터링 하는데도 활용된다.

④ 개인의 강점과 약점이 명확히 기술되는 교육, 훈련, 치료프로그램 개발 정보를 제공한다.

기출

다음 중 노인 집단의 일상생활 기능에 대한 양상 및 수준을 평가하기에 가장 적합한 심리검사는?

① MMPI-2

② K-VMI-6

③ K-WAIS-IV

④ K-Vineland-II

〈정답 ④

2. 투사적 검사

(1) 로샤(로르샤흐, Rorschach) 검사

① 개요

    ㉠ 스위스 정신의학자인 로샤(H. Rorschach)에 의해 1921년 개발된 투사적 심리진단 검사로 피험자의 전체 인성을 파악하기 위해 사용된다.

    ㉡ 검사는 특수하게 넓게 펼쳐진 잉크 얼룩 문양으로 이루어진 10개의 판으로 구성되어 있으며 최초 개발된 이후 검사 재료가 동일하게 유지되고 있다.

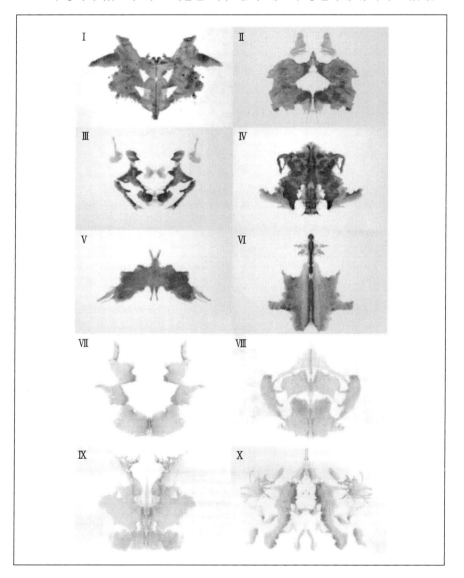

기출

심리평가 도구 중 최초 개발된 이후에 검사의 재료가 변경된 적이 없는 것은?

① Wechsler 지능검사

② MMPI 다면적 인성검사

③ Bender-Gestalt 검사

④ Rorschach 검사

❮정답 ④

ⓒ 로샤 검사는 10장의 잉크반점 카드로 구성되어 있다. 이 중 카드 Ⅰ, Ⅳ, Ⅴ, Ⅵ, Ⅶ은 무채색으로 된 흑백 카드이고 카드 Ⅱ, Ⅲ은 무채색에 붉은 색이 일부 포함되어 있으며, 카드 Ⅷ, Ⅸ, Ⅹ은 전체가 유채색으로 된 색채 카드이다.

② 검사의 절차

ⓘ 검사자 요건
- 해석자는 사람과 성격의 개념에 대해 잘 알고 있어야 함
- 정신병리와 부적응에 관한 뛰어난 지식을 지니고 있어야 함
- 로샤 검사 자체에 대한 이해를 가지고 있어야 함

ⓛ 엑스너(Exner) 종합체계*에 따르면, 로샤 검사의 실시는 반응단계와 질문단계로 구분된다.

③ 검사의 실시

ⓘ 사전준비
- 검사 전 라포 형성을 위해 비교적 짧은 면담 후 검사를 실시
- 조용하고 편안한 방에서 로샤를 실시해야 하며, 마주 보고 앉은 경우 검사자의 사소한 행동이 수검자의 반응에 영향을 미칠 수 있음 → 수검자의 옆자리에 앉는 것이 표준적인 절차
- 10장의 로샤 카드를 순서대로 정리하여 수검자의 손이 닿지 않는 곳에 뒤집어 놓음
- 반응시간을 측정할 수 있는 초시계와 여러 색깔의 펜을 준비하고, 수검자의 반응을 기록할 수 있는 반응 기록지와 반응영역 기록지*를 준비

ⓛ 지시단계
- 표준절차에 따라 로샤를 간단히 소개한 뒤 카드 Ⅰ을 손에 쥐어주면서 "이것은 무엇으로 보입니까?"라고 질문
- 검사가 시작되면 검사자는 가능한 침묵을 지키고 수검자에게 카드를 바꿔주거나 어떤 설명이 필요할 때만 개입
- 무엇보다 주의할 것은 수검자에게 상상력 혹은 창의력 검사를 하고 있다는 인상을 주어서는 안 됨

[부적절한 질문]

- 직접적 질문 : "그 사람이 뭔가를 하고 있나요?"
- 유도적 질문 : "어느 쪽이 위인가요?"
- 반응을 상세히 묘사하도록 유도하는 질문 : "그 동물은 왜 싸웠을까요?"
- 암시적 질문 : "혹시 색깔 때문에 그런가요?"

기출

자기보고형 성격검사를 실시한 결과 의도적 왜곡 가능성이 높아 결과 해석에 어려움이 있다. 다음 중 이러한 의도적 왜곡을 최소화 할 수 있는 검사는?

① 지능검사
② 신경심리검사
③ MBTI
④ 로샤검사

엑스너 종합체계

낮은 신뢰도와 타당도 문제를 해결하기 위해 엑스너(Exner)와 동료들은 다양한 로샤 체계를 비교, 분석하고 통합한 결과, '로샤 : 종합체계'를 발행하였다.

반응영역 기록지

로샤 카드를 축소한 그림판으로, 어느 부분을 사용해서 반응했는지 영역을 표시할 수 있다.

기출

로샤(Rorschach) 검사의 질문단계에서 검사자의 질문 또는 반응으로 가장 적절하지 않은 것은?

① 어느 쪽이 위인가요?
② 당신이 어디를 그렇게 보았는지를 잘 모르겠네요.
③ 그냥 그렇게 보인다고 하셨는데 어떤 것을 말씀하시는 것인지 조금 더 구체적으로 설명해 주세요.
④ 모양 외에 그것처럼 보신 이유가 더 있습니까?

< 정답 ④, ①

④ 검사 반응 채점

㉠ 개요
- 반응 위치 : 브롯의 어떤 부분에 반응했는가?(전체, 부분, 드문 부분, 공백)
- 반응 위치의 발달질 : 위치반응은 어떤 발달수준을 나타내는가?
- 반응의 결정인(결정요인) : 브롯의 특징은 무엇인가?
- 형태질 : 반응내용은 자극의 특징에 적절한가?
- 반응내용 : 반응은 어떤 내용 범주에 속하는가?
- 평범반응 : 일반적으로 흔히 일어나는 반응인가?
- 조직활동 : 자극을 조직화하여 응답했는가?
- 특수점수 : 특이한 언어반응이 일어나고 있는가?
- 쌍반응 : 사물을 대칭적으로 지각하고 있는가?

㉡ 주요 항목

구분	기호	내용
반응의 위치	전체(W)	브롯의 전체가 반응에 사용된 경우
	부분(D)	흔히 반응되는 브롯이 사용될 때
	드문 부분(Dd)	반응빈도가 5% 미만으로 드물 때
	공백(S)	흰 공백부분에 반응할 때이며 독립적으로 채점하지 않고 WS, DS 같이 부가적으로 채점
반응 위치의 발달질	통합 반응(+)	분리된 부분이 다시 통합 → 원래 일정한 형태를 지니고 있거나 일정한 형태를 지니고 있는 상태로 묘사(예 거울을 통해 자기를 보는 사람)
	보통 반응(○)	단일 사물(대상)을 가리킬 때(예 나비)
	모호-통합 반응(v/+)	분리되고 난 다음 하나로 다시 통합→관련 사물 가운데 일정한 형태사물이 아니거나 특정형태로 묘사되고 있지 않음(예 구름을 동반한 폭풍우)
	모호 반응(v)	특정형태를 지니지 않고 사물묘사가 특정형태를 드러내고 있지 않음(예 어떤 종류의 지도)
형태질	우수하고 정교한(+)	수준 높고 우수하고 정교하며, 매우 정확히 형태 묘사
	보통의(○)	흔히 지각되는 사물 묘사
	드문(u)	흔하지는 않지만 어느 정도는 그렇게 볼 수 있는 묘사
	왜곡된(−)	특징이 왜곡되고 인위적, 비현실적인 묘사

Rorschach 구조변인 중 형태질에 대한 채점이 아닌 것은?

① v
② −
③ o
④ u

< 정답 ①

평범 반응	13개의 평범반응(P)		카드 Ⅰ 박쥐, 나비 카드 Ⅱ 곰이나 개, 코끼리 등의 네발달린 구체적인 동물 전체 카드 Ⅲ 인간의 모습, 인형이나 만화적 인물도 가능하나 두 대상이 협동적인 운동성을 지닐 때 카드 Ⅳ 인간, 괴물, 거인, 공상과학 속 인간을 닮은 생명체도 가능 카드 Ⅴ 박쥐, 나비 카드 Ⅵ 동물 가죽, 융이나 카페트, 모피 카드 Ⅶ 두 개의 사람 혹은 사람 닮은 대상의 머리, 얼굴 카드 Ⅷ 네발달린 동물전체 카드 Ⅸ 마녀, 인간이나 거인, 괴물 등 사람을 닮은 대상 카드 Ⅹ 게, 다리 많은 게와 유사한 동물, 거미, 다리 많은 거미와 유사한 동물
특수 점수	특이한 언어 반응	일탈된 표현 (DV)	언어 능력으로 볼 때 충분히 정확하게 할 수 있음에도 불구하고 부정확한 말이나 신조어를 사용*
		일탈된 반응(DR)	반응이 부적절하거나 관련되지 않은 어구*
	부적절한 결합 반응	모순적 결합 (INCOM)	반점 영역이나 심상이 부적절하게 하나의 대상으로 결합된 경우*
		우화적 결합 (FABCOM)	반점에서 보이는 2개 이상의 대상들 간에 받아들이기 어려운 관련성을 짓는 경우*
		오염반응 (CONTAM)	기괴하고 부적절한 조합으로 동일한 반점을 보고 2개 이상의 인상이 비현실적인 단일 반응으로 합쳐진 것*
	부적절한 논리(ALOG)		수검자가 자기 반응을 정당화하기 위해 자발적으로 비논리적 표현을 한 경우

기출

Rorschach 검사의 각 카드별 평범 반응이 잘못 짝지어진 것은?

① 카드 Ⅰ - 가면
② 카드 Ⅳ - 거인
③ 카드 Ⅴ - 나비
④ 카드 Ⅵ - 동물의 가죽

일탈된 표현 예

"망원경으로 볼 수 있는 세균들, 뛰면서 난다는 뛰날이, 한 쌍의 새 두 마리"

일탈된 반응 예

"리본이고 나비인데 나비는 예쁘잖아요"

모순적 결합 예

"네 발린 사람인데, 얼굴은 하마 같아요"

우화적 결합 예

"학 두 마리가 앉아서 담소를 나누면서 결혼식을 올려요"

오염반응 예

"사람 얼굴 같으면서도 여우 얼굴 같아서 사람 여우네요"

❮정답 ①

⑤ 구조적 요약

    ㉠ 검사 반응을 기호로 바꾼 뒤 각 기호의 빈도, 백분율, 비율, 특수 점수를 산출하여 체계적으로 요약한 것을 말한다.

    ㉡ 이를 토대로 수검자의 심리적 특성과 기능에 대해 해석적 가치가 있는 여러 가지 가설을 설정할 수 있다.

(2) 주제통각검사(TAT ; Thematic Apperception Test)

① 개요

    ㉠ 로샤 검사와 함께 전 세계적으로 널리 사용되고 있는 대표적인 투사적 검사이다.

    ㉡ 모호한 대상을 지각하는 과정에는 개인 특유의 심리적인 과정이 포함되어 독특한 해석을 도출하게 된다는 이론적 입장에서 출발하고 있다.

    ㉢ 그림을 보고 만드는 공상적인 이야기를 통해서 의식적 및 무의식적인 경향을 알려는 목적으로 머레이(H.A. Murray)와 모간(C.D. Morgan)에 의해서 1943년 처음 만들어졌다.

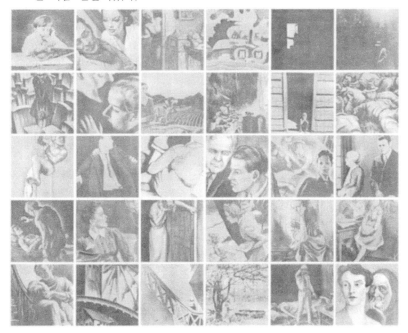

② 검사의 특징

    ㉠ 그림 속에 무슨 일이 일어나고 있으며, 또 어떻게 되어 그렇게 되었으며, 또 결과는 어떻게 될지를 피험자에게 이야기하게 한다.

    ㉡ 피험자의 이야기는 그 장면 속에 자기를 투사시켜 피험자의 갈등·욕구·경험·감정 등을 확인할 수 있다.

용어 및 기출문제

기출

주제통각검사(Thematic Appercep -tion Test : TAT)의 실시에 관한 설명으로 옳은 것은?

① 모든 수검자에게 24장의 카드를 실시한다.

② 카드를 보여주고, 각 그림을 보면서 될 수 있는 대로 연극적인 장면을 만들어 보라고 지시한다.

③ 수검자의 반응이 매우 피상적이고 기술적인 경우라도 검사자는 개입하지 않고 다음 반응으로 넘어간다.

④ 수검자가 "이 사람은 남자인가요? 여자인가요"라고 묻는 경우, 검사 요강을 참고하여 성별을 알려준다.

〈정답 ②

ⓒ 그림 속의 주인공과 자기를 동일시하기 때문에 주인공으로 하여금 자기의 동기·경향·감정을 대신해서 나타내게 하는 원리이다.

③ 검사의 절차

㉠ 백지카드를 포함한 31장의 카드로 구성되어 있고, 적용대상은 카드 뒷면에 문자와 숫자로 표기되어 있다.

㉡ 문자표기는 M(성인 남자), F(성인 여자), B(소년), G(소녀), BM(소년과 성인 남자), GF(소녀와 성인 여자), BG(소년과 소녀), MF(성인 남자와 성인 여자)이다.

㉢ 숫자표기는 1, 2, 4, 5, 10, 11, 14, 15, 16, 19, 20으로 두 성과 모든 사람에게 적용된다.

㉣ 10장은 모든 피검자에게 실시하며, 나머지 카드는 성별과 연령에 따라 10장씩 실시함으로 각 개인은 20장의 그림을 본다.

(3) HTP(집-나무-사람 검사, House-Tree-Person : HTP)

① 개요

㉠ 벅(Buck, 1948)이 고안한 투사적 그림검사로서 집, 나무, 사람을 각각 그리게 하여 내담자의 성격, 행동 양식 및 대인관계를 파악할 수 있다.

㉡ 적용 대상은 전 연령이며 개별 혹은 집단으로 실시할 수 있는데, 피험자의 성격적 특징뿐만 아니라 지적 수준을 평가할 수도 있다.

㉢ 조현병(정신분열증), 조울증과 같은 정신장애 및 신경증의 부분적 양상에 대한 파악도 가능하다.

② 검사의 절차

㉠ 준비물은 A4 용지 4매, 4B 연필, 지우개이다.

㉡ 피험자에게 종이를 한 장씩 주고 집, 나무, 사람을 차례로 마음대로 그리도록 한다.
  • 집 : A4용지를 가로로 놓고 그림
  • 나무 : A4용지를 세로로 놓고 그림
  • 사람 : A4용지를 세로로 놓고 그림

㉢ 자신과 반대되는 성의 인물을 그린 경우에는 종이 한 장을 더 제시하여 동성의 인물을 그리도록 한다.

㉣ 모두 그린 다음 해석과 관련하여 그림에 대한 질문을 한다.
  • 집 그림 : 내담자가 지각한 가정환경을 나타냄
  • 나무 그림 : 무의식적 자기상과 자신에 대한 감정을 나타냄
  • 사람 그림 : 의식에 가까운 부분으로서 자기상과 환경의 관계를 나타냄

기출
노인을 대상으로 HTP 검사를 실시하는 방법으로 옳은 것은?

① 노인의 보호자가 옆에서 지켜보면서 격려하도록 한다.
② HTP 실시할 때 각 대상은 별도의 용지를 사용하여 실시한다.
③ 그림을 그린 다음에는 수정하지 못하게 한다.
④ 그림이 완성된 후 보호자에게 사후 질문을 하는 것이 일반적이다.

❮정답 ②

③ 검사의 활용

    ㉠ HTP는 벅이 검사도구로 개발했지만, 이후 해머(Hammer, 1958)가 더욱 발전시켜 임상에 적용하였다.

    ㉡ 그 후 HTP는 심리치료를 위한 검사 도구뿐만 아니라 치료기법으로도 사용하고 있다.

(4) 문장완성검사(Sentence Completion test, SCT)

① **개요** : 미완성된 문장을 완성하게 하여 피검사자의 투사를 유도하는 심리검사로, 기존의 단어연상검사* 및 자유연상검사를 변형한 검사이다.

    ㉠ 19세기 독일의 심리학자 헤르만 에빙하우스(Hermann Ebbinghaus)가 미완성 문장을 통해 피검자의 정서반응을 직접 유발시킬 수 있다고 보았다.

    ㉡ 현재 사용되는 문장완성검사는 조셉 M. 색스(Joseph M. Sacks)에 의해 개발되었다.

② **측정 영역**

    ㉠ **가족영역** : 어머니, 아버지 및 가족에 대한 태도를 측정하며, 이와 관련된 문항으로 구성되어 있다.

        예 "어머니와 나는__", "내가 바라기에 아버지는__", "우리 가족이 나에 대해서__"

    ㉡ **성적영역** : 이성 관계에 대한 태도를 포함하며, 이 영역의 문항들은 사회적인 개인으로서의 여성과 남성, 결혼, 성적 관계에 대하여 자신을 나타내도록 한다.

        예 "내 생각에 여자들은__", "내가 성교를 했다면__"

    ㉢ **대인관계영역** : 친구와 지인, 권위자에 대한 태도를 포함한다. 이 영역의 문항들은 가족 외의 사람들에 대한 감정이나 자신에 대해 타인이 어떻게 느끼는지에 관한 생각들을 표현하게 한다.

        예 "내가 없을 때 친구들은__", "윗사람이 오는 것을 보면 나는__"

    ㉣ **자기개념영역** : 자신의 능력과 과거, 미래, 두려움, 죄책감, 목표 등에 대한 태도가 포함된다.

        예 "무슨 일을 해서라도 잊고 싶은 것은__", "내가 저지른 가장 큰 잘못은__", "내가 믿고 있는 내 능력은__", "내가 어렸을 때는__", "언젠가 나는__", "나의 평생 가장 하고 싶은 일은__"

③ **실시** : 개인과 집단 모두에게 실시될 수 있으며, 약 20~40분 정도의 시간이 소요된다. 검사를 실시하기 전 다음과 같은 사항을 일러준다.

    ㉠ 답에는 정답, 오답이 없으며 생각나는 것을 쓰도록 한다.

    ㉡ 글씨나 글짓기 시험이 아니므로 글씨나 문장의 좋고 나쁨을 걱정하지 않는다.

    ㉢ 주어진 어구를 보고 제일 먼저 생각나는 것을 쓴다.

    ㉣ 시간제한은 없으나 너무 오래 생각하지 말고 빨리 써야 한다.

단어연상검사

융(Jung)과 같은 정신분석가들이 사용한 것으로, 수검자의 무의식적 태도를 알아보고자 하였다.

기출

문장완성검사에 관한 설명으로 틀린 것은?

① 수검자의 자기개념, 가족관계 등을 파악할 수 있다.

② 수검자가 검사자극의 내용을 감지할 수 없도록 구성되어 있다.

③ 수검자에 따라 각 문항의 모호함 정도는 달라질 수 있다.

④ 개인과 집단 모두에게 실시될 수 있다.

❮정답 ②

④ **해석** : 문장완성검사 자체의 반응을 단독으로 분석하는 것도 유용하지만, 다른 투사적 검사에서 얻어진 자료와 통합하여 해석하면 수검자에 대한 보다 풍부한 이해를 얻을 수 있다. 또한 다음과 같은 사항에 주의를 두어 해석하는 것도 도움이 된다.

㉠ 내적인 충동에 주로 반응하는가, 또는 외부 환경 자극에 주로 반응하는가?

㉡ 스트레스 상황에서의 정서적 반응이 충동적인가 아니면 잘 통제되는가?

㉢ 자신의 책임이나 타인의 관심을 적절히 고려하는 등 사고가 성숙된 편인가, 아니면 미성숙하고 자기중심적인가?

㉣ 사고가 현실적인가 아니면 자폐적이고 공상적인가?

01 특정 학업 과업이나 직업에 대한 앞으로의 수행능력과 적응도를 예측하는 검사는?

① 성격검사   ② 적성검사

③ 흥미검사   ④ 사회성검사

> **TIPS!**
> ① 성격검사는 개인의 정서, 호오 성향 또는 무의식적 동기 및 갈등 등을 측정하면서 개인의 성격 구조, 과정, 발달, 병리적 현상 등을 파악하는 데 관여한다.
> ③ 흥미검사는 일반 상담 및 교육장면에서의 진로상담을 비롯하여 기업과 조직에서 인사선발 및 배치에도 활용된다.
> ④ 사회성검사는 사회적 적응과 관련한 검사 등이 이에 포함될 수 있겠다.

02 다음 중 발달적 선별검사의 설명으로 틀린 것은?

① 발달적 선별검사의 주 목적은 정상에서 이탈될 위험이 있는 아동을 확인하기 위함이다.

② 베일리(Bayley) 검사는 대표적인 발달검사이다.

③ 덴버발달선별검사는 자폐 아동을 선별하는데 가장 많이 사용된다.

④ 대부분의 발달선별검사에는 아동의 근육운동에 관한 평가가 포함되어 있다.

> **TIPS!**
> ③ 덴버발달선별검사는 0~6세까지의 영유아를 대상으로 하며, 일반 영유아 또는 정상발달로 보이는 영유아에게 실시하여 발달지체 가능성이 고려되는 경우를 선별한다. 자폐 아동을 선별하기 위해서는 아동기 자폐증 평정 척도(Childhood Autism Rating Scale: CARS)가 주로 쓰인다.

Answer   01.②   02.③

03 23개월 유아가 월령에 비해 체격이 작고 아직도 걷는 것이 안정적이지 않으며, 말할 수 있는 단어가 "엄마, 아빠"로 제한되어 있다는 내용을 주증상으로 내원하였다. 이 유아에게 실시할 수 있는 검사로 적합한 것은?

① 그림지능검사
② 유아용 지능검사
③ 덴버발달검사
④ 삐아제식 지능검사

> **TIPS!**
>
> 아동이 보이는 주증상을 보았을 때, 지능뿐만이 아니라 운동기술, 신체적 발달 수준도 함께 평가가 필요한 것으로 보아 발달 검사가 적합한 것으로 보인다.

04 문장완성검사(sentence completion test : SCT)에 관한 설명으로 가장 적합한 것은?

① 심사숙고하여 떠오르는 생각을 기록하도록 해야 한다.
② 인격 심층에 관한 정보를 알 수 있는 검사이다.
③ 완성되지 않은 문장을 완성하도록 되어 있는 투사 검사 중의 하나이다.
④ 상상력과 창의력을 알아볼 수 있는 검사이다.

> **TIPS!**
>
> 문장완성검사는 주어진 어구를 보고 제일 먼저 생각나는 것을 기록하도록 해야 한다. 인격 심층에 관한 정보를 파악하기 위해서는 원초적 욕구와 환상을 도출시키는 로샤 검사가 더욱 적합하다. 문장완성검사는 상상력이나 창의력을 알아보는 검사가 아니다.

05 주제통각검사(Thematic Apperception Test: TAT)에 대한 설명으로 틀린 것은?

① 자아와 환경관계, 역동을 평가하는 검사이다.
② 개인이 자각하지 못하는 억제된 요소들까지 드러나게 해준다.
③ 한 장의 백지카드가 포함되어 있다.
④ 31장의 카드로 구성되어 있으며, 각 카드마다 평범 반응과 채점 기준이 명시되어 있는 구조적 검사이다.

> **TIPS!**
>
> TAT는 흑백그림으로 된 30장의 카드와 백지로 된 1장의 카드인 31장으로 구성되어 있다. 각 카드마다 도판의 특성과 전형적 주제가 있기는 하지만, 평범 반응과 채점 기준이 명시되어 있지는 않다.

Answer 03.③ 04.③ 05.④

06 다음 중 로샤 검사에 대한 설명으로 틀린 것은?

① 10장의 유채색 또는 무채색 잉크반점으로 된 모호한 그림카드로 구성되어 있다.

② 투사적 성격검사에 해당된다.

③ 채점 과정에서 형태와 반응 위치, 내용, 결정인 등을 고려한다.

④ 표준화되어 있는 검사로, 해석 과정에서 검사자의 주관이나 편향은 크게 개입되지 않는다.

> **TIPS!**
> 어떤 투사적 검사나 비슷한 문제를 지니고 있지만, 검사의 신뢰도나 타당도에 관해 많은 논의와 이의가 있어 왔다. 즉, 임상가의 주관이나 편향이 개입되어 결과가 달라지거나 해석자간 의견소통이나 의견일치가 되지 않을 수 있다. 엑스너는 이를 해결하기 위해 로샤를 표준화된 체계로 만들고자 노력하였다. 검사자의 주관에 따른 해석을 피하는 방법은 반드시 표준화된 절차를 숙지하고, 해석에 있어서도 다양한 연구결과나 경험 많은 임상가에 의해 축적된 지식을 바탕으로 해나가야 할 것이다.

Answer 06.④

1　(　　　　)은 표준화된 면담 또는 체계적 면담이라고도 불리며, 면담 동안 질문 항목과 순서가 일정하게 규격화되어 있다.

2　(　　　　)은 내담자가 찾아온 이유와 기관의 시설, 정책, 서비스가 내담자의 필요와 기대에 부응하는가를 판단하는 것이 목적이다.

3　자유반응이 가능한, 혹은 제한이 가해지지 않은 질문은 (　　　　) 질문이다.

4　(　　　　)란 성격, 지능, 적성 같은 인간의 지적 능력이나 개인적 특성을 파악하기 위해 개발된 (　　　) 또는 질적 측정 도구를 의미한다.

5　구조화된 검사과제를 사용하며 독특함보다는 개인들을 상대적으로 비교하려는 표준화된 심리검사는 (　　　) 검사이다.

6　(　　　　) 검사는 모호한 자극에 대한 느낌, 태도, 욕구, 내재 되어 있는 무의식적 욕망을 파악하고자 할 때 활용한다.

7　확보된 점수들을 서로 비교 가능하게 만들려면 시간제한, 구두지시문, 예비실험, 수검자의 질문에 대처하는 방법, 검사 시행 시 세밀한 부분의 검사조건들까지 동일해야 한다. 심리검사 개발 과정에서 이 과정을 검사의 (　　　) 라고 한다.

8　검사의 신뢰도에는 검사-재검사 신뢰도, (　　　　) 신뢰도, 반분 신뢰도, 내적 합치도 신뢰도, 평정자간 신뢰도가 있다.

9　타당도 중 (　　　　) 타당도는 측정하고자 하는 추상적인 개념(이론)이 측정도구에 의해 제대로 측정되었는가의 정도를 파악하는 방법이다.

10 (   )에 따르면 지능은 일반요인과 특수요인으로 구성되어 있다.

11 (   )는 지능을 다양한 방법으로 상이한 종류의 정보를 처리하는 능력들의 체계적인 집합체라고 개념화하고, 요인분석을 통해 지능구조의 3차원 모델을 제시하였다.

12 혼(Horn)과 커텔(Cattell)은 지능을 유동적 지능과 (   ) 지능의 2차원으로 구별하였다.

13 최초의 체계적인 지능검사는 1905년 프랑스의 (   )가 정신지체 아동을 선별하여 특수교육을 시키기 위한 목적으로 제작하였다.

14 성인용 웩슬러 지능검사의 4가지 지수 또는 지표는 언어이해, 지각추론, 작업기억, (   )이다.

15 아동용 웩슬러 지능검사의 지각추론 핵심 소검사는 (   ), 행렬추론, 공통그림 찾기이다.

16 (   )는 원점수를 비교 가능한 환산점수로 변환함으로써 개인 내 각 소검사들의 점수들을 비교할 수 있다.

17 병전 지능의 추정은 웩슬러 지능검사에서 상식, (   ), 토막짜기를 통해 파악할 수 있다.

18 MMPI-2에서는 VRIN 척도, (   ) 척도, FB 척도, FP 척도 및 S 척도가 추가되었다.

19 (   )는 검사문항에 방어적으로 응답하는 정도를 측정하고, 이러한 방어적 태도가 임상척도 점수에 미치는 영향을 교정하기 위해서 개발되었다. L척도에 비해 좀 더 세련되고 교묘한 방어성을 탐지하기 위한 것이다.

20 삿갓형은 L척도와 K척도가 T점수 50 이하이고 F척도는 T점수 60점 이상인 경우이고, (   )은 바람직하지 못한 감정이나 충동 혹은 문제들을 부인하거나 회피하려고 하며 자신을 가능한 좋게 보이려고 애쓰는 상태를 반영한다.

21 MMPI-2의 임상척도 구성은 1(   ), 2(   ), 3(   ), 4(   ), 5(   ), 6(   ), 7(   ), 8(   ), 9(   ), 0(   )이다.

22 MMPI-2의 성격 병리 5요인 척도는 (   ), 정신증, 통제결영, 부정적정서성, 내향성이다.

23 편집증적 경향과 사고장애로 정신과적 진단이 고려되며 주의집중 곤란, 환청, 과대망상, 관계망, 피해망상이 있고, 편집성 성격장애, 분열성 성격장애가 많은 코드 유형은 (   )유형이다.

24 (   )는 융의 이론을 기초로 하여 마이어스와 브릭스가 만든 자기보고형 검사다

25 (   )는 정신병리를 측정하기 위해 1991년에 모레이(Morey)가 개발한 검사로, 우리나라에서는 2001년에 표준화하였다.

26 (   )는 인지 기능이나 뇌 및 특정 영역 또는 구조의 손상을 측정한다.

27 대표적인 종합 신경심리검사 배터리는 (   )성격심리검사 배터리, 루리아-네브라스카 신경심리검사 배터리, 웩슬러 (   ) 검사가 있다.

28 계획 및 조직화 능력 등을 포함한 실행 기능, 문제 해결 능력, 학습과 주의력, 사회적 판단 및 정서 조절에 관여하는 인간의 인지기능인 전두엽 기능 측정할 수 있는 신경심리검사는 (   ) 검사이다.

29 (   )는 간단한 기하학적 도형 중 9개의 도형을 보여주고 연필과 종이를 이용하여 따라 그리도록 하는 비언어적 검사이다.

30 (   )는 숫자나 문자를 순서대로 연결하는데 걸리는 총소요시간을 측정하며 A형과 B형으로 구분된다.

31 (   ) 실어증은 뇌의 좌반구 하측 전두엽에 존재하는 언어 관련 기능이 손상되거나 질병에 걸려 일어나는 실어증을 의미한다.

32 (   ) 영역은 좌반구 측두엽에 위치하며 청각적인 형태로 들어온 정보를 해석하고 이해하는 역할을 수행한다.

33 0~6세 영유아의 발달지체 여부를 판별하는 선별 검사는 (   ) 검사이다.

34 (   ) 검사의 연령 범위는 0~90세로 아동의 발달 수준을 측정할 수 있을 뿐만 아니라 노인을 대상으로도 평가할 수 있다.

35 로샤 검사는 특수하게 넓게 펼쳐진 잉크 얼룩 문양으로 이루어진 (   )개의 판으로 구성되어 있다.

36 (   ) 종합 체계에 따르면, 로샤 검사의 실시는 반응단계와 질문단계로 구분된다.

37 로샤 검사 반응의 채점에서 반응의 위치는 전체, 부분, 드문 부분, (   )으로 채점한다.

38 (   )는 그림을 보고 만드는 공상적인 이야기를 통해서 의식적 및 무의식적인 경향을 알려는 목적으로 만들어졌다.

39 (   )는 미완성된 문장을 완성하게 하여 피검사자의 투사를 유도하는 심리검사로, 기존의 단어연상검사 및 자유연상검사를 변형한 검사이다.

Answer

1. 구조화된 면담   2. 초기면담   3. 개방형   4. 심리검사, 양적   5. 객관적   6. 투사적   7. 규준화   8. 동형검사   9. 구성개념   10. 스피어만   11. 길포드   12. 결정적(결정성)   13. 비네   14. 처리속도   15. 토막짜기   16. 편차 지능지수   17. 어휘   18. TRIN   19. 교정척도 또는 K척도   20. V자형   21. 건강염려증, 우울, 히스테리, 반사회성, 남성성-여성성, 편집증, 강박증, 조현병, 경조증, 내향성   22. 공격성   23. 4-9/9-4   24. MBTI   25. 성격평가질문지 또는 PAI   26. 신경심리검사   27. 할스테드-라이탄, 기억   28. Rey 복합 도형   29. 벤더-게슈탈트 검사 또는 BGT   30. 선로잇기검사 또는 TMT   31. 브로카   32. 베르니케   33. 덴버 발달   34. K-Vineland-II   35. 10   36. 엑스너   37. 공백   38. 주제통각검사 또는 TAT   39. 문장완성검사 또는 SCT

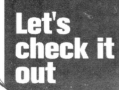
01 다음은 30대 후반 미혼 여성의 다면적 인성검사(MMPI) 결과이다. 이를 토대로 수검자의 임상적 특징, 가능한 진단명, 주로 사용하는 방어기제애 대해 간략히 기술하시오.

L(76)	F(42)	K(80)		
1(85)	2(60)	3(78)	4(62)	5(42)
6(53)	7(60)	8(56)	9(42)	0(50)

〈정답 및 해설〉

1. 임상적 특징 : L척도와 K척도는 적어도 T점수 60 이상이고 F척도는 T점수 50 이하인 V형이다. 문제를 부인하거나 회피하려고 하며 히스테리 환자나 건강염려증 환자에게 자주 나타난다.
2. 가능한 진단명 : 전환장애
3. 주로 사용하는 방어기제 : 이러한 패턴을 보이는 사람들은 부인과 억압의 방어기제를 많이 사용한다.

02 K-WISC-Ⅳ의 4가지 지표와 각 지표별 소검사를 1개씩 쓰시오.

〈정답 및 해설〉

1. 언어이해지표 : 공통성
2. 지각추론지표 : 토막짜기
3. 작업기억지표 : 숫자
4. 처리속도지표 : 기호쓰기

03 MMPI나 BDI와 같은 객관적 자기보고형 검사의 장점과 단점을 각각 3가지씩 쓰시오.

〈정답 및 해설〉

1. 장점
   ① 검사의 시행과 채점, 해석이 간편하다.
   ② 응답 및 분석이 용이하여 시간과 노력이 절감된다.
   ③ 검사 결과의 객관성을 높일 수 있다.

2. 단점
   ① 응답의 범위가 제한되어 깊이 있는 정보를 탐색하지 못한다.
   ② 수검자의 사회적 바람직성이 응답 결과에 영향을 미친다.
   ③ 수검자가 협조적인 대답으로 응답할 수 있다.

04 로샤 검사 결과를 엑스너(Exner) 방식으로 채점할 때 주요 채점 항목을 5가지 기술하시오.

〈정답 및 해설〉

1. 반응 위치 : 브롯의 어떤 부분에 반응했는가?
2. 반응 위치의 발달질 : 위치반응은 어떤 발달수준을 나타내는가?
3. 형태질 : 반응 내용은 자극의 특징에 적절한가?
4. 반응내용 : 반응은 어떤 내용 범주에 속하는가?
5. 평범반응 : 일반적으로 흔히 일어나는 반응인가?

핵심 키워드

1. 면담
- 형식적 분류 : 구조화, 비구조화, 반구조화
- 기능적 분류 : 초기(접수), 위기, 진단적, 심리평가적

2. 면담의 기법
- 관계형성
- 개방형 질문
- 경청
- 외모 및 행동 관찰
- 감정, 기분과 정서 관찰
- 언어의 사용 및 언어 행동 관찰

3. 심리검사의 사용 목적과 용도
- 분류 및 진단
- 자기 이해의 증진
- 예측
- 조사 및 연구

4. 심리검사의 유형
- 표준화 검사, 비표준화 검사
- 객관적(자기보고형) 검사, 투사적 검사
- 지필 검사, 수행 검사(동작 검사)
- 능력 검사(극대수행 검사), 성향 검사(습관적수행 검사)

5. 신뢰도와 타당도
- 신뢰도 : 검사-재검사, 동형검사, 반분, 내적 합치도, 평정자간
- 타당도 : 내용, 준거(공인, 예언), 구성개념(수렴, 변별, 이해, 요인)

6. 지능검사
- 지능의 분류 : 스피어만의 2요인설(g요인, s요인), 가드너의 다중지능이론, 손다이크의 특수능력, 써스톤의 다요인설, 길포드의 3차원 모델, 커텔과 혼의 유동성 지능과 결정성 지능
- 비네검사 : 최초의 지능검사
- 스탠포드-비네 지능검사 : 비율지능지수
- 웩슬러 지능검사 : 편차지능지수(평균 100, 표준편차 15), 언어이해, 지각추론, 작업기억, 처리속도, 병전지능의 추청(상식, 어휘, 토막짜기)

7. 다면적 인성검사(MMPI)
- 경험적 제작
- 타당도 척도 : 성실성(무응답, VRIN, TRIN), 비전형성(F, F(B), F(P)), 방어성(L, K, S)
- K교정 : 척도 1(Hs), 척도 4(Pd), 척도 7(Pt), 척도 8(Sc), 척도 9(Ma), 해석(삿갓형, V자형, 상승형, 하강형)
- 임상 척도 : 건강염려증, 우울, 히스테리, 반사회성, 남성성-여성성, 편집증, 가압증, 조현병, 경조증, 내향성
- 성격병리 5요인 척도 : 공격성, 정신증, 통제결여, 부정적정서/신경증, 내향성/낮은 긍정적 정서

8. MBTI
- 융의 이론 기초, 마미어스와 브릭스가 제작
- 외향 대 내향, 감각 대 직관, 사고 대 감정, 판단 대 인식

9. 기타 심리검사
- 성격평가질문지(PAI)
- 16PF 다요인검사
- 캘리포니아 성격검사(CPI)

10. 신경심리검사

- 종합신경심리검사 배터리 : 할스테드-라이탄, 루리아-네브라스카, 웩슬러 기억검사
- 실행기능 및 전두엽 관련 기능검사 : 스트룹 검사, 위스콘틴 카드 분류 검사, 하노이탑 검사
- 시·공간 능력검사 : 토막짜기(웩슬러 지능검사), 레이 복합 도형 검사, 벤더-게슈탈트 검사
- 언어능력검사 : 어휘검사(웩슬러 지능검사), 보스턴 이름 대기 검사, 언어유창성 검사, 따라 말하기 검사

11. 뇌 기능에 따른 실어증

- 브로카 실어증
- 베르니케 실어증
- 완전 실어증
- 전도성 실어증

12. 대상별 검사

- 아동 및 청소년 심리검사 : 게젤 발달 검사, 베엘리 영유아 발달검사, 덴버 발달 검사, 사회성숙도 검사, 카우프만 아동용 지능검사, 시지각-운동 통합발달검사, 아동용 주제통각검사, 한국 아동 인성 평정척도
- 노인용 심리검사 : 노인용 주제통각검사, 서울신경심리검사 배터리
- 전 연령대 검사 : K-Vineland-II

13. 투사적 검사

- 로샤 검사 : 반응의 위치, 반응 위치의 발달질, 반응의 결정인, 형태질, 반응내용, 평범반응, 조직활동, 특수점수, 쌍반응
- 주제통각검사
- HTP(집-나무-사람 검사)
- 문장완성검사

M · E · M · O

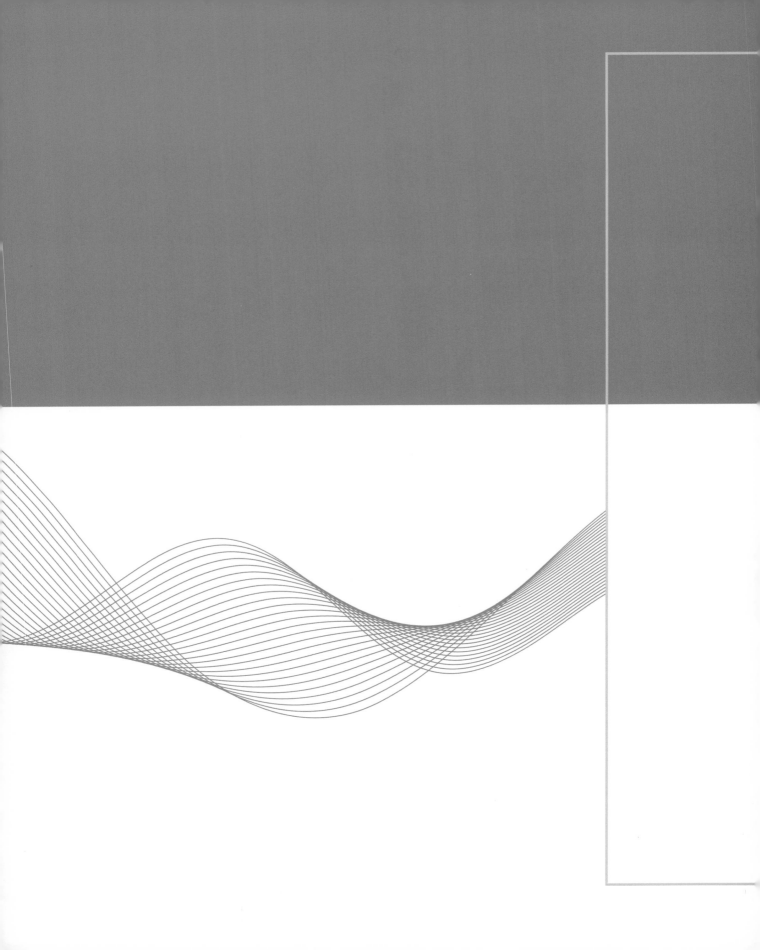

임상심리학

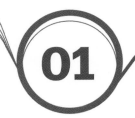

심리학의 역사와 개관

용어 및 기출문제

1. 심리학의 역사

(1) 심리학의 현대적 발전

① 임상심리학(clinical psychology) 개요
- ㉠ 임상심리학이라는 용어는 1907년 라이트 위트머(Lightner Witmer)가 펜실베니아 대학교에 심리진료소를 개설하면서 처음으로 사용하였다.
- ㉡ 미국심리학회(APA)의 임상심리학 분과(12분과)는 임상심리학의 개념정의를 더욱 구체적으로 정의한다.

> **PLUS** 임상심리학 분야는 인간의 적응과 개인적인 발전을 촉진할 뿐만 아니라 신체적 부적응, 장애, 불편함을 이해하고 예측하고 완화하기 위해 과학, 이론, 실무를 통합한다. 임상심리학은 전 생애와 다양한 문화, 모든 사회경제적 수준에 걸쳐 나타나는 인간 기능의 지적·정서적·생물학적·심리적·사회적 및 행동적 측면에 초점을 맞춘다(APA, 2012).

② 임상심리학자의 역할
- ㉠ 진단 및 평가 : 내담자의 기능 및 능력의 한계를 파악하고 검토한다.
- ㉡ 치료 : 내담자의 심리적 문제를 해결하고 원만한 생활을 영위할 수 있도록 개선한다.
- ㉢ 심리재활 : 교육, 훈련, 상담지원서비스 등의 제공을 통해 사회복귀를 촉진한다.
- ㉣ 자문 : 정신건강 관련 단체의 자문요청에 응하여 문제를 해결 및 해결 계획을 수립하는데 조력한다.
- ㉤ 행정 및 지도 : 기관 간 업무분담 및 협력을 위해 힘쓰며 지도력을 발휘한다.
- ㉥ 연구 : 심리적, 정신적 장애의 원인과 결과에 대해 연구를 수행한다.
- ㉦ 교육과 훈련 : 임상심리학, 이상심리학, 상담과 치료, 성격, 지역사회심리학, 면접, 심리검사 및 행동수정에 대한 정신건강의 교육과 훈련을 한다.

(2) 임상심리학과의 성장과 발전

① 위트머(Witmer)는 아동의 학습문제 및 학교에서의 어려움을 돕기 위한 아동 프로그램을 개발하였고, 연구증거에 기반한 중재와 진단전략을 사용하였다.

② 비네(Binet)와 사이먼(Simon)은 정신적 무능을 보이는 아동들에게 교육적 서비스를 제공하기 위해 지능검사를 개발하였다(1904).

기출

최초로 심리학 지식을 상담이나 치료의 목적으로 활용하려고 심리클리닉을 펜실베니아 대학교에 처음 설립한 사람은?

① 위트머(Witmer)
② 볼프(Wolpe)
③ 스키너(Skinner)
④ 로저스(Rogers)

기출

임상심리학자의 고유한 역할과 가장 거리가 먼 것은?

① 사례관리
② 심리평가
③ 심리치료
④ 심리학적 자문

〈정답 ①, ①

③ 루이스 터먼(Lewis Terman)은 Benet-Simon 검사를 개정(1916), Stanford-Binet 검사로 이름을 바꿔 사용하였다.

④ 윌리엄 힐리(William Healy)는 청소년 정신병리연구소를 개설하였고(1909), 아동들과 가족들이 직면하는 정신질환과 문제행동의 심리사회적 영향을 강조하였다.

⑤ 제1차 세계대전(1917)에 미국이 참전하게 되면서 로버트 여키스(Robert Yerkes) 등을 통해 Army Alpha(언어성)와 Army Beta(동작성) 집단용 지능검사가 개발되었다.

⑥ 제1차 세계대전 후, 로샤 잉크반점 검사(1921)를 비롯하여 500개 이상의 다양한 심리검사들이 개발되었다.

⑦ 1935년 APA 임상심리학 수련규정위원회가 수련 프로그램을 마련하였고, 1936년 첫 임상심리학 교과서가 출판되었다.

(3) 임상심리학의 최근 동향

① 제2차 세계대전 동안 군대 일반분류검사라는 집단용 지능검사가 개발되었다.

② 정신과적인 문제들을 평가하기 위한 객관식 성격평가인 다면적 인성검사(MMPI, 1943)가 개발되었다.

③ 데이비드 웩슬러(David Wechsler)는 아동용 지능검사를 개발하였다(1949).

④ 전후 재향군인병원에 입원한 군인들을 위한 임상심리학자의 역할이 증대되었고, 심리검사, 심리치료, 자문 등을 제공하였다.

⑤ APA 임상심리학 수련위원회(1947)는 수련기준 및 지침을 개발하였다.

⑥ Boulder 회의(1949)에서 임상심리학자의 과학자–실무자 모형(scientist-practitioner model)이 수립되었다.

⑦ Vail 회의(1973)에서 새로운 수련모델인 학자–실무자 모형(scholar-practitioner model)이 수립되었다.

⑧ 조지 엔젤(George Engel)은 신체적이고 정신적인 질병의 이해와 치료를 위한 생물심리사회적 접근을 제안하였다(1977).

⑨ Salt Lake City 회의(1987)에서 대학원 수련 과정에 생물학적, 사회적, 인지적 및 개인차와 같은 핵심교과를 포함시켰다.

⑩ APA 임상심리학 분과는 경험적으로 지지된 치료에 대한 지침을 수립하였고(1995), 이후 증거-기반 치료(evidence-based therapies)*가 강조되었다.

용어 및 기출문제

기출

초기 임상심리학자와 그의 활동으로 바르게 짝지어진 것은?

① Witmer – g지능 개념을 제시했다.
② Binet – Army Alpha 검사를 개발했다.
③ Spearman – 정신지체아 특수학교에서 심리학자로 활동했다.
④ Wechsler – 지능검사를 개발했다.

기출

세계 제1차 대전과 제2차 대전 사이에 임상심리학의 발전사에 대한 내용으로 틀린 것은?

① 많은 심리평가 도구들이 개발되었다.
② 치료 영역에서 심리학자들의 역할이 증대되었다.
③ 정신건강분야 내 직업적 갈등으로 임상심리학자들은 미국의 APA를 탈퇴해서 미국 응용심리학회를 결성했다.
④ 미국 임상심리학의 박사급 자격 전문화가 이루어졌다.

증거-기반 치료
(evidence-based therapies)

증거-기반 치료에서는 치료의 효능에 대한 실증적인 증거가 있거나 검증된 치료법을 선택해야 함을 강조한다.

❮정답 ④, ④

2. 심리학의 제이론

(1) 정신역동 관점

① 개요

    ㉠ 정신역동* 심리치료(psychodynamic psychotherapy)는 프로이트(S. Freud)의 연구에서부터 시작되었다.

    ㉡ 프로이트의 이론을 진화하는 과정에서 정신분석학이라는 용어와 함께 정신분석 심리치료, 정신역동 심리치료와 같은 용어들이 쓰였다.

    ㉢ 정신역동 심리치료의 목표 : 정신역동 심리치료의 주된 목표는 무의식을 의식화하는 것이다. 이때 치료자에게 텅 빈 스크린(Bland-Screen)*으로서의 역할을 강조한다.

② 정신분석 이론의 구성

    ㉠ 인간에 대한 전제 : 프로이트는 인간을 비합리적인 생물학적 충동과 본능적 욕망에 동기화된 존재로 가정한다.

    ㉡ 심리성적 결정론
      • 인간의 행동이 현재 사건에 의해 발생하거나 우연히 발생하는 것이 아님을 주장
      • 생애 초기의 심리성적 사건에 의해서 결정된다고 간주

    ㉢ 인생 초기 발달 및 과거 경험 : 비정상적인 행동이나 정신 병리의 발달 기원을 출생 초기 6년 동안의 아동기 경험에서 찾아야 한다고 주장하였다.

③ 성격의 구조

    ㉠ 성격의 3요소

의식	직접 경험하고 있는 심적 상태 → 어떤 순간에 생각하고 느끼는 주관적 체험
전의식	어떤 시점에서 의식되어 있지는 않으나 비교적 쉽게 의식화되는 영역
무의식	자신의 행위에 대하여 자각이 없는 상태로 정신 내용의 대부분을 구성

    ㉡ 정신의 3요소

원초아(Id)	본능적 에너지(리비도)에 따라 쾌락의 원리가 지배하는 영역
자아(Ego)	원초아와 초자아를 통합하여 현실의 원리에 따라 행동하는 영역
초자아 (Superego)	행동의 옳고 그름을 판단하는 도덕의 원리에 따라 특정 행동을 촉진하거나 제약

정신역동

프로이트의 정신분석 이론의 영향을 받아 형성된 이론들로 개인의 과거 경험이 현재의 문제에 어떤 영향을 미치고 있는지 설명하고 이에 의거하여 문제를 해결하려는 이론이다

텅 빈 스크린적 역할

상담자는 내담자의 전이반응에 대해 행동으로 반응해서는 안되며, 냉철하게 전이감정으로부터 야기된 충동을 안으로 다스리고, 그러한 감정을 검토하여 내담자에 대한 해석 작업을 수행해야 한다.

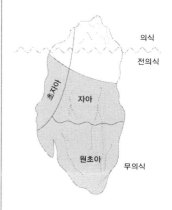

ⓒ 불안의 3유형

현실 불안	외부세계에서의 실제적 위협을 지각함으로 발생되는 불안(객관적 불안)
신경증적 불안	자아(Ego)가 원초아(Id)의 본능적 충동을 통제하지 못할 경우 발생할 수 있는 위협에 대한 불안
도덕적 불안	원초아(Id)와 초자아(Superego)간의 갈등으로 야기되는 불안 → 양심에 대한 두려움

④ 주요 기법

ⓖ 자유 연상
- 내담자로 하여금 의식의 검열을 거치지 않고 마음속에 떠오르는 것을 자유롭게 이야기하도록 하는 기법
- 자유 연상을 통해 내담자의 무의식적 욕구와 충동을 인식할 수 있음

ⓒ 전이의 분석
- 전이*란 인생 초기 의미 있는 대상과의 관계에서 발생했으나 억압되어 무의식에 묻어 두었던 감정, 신념, 욕망 → 자신도 모르게 상담자에게 표현하는 현상
- 전이를 분석 및 해석함으로써 내담자의 무의식적 갈등과 문제를 통찰하도록 도움

ⓒ 저항의 분석
- 상담 진행을 방해하고 현재 상태를 유지하려는(변화를 거부하려는) 의식적·무의식적 생각, 태도, 감정, 행동
- 저항을 분석하여 내담자가 통찰을 얻도록 도움

ⓔ 꿈 작업
- 꿈은 억압된 욕구와 본능적 충동이 의식으로 표출된 것으로서 상당히 왜곡되거나 위장된 형태의 무의식적 소망으로 그려지기도 함
- 꿈을 꾸고 난 후에 꿈의 의식적인 내용과 경험들을 현재몽(발현 내용)이라 하고, 의식하기 어려운 무의식적 충동들로 이루어져 있는 내용을 잠재몽(잠재적 내용)이라고 함
- 꿈 작업은 잠재몽에 대한 자유연상을 통해 현재몽을 이해할 수 있도록 하는 작업임

ⓜ 해석 : 자유연상에서 보고한 자료, 꿈의 내용, 전이, 저항 등의 내용과 그 의미를 깨닫도록 설명한다.

ⓗ 통찰 : 치료자는 해석을 통해 내담자의 아동기 경험에 대한 무의식적 소망을 깨닫도록 유도한다.

ⓢ 훈습(working-through) : 내담자의 갈등과 방어를 탐색하고, 이를 여러 번 재검토하고 재평가하며 내담자의 심리적 기능에 영향을 미치는 과정이다.

⑤ 주요 방어기제

  ㉠ 방어기제의 의의
- 방어기제란 받아들이기 어려운 무의식적 욕구나 충동으로부터 자아를 보호하기 위해 일어나는 정상적인 행동을 의미
- 방어기제를 너무 자주 사용하거나 더 이상 기능을 못할 때는 신경증이나 정신병에 걸릴 가능성이 높아짐

  ㉡ 억압: 받아들이기 어려운 충동이나 욕구가 의식되는 것을 막기 위해 위협적이거나 고통스러운 생각이나 감정들을 무의식 수준으로 밀어 넣는 것이다.

  ㉢ 투사: 받아들일 수 없는 자신의 욕망이나 충돌을 자신의 것이 아닌 다른 사람의 욕망이나 충동으로 돌리는 것을 말한다.

  ㉣ 부인: 비극적인 경험이나 외상적 상황에서 고통스러운 현실을 받아들이기 어려워하여, 현실을 받아들이는 것 자체를 거부한다.

  ㉤ 반동형성: 자신이 받아들이기 어려운 감정이나 욕구를 그 반대로 표현함으로써 무의식적 욕구를 방어한다.

  ㉥ 전치(전위): 자신의 공격적이거나 충동적인 욕구를 위협이 되는 사람이 아니라 덜 위협적인 상대에게 표출한다(예 직장상사에게 야단맞은 사람이 부하직원이나 식구들에게 화풀이 하는 경우).

  ㉦ 합리화: 실패나 상실감을 불러온 특정 행동을 논리적으로 정당화하여 정서적인 충격이나 실망을 경감시키는 행동이다(예 여우와 신포도 이야기)*.

  ㉧ 승화: 공격적이고 성적인 충동을 사회적으로 허용되는 다른 경로로 전환하는 것을 의미한다.

  ㉨ 퇴행: 심각한 스트레스나 어려움에 처했을 때 미성숙하고 유아적인 행동을 하면서 자신이 느끼는 불안에 대처하려고 시도한다.

  ㉩ 동일시
- 기본적으로 특별하다고 느낄 만한 것이 없다고 생각하는 사람들이 성공한 스타나 강력한 조직과 자신을 동일시함
- 스스로를 가치 있는 사람으로 지각하고자 하는 무의식적인 행동이라 할 수 있음

용어 및 기출문제

기출
이성적이고 직접적인 방법으로 불안을 통제할 수 없을 때, 붕괴의 위기에 처한 자아를 보호하기 위해 무의식적으로 사용하는 사고 및 행동 수단은?
① 통제 위치
② 효능감
③ 사회적 강화
④ 방어기제

기출
방어기제에 대한 개념과 설명이 바르게 짝지어진 것은?
① 투사(projection): 주어진 상황에서 결과에 대해 어쩔 수 없었다고 생각하며 행동한다.
② 대치(displacement): 추동대상을 위협적이지 않거나 이용 가능한 대상으로 바꾼다.
③ 반동형성(reaction formation): 이전의 만족방식이나 이전 단계의 만족대상으로 후퇴한다.
④ 퇴행(regression): 무의식적 추동과는 정반대로 표현한다.

여우와 신포도 이야기
여우가 먹음직스러운 포도를 발견했으나 딸 수 없는 상황에 처하자 "저 포도는 맛이 없을거야. 그래서 안 먹는다."고 말한 경우이다.

< 정답 ④, ②

(2) 행동주의 관점 .

① 개요

㉠ 인간행동의 대부분은 학습되거나 학습에 의해 수정될 수 있다고 봄으로써 학습이론으로도 불린다.

㉡ 프로이트의 정신분석적 심리치료와 더불어 대표적인 지시적 심리치료 및 상담에 속한다.

㉢ 부적응행동의 원인에 대하여 강화, 처벌의 원리를 사용하여 바람직한 행동을 유도한다.

㉣ 실험에 귀초한 귀납적 방법으로 실험적 방법을 치료 과정에 적용한다.

② 기본가정

㉠ 인간행동은 대부분은 학습된 것이고 문제행동을 치료하는 데 있어서 과거보다 현재가 더욱 중요하다.

㉡ 환자의 문제 증상에 따라 적절한 치료방법을 선정한다.

㉢ 객관적으로 관찰할 수 있고, 측정 가능한 행동을 연구대상으로 한다.

㉣ 행동수정은 객관적 자료를 토대로 실험을 통한 검증방법을 활용한다.

㉤ 행동의 형성과정은 환경자극에 따라 큰 영향을 받는다.

③ 이론의 체계

㉠ 고전적 학습이론(파블로프, Pavlov) : 개에게 종소를 들려 준 후 먹이를 주자, 이 후 종소리만 들려주어도 개가 침을 흘리는 실험 과정을 통해 정립되었다(고전적 조건형성).

㉡ 조작적 학습이론(손다이크, 스키너, Thorndike, Skinner)

• 고전적 조건형성을 확장한 것으로, 인간이 환경의 자극에 능동적으로 반응하여 나타내는 조작적 행동을 설명 → 강화이론으로도 불림

• 강화와 처벌

정적 강화	유쾌 자극을 부여하여 바람직한 행동의 확률을 높임
부적 강화	불쾌 자극을 제거하여 바람직한 행동의 확률을 높임
정적 처벌	불쾌 자극을 부여하여 바람직하지 못한 반응의 확률을 낮춤
부적 처벌	유쾌 자극을 제거하여 바람직하지 못한 반응의 확률을 낮춤

기출

'엄마'라는 언어가 어머니의 행동과 반복적으로 연합됨으로써 획득된다고 설명하는 이론은?

① 고전적 조건형성
② 조작적 조건형성
③ 관찰학습
④ 언어심리학적 이론

❮정답 ①

ⓒ 강화계획(강화스케줄)

지속적 강화	반응이 생길 때마다 매번 강화물을 주는 것으로 학습 초기 단계에 효과적
간헐적 강화	• 고정 간격 : 요구되는 행동의 발생빈도에 상관없이 일정한 시간 간격에 따라 강화부여 • 변동 간격 : 강화가 주어지는 시간 간격이 일정하지 않아 예측할 수 없도록 강화부여 • 고정비율 : 일정한 횟수의 바람직한 반응이 나타난 경우에 강화부여 • 변동비율 : 불규칙한 횟수의 바람직한 반응이 나타난 경우에 강화부여 • 반응률이 높은 순서 : 변동비율 > 고정비율 > 변동간격 > 고정간격

ⓔ 사회학습이론(반두라, Bandura)
- 인간의 인지능력에 관심을 갖고, 어떤 모델의 행동을 관찰·모방함으로써 학습하게 된다는 사회학습이론을 주장 → 대리적 강화라고도 함
- 주요 개념

모델링	다른 사람의 행동을 보고 들으면서 따라하는 관찰학습
자기조절	자신의 행동을 스스로 평가·감독
자기강화	특정 행동을 유지하거나 변화시키기 위해 자신이 통제할 수 있는 보상을 스스로에게 부여
자기효능감	내적 표준과 자기강화에 의해 형성 → 어떤 행동을 성공적으로 수행할 수 있다는 신념

(3) 생물학적 관점

① 개요
  ㉠ 생물학적 관점은 인간의 행동에 미치는 정신작용을 신경계의 구조와 기능 및 신경세포의 활동으로 설명하고자 한다.
  ㉡ 생물학적 관점에서의 행동은 신체내부, 특히 뇌와 신경계통에서 일어나는 전기적, 화학적 작용을 중심으로 하는 신경생리학적 기제로 설명하였다.
  ㉢ 생물학적 관점에서의 정상행동과 이상행동은 개인의 생리적 조건에 따라 규정될 수 있으며, 이러한 생리적 조건들은 유전적으로 결정되어질 수 있다고 보았다.
  ㉣ 지각, 감정, 사고, 활동 등은 뇌의 작용에 의한 것이며, 신경계통과 내분비계통의 상호관련성이 행동의 기초가 된다고 보았다.

기출

골수 이식을 받아야 하는 아동에게 불안과 고통에 대처하도록 돕기 위하여 교육용 비디오를 보게 하는 치료법은?

① 유관관리 기법
② 역조건 형성
③ 행동시연을 통한 노출
④ 사회학습법

❮정답 ④

② 신경계

  ㉠ 신경계의 기본 단위는 뉴런이며, 신경계는 중추신경계(뇌와 척수로 구성)와 말초신경계(체성신경계와 자율신경계로 구성)로 구성되어 있다.

  ㉡ 주요 신경전달물질
  - 세로토닌(serotonin) : 우울증에 걸린 사람들의 경우 세로토닌의 수준이 정상인보다 낮음
  - 도파민(dopamine) : 낮은 도파민 수준은 어떤 동작을 시작하거나 자세를 유지하는데 어려움을 겪는 파킨슨병(Parkinson's disease)과 관련되며, 높은 도파민 수준은 조현병과 관련
  - 노르에피네프린(norepinephrine) : 교감신경계의 작용에 관여하며, 각성과 주의에 영향
  - 아세틸콜린(acetylcholine) : 뇌에서 기억과 관련된 신경전달물질이며, 알츠하이머병과 관련

③ 실어증 연구

  ㉠ 브로카 실어증
  - 프랑스의 생리학자 브로카(Paul Broca)는 뇌의 특정 부위가 특정행동을 담당한다는 것을 최초로 입증한 연구 수행

  ㉡ 베르니케 실어증
  - 독일의 생리학자 베르니케(Carl Wernicke)는 좌측 측두엽이 언어이해를 담당함을 주장
  - 손상 시 의미있는 문장을 말하거나 말의 의미를 이해하지 못한다는 것을 밝히고 이를 베르니케 실어증이라고 명명

④ 활용

  ㉠ 뇌파기록법(EEG) : 두피에 부착한 전극을 통해 뇌의 전기적 활동을 기록하고 측정하는 기법이다.
  ㉡ 양전자방출 단층촬영술(PET) : 활동적인 뇌 영역의 혈류를 측정하는 뇌영상 기법을 말한다.
  ㉢ 자기공명영상(MRI) : 뇌와 다른 연조직(힘줄, 혈관 등)의 구조에 대한 자세한 영상을 얻기 위해 자기장을 이용하는 뇌영상 기법을 말한다.

(4) 현상학적 관점

① 개요

  ㉠ 현상학이란 세계와 자신에 관해 개인들이 지니고 있는 관점들, 개인의 주관적인 경험, 감정, 또는 개인적으로 지니고 있는 개념을 탐구하는 학문적 경향을 의미한다.

기출

정신장애와 관련되어 있는 주요 신경전달물질들 중 정서적 각성, 주의집중, 쾌감각, 수의적 운동과 같은 심리적 기능에 영향을 미치며 특히 정신분열증과 관련된 것으로 알려진 신경전달물질은?

① 도파민
② 세로토닌
③ 노르에피네프린
④ 글루타메이트

❮정답 ①

    ⓛ 현상학에서는 현재 개인들이 바라보고 있는 현상을 어떻게 해석하느냐를 중요시 여긴다.

    ⓒ 현상학은 인본주의 심리학 또는 제3심리학이라고도 불린다. 인본주의 심리학, 게슈탈트 심리학, 실존주의 심리학이 현상학적 관점의 영향을 받았다.

② 현상학적 관점의 특징

    ㉠ 현재 개인이 가지고 있는 느낌이나 생각을 중시한다.

    ⓛ 외부상황에 대해 개인이 어떻게 해석하느냐를 중시한다.

    ⓒ 개인에게 직접 개인의 현상세계를 물어보는 연구방법을 선호한다.

    ⓔ 과학적이고 객관적인 연구 방법의 한계를 지적한다.

    ⓜ 특정한 개인의 내적 세계에 관심을 갖는다.

(5) 인본주의 심리학

① 로저스(Carl Rogers) 내담자중심 치료

    ㉠ 특징

      • 모든 내담자는 자기 자신의 중요한 일들을 스스로 결정하고 해결할 수 있는 능력을 보유하고 있음을 강조

      • 동일한 치료 원리를 정상적인 상태에 있는 사람이나 정신적으로 부적응 상태에 있는 사람 모두에게 적용

    ⓛ 인간관

> "인간은 유기체로서 실현화 경향성을 가진 존재다. 누구나 자기를 실현화하려는 기본적인 동기를 갖고 있기 때문에, 어떠한 조건만 갖추어진다면 스스로 자신을 이해하고 변화를 이끌어낼 수 있으리라 믿는다. 또한 사람들은 똑같은 상황에서도 주관적으로 혹은 현상학적으로 매우 다른 경험을 한다. 인간은 이러한 경험을 통해 가치를 형성해간다. 따라서 우리가 매순간 경험하는 것이 무엇보다 중요하다. 당신은 이 순간에 무엇을 경험하고 있는가? 경험을 통해 당신이 느끼는 희로애락의 감정을 진솔하게 수용하고 표현하는가? 아니면 부모나 타인에게 강요되거나 주입된 가치로 인해 왜곡되거나 부정된 감정에 사로잡혀 있는가? 로저스는 경험을 통해 자기실현 경향성을 발현할 수 있다고 본다. 심리적으로 건강한 사람은 모든 경험에 개방되어 자기에 대한 가치화 과정을 이루어 간다. 인간이 부정적으로 변한 것은 외부적인 영향, 즉 부모나 사회에서 가하는 '가치의 조건화'에 의해 이러한 실현화 경향성이 방해받기 때문인 것으로 보았다."
>
> – 칼 로저스, 『사람중심상담』

ⓒ 완전히 기능하는 인간의 특성
  • 지금-여기(Here&Now)에서 진행되는 자아를 완전히 자각
  • 세상 모든 것을 정확하게 왜곡 없이 인식하고 선택한 것들에 책임을 짐
  • 경험에 대한 개방적 자세와 자기 신뢰
  • 매 순간 충실한 삶을 영위(실존적 삶)하며 성장을 계속하려는 자발성
② 매슬로우(Abraham Maslow)의 욕구위계(단계)이론
  ㉠ 특징
    • 인간의 동기는 다섯 가지 욕구가 계층적으로 구성되었다고 봄
    • 욕구는 한 단계씩 계층에 따라 순차적으로 유발됨을 주장
  ㉡ 욕구 5단계 구성

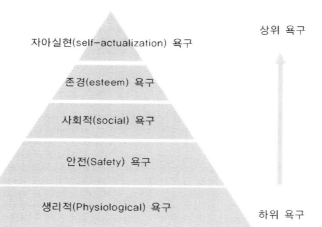

용어 및 기출문제

기출

매슬로우(Maslow)와 그의 욕구위계 이론에 관한 설명으로 틀린 것은?

① 배고픔, 목마름 등과 같은 결핍 욕구를 중시한다.
② 존중의 욕구가 소속감과 사랑의 욕구보다 더 상위의 욕구이다.
③ 매슬로우는 인본주의 심리학자 '제3세력'을 대표하는 학자이다.
④ 자아실현자들은 다른 사람들보다 절정경험을 더 자주할 수 있다.

구분	내용
자아실현의 욕구	자기완성에 대한 갈망을 의미하며 자신의 잠재적 역량을 최대한으로 실현하려는 욕구
존경(존중)에 대한 욕구	명예, 지위, 인정, 위신 등에 대한 욕구
소속·애정의 욕구	다른 구성원들과 상호작용하며 고독 및 소외에서 오는 고통을 회피하고자 하는 욕구
안전에 대한 욕구	• 육체적, 심리적 안전에 대한 욕구 • 생명의 위험, 사고, 전쟁, 질병, 직업 및 생계에 대한 불안 등에서 벗어나 안전하고 싶어 하는 욕구
생리적 욕구	가장 기초적인 욕구로 음식, 의복, 주거, 성, 수면 등에 관련된 욕구

❮정답 ①

(6) 게슈탈트(형태주의, Gestalt) 심리학

① 개요
  ㉠ 게슈탈트의 의의 : 게슈탈트 심리학은 독일에서 연구가 시작되었으며 게슈탈트란 우리말로 형태, 모양, 형상 등으로 번역되기 때문에 통상 형태주의 상담으로 표현한다.
  ㉡ 이론적 배경
    • 지각영역을 연구한 독일 심리학의 부류로 perls가 대표학자임
    • 인간은 사물을 개별적으로 무관한 존재로 지각하기보다는 의미 있는 전체 및 패턴으로 통합하여 지각하는 경향을 갖는다고 봄

② 인간관
  ㉠ 인간은 통합된 부분들로 이루어진 복합물이다. 신체, 정서, 사고, 감각, 지각 등 그 어느 것도 전체로서의 인간이라는 맥락을 벗어나서는 이해될 수 없다.
  ㉡ 인간은 환경의 한 부분이며 따라서 환경과 분리하여서는 인간을 이해할 수 없다.
  ㉢ 인간은 내·외적 자극에 대해 반응할 방법을 선택하며, 세상에 대한 행위자이지 반응자가 아니다.
  ㉣ 인간은 모든 감각, 사고, 정서, 지각을 충분히 인식할 수 있는 잠재력과 인식력을 갖고 있으므로 선택할 수 있다.
  ㉤ 인간은 자기 자신의 삶을 효과적으로 영위할 수 있는 능력을 가지고 있다. 즉, 인간은 본질적으로 자기 조절적이고 성장을 지향한다.
  ㉥ 인간은 과거와 미래를 경험할 수 없으며 현재에서만 자기 자신을 경험할 수 있다.

③ 주요 개념
  ㉠ 게슈탈트 심리학의 관점
    • 인간은 모든 사물을 전체(게슈탈트)로 지각하며, 부분으로 나눌 수 없음
    • 건강한 삶이란 분명하고 강한 게슈탈트를 형성할 수 있는 능력으로 정의
  ㉡ 전경과 배경
    • 대상을 인식할 때 관심 있는 부분은 지각의 중심에 떠올리지만 나머지는 배경으로 보내게 됨
    • 관심의 초점이 되는 부분이 전경이고 관심 밖에 놓인 부분은 배경이 됨
  ㉢ 미해결과제
    • 미해결과제는 전경과 배경의 자연스러운 교체를 교란시켜 개체의 적응을 방해
    • 미해결과제를 해결하는 방법은 지금-여기(Here & Now)를 알아차리는 것이 됨

기출
접촉, 지금-여기, 자각과 책임감 등을 중시하는 치료 이론은?
① 인간중심적 치료
② 게슈탈트 치료
③ 정신분석
④ 실존치료

◀ 정답 ②

ㄹ 알아차림과 접촉
- 알아차림 : 개체가 자신의 유기체 욕구나 감정을 지각한 다음 게슈탈트로 형성하여 전경으로 떠올리는 행위
- 접촉 : 전경으로 떠오른 게슈탈트를 해소하기 위해 환경과 상호작용하는 행위
- 알아차림-접촉주기 : 게슈탈트가 형성되고 해소되는 반복 과정

(7) 실존주의 심리학

① 개요

㉠ 실존주의 심리학의 배경
- 정신분석이나 행동주의에 반발하여 인간을 존재하는 그대로 이해하려는 입장에서 생겨난 이론
- 인간 개인과 인간 정서의 중요성을 강조하며, 고립된 개별존재로서의 실존의 개념을 강조
- 키르케고르(Kierkegaard)의 실존주의 철학에 영향을 받아 프랭클(Frankl)이 실존주의 심리학을 체계화

㉡ 주요 주제
- 치료기법 내담자의 세계를 그대로 이해하는 데 의의를 두고 있음
- 내담자의 자유 본능을 충족하고 행위에 대해 책임을 질 수 있도록 지도
- 정신분석적 방법, 인간중심적 방법 등 다양하고 융통성 있는 기법을 사용하되 그중 프랭클(Frankle)의 역설적 의도, 의미치료가 중심이 됨
- 인간존재의 가장 중요한 문제는 불안문제로 보며 인간의 부적응 행동 원인으로 실존적 신경증이나 패배적 정체감에 관심을 갖음

② 실존적 불안

㉠ 실존주의자들은 사람들이 원래 의미가 없는 세상 속에서 각자에게 의미 있는 '정체감'을 확립하는 과정에서 자신의 삶을 선택해야 하는 데 따르는 불안감을 피할 수 없다고 본다.

㉡ 실존주의 철학은 인간존재에 관해 근원적인 질문들을 던진다. 즉, 왜 태어났으며 살아가면서 무엇을 해야 하는지에 대한 질문들로부터 실존적 불안이 생긴다고 본다.

㉢ 대부분의 사람들은 이 질문에 도피한 체 다른 사람들을 따라 하는 나쁜 신념 속에서 살아간다.

㉣ 실존주의는 이 나쁜 신념을 버리고 용기를 내어 진정한 자신의 존재를 찾아야 한다고 주장한다.

용어 및 기출문제

기출
실존적 접근의 심리치료는?

① 인지치료
② 의미치료
③ 자기교습훈련
④ 합리적 정서행동치료

❮정답 ②

③ 실존주의 상담의 기본 가정

    ㉠ **자유와 책임** : 인간은 매 순간 자신의 의지에 따라 선택할 수 있는 자유를 가진 자기 결정적인 존재임을 전제한다.

    ㉡ **삶의 의미** : 삶의 목적과 의미를 찾기 위한 노력은 인간의 독특한 특성임을 강조한다.

    ㉢ **죽음과 비존재** : 인간은 미래에 언젠가는 자신이 죽는다는 것을 자각하며, 삶의 과정에서 불현듯 비존재가 된다는 위협을 느낀다고 본다.

    ㉣ **진실성** : 인간은 진실한 존재이며 불확실성 속에서 결정을 내리게 되고 그 결과에 대해 책임을 진다.

(8) 통합적 관점

① 의의

    ㉠ 통합적 관점은 서로 다른 이론들을 결합시켜 보다 완벽한 이론 모형을 제시하고 효과적인 심리상담·치료를 개발하고자 하는데서 시작되었다.

    ㉡ 1950년대~1970년대 동안의 새로운 이론들과 접근들의 급격한 증가 후에 한 특정 이론이나 이론적 입장을 지향하기보다는 인간 행동에 대한 각각의 접근을 통합적으로 적용하고자 하였고, 각 이론의 강점을 취하고자 노력하였다.

    ㉢ 통합적 관점은 개별 환자의 요구를 맞추기 위해 다양한 치료전략을 적용하는 보다 기능적이고 실용적인 접근이다.

    ㉣ 다양한 이론적 지향으로부터 나온 기법들의 통합적 사용은 절충주의(eclecticism)*에 초점을 두었으며, 환자의 독특한 욕구에 맞는 치료를 설계하기 위해 다양한 조망으로부터 나온 전략을 사용하였다.

② 라자루스(Lazarus)의 중다양식 치료

    ㉠ 절충주의 접근의 대표적인 예는 라자루스(Lazarus)의 중다양식 치료이다.

    ㉡ 중다양식 치료의 기본 전제는 내담자들은 보통 여러 가지 특수한 문제들로 고통을 받고 있으므로 그 문제들을 다룰 때에는 여러 가지 특수한 치료법들을 동원해야 한다는 것이다.

    ㉢ 중다양식 치료자는 각 내담자마다 독특한 BASIC ID((Behavior, Affect, Sensation, Imagery, Cognition, Interpersonal relationship, Drug)*의 형태를 파악하여 내담자 문제를 평가해야 한다.

절충주의(eclecticism)

다양한 이론으로부터 서로 모순되지 않은 것들을 찾아 조화로운 전체로 통합하는 것을 말한다.(치료/상담 시 혼합주의가 되지 않게 주의) 혼합주의는 깊이와 체계 없이 서로 다른 이론적 개념들을 한데 합쳐 놓은 것을 말한다.

기출

Lazarus의 중다양식 상담에 관한 설명으로 틀린 것은?

① 성격의 일곱 가지 양식은 행동, 감정, 감각, 심상, 인지, 대인관계, 약물/생물학 등이다.

② 사람은 개인이 타인들과의 긍정적이거나 부정적인 상호작용의 결과들을 관찰함으로써 무엇을 할 것인지를 배운다고 본다.

③ 사람들은 고통, 좌절, 스트레스를 비롯하여 감각자극이나 내적 자극에 대한 반응을 나타내는 식별역이 유사하다.

④ 행동주의 학습이론과 사회학습이론, 인지주의의 영향을 많이 받았으며, 그 외 다른 치료기법들도 절충적으로 사용한다.

BASIC ID

중다양식 치료에서 고려해야 할 7가지 요소로 행동, 감정, 감각, 심상, 인지, 대인관계, 약물/생물학을 의미한다.

◀ 정답 ③

01 임상심리학 수련에 있어 연구, 치료 및 평가에 대한 수련기준을 강조한 수련모형에 해당되는 것은 무엇인가?

① 과학자 – 실무자 모형
② 학자 – 실무자 모형
③ 생물심리사회적 모형
④ 임상 – 과학자 모형

> **TIPS!**
> 임상심리학 수련에 관한 APA 위원회가 1947년에 열렸는데, 임상심리학에서의 수련기준과 지침을 개발하기 위해 노력하였다. 위원회는 연구, 치료 및 평가에서 수련이 포괄적으로 적용되어야 한다고 권고하였고 1949년 Colorado주의 Boulder 모형(과학자–실무자 모형)을 개발하였다.

02 최근 임상심리학 중재에 있어 연구결과를 토대로 검증된 심리치료를 강조한 치료적 모형은 무엇인가?

① 인지 – 행동적 접근
② 임상 – 실무 접근
③ 증거 – 기반 접근
④ 통합적 접근

> **TIPS!**
> 최근 몇 년 동안 경험적으로 지지된 증거-기반 접근을 강조한 치료모형이 강조되고 있다. 이는 견고한 연구결과를 토대로 한 효과적으로 검증된 치료를 사용할 것을 권고하고 있으며 심리치료에 대한 새로운 지침으로 수립되었다.

Answer 01.① 02.③

03 다음 중에서 전통적인 정신분석의 기법과 거리가 먼 것은?

① 자유연상   ② 자기탐지

③ 저항과 전이 해석   ④ 훈습

> **TIPS!**
>
> 정신분석 치료 기법으로 자유연상, 저항과 전이 해석, 훈습 등이 있다. 자유연상은 내담자가 비합리적이고 고통스럽다 하더라도 마음에 떠오르는 대로 말하는 과정을 통해 무의식적 내용을 해석한다. 치료과정 시 내담자의 저항은 여러 가지 형태로 나타나며, 상담자가 저항을 분석해 줌으로써 내담자가 통찰을 얻도록 돕는다. 전이는 내담자가 과거의 의미 있는 존재, 보통 부모에게 느꼈던 것과 같은 방식으로 상담자에게 반응하는 것을 말한다. 분석가는 이런 전이를 격려하고, 긍정적이거나 부정적인 느낌을 해석해 준다. 자기탐지는 행동치료 기법으로 문제행동 패턴 평가, 특정 사건이나 심리적 반응에 대해 매일 상세하게 기록하는 과정을 말한다.

04 울페(Wolpe)의 체계적 둔감화에 대한 설명 중 틀린 것은?

① 불안을 억제시킬 수 있는 절차로서 이완절차를 사용한다.

② 실제 노출보다는 상상 노출을 사용한다.

③ 심하게 불안을 유발하는 상황에서부터 노출을 시작한다.

④ 상호억제 원리에 기초한 치료적 기법이다.

> **TIPS!**
>
> 행동주의 치료과정에서 가장 널리 활용되는 임상적 기법으로 불안이나 공포로 인해 야기되는 부적응적 행동이나 회피행동을 수정하는데 효과적인 것으로 알려지고 있다. 먼저 점진적인 이완훈련을 받고, 불안 유발 자극의 위계 목록을 만든 다음, 가장 낮은 불안 장면부터 상상하여 봄으로써 점차적으로 불안을 극복하는 방법과 같은 것이다. 이 방법은 대인관계 공포, 시험공포 등의 여러 가지 공포증을 제거하는데 효과적이다.

Answer   03.②   04.③

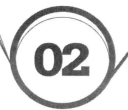

02 심리평가 기초

section 1 면접

1. 면접의 개념

(1) 면접의 의의

① **면접의 개념** : 면접은 문제의 가설을 세우고 그 해결책을 위해 중요한 자료를 수집하는 일련의 과정을 말한다.

② **면접자의 역할**

    ㉠ 면접자의 주된 업무는 경청(listening)으로 내담자에게 주의를 기울이는 행동이다.

    ㉡ 보다 세부적인 구성요소인 눈 맞춤, 신체 언어, 음성적 특징, 말 따라가기, 적절한 호칭으로 내담자 언급하기를 포함한다.

    ㉢ 라포(rapport)

      • 라포란 통해 면접자와 내담자 사이의 긍정적이고 편안한 관계를 의미함

      • 내담자가 면접자와의 라포를 강하게 느낄 때 자신의 문제에 공감한다고 느낌

      • 라포가 형성된 상황에서 내담자는 더 많은 정보를 드러내고 면접 과정에 더 적극적으로 참여하게 됨

(2) 면접의 기법

① 지시적 방식과 비지시적 방식

지시적 방식	비지시적 방식
• 면접자의 주도로 구체적인 정보를 얻기 위한 질문 사용 • 중요한 과거력, 증상의 존재, 문제의 지속기간 등을 파악할 때 유용	• 피면담자가 면접의 흐름을 결정하도록 함 • 면접자의 지시는 없으며, 내담자 중심으로 진행

② 질문

폐쇄형 질문	개방형 질문
• '예, 아니오'와 같은 특정하고 제한된 응답을 요구 • 내담자로부터 빠르고 정확한 대답을 이끌어낼 수 있음 • 상세하지 못하고, 자기표현을 효과적으로 이끌어 내지 못함	• 내담자의 개인적이고 자발적인 반응을 이끌어 내는 질문 • 내담자에 관한 풍부하고 다양한 정보 획득 가능

기출

다음 중 면접질문의 유형과 예로 잘못 짝지어진 것은?

① 개방형 : 당신은 그 상황에서 분노를 경험했나요?

② 촉진형 : 조금만 더 자세히 말씀해 주시겠습니까?

③ 직면형 : 이전에 당신은 이렇게 말했는데요.

④ 명료형 : 당신이 그렇게 느꼈다는 말인가요?

❮정답 ①

③ 명료화

    ㉠ 면접자가 내담자의 말을 정확하게 이해하고 있다는 것을 확인시켜 주는 기법을 말한다.

    ㉡ 내담자가 무엇을 말하는지 면접자가 적극적으로 듣고 처리하고 있다는 것을 내담자에게 확인시켜 줄 수 있다.

> "제가 정확하게 이해하고 있는지 확인받고 싶습니다. 당신은 약 6개월 동안 섭식과 관련된 문제에 대해 고민하고 있다고 말씀하신 것이 맞습니까?"

④ 직면

    ㉠ 내담자를 특정 상황에 맞닥뜨리게 함으로써 문제되는 행동과 지각을 검토하고 수정하게 하며 통제, 도전하도록 하는 기법을 말한다.

    ㉡ 명료화와 비슷할 수 있으나 내담자가 제공한 모순된 정보에 초점을 맞춘다.

> "이전에 당신은 10대 때 자신의 몸과 몸무게에 만족했다고 말씀했는데, 몇 분 전에는 고등학교 시절 많은 친구들과 비교했을 때 자신이 뚱뚱하게 느껴졌다고 말씀하셨습니다. 약간 혼란스럽군요."

⑤ 재진술

    ㉠ 내담자가 자신의 말이 경청되고 있다는 것을 확신시켜주는 데 활용되는 기법이다.

    ㉡ 면접자는 일반적으로 내담자가 한 말을 유사한 단어로 바꾸어 말한다.

> 내담자 : "저는 외로울 때 폭식을 해요"
> 면접자 : '당신은 주위에 아무도 없을 때 폭식을 하는군요'

⑥ 감정의 반영

    ㉠ 내담자의 말을 반복하는 재진술과 비교하여 감정의 반영은 내담자의 정서를 반영한다.

    ㉡ 내담자가 자신의 감정을 명확하게 표현하지 않았음에도 면접자가 그러한 감정을 알차리고 있다는 것을 내담자가 느끼도록 한다.

⑦ 요약하기 : 논의되었던 여러 가지 주제를 함께 묶거나, 다른 시점에서 했던 말을 연결시키고 면접 도중에 반복된 주제를 확인한다.

2. 면접의 유형 및 종결

(1) 면접의 분류와 유형

① 면접의 분류

    ㉠ 구조화된 면접 : 면접자는 미리 계획된 일련의 질문을 내담자에게 한다.

다음 대화에서 상담자의 반응은?

> ─ 보기 ─
> 내담자 : (흐느끼며) 네, 의지할 사람이 아무도 없어요.
> 상담자 : (부드러운 목소리로) 외롭군요

① 해석   ② 재진술
③ 요약   ④ 반영

‹정답 ④

ⓒ 비구조화된 면접 : 질문을 미리 결정하거나 계획하지 않고 현장에서 질문을 결정하고 정보를 찾는다.

② 접수(초기) 면접

ⓐ 접수 면접의 목적은 근본적으로 면접이 이루어지는 장소에 내담자를 접수할지에 대한 여부를 결정하는 것이다.

ⓑ 내담자에게 치료가 필요한지를 결정하는 것으로 어떤 종류(입원환자, 왜래 환자, 특수한 치료가 필요한 환자)의 치료가 필요한지를 결정한다.

ⓒ 현재 시설이 내담자에게 필요한 치료를 제공해 줄 수 있는지 또는 환자가 보다 적합한 시설을 추천받아야 하는지도 고려한다.

③ 진단 면접

ⓐ 진단 면접은 환자의 진단을 위한 명확한 이해를 얻는 것을 목적으로 한다.

ⓑ 진단 면접이 수행되면 면접자는 정신질환의 진단 및 통계 편람(DSM-5) 하에서 진단을 내릴 수 있다.

ⓒ 진단 면접에서 유효하고 구체적인 진단이 나온다면 권고의 효과와 후속 치료가 향상될 수 있다.

④ 정신상태 면접(검사)

ⓐ 정신상태 검사는 내담자의 현재 심리적·인지적 과정을 평가하여 결과를 산출한다.

ⓑ 정신상태 검사의 범주
• 외모
• 행동/정신 운동 활동
• 검사자에 대한 태도
• 정서와 기분
• 말투와 생각
• 지각장애
• 사람, 장소 및 시간에 대한 지남력
• 기억력과 지능
• 신뢰성, 판단력 및 통찰력

⑤ 위기 면접

ⓐ 위기 면접은 특별한 유형의 임상 면접이며 긴급한 개입이 필요한 문제를 평가할 때 활용된다.

ⓑ 자살 또는 자신이나 타인을 해하는 행동을 생각하는 내담자 등 즉각적이고 효과적인 개입을 제공한다.

ⓒ 위기 면접은 직접(대면) 실시될 수도 있지만 자살 상담 전화, 위기 전화 및 유사 서비스를 통해 전화상으로 실시되는 경우가 많다.

(2) 면접의 종결

① 의의

  ㉠ 면접의 종결은 치료가 완결된 후에 치료의 효과를 평가하거나, 환자의 다음 심리치료 단계로의 이행을 돕기 위해 사용된다.

  ㉡ 환자가 치료를 어떻게 경험했는지, 환자가 유용하였거나 유용하지 않았다고 한 것은 무엇인지, 어떻게 미래의 문제들을 잘 다룰 수 있는지에 초점을 맞춘다.

② 종결시 다루는 주체

  ㉠ 초기 상담의 목표가 달성되었는지 충분히 검토 후 종결의 문제를 거론한다. 이때 종결과정에 대해 내담자와 합의한 후에 진행하는 것이 중요하다.

  ㉡ 종결 면접에서는 종합적이고 구체적인 행동 경험들을 논의하고, 지금까지 이루어진 성과나 노력의 내용에 대해 충분히 토론하고 요약하는 것이 중요하다.

  ㉢ 추수 면접을 통해 내담자의 변화가 얼마나 잘 유지되고 있는지를 점검하고 경과를 파악하여 성공적인 적응을 돕도록 한다.

section 2 행동평가

1. 행동평가 개요

(1) 행동평가의 개념

행동평가*는 특정한 상황에서의 행동적 경향성 즉, 행동과 상황의 상호작용을 알아보려하는 것이다. 행동평가의 주요 개념에는 기능적 분석과 표적행동에 대한 정의가 포함된다.

(2) 기능적 분석

① 기능적 분석이란 행동의 결과뿐만 아니라 선행사건들, 즉 관심 행동을 이끈 선행조건에 대해 분석하는 것을 말한다.

② 기능적 분석에서 행동은 전후의 맥락에 따라 결정된다. 선행사건(자극조건)은 특정 행동을 표출하게 하는 기회를 제공하며, 결과는 행동을 유지하거나 강화한다.

행동평가의 ABC
Antecedents(선행사건)
Behavior(목표행동)
Consequences(행동의 결과)

기출
행동평가에서 중요시 하는 기능분석 (functional analysis)이 아닌 것은?

① 선행조건(antecedent)
② 문제행동(behavior)
③ 문제인식(cognition)
④ 결과(consequence)

❮정답 ③

(3) 표적행동

① 행동평가의 중요한 개념은 표적행동(target behavior)*의 선정이다. 표적행동은 조사, 평가, 중재에 의해 변화되기를 기대하는 구체적인 관심 행동을 말한다.

② 행동평가에서는 관찰해야 할 분명한 표적행동을 규명해야 하며, 이를 위해 표적행동에 대한 조작적 정의(operational definition)*가 필요하다.

③ 전통적 평가와의 비교

  ㉠ 행동평가는 기존의 객관적 및 투사적 검사와 같은 전통적인 성격평가와 비교하여 몇 가지 특징을 갖는다.

  ㉡ 성격이 안정적인 내적 구조라면, 행동은 주로 개인 내면의 특징이나 성향에 의해 결정된다.

  ㉢ 성격을 평가하려면 고도의 추론이 필요하다. 이때 MMPI-2 척도 점수, 로샤 반응 등의 자료를 활용한다.

  ㉣ 성격평가와 비교하여 내담자의 행동은 고질적이고, 근본적인 문제의 징후이며, 때때로 DMS 진단을 활용하여 평가한다.

2. 행동평가의 방법

(1) 자연관찰(행동관찰)

① 자연스러운 맥락 내에서 일어나는 행동을 그대로 관찰하여 기록하는 것을 말하며, 다루어야 할 문제에 대한 포괄적이고 현실적인 이해를 돕는다.

② 자연관찰은 특별한 제한 없이 일상 활동을 관찰하기에 문제행동에 대한 직접적인 정보를 얻을 수 있다. 단, 시간과 비용이 많이 들고, 문제행동의 발현 유무가 관찰시기에 따라 다르게 나타날 수 있다.

(2) 자기관찰(자기감찰)

① 자신의 행동을 객관적인 방법으로 관찰하고 기록하는 것을 말한다. 그 외 행동 발생과 관련된 느낌 및 생각과 같은 중요한 정보들을 작성한다.

② 자기관찰은 표적행동이나 문제를 강화시키는 요인에 대한 이해를 제공한다. 단, 자신의 행동을 기록하는 과정에서 평가되고 있는 행동을 변화시킬 수 있으며, 긴 시간 동안 기록의 어려움 및 정직하게 과제를 수행하는데 있어 문제를 지닌다.

용어 및 기출문제

표적행동
분석이나 수정을 위해 선택된 행동을 말한다. 선행사건, 문제, 행동결과를 토대로 내담자 문제를 상세화하기 위해 표적행동을 검토한다.

조작적 정의
용어에 대해 그 용어가 적용되는지 안 되는지를 결정하는 특정한 기준이나 절차를 구체화하여 용어를 정의하는 방식을 말한다.

기출
체중 조절을 위하여 식이요법을 시행하는 사람이 매일 식사의 시간, 종류, 양과 운동량을 구체적으로 기록하고 있다면 이는 어떤 행동관찰의 방법인가?

① 자기-감찰(self-monitoring)
② 통계적인 평가
③ 참여관찰
  (participant observation)
④ 비참여관찰
  (non-participant observation)

❮정답 ①

(3) 통제된 관찰

① 통제된 관찰은 인위적인 상황에 처하게 한 후 그 상황에서 관심 행동이 나타나도록 하는 것을 말한다.

② 통제된 관찰은 참여관찰법의 결함을 보완한 것으로서 관찰의 방식이 실험처럼 엄밀히 통제되어 있는 관찰을 말한다. 단, 관찰자 기대효과*가 나타날 수 있으며, 소집단 관찰에 용이한 제한점을 지닌다.

(4) 참여관찰

① 관찰대상이 되는 집단이나 개인의 일상 속으로 들어가서 실제 구성원이 되어 관찰을 수행하는 것을 말한다.

② 참여관찰은 관찰대상의 행위 동기, 구성원 간의 감정관계 등 외부로 나타나지 않은 사실까지 직접 경험하며 관찰할 수 있다. 단, 관찰 집단속에의 수행으로 인해 관찰활동의 제약이 있으며, 관찰자의 특성이나 피관찰자와의 관계 등으로 인해 관찰의 객관성을 유지하는데 제한점을 지닌다.

3. 성격평가의 개념

(1) 성격평가의 개요

① 임상심리학에서는 수검자의 성격과 행동을 평가하기 위한 다양한 접근방법을 발전시켰다.

② 일반적으로 성격평가는 객관적 검사와 투사적 검사의 두 범주로 구분한다.

객관적 성격검사	투사적 성격검사
• 모호하지 않은 검사 문항으로 구성 → 객관적으로 채점	• 모호한 자극과 개방적인 수검자의 응답 범위 → 수검자의 성격을 드러냄
• 수검자에게 제한된 범위로 응답할 수 있도록 제공	• 모호한 자극에 대한 느낌, 태도, 욕구, 내재되어 있는 무의식적 욕망을 파악하고자 할 때 활용
• 일련의 직접적이고 간단한 문장이나 질문으로 구성	• 비구조적인 검사과제를 제시함으로써 수검자의 규격화되지 않은 다양하고 독특한 반응을 이끌어낼 수 있음
• 검사 실시가 간편하며 시간과 노력이 절약, 검사의 신뢰도와 타당도가 높음	

관찰자 기대효과
관찰자의 기대가 관찰대상의 반응에 영향을 미치거나 자기이행적 예언으로 나타나는 현상을 의미한다.

기출

행동평가 방법 중 참여관찰법에 비교할 때 비참여 관찰법의 특성과 가장 거리가 먼 것은?

① 내담자의 외현적 행동을 기록하는데 유리하다.

② 관찰자 훈련에 많은 시간과 비용이 소요된다.

③ 관찰자가 다른 활동 때문에 관찰에 지장을 받아 기록에 오류를 범할 가능성이 높다.

④ 행동에 관한 정밀한 측정이 요구되고, 연구자가 충분한 인적 자원을 갖고 있는 경우 유용하다.

❮정답 ③

(2) 객관적 성격검사

① 다면적 인성검사(MMPI-2)

  ㉠ MMPI(Minnesota Multiphasic Personality Inventory)는 해서웨이(Hathaway)와 맥킨리(Mckinley)가 1943년 개발한 다면적 인성검사이다.

  ㉡ 현재의 MMPI-2는 가장 널리 사용되고 유용성이 있는 성격측정 도구이다.

  ㉢ 내담자가 '그렇다', '아니다'로 답하는 567개의 문항으로 구성된 객관적 검사이다.

② 밀론임상다축검사(MCMI-IV)

  ㉠ MCMI-IV(Millon Clinical Multraxial Inventor-IV)*은 여러 측면에서 MMPI-2와 유사하다.

  ㉡ '그렇다', '아니다' 형식으로 된 자기보고식 성격검사이다.

  ㉢ MMPI-2와 가장 큰 차이점은 성격장애의 평가에 보다 초점을 맞추고 있다는 것이다.

MCMI-IV의 성격유형 임상척도는 자기패배적 성격, 소극적/수동공격적 성격, 우울성 성격, 변덕스러운 성격을 측정한다.

③ NEO 성격검사(NEO-PI-R)

  ㉠ 정상 성격의 다섯 가지 기본 차원을 제시한 것으로 성격 5요인 모델 혹은 Big Five 이론으로도 불린다.

  ㉡ NEO-PI-R로 평가한 성격 특성

특성/척도	높은 점수의 해석	낮은 점수의 해석
신경증 (Neuroticism)	정서적 고통에 취약, 부정적 정서경험, 불안, 우울	화가 날 때나 스트레스 상황에서도 정서적으로 안정적
외향성 (Extraversion)	사교적, 수다스러운, 외향적, 다른 사람들과 함께하는 것을 선호	내향적, 조심스러운, 수줍음, 혼자 있는 것을 선호
개방성 (Openess)	새로운 아이디어나 가치에 관심이 많음, 상상력이 풍부, 자유로운	융통성이 없는, 보수적인, 관습적인, 익숙한 아이디어와 가치 선호
친화성 (Agreeableness)	호의적인, 협조적인, 친절한, 갈등을 피함	완고한, 경쟁심이 강한, 자기중심적, 비협조적, 냉담한
성실성 (Conscientiousness)	정동된, 목표 지향적, 자제력, 체계적, 계획을 세우고 수행함	느긋한, 즉흥적인, 부주의한, 충동적, 태평한

④ 캘리포니아 성격검사(CPI)

  ㉠ MMPI가 병리적 측면을, NEO-PI-R이 정상적 특성을 강조하는 데 반해 CPI는 성격의 긍정적 특성을 강조한다.

ⓛ 1950년대 CPI가 처음 출판되었을 당시에는 일부 문항이 MMPI의 문항과 동일했다.

ⓒ 수년에 걸쳐 개정되면서 병리적 문제를 측정하는 것과는 멀어지고, 심리학적 강점, 이점, 및 개인 내적 자원을 강조하고 있다.

ⓔ 결함보다는 강점을 강조하기 때문에 수검자의 능력과 재능을 이해하는 데 유용하다.

(3) 투사적 성격검사

① 로샤 잉크반점검사(RIT)

ⓐ 로샤 잉크반점검사는 1921년 스위스의 정신과 의사인 로샤(Hermann Rorchach)가 개발하였다.

ⓑ 복잡한 잉크 반점으로 만들어진 10개의 카드를 보여주고 반점이 무엇을 나타내는지, 왜 그렇게 보이는지를 대답하게 한다.

ⓒ 사고과정과 정서적인 반응, 갈등영역, 자아강도와 방어 등을 평가한다.

ⓓ 미국의 엑스너(John Exner)는 로샤 검사를 채점하는 다양한 체계들을 통합하여 종합체계(Comprehensive System)를 만들었다.

② 주제통각검사(TAT)

ⓐ 주제통각검사는 머레이(Henry Murray)와 모건(Christina Morgan)이 제작한 투사용 검사로 총 31개의 카드(도판)로 구성되어 있으나 통상 20장의 도판을 선별한다.

ⓑ 상황과 인물들의 대인관계 장면을 묘사하고 있으며 수검자에게 각 장면에 어울리는 이야기를 만들도록 요청한다.

ⓒ 이야기는 현재 장면 뿐만 아니라 이전에 일어났던 일이나 앞으로 일어날 일에 대해 생각해 보라고 지시한다.

ⓓ 등장인물이 무엇을 생각하고 느끼는 지도 설명하게 함으로써 대인관계 경향성을 측정할 수 있다.

③ 문장완성검사(SCT)

ⓐ 문장의 앞 부분을 제시하고 내담자가 채워넣는 결말과 만들어내는 문장에 의해 내담자의 성격이 드러난다고 가정한다.

ⓑ 로터(Rotter)의 미완성 문장검사(RIBS ; Rotter Incomplete Sentences Blank)가 가장 널리 알려져 있고, 일반적으로 사용되고 있다.

ⓒ RIBS는 내담자의 삶의 다양한 측면과 관련된 40개의 미완성 문장을 포함한다.

기출

투사검사의 일반적인 특성이 아닌 것은?

① 환자의 성격구조가 드러나며 욕구, 소망, 또는 갈등을 표출시킨다.

② 자극재료의 모호성이 풍부하다.

③ 반응범위가 거의 무한하게 허용된다.

④ 환자의 욕구나 근심이 드러나도록 구조화하여 질문한다.

◁ 정답 ④

> • 내가 좋아하는 것은 _____.
> • 나를 화나게 하는 것은 _____.
> • 내가 매우 불안할 때는 _____.
> • 내가 가장 자랑스러울 때는 _____.
> • 나의 가장 큰 약점은 _____.

4. 심리평가의 실제

(1) 심리평가의 개요

① 심리평가의 정의
  ㉠ 심리평가는 진단을 내리고, 치료를 계획하고, 행동을 예측하기 위해 정보를 수집하고 평가하는 과정이다.
  ㉡ 심리평가는 개인의 심리적 특성을 이해하기 위해 심리검사, 면담, 행동관찰, 전문적 지식을 필요로 한다.

② 심리평가의 목적
  ㉠ 심리평가의 목적은 개인 내, 개인 간 비교를 통하여 개인의 행동이나 성격을 이해하고 이를 바탕으로 개인의 문제해결에 도움을 주고자 하는 것이다.
  ㉡ 심리적 장애의 해결을 위한 치료개입과 전략을 계획하고 수행하는 기초과정이다. 주요 목적은 임상적 진단, 자아기능평가, 치료전략 평가에 중점을 둔다.
  ㉢ 구체적 내용
  • 임상적 진단을 명료화하고 세분화
  • 증상과 문제의 심각도를 구체화
  • 피검자의 자아강도를 평가
  • 인지적 기능을 측정
  • 적절한 치료유형을 제시
  • 치료전략을 기술
  • 피검자를 치료적 관계로 유도
  • 치료적 반응을 검토하고 치료효과를 평가

(2) 심리평가의 실제

① 심리평가의 절차
  ㉠ 의뢰된 문제를 분석한다(주호소 문제 검토).
  ㉡ 신뢰도와 타당도가 확보된 심리검사를 결정하고 평가절차를 수립한다.

기출

임상적 평가의 목적과 가장 거리가 먼 것은?

① 치료의 효과에 대한 예측(예후)
② 미래 수행에 대한 예측
③ 위험성 예측
④ 심리 본질의 발견

❮정답 ④

ⓒ 심리검사를 실시하고 채점하며 결과를 해석한다.

ⓔ 실시한 심리검사 자료들을 통합한다.

ⓜ 심리평가 의뢰자에게 검사 결과를 효율적으로 전달한다.

② 심리평가 시 고려사항

　　ⓐ 라포 형성 : 관심과 흥미, 협조적, 동기 부여, 편안한 분위기가 필요하다.

　　ⓑ 수검자 변인 : 심리검사에 대한 부정적, 양가적, 거부적 태도를 보일 수 있다. 검사목적을 설명하고 이점에 대해 알린다.

　　ⓒ 검사자 변인 : 따뜻하고 공감적이며 존중의 태도가 필요하다. 검사자의 행동이 수검 태도와 반응에 영향을 줄 수 있다.

　　ⓓ 검사 상황 변인 : 소음과 자극으로부터 보호되어야 하며, 안정적인 자리배치와 정서적 안정감이 필요하다.

(3) 심리평가 보고서 작성

① 목적과 포함내용

　　ⓐ 보고서 작성의 목적 : 내담자의 문제를 해결하고 의사결정 과정을 돕기 위해 심리검사 결과를 통합, 해석하여 효과적인 치료적 지침을 마련하는데 있다.

　　ⓑ 포함 내용
- 의뢰사유
- 평가절차
- 행동관찰
- 배경정보
- 검사결과
- 인상 및 해석
- 요약 및 권고

② 보고서 작성 시 유의사항

　　ⓐ 의뢰 사유에 맞게 구체적으로 기술되어야 한다.

　　ⓑ 내담자의 이해를 증진하기 위해 읽기 쉬운 방식으로 기술한다.

　　ⓒ 검사의 목적, 내담자의 심리적 기능의 독특성을 고려한다.

　　ⓓ 임상가의 편견이 검사자료에 영향을 주지 않도록 고려한다. 특히 제한된 이론 지향, 내담자에 대한 부적절한 병인론(etiology)*을 강조하지 않아야 한다.

　　ⓜ 내담자에게 새로운 관점을 주고 문제를 해결할 수 있도록 제안 및 권고가 포함되어야 한다.

기출

심리평가를 시행하는 동안 임상심리사가 취해야 할 태도와 가장 거리가 먼 것은?

① 행동관찰에서는 비일상적 행동이나 그 환자만의 특징적인 행동을 주로 기술한다.

② 관찰된 행동을 기술할 때 구체적인 용어로 설명하는 것이 바람직하다.

③ 평가상황에서의 일상적인 행동을 평가보고서에 기록하는 것이 좋다.

④ 심리검사 결과뿐만 아니라 외모나 면접자에 대한 태도, 의사소통방식 등도 기록하는 것이 좋다.

병인론

병의 원인을 연구, 밝히는 것으로 심리평가 보고서 작성 시 병리적인 측면에만 초점을 두지 않아야 한다 (강점, 잠재력 등을 고려).

〈정답 ③

③ 아동 · 청소년 심리평가 시 수집해야 할 정보

　ㄱ 아동 · 청소년의 심리평가 시에는 발달력 등의 정보가 포함되어야 하며 부모 또는 아동 · 청소년으로부터 정보를 수집하게 된다.

　ㄴ 수집 정보
- 내원 사유, 주호소 문제
- 주호소 문제와 관련된 과거력
- 발달력 : 운동발달, 언어발달, 기타 발달지연
- 신체질병 : 출산상태, 영유아기 건강상태, 질병 병력, 기타 사고 및 수술관련 내력
- 기질, 정서 및 행동
- 교육상태 및 학업적응
- 단체 활동 참여 및 또래관계
- 양육방식 및 가족관계
- 기타 일반적 적응 및 외상 경험

5. 임상심리학의 자문, 교육, 윤리

(1) 자문

① 자문의 정의

　ㄱ 자문은 자격 있는 심리 전문가들이 피자문가들과 관련된 문제의 쟁점들을 해결하거나 해결방법을 제공하는 활동을 의미한다.

　ㄴ 문제에 대한 능동적인 주체가 되어 피자문가들이 미래에 유사한 쟁점들을 효과적으로 다룰 수 있도록 관련 능력들을 강화시켜주는데 중점을 둔다.

　ㄷ 임상심리학에서 자문은 병원, 진료소, 학교, 사업체 및 정부 기관과 같은 다양한 공동체 장면에서 특정 질문들과 문제들에 대한 인간 행동의 지식과 이론을 응용하는 것을 말한다.

② 자문의 주요 모델

　ㄱ 정신건강 모델 : 피자문자에게 문제해결의 능력이 있다고 가정하며 자문가와 자문요청자 간의 관계는 평등하며 자문가는 조언과 지시를 제공하여 촉진자로서의 역할을 한다.

　ㄴ 행동주의 모델 : 자문가와 자문요청자 간에 보다 분명한 역할이 있으며, 문제해결에 있어 상호관계가 있을 수 있지만 행동지식 기반에 있어서 자문가와 자문요청자 사이에는 커다란 불균형이 있다.

　ㄷ 조직인간관계 모델 : 자문가는 인간관계의 촉진자로 묘사되는데, 개인의 가치 및 태도, 집단 과정에 초점을 두어 계획된 변화를 이끌어냄으로써 조직의 생산성 향상 및 사기 증진에 이바지한다.

기출

다음은 자문의 모델 중 무엇에 관한 설명인가?

　보기
- 자문가와 자문요청자 간에 보다 분명한 역할이 있다.
- 자문가는 학습이론이 어떻게 개인, 집단 및 조직의 문제에 실질적으로 적용될 수 있는지를 가르치고 보여주는 인정된 전문가이다.
- 문제해결에 대한 지식에 있어 자문가와 자문요청자 간에 불균형이 있다.

① 정신건강 모델
② 행동주의 모델
③ 조직 모델
④ 과정 모델

❮정답 ②

② 조직사고 모델 : 자문가는 시범을 보이고 훈련을 제공하는 등 보다 직접적인 개입을 통해 집단 과정을 촉진한다.

⑩ 과정 모델 : 자문가와 요청자 간의 협동을 강조한다.

③ 자문의 유형

　㉠ 비공식적인 동료집단 자문 : 내담자에게 필요한 더 좋은 치료 전략을 얻기 위해 동료에게 해당 사례에 관한 자문을 요청하는 것을 말한다.

　㉡ 내담자-중심 사례 자문
　　• 내담자의 특별한 요구를 충족시키기 위해 특정한 환자의 치료나 보호에 책임이 있는 동료 자문가에게 조언을 구하는 것을 의미
　　• 피자문가와 자문가는 모두 내담자 치료에 어느 정도 책임을 공유

　㉢ 프로그램-중심 행정 자문
　　• 개인적인 사례보다는 프로그램이나 제도에 초점
　　• 진료소, 실무, 연구 프로그램 및 전체적 쟁점이 되는 문제에 관한 중요한 기능적 측면에 대한 자문 제공

　㉣ 피자문자 중심 사례 자문
　　• 피자문자의 경험 내용에 대해 전문 자문가로부터 도움을 받는 것을 의미
　　• 임상가 자신의 여러 가지 고충, 고민을 숙련된 지도감독자로부터 받을 때 활용

④ 자문의 역할

　㉠ 도허티(Dougherty)는 임상심리학자의 자문 역할을 여섯 가지로 제시하였다.

　㉡ 자문 역할 구분

전문가	문제해결을 위해 필요한 전문적인 기술, 지식 또는 경험을 바탕으로 조언자 역할 수행
수련자/교육자	다양한 심리적 주제에 관한 교육을 수행
옹호자	취약한 환경에 있는(예 학습장애 아동) 대상이 겪는 환자의 권리를 옹호
협력자	자문가와 피자문자의 공동목적을 성취하기 위해 파트너십 형성
진상조사자	특정 문제 현상 발생 시 조사를 수행
과정전문가	문제나 사건의 과정에 초점을 맞춰 조사 수행

⑤ 자문의 단계

　㉠ 질문이해 : 자문을 의뢰한 질문의 성질과 상황을 판단한다.

　㉡ 상황 평가 : 면접, 공식적인 심리검사와 기록, 기타 자료를 검토, 피자문자와의 신뢰관계 형성 등을 통해 상황을 평가한다.

　㉢ 중재 전략과 반응 개발 : 실제적인 조언이나 제안을 통해 변화를 도모하는 과정이다.

기출

지역사회 정신건강센터에서 접수면접을 가장 잘 수행하는 방법에 대해 자문을 받았다면 어떤 유형의 자문인가?

① 내담자 중심 사례 자문
② 프로그램 중심 행정 자문
③ 피자문자 중심 사례 자문
④ 피자문자 중심 행정 자문

기출

Dougherty가 정의한 임상심리학자들의 6가지 공통적인 자문 역할에 해당하지 않는 것은?

① 협력자
② 진상조사자
③ 옹호자
④ 조직관리자

◀ 정답 ②, ④

ⓔ **종결** : 종결 면접을 통해 자문과정을 토론하고 경험과 중재에 대한 피드백을 공유한다.

ⓜ **추적 조사(회기)** : 행동에 대한 내면화 및 습관화를 위해 주기적인 추적 회기가 필요하다.

(2) 교육

① 의의

ⓖ 교육은 임상심리학자 또는 임상심리전문가의 또 다른 주된 업무 활동 영역이다.

ⓛ 대학교육이나 기타 사회교육, 시설에서의 교육, 병원이나 상담시설에서의 수련 등을 포함한다.

② 교육의 유형

ⓖ **실무와 과학의 균형 : 과학자-임상가(볼더) 모델**
- 임상심리학 교육은 실무와 연구 모두를 강조해야 한다는 입장
- 임상심리학자가 되기 위해서는 대학원생들이 임상적 방법의 적용에 필요한 훈련을 받아야 함
- 심리치료와 평가 수업뿐만 아니라 통계학과 연구 방법도 교육과정에 포함되어야 함을 주장
- 임상실무와 자신의 경험적 연구를 수행함으로써 철학 박사(PhD) 수여

ⓛ **실무 강조 : 임상가-학자(베일) 모델**
- 임상심리학 교육을 희망하는 학생들은 볼더 모델이 제시하는 것만큼의 광범위한 훈련에 의문 제기
- 임상가로서 직업을 선호했고, 연구 수행을 더 적게 하는 것과 임상기술 개발에 더 많은 교육을 받을 수 있는 박사학위 추구
- 전형적인 임상실무에 직접 관련된 교과과정을 더 많이 제공하고 연구나 통계에 관련된 교육과목은 적게 편성

ⓒ **과학 지향적 교육 : 임상과학자 모델**
- 과학이 임상심리학의 근간이 되어야 함을 강조 → 볼더 모델에 비해 더 강하게 임상심리학의 과학적 측면을 강조
- 과학적 방법과 증거에 기반한 임상적 교육 방법을 강조

ⓔ **훈련 모델의 관점 비교**

볼더 모델	전통적이고 중도적인 관점
베일 모델	임상적 기술을 폭넓게 강조하는 관점
임상과학자 모델	경험주의를 강조하는 관점

용어 및 기출문제

기출
Boulder 모델에서 제시한 임상심리학자의 주요 역할로 가장 적합한 것은?

① 치료, 평가, 자문
② 치료, 평가, 연구
③ 치료, 평가, 행정
④ 평가, 교육, 행정

◀ 정답 ②

③ **교육의 역할**(한국임상심리학회)

　　㉠ **강의** : 박사학위를 취득한 많은 수의 임상심리학자들은 대학이나 기타 사회 교육시설에서 교양심리학을 강의한다.

　　㉡ **수련**

　　　• 병원이나 상담 시설에 속한 임상심리학자들은 후배 임상심리학도의 수련을 담당하는 감독자로 활동

　　　• 수련생들의 이론교육과 심리평가, 심리치료에 대한 임상 지도감독을 실시

　　㉢ **의과대학 수업** : 병원에 속한 일부 임상심리학자들은 의대의 교수진으로 의과 대학 수업을 담당하기도 한다.

　　㉣ **기타**

　　　• 임상심리학자들은 인간관계 전문가로서 기업인들을 대상으로 강의

　　　• 기타 다양한 장면에서 임상심리학적 지식을 전달하는 역할을 수행

(3) 윤리

① **심리학자의 윤리**

　　㉠ 미국심리학회(APA)는 1953년에 윤리강령을 출판하였고 이후로 여러 번 개정판이 출간되면서, 2002년 가장 최근판이 출간되었다.

　　㉡ 윤리강령은 임상심리학자들에게만 적용되는 것이 아니라 전문 분야의 심리학자들에게 모두 적용된다.

　　㉢ 윤리강령의 일부는 치료, 검사, 연구, 교육 등 임상심리학자에게 해당되는 것이다.

② **미국심리학회 일반적 윤리 원칙**

유해성과 무해성	심리학자는 내담자가 유익할 수 있도록 힘쓰고, 해를 끼치지 않도록 노력
신뢰와 책임	심리학자는 내담자와 믿을 만한 관계를 확립해야 하며, 사회 및 자신이 일하고 있는 특정 지역사회에 대한 전문적이고 과학적 책임을 자각
진실성	심리학자는 교육, 임상실무에 있어서 정확성, 정직성, 진실성을 추구해야 함
공평성	심리학자는 공정함과 정의로움을 바탕으로 내담자에게 제공하는 절차, 서비스의 질 모두가 동등하도록 해야 함
인간의 권리와 존엄에 대한 존중	심리학자는 모든 사람의 존엄과 가치, 사생활, 비밀보장, 자기결정권에 대한 개인의 권리를 존중해야 함

임상심리학자의 윤리에 관한 일반원칙 중 다음에 해당하는 것은?

　보기

모든 사람은 심리서비스를 이용하고 이익을 얻을 권리가 있다. 심리학자는 자신이 가진 편견과 능력의 한계를 인지하고 있어야 한다.

① 공정성
② 유능성
③ 성실성
④ 권리와 존엄성의 존중

＜ 정답 ①

③ 심리학자의 주요 행동규약(임상심리학회 윤리강령)

　ⓐ 전문

> 임상심리학회의 역할은 전문적이고 과학적인 활동을 통해서 인간에 대한 지식을 확장하고 개인과 사회의 안녕을 위해 자신의 지식과 능력을 발휘하는 것이다. 본 심리학자 윤리규정(이하 윤리규정이라 한다)은 심리학자가 이러한 역할을 수행하는 과정에서 확립되어야 할 원칙과 기준을 규정한다. 심리학자는 언제나 최대한의 윤리적 책임을 지는 행동을 하도록 노력할 의무가 있다. 심리학자는 전문적이고 과학적인 기초 위에서 활동함으로써 자신의 지식과 능력의 범위를 인식할 의무가 있으며, 또 이를 남용하거나 악용하게 하는 개인적, 사회적, 경제적, 정치적 영향으로부터 벗어나도록 노력해야 할 의무가 있다.

　ⓑ 전문성
- 심리학자는 자신의 능력과 전문성을 발전시키고 유지하기 위하여 지속적인 노력을 기울여야 함
- 연구와 교육에 종사하는 심리학자는 전문분야에 대한 과학적 지식을 추구하고 이를 정확하게 전달하기 위하여 끊임없이 노력하여야 함
- 평가와 심리치료에 종사하는 심리학자는 교육, 훈련, 수련, 지도감독을 받고, 연구 및 전문적 경험을 쌓은 전문적인 영역의 범위 내에서 서비스를 제공하여야 함 → 긴급한 개입을 요하는 비상상황인데 의뢰할 수 있는 심리학자가 없는 경우에는 자격을 갖추지 못한 심리학자가 서비스를 제공할 수 있음 단, 이 경우에는 자격을 갖춘 심리학자의 서비스가 가능해지는 순간 종료하여야 한다.
- 자신의 전문 영역 밖의 지식과 경험이 요구되는 서비스를 제공하고자 하는 심리학자는 이와 관련된 교육과 수련 및 지도감독을 받아야 함

　ⓒ 착취관계 : 심리학자는 자신이 지도감독하거나 평가하거나 기타의 권위를 행사하는 대상, 즉 내담자/환자, 학생, 지도감독을 받는 수련생, 연구참여자 및 피고용인을 물질적, 신체적, 업무상으로 착취해서는 안됨

　ⓓ 다중관계
- 어떤 사람과 전문적 역할 관계에 있으면서 동시에 또 다른 역할관계를 가지는 것은 심리학자가 공정하고 객관적이며 효율적으로 업무를 수행하는 데 위험요인이 될 수 있음
- 상대방을 착취하거나 해를 입힐 가능성이 있으므로, 심리학자는 다중관계가 발생하게 될 때 신중하여야 함
- 심리학자는 자신의 업무 수행에 위험요인이 되고 상대방에게 해를 입힐 수 있는 다음과 같은 다중관계를 피하여야 함
- 사제관계이면서 동시에 사적 친밀관계인 경우
- 사제관계이면서 동시에 치료자-내담자/환자 관계인 경우

－같은 기관에 소속되어 사제관계, 고용관계, 또는 상하관계에 있으면서 기관내의 치료자-내담자/환자에 대한 지도감독의 대가로 직접 금전적 관계를 형성하는 경우

－치료자-내담자/환자 관계이면서 동시에 사적 친밀관계인 경우

－내담자/환자의 가까운 친척이나 보호자와 사적 친밀관계를 가지는 경우

－타 업무수행의 공정성을 저해할 가능성이 있거나 착취를 하거나 피해를 입힐 가능성이 있는 다중관계

• 심리학자의 업무 수행에 위험요인이 되지 않고, 또 상대방에게 해를 입히지 않을 것으로 생각되는 다중관계는 비윤리적이지 않음

ⓜ 이해의 상충

• 심리학자는 개인적, 과학적, 전문적, 법적, 재정적 또는 기타 이해관계나 대인관계에 있어서 다음과 같은 경우에는 전문적 역할을 맡는 것을 자제해야 함

－심리학자로서의 역할을 수행하는 데 객관성, 유능성, 혹은 효율성을 해치는 경우

－전문적 관계를 가지고 있는 개인이나 조직에 해를 입히거나 착취할 것으로 생각되는 경우

ⓗ 성적 괴롭힘

• 심리학자는 성적 괴롭힘을 하지 않아야 함

• 성적 괴롭힘은 심리학자로서의 역할과 활동을 하는 과정에서 나타나는 성적 유혹, 신체적 접촉, 또는 근본적으로 성적인 의미가 있는 언어적, 비언어적 품행을 포괄

ⓢ 비밀유지 및 노출

• 심리학자는 연구, 교육, 평가 및 치료과정에서 알게 된 비밀정보를 보호하여야 할 일차적 의무가 있음

• 비밀 보호의 의무는 고백한 사람의 가족과 동료에 대해서도 지켜져야 함

• 내담자/환자의 상담과 치료에 관여한 심리학자와 의사 및 이들의 업무를 도운 보조자들 간에서나, 또는 내담자/환자가 비밀노출을 허락한 대상에 대해서는 예외로 함 → 이 경우에도 실명노출을 최소화하기 위해 노력

• 심리학자는 조직 내담자, 개인 내담자/환자, 또는 내담자/환자를 대신해서 법적으로 권한을 부여받은 사람의 동의를 얻어 비밀정보를 노출할 수 있음 → 이는 전문적인 연구 목적에 국한하여야 하며, 이 경우에는 실명을 노출해서는 안 됨

• 법률에 의해 위임된 경우, 또는 다음과 같은 타당한 목적을 위해 법률에 의해 승인된 경우에는 개인의 동의없이 비밀 정보를 최소한으로 노출할 수 있음

－필요한 전문적 서비스를 제공하기 위한 경우

－적절한 전문적 자문을 구하기 위한 경우

－내담자/환자, 심리학자 또는 그 밖의 사람들을 상해로부터 보호하기 위한 경우

－내담자/환자로부터 서비스에 대한 비용을 받기 위한 경우

용어 및 기출문제

기출

다음은 어느 항목의 윤리적 원칙에 위배되는가?

보기

임상심리사가 개인적인 심리적 문제를 갖고 있다든지, 너무 많은 부담 때문에 지쳐있다든지, 교만하여 더 이상 배우지 않고 배울 필요가 없다고 생각 하거나, 해당되는 특정 전문교육수련을 받지 않고도 특정 내담자군을 잘 다룰 수 있다고 여긴다.

① 유능성
② 성실성
③ 권리의 존엄성
④ 사회적 책임

기출

다음 중 비밀유지의 의무가 제외될 수 있는 경우에 해당하지 않는 것은?

① 자살 가능성이 있는 내담자
② 범죄를 저지를 가능성이 있는 내담자
③ 강도, 강간 등 범죄 피해자
④ 아동학대의 사례

❰정답 ①, ③

01　다음 중 위기면접의 일반적인 시행지침이 아닌 것은 무엇인가?

① 신속한 결정
② 내담자 욕구의 명료화
③ 융통성과 단호함
④ 비밀사항 유지

> **TIPS!**
>
> 위기면접의 일반적인 시행지침은, 신속한 결정, 내담자 욕구의 명료화, 내담자와 목표의 합의, 적극적이고 능동적인 대화 유도, 융통성과 단호함에 기반한 전문적 판단, 내담자의 문제해결 동기를 유지, 조언과 지시의 사용, 회기 내 일정한 결론과 성취가 되도록 돕는 것에 있다. 위기 상황에서는 상담(면접)의 비밀유지에 한계를 정한다. 이는 자신과 타인에게 위해를 가할 수 있을 가능성을 고려하고, 필요시 보다 다차원적이고 전문적인 심리 서비스를 제공하고자 하는데 있다.

02　다음 중 심리평가의 목적에 해당되지 않는 것은 무엇인가?

① 공감과 존중으로 치료적 동기를 수립한다.
② 치료 전략을 기술한다.
③ 자아강도 및 문제의 심각도를 평가한다.
④ 임상적 진단을 명료화하고 세분화한다.

> **TIPS!**
>
> 심리평가의 주요 목적은 임상적 진단, 자아기능평가, 치료전략평가로 요약될 수 있다. 공감과 존중의 치료적 동기 수립은 심리상담 시 필요한 라포 형성 과정에 해당된다.

Answer　01.④　02.①

03 다음 중 내담자중심 치료에서 치료자의 기능이 아닌 것은 무엇인가?

① 자유로운 분위기를 제공하는 것
② 내담자의 주관적인 경험 및 이면의 감정을 이해하는 것
③ 내담자 자신에 대한 깊은 이해를 얻는 것
④ 내담자가 보이는 역기능적 가정을 변화시키는 것

> **TIPS!**
> ①②③ 내담자중심 치료의 치료자가 갖추어야 할 요소인 진솔성, 무조건적인 긍정적 존중, 공감적 이해를 나타낸다.
> ④ 내담자의 역기능적 가정의 변화를 돕는 것은 인지행동 치료의 치료적 과정에 해당된다. 이를 위해 인지적 오류를 탐색, 비합리적 신념을 합리적 신념으로 전환하는 등 다양한 인지적, 정서적, 행동적 방법들이 사용된다.

04 다음 중 심리치료에서 저항이 일어나는 이유에 해당되지 않는 것은 무엇인가?

① 변화가 주는 위협에 대한 두려움
② 2차 이득의 작용
③ 개인 내적인 욕구의 투사
④ 치료자 기대에 대한 반발심

> **TIPS!**
> 심리치료에서는 변화가 주는 위협감으로 인한 두려움, 2차 이득(증상을 통해 얻는 물리적, 사회적, 심리적 이익)의 작용, 다른 사람들이 내담자의 변화를 바라지 않을 경우, 치료자의 기대는 자유에 대한 위협을 느끼게 하여 변화를 시도하는데 저항을 일으킨다.
> ③ 개인 내적인 욕구의 투사는 정신분석 치료에서 나타나는 전이 과정을 말한다. 전이는 내담자가 내적 추동, 욕구, 충동 및 갈등을 치료자에게 투사하는 것을 말한다. 전이 분석은 내담자에게 무의식적 과정에 대한 통찰과 자신에 대한 이해를 돕는데 있어 중요한 치료적 과정이다.

Answer 03.④ 04.③

05 정신건강 자문 중 특정한 환자의 치료나 보호를 위해 실시하는 자문의 형태는 무엇인가?

① 비공식적인 동료집단 자문
② 피자문자 중심 사례자문
③ 내담자 중심 사례자문
④ 피자문자 중심 행정자문

> **TIPS!**
> ① 비공식적인 동료집단 자문은 좋은 치료적 전략을 얻기 위해 비공식적으로 동료에게 자문을 요청하는 것을 말한다.
> ② 피자문자 중심 사례자문은 피자문자의 경험부족, 정보 부족에 대한 자문을 제공하다.
> ④ 피자문자 중심 행정자문은 기관 내의 행정적인 쟁점과 인사 쟁점에 대한 자문을 제공한다.

06 재활상담 계획 시 사례관리 절차가 옳은 것은?

① 접수 – 사정 – 계획 – 개입 – 점검 – 평가 및 종결
② 사정 – 접수 – 계획 – 점검 – 개입 – 평가 및 종결
③ 접수 – 계획 – 사정 – 개입 – 점검 – 평가 및 종결
④ 계획 – 접수 – 개입 – 점검 – 사정 – 평가 및 종결

> **TIPS!**
> ㉠ **접수**: 사례관리 대상자 확인, 사례관리 적합성 점검, 사례관리 동의서 서명 및 상호 역할을 명료화 한다.
> ㉡ **사정**: 내담자에 관한 전반적인 자료를 수집하고 종합적으로 분석하여 내외적 자원 및 제한적 요인을 평가한다.
> ㉢ **계획**: 내담자에게 필요한 서비스의 우선순위를 영역을 정하고, 장·단기 목표를 설정하고, 개별적인 보호계획을 수립한다.
> ㉣ **개입**: 내담자에게 계획된 서비스를 구체적이고도 실천적으로 실행한다.
> ㉤ **점검**: 내담자에 대한 지원체계 서비스가 적절하게 수행되고, 지속적으로 제공되는지에 대한 재사정을 실시한다.
> ㉥ **평가 및 종결** – 내담자에게 제공되었던 서비스체계의 효과성과 효율성을 종합적으로 판단 후, 내담자에게 서비스가 더 이상 필요하지 않을 때 사례관리의 과정을 종결한다.

Answer 05.③ 06.①

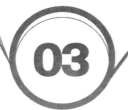

03 임상 특수분야

1. 행동의학 및 건강심리학

(1) 행동의학

① 행동의학은 건강 행동에 관한 과학과 의학의 영역을 모두 아우르며, 질병예방, 진단, 치료, 재활에 관한 지식과 기술을 통해 행동 변화를 만들어내는 분야이다.

② 임상 환경에서 행동의학은 기본적으로 환자를 지지함을 기본으로, 환자의 인격을 존중하고 환자의 평소 생활을 이해하는 것을 바탕으로 치료를 시행한다.

③ 환자의 상황에 맞게 적절한 행동 처방을 제시함으로서 치료의 효과를 높이게 된다.

④ 환자의 건강과 관련된 행동을 파악하고, 환자가 이에 대해서 변화시키고자 하는 의지가 어느 정도인지 파악해야 한다.

⑤ 그 후 환자가 잘 실천할 수 있는 범위(순응도) 내에서 치료적 변화를 추구해야 하며, 개선된 행동 양식이 꾸준히 유지될 수 있도록 해야 한다.

⑥ 행동의학 치료를 하는 의료인은 환자의 증상이나 행동에 대해 공감하면서도 치료적 효과에 도달할 수 있도록 개선점을 찾아 주고, 환자 스스로 문제점을 보완할 수 있도록 이끌어 주는 것이 중요하다.

(2) 건강심리학

① 건강심리학은 행동의학의 하위 분야로, 특히 심리학적 과정(인지, 기분 등)이 건강과 질병에 어떻게 영향을 미치는지를 다룬다.

② 건강심리학자는 건강을 촉진시키기 위해 고안된 프로그램을 개발하고, 평가하고 적용하는 것이다.

③ 건강심리학은 규칙적인 운동(체중 관리), 종합건강진단, 고혈압과 콜레스테롤 관리, 스트레스 관리, 통증 완화, 금연 및 기타 위험한 행동 절제 등과 같은 신체 건강 영역에 심리학 원리를 응용한다.

용어 및 기출문제

기출
임상건강심리학에서 주로 관심을 갖는 영역으로 가장 거리가 먼 것은?
① 주의력결핍 과잉행동장애
② 비만
③ 흡연
④ 스트레스 관리

〈정답 ①

④ 바이오피드백(biofeedback)

    ㉠ 바이오피드백의 목적은 환자들이 인식하지 못하는 신체적 과정을 교육시킴으로써 자신의 신체에 대해 스스로 조절할 수 있도록 한다.

    ㉡ 심장박동 수, 근육 긴장 정도 등을 기계로 측정함으로써 호흡, 자세 변경, 생각 수정 등을 돕는다.

⑤ 이완훈련

    ㉠ 내담자가 의식적으로 긴장과 각성이 낮은 상태로 신체를 조절하는 교육을 포함한다.

    ㉡ 이완훈련은 만성적 통증을 경감시키는 데 큰 효과가 있는 것으로 알려져 있다.

    ㉢ 지식적 심상요법(편안한 사상을 유도), 깊고 조절된 복식 호흡, 팔·다리 골격근을 체계적으로 긴장시키고 이완시키는 방법을 활용한다.

2. 신경심리학

(1) 신경심리학은 뇌와 행동 간의 관계에 초점을 두며, 뇌기능이 행동과 행동 문제에 미치는 영향을 살펴본다.

(2) 신경심리학자들은 뇌와 행동 기능을 평가하고, 치매, 두부손상, 종양, 뇌졸중, 인지적 및 신경학적 기능 장애를 가져오는 기타 문제들로 인해 고통받는 뇌손상 환자들을 위한 전략을 제공한다.

(3) 신경심리학자들은 실행기능이나 고등 인지기능(계획, 판단, 문제해결 등) 등의 뇌와 행동 간의 관계를 살펴보기 위해 신경심리평가를 실시한다.

3. 법정 및 범죄심리학

(1) 법정심리학(forensic psychology)

① 임상심리학자들은 형사 피고인의 정신 감정, 재판 참석 능력 평가, 양육권 분쟁 가정 평가, 위험성 예측, 전문가 증언 등을 비롯해, 사법 체제와 관련된 다양한 임무를 수행한다.

② 임상심리학자는 전문가 증인으로 소송 재판에 참석하기도 하고, 경찰관 및 지원인력 평가를 하기도 한다.

③ 사법기관 대상 상담 등의 업무를 통해 법 집행 기관에 도움을 제공하기도 한다.

(2) **범죄심리학(criminal psychology)**

① 범죄심리학은 범죄를 일으키는 범죄자의 특성과 배경, 환경 요인을 알아내 범죄 예방과 범죄 수사, 또한 범죄자의 갱생에 기여하는 것을 목적으로 한다.

② 교도관이나 범죄자들의 상담, 재활 프로그램의 운용 및 설계, 교화프로그램의 개선, 범죄 사건의 정황이나 단서 분석, 용의자 성격 및 행동유형 등의 활동이 포함된다.

4. 소아심리학

(1) 소아심리학(child psychology)은 병원이나 발달 클리닉, 의학적 집단치료를 포함한 의학적 장면에서 이루어지는 아동임상심리학이다.

(2) 소아심리학에서는 주요한 의학적 상태를 효과적으로 다룰 수 있도록 심리학적 자문, 예방 및 치료적 방법을 제공한다.

(3) 의학적 상태에 대처하기 위한 방법으로 인지적, 행동적 대처 및 통증 관리 전략, 스트레스 관리 등이 있다.

(4) 가족들이 의학적 문제들을 보다 더 효과적으로 다룰 수 있도록 돕고, 기타 지역사회 자원을 활용할 수 있도록 한다.

(5) 기타 주요 쟁점에 대해 의료진들에게 자문을 구하거나 협력적 관계를 통한 전문적 활동을 제공한다.

기출
지역사회 심리학에서 지향하는 바가 아닌 것은?
① 자원 봉사자 등 비전문 인력의 활용
② 정신장애의 예방
③ 정신장애인의 사회 복귀
④ 정신병원시설의 확장

＜정답 ④

5. 지역사회 심리학

(1) 지역사회 심리학 개요

① 지역사회 심리학은 문제의 발생, 완화에서 환경적인 요인을 강조하는 정신건강 접근을 말한다.

② 지역사회 심리학은 개인, 그룹, 단체, 사회적 차원의 행동에 영향을 끼치는 사회적, 환경적 요소에 초점을 두는 학문 분야이다.

③ 문제의 해소를 위한 개입방법에 있어서 지역사회에서 발생하는 여러 개인적, 사회적 문제들의 원인을 환경과의 관련성을 살펴 해석, 그 예방과 치료 또한 지역사회에서 맡아야 한다고 본다.

④ 임상심리학자의 역할

평가자로서의 역할	만성정신질환자의 사회적 적응 능력, 일상생활 관리 능력, 문제해결 능력 등을 평가하기 위한 도구 개발, 사회적 지지망 평가, 정신질환 전반에 대한 평가를 수행
치료자로서의 역할	재활 프로그램의 개발 및 실시, 만성정신질환자 치료적 개입 및 정신재활을 돕기 위한 가족 교육, 지역사회 정신건강 증진 및 예방 프로그램을 실시
연구자로서의 역할	지역사회 정신질환 관련 연구, 프로그램 성과 평가, 지역사회 심리학 문헌 연구 및 실정에 맞는 모형 개발, 타 전문분야와의 학제 간 연구를 수행

(2) 정신사회재활의 개요

① 정신사회재활이란 정신적 장애를 지닌 환자에게 신체적·정서적·사회적·지능적 기술을 제공하여 지역사회에 적응할 수 있도록 있도록 돕는 것을 말한다.

② 사회적, 직업적, 대인관계에 필요한 기술습득과 변화가능성에 대해 희망을 갖도록 지원한다.

③ 환자의 개인 내적 발전과 환경적 지원을 돕기 위해 환자와 가족을 치료와 재활에 적극적으로 개입시킨다.

④ 직업재활에 초점을 두고, 직업성과를 이룰 수 있도록 돕는다.

(3) 정신사회재활 교육

사회기술훈련	의사소통을 통해 대인관계 효율성을 향상시키는데 필요한 사회적 기술을 훈련하는 과정
환자교육	• 증상관리 교육 : 환자에게 증상을 최소화시킬 수 있는 실제적인 자기관리 방법을 교육시켜서 재발과 재입원을 막도록 도움 • 약물 교육 : 환자가 약물에 대한 올바른 지식과 적절한 투약방법을 이해하여 약의 복용과 약의 부작용을 스스로 관리함으로써 증상의 안정된 상태를 유지하고 재발을 예방
가족교육	가족에게 환자가 앓고 있는 질병 및 가족 지원 방법에 대해 교육을 실시하여 환자의 회복을 돕는 데 목적을 둠
직업재활교육	정신장애인의 직업재활교육은 구체적이고 체계적인 직업을 갖게 하여 일을 통한 사회적 역할을 지속적으로 수행할 수 있도록 돕는 데 있음
지역사회 지지서비스	환자의 사회적 재활을 돕기 위해 위기개입, 심리사회적 재활서비스, 사례관리, 주거 지원 및 자조 모임 등의 서비스를 제공
사례관리	환자에게 그들이 원하는 서비스를 통합적으로 제공받을 수 있도록 지속적으로 관리해 주는 과정(접수 → 사정 → 계획 → 개입 → 점검 → 평가 및 종결)

01 환자들이 인식하지 못하는 신체적 과정에 대하여 스스로 조절할 수 있도록 하는 기법은?

① 의미치료

② 혐오치료

③ 바이오피드백

④ 중다양식 치료

> **TIPS!**
> 바이오피드백의 목적은 환자들이 인식하지 못하는 신체적 과정을 교육시킴으로써 자신의 신체에 대해 스스로 조절할 수 있도록 한다. 심장박동 수, 근육 긴장 정도 등을 기계로 측정함으로써 호흡, 자세 변경, 생각 수정 등을 돕는다.

02 다음 중 정신적 장애를 지닌 환자에게 신체적·정서적·사회적·지능적 기술을 제공하여 지역사회에 적응할 수 있도록 있도록 돕는 분야는?

① 건강심리학

② 소아과 심리학

③ 사이코드라마

④ 정신사회재활

> **TIPS!**
> 정신사회재활이란 정신적 장애를 지닌 환자에게 신체적·정서적·사회적·지능적 기술을 제공하여 지역사회에 적용할 수 있도록 있도록 돕는 것을 말한다. 사회적, 직업적, 대인관계에 필요한 기술습득과 변화가능성에 대해 희망을 갖도록 지원한다.

Answer 01.③ 02.④

괄호 넣기 연습문제

1 임상심리학이라는 용어는 1907년 (   )가 (   ) 대학교에 (   )를 개설하면서 처음으로 사용하였다.

2 임상심리학자의 역할 중 (   )이란 정신건강 관련 단체의 자문요청에 응하여 문제를 해결 및 해결 계획을 수립하는데 조력하는 것을 말한다.

3 (   )에 미국이 참전하게 되면서 Army Alpha(언어성)와 Army Beta(동작성) 집단용 지능검사가 개발되었다.

4 (   ) 회의에서 임상심리학자의 과학자–실무자 모형이 수립되었다.

5 상담자는 냉철하게 전이감정으로부터 야기된 충동을 안으로 다스리고, 그러한 감정을 검토하여 내담자에 대한 해석 작업을 수행해야 하는데 이를 (   )역할이라고 한다.

6 어떤 시점에서 의식되어 있지는 않으나 비교적 쉽게 의식화되는 영역은 (   )이다.

7 내담자가 치료자에게 전이하는 것처럼 치료자도 내담자에게 전이를 할 수 있는 데 이를 (   )라고 한다.

8 행동주의 관점에 따르면 인간행동의 대부분은 (   )되거나 (   )에 의해 수정될 수 있다고 봄으로써 (   )이론으로도 불린다.

9 (   )는 인간의 인지능력에 관심을 갖고, 어떤 모델의 행동을 관찰·모방함으로써 학습하게 된다는 사회학습이론을 주장하였다.

10 우울증에 걸린 사람들의 경우 (   )의 수준이 정상인보다 낮다.

11 낮은 도파민 수준은 어떤 동작을 시작하거나 자세를 유지하는데 어려움을 겪는 (　　　　　)과 관련되며, 높은 도파민 수준은 (　　　　)과 관련된다.

12 (　　　　　)은 뇌에서 기억과 관련된 신경전달물질이며, 알츠하이머병과 관련된다.

13 (　　　　　)이란 세계와 자신에 관해 개인들이 지니고 있는 관점들, 개인의 주관적인 경험, 감정, 또는 개인적으로 지니고 있는 개념을 탐구하는 학문적 경향을 의미한다.

14 (　　　　　)이란 개체가 자신의 유기체 욕구나 감정을 지각한 다음 게슈탈트로 형성하여 전경으로 떠올리는 행위다.

15 내담자를 특정 상황에 맞닥뜨리게 함으로써 문제되는 행동과 지각을 검토하고 수정하게 하며 통제, 도전하도록 하는 기법을 (　　　　)이라고 한다.

16 내담자에게 치료가 필요한지를 결정하는 것으로 어떤 종류의 치료가 필요한지를 결정하는 것은 (　　　　　)때 이루어진다.

17 (　　　　　)은 특별한 유형의 임상 면접이며 긴급한 개입이 필요한 문제를 평가할 때 활용된다.

18 행동평가에서 (　　　　　)이란 행동의 결과뿐만 아니라 선행사건들, 즉 관심 행동을 이끈 선행조건에 대해 분석하는 것을 말한다.

19 행동평가의 A, B, C는 (　　　　　), (　　　　　), (　　　　　)이다.

20 (　　　　　)이란 관찰대상이 되는 집단이나 개인의 일상 속으로 들어가서 실제 구성원이 되어 관찰을 수행하는 것을 말한다.

21 심리평가는 (   )을 내리고, (   )를 계획하고, (   )을 예측하기 위해 정보를 수집하고 평가하는 과정이다.

22 (   )은 내담자에게 필요한 더 좋은 치료 전략을 얻기 위해 동료에게 해당 사례에 관한 자문을 요청하는 것을 말한다.

23 도허티(Dougherty)는 임상심리학자의 자문 역할을 여섯 가지로 제시하였는데, 전문가, 수련자/교육자, (   ), 협력자, 진상조사자, 과정 전문가이다.

24 미국심리학회의 일반적 윤리 원칙은 유해성과 무해성, 신리와 책임, 진실성, (   ), 인간의 권리와 존엄에 대한 존중이다.

25 (   )은 행동의학의 하위 분야로, 특히 심리학적 과정이 건강과 질병에 어떻게 영향을 미치는지를 다룬다.

26 (   )은 심장박동 수, 근육 긴장 정도 등을 기계로 측정함으로써 호흡, 자세 변경, 생각 수정 등을 도움을 준다.

27 (   )은 문제의 발생, 완화에서 환경적인 요인을 강조하는 정신건강 접근을 말한다.

28 (   )이란 정신적 장애를 지닌 환자에게 신체적 · 정서적 · 사회적 · 지능적 기술을 제공하여 지역사회에 적응할 수 있도록 있도록 돕는 것을 말한다.

Answer

1. 라이트 위트머, 펜실베니아, 심리진료소   2. 자문   3. 제1차 세계대전   4. 볼더 또는 Boulder   5. 텅 빈 스크린   6. 전의식   7. 역전이   8. 학습, 학습, 학습   9. 반두라 또는 Bandura   10. 세로토닌   11. 파킨슨병, 조현병   12. 아세틸콜린 13. 현상학   14. 알아차림   15. 직면   16. 접수 면접   17. 위기 면접   18. 기능적 분석   19. 선행사건, 목표행동, 행동의 결과   20. 참여관찰   21. 진단, 치료, 행동   22. 비공식적 동료집단 자문   23. 옹호자   24. 공평성 또는 공정성   25. 건강심리학   26. 바이오피드백   27. 지역사회 심리학   28. 정신사회재활

01 건강심리학의 발달배경을 3가지 쓰시오.

〈정답 및 해설〉

① 과학과 의학 기술의 발전에 따라 심리학의 영역이 확장되면서 건강심리학의 발달하게 되었다.
② 건강관리 및 예방에 대한 중요성이 강조됨에 따라 건강관리 서비스가 확장되었다.
③ 건강심리학의 주요 개입 분야인 흡연, 음주, 통증관리 등 건강 관련 의료 수요가 증가하였다.

02 심리평가의 최종보고서에 반드시 포함되어야 할 내용을 5가지 쓰시오.

〈정답 및 해설〉

1. 의뢰 사유
2. 행동 관찰
3. 검사 결과
4. 인상 및 해석
5. 요약 및 권고

03 임상심리사의 윤리원칙으로서 유능성의 의미를 설명하고, 이를 위반하는 이유를 3가지 쓰시오.

〈정답 및 해설〉

유능성의 의미 : 임상심리사는 자신의 강점과 약점, 자신이 보유한 기술과 한계를 자각해야 한다. 이에 따라 지속적인 교육훈련으로 최신의 기술을 습득하며, 사회의 변화에 민첩하게 대응해야 한다는 것을 의미한다.

유능성의 원칙을 위반하는 이유
1. 임상심리사가 개인적인 심리적 문제를 가지고 있는 경우
2. 임상심리사가 과도한 부담으로 소진되는 경우
3. 임상심리사가 더 이상 배우지 않고 배울 필요가 없다고 생각하는 경우

1. **임상심리학**
   - 라이트 위트머가 처음 사용
   - 펜실베니아 대학교에 심리진료소 개설

2. **임상심리학자의 역할**
   - 진단 및 평가
   - 치료
   - 심리재활
   - 자문
   - 행정 및 지도
   - 연구
   - 교육과 훈련

3. **게슈탈트(형태주의) 심리학**
   - 형태, 모양, 형상
   - 전경과 배경, 미해결과제, 알아차림과 접촉

4. **통합적 관점**
   - 라자루스(Lazarus)의 중다양식 치료
   - BASIC ID : 행동, 감정, 감각, 심상, 인지, 대인관계, 약물/생물학

5. **면접**
   - 유형 : 지시적 방식과 비지시적 방식, 폐쇄형 질문과 개방형 질문
   - 기법 : 명료화, 직면, 재진술, 감정의 반영
   - 분류 : 구조화된 면접과 비구조화된 면접, 접수 면접, 진단 면접, 정신상태 면접, 위기 면접

6. **행동평가**
   - 기능분석 : 선행조건(antecedent), 문제행동(behavior), 결과(consequence)

   - 행동평가 방법 : 자연관찰(행동관찰), 자기관찰(자기감찰), 통제된 관찰, 참여관찰

7. **심리평가 시 고려사항**
   - 라포 형성
   - 수검자 변인
   - 검사자 변인
   - 검사 상황 변인

8. **심리검사 보고서 포함사항**
   - 의뢰사유
   - 평가절차
   - 행동관찰
   - 배경정보
   - 검사결과
   - 인상 및 해석
   - 요약 및 권고

9. **자문**
   - 주요 모델 : 정신건강 모델, 행동주의 모델, 조직인간관계 모델, 조직사고 모델, 과정 모델
   - 자문의 유형 : 비공식적인 동료집단 자문, 내담자-중심 사례, 프로그램-중심 행정 자문, 피자문자 중심 사례 자문
   - 자문의 역할 : 전문가, 수련자/교육자, 옹호자, 협력자, 진상조사자, 과정 전문가
   - 자문의 단계 : 질문이해 → 상황 평가 → 중재 전략과 반응 개발 → 종결 → 추적 조사(회기)

10. **임상심리학의 교육**
    - 실무와 과학의 균형 : 과학자-임상가(볼더) 모델
    - 실무 강조 : 임상가-학자(베일) 모델
    - 임상과학자 모델

11. 윤리

- 미국심리학회 일반적 윤리 원칙 : 유해성과 무해성, 신뢰와 책임, 진실성, 공평성, 인간의 권리와 존엄에 대한 존중
- 행동 규약 : 전문성, 착취관계, 다중관계, 비밀 유지

12. 임상 특수분야

- 행동의학과 건강심리학
- 신경심리학
- 법정 및 범죄심리학
- 지역사회 심리학
- 정신사회재활 교육 : 사회기술훈련, 환자교육, 가족교육, 직업재활교육, 지역사회 지지서비스, 사례관리

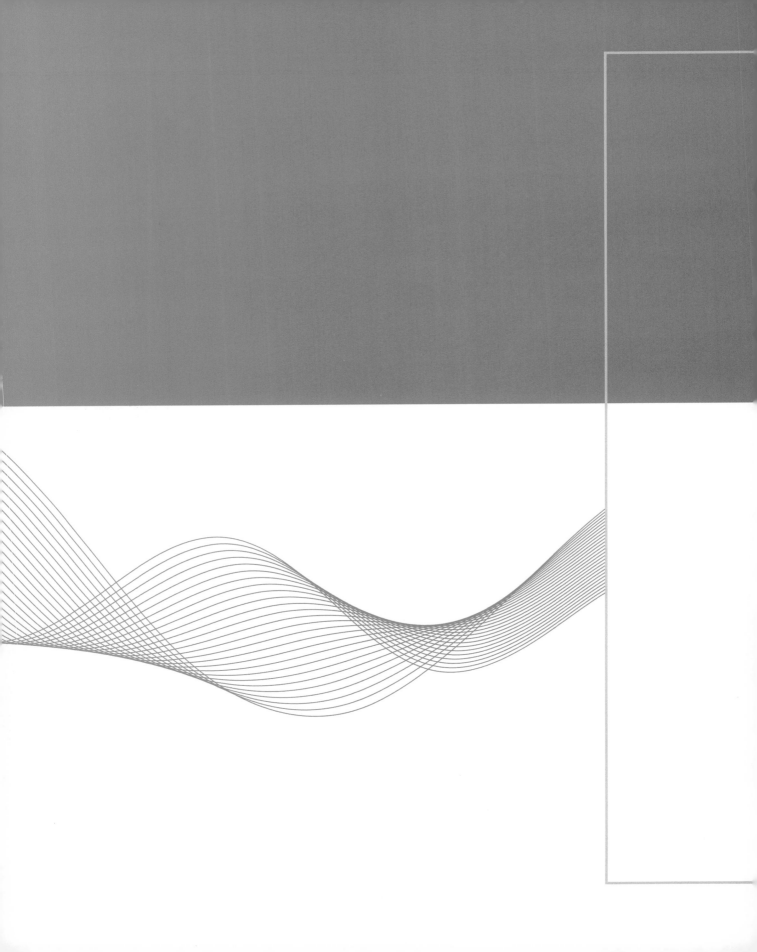

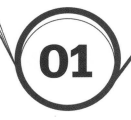

01 상담의 기초

용어 및 기출문제

1. 상담의 기본적 이해

(1) 상담(Counseling)의 개념

① 다양한 개념 정의

  ㉠ 상담은 도움을 필요로 하는 내담자와 전문적 훈련을 쌓아 조력자로서의 자격을 갖춘 상담자 사이에 이루어지는 관계로 다양한 개념적 특징을 포괄한다.

  ㉡ 상담이란 도움을 필요로 하는 사람과 전문적 훈련을 받은 사람 사이의 면 대면의 관계에서 생활과제의 해결과 사고(행동 및 감정) 측면의 인간성장을 위하여 노력하는 학습과정이다.

  ㉢ 상담이란 내담자로 하여금 어떤 문제를 해결하도록 하거나, 자신의 능력을 효과적으로 활용하는 방법을 발견하도록 하거나, 중요한 생의 결정을 하도록 돕기 위하여 이루어지는 상담 전문가와 내담자 간의 일대일의 상호 작용이다.

② 상담의 성립 요건

상담자(counselor)	상담에 관한 전문적 지식과 기술을 습득한 전문적 훈련을 받은 사람
내담자(client)	자발적이건 비자발적이건 도움을 필요로 하는 사람
상담관계(rapport)	도움을 주는 상담자와 도움을 받는 내담자 간의 신뢰관계

(2) 상담의 필요성

① 상담은 훈련받은 전문가와 내담자 간의 전문적 관계로 일상생활에서 위기 사태 또는 문제 사태를 다룬다.

② 상담자는 내담자에게 조력함으로써 내담자의 현명한 선택, 적응, 문제 해결에 도움을 주며 긍정적 변화를 유도한다.

(3) 상담목표

① 상담은 내담자의 행동을 변화시키고 정신건강을 증진시켜 대처능력을 향상시키기 위한 과정으로 상담목표는 소극적 목표*와 적극적 목표*로 구분한다.

② 상담의 소극적 목표

문제해결	내담자 스스로 문제라고 생각하는 것을 해결할 수 있도록 돕는 것
적응	내담자의 다양한 욕구를 다루어 훌륭하게 적응할 수 있도록 해 주는 것
치료	내담자의 심리적 상처를 치료해 주는 것
예방	폭력, 가출, 범죄나 비행, 성격장애, 신경증과 정신병 등 인간이 가질 수 있는 문제를 사전에 예방하는 것
갈등해소	내담자가 심리적 및 대인 간 갈등을 극복하고 해소하도록 돕는 것

③ 상담의 적극적 목표

긍정적 행동변화	가정, 학교, 직장 등의 생활에서 내담자로 하여금 보다 생산적이고 만족스러운 삶을 누릴 수 있는 적극적이고 긍정적인 행동변화를 가져오게 하는 것
합리적 의사결정	교육, 직업, 결혼 및 기타 수많은 선택과 결정에서 합리적, 현실적, 논리적, 융통성 있는 의사결정을 하도록 지원하는 것
전인적 발달	잠재적 능력을 개발하고 인간 특성을 조화롭게 발달시키는 것
자아존중감	자아개념은 성격의 발달은 물론 인간의 적응행동 등 삶 전체에 걸쳐 영향을 미치므로 긍정적 자아개념을 형성하고 발달시키는 것
개인적 강녕	신체적인 것 뿐 아니라 사회적으로 평화롭고 안정되어 있으며 정신적으로 굳세고 흔들림이 없도록 도움

④ 크롬볼츠(Krumboltz)의 상담 목표

ㄱ 내담자가 요구하는 목표이어야 한다.

ㄴ 상담자의 도움을 통해 내담자가 달성할 수 있는 목표이어야 한다.

ㄷ 내담자가 상담목표 성취의 정도를 평가할 수 있어야 한다.

(4) 상담의 기본원리

① 개별화의 원리 : 사람은 개성과 개인차가 있으므로 상담자는 이 점을 고려하여 상담에 임하여야 한다.

② 감정 표현의 원리 : 내담자의 감정을 솔직하게 표현하도록 상담자가 모든 노력을 기울여야 한다.

③ 통제된 정서 관여의 원리 : 내담자가 표현한 감정에 민감하고 의도적이고 적절하게 반응해야 한다.

용어 및 기출문제

소극적 목표

문제 및 증상을 제거하거나 감소시키며 내담자가 스스로 문제해결을 할 수 있도록 돕는데 목표를 둔다.

적극적 목표

긍정적이고 건강한 심리적 특성을 새롭게 형성시키거나 증진시키는데 목표를 둔다.

기출

Krumboltz가 제시한 상담의 목표에 해당하지 않는 것은?

① 내담자가 요구하는 목표이어야 한다.

② 상담자의 도움을 통해 내담자가 달성할 수 있는 목표이어야 한다.

③ 내담자가 상담목표 성취의 정도를 평가할 수 있어야 한다.

④ 모든 내담자에게 동일하게 적용될 수 있는 목표이어야 한다.

〈정답 ④

④ **수용의 원리** : 상담자는 내담자에게 따뜻하고 명랑하고 친절하게 대하여 주고 내담자를 수용하는 자세를 지녀야 한다.

⑤ **비심판적(비판단적) 태도와 원리**

ㄱ 내담자에 대한 편견이나 선입견을 갖지 않아야 한다.

ㄴ 내담자와 보조를 맞추고 성급하게 결론을 내리려고 하지 않아야 한다.

ㄷ 어떤 행동을 미리 상정해 놓고 내담자가 그러한 행동을 수용하도록 몰아가지 않아야 한다.

ㄹ 상담자에 대하여 내담자가 부정적 감정을 느낄 수 있다는 것도 받아들여야 한다.

ㅁ **자기결정의 원리** : 상담자는 내담자가 스스로 자신을 수용하도록 하고, 자신의 잠재능력을 발견하고 계발함으로써 인격 성숙을 도모할 수 있도록 해야 한다.

⑥ **비밀보장의 원리** : 상담 과정에 있었던 모든 사항을 제3자가 알지 못하도록 해야 한다.

(5) 상담의 기능

① **진단적, 예방적 기능** : 내담자의 현재 문제와 부적응의 원인을 정확히 진단하고, 이에 대한 적절한 개입과 예방을 위해 노력한다.

② **교육적 기능** : 내담자가 바람직한 방향으로 행동을 변화시키고 효과적인 문제해결능력을 향상시키기 위해 심리교육을 실시하여 심리적 성장을 촉진한다.

③ **교정적 기능** : 내담자의 바람직하지 못한 생각과 태도, 행동적 습관들을 수정함으로써 심리적 문제를 해결하도록 조력한다.

④ **치료적 기능** : 내담자의 문제와 부적응적인 증상을 감소하고 제거함으로써 심리적 장애나 고통이 치유되도록 돕는다.

2. 상담의 역사적 배경

(1) 심리학 실험실 개설

① 19세기 후반(1879년), 분트(Wundt)가 최초로 심리학 실험실을 개설하여 인간의 감각과 의식과정을 연구하며 심리학(인간의 정신과 행동 과정을 과학적으로 연구하는 학문)이 발전하게 되었다.

② 분트는 현대 심리학의 시초인 독일 라이프치히 대학에 세계 최초의 심리학 실험실을 설치하여 이후 다양한 심리학 분과가 발달할 수 있도록 이바지하였다.

③ 인간의 복잡한 정신활동을 분석하기 위해 내성법(자신의 마음을 들여다보기)을 사용하여 자신의 심상, 느낌, 감각의 경험을 관찰하고 구체적으로 분석하는 방법을 제시하였다.

(2) 전개 과정

20세기 초 (정신역동 상담)		• 프로이트 정신분석 창시 • 융(Carl Gustav Jung) 분석심리학 창시 • 아들러(Alfred Adler) 개인심리학 창시
1920년대 (행동주의 상담)		• 행동주의 심리학의 발전 → 문제 행동을 치료하는 행동치료 대두 • 스키너(Skinner), 월페(Wolpe) 등의 활동으로 발전
1950~ 1960년대	인본주의 상담	로저스(Rogers), 매슬로(Maslow) 등은 인간에 대한 긍정적 관점을 전제
	인지주의 상담	• 앨리스(Albert Ellis)는 합리적 정서치료(RET) 창안 • 벡(Aaron Beck)은 인지치료 창안 • 글래서(William Glasser)는 현실치료 제시 • 1970년대 행동치료와 접목 → 인지행동치료라는 큰 흐름을 형성
1970년대		기존에는 없었던 가족치료 또는 체계치료라는 새로운 치료적 접근법 대두 → 개인에게 초점을 맞추었던 기존의 치료와는 달리 가족 전체의 체계와 역동에 초점

3. 상담 관련 윤리

(1) 상담윤리의 5가지 원칙(Kitchener)

① 자율성의 원칙

　㉠ 내담자의 자율성을 최대한 존중해 주어야 한다는 원칙이다.

　㉡ 내담자는 자신의 생활이나 그에 관한 정보에 대해 스스로 선택하고 행동할 수 있는 권리를 갖고 있다.

　㉢ 내담자의 사생활에 관한 선택이나 행동은 내담자 자신의 의사에 따라야 한다.

② 무해성*의 원칙

　㉠ 자율성의 원칙을 준수하여 내담자의 의사나 권리를 존중해 주는 것이 제3자에게 피해를 줄 수 있는 경우 무해성을 고려해야 한다.

　㉡ 상담 연구로 실험대상이 된 내담자가 그 실험으로 인해 피해를 입게 될 경우 무해성을 고려해야 한다.

용어 및 기출문제

기출

상담 윤리 중 비해악성(nonmaleficence)과 가장 거리가 먼 것은?

① 상담자가 지나친 선도나 지도를 자제하는 것과 관련된다.

② 상담자의 전문 역량, 사전동의, 이중관계, 공개 발표와 관련된다.

③ 상담자가 의도하지 않게 내담자를 괴롭히는 것을 예방하기 위한 것이다.

④ 내담자가 상담자의 요구를 순순히 따르는 경우가 많아서 이로 인한 문제를 예방하기 위한 것이다.

무해성
내담자에게 해를 끼치는 행동을 하지 않는 것을 의미한다.

＜정답 ①

ⓒ 심리검사 등을 통한 진단이 잘못되어 내담자에게 심적 부담을 주거나 필요에 따라 진단이라는 이름으로 인간을 분류함으로써 문제가 생길 경우 무해성을 고려해야 한다.

③ 선행(자선)의 원칙
  ㉠ 상담자는 내담자의 정신건강이나 복지에 최선을 다해서 그들이 긍정적인 방향으로 성장할 수 있도록 도와야 한다.
  ㉡ 상담자는 내담자의 소망이나 바람에 중점을 두어 효과적인 상담을 진행해야 한다.

④ 공정성(정의)의 원칙
  ㉠ 내담자는 어떠한 근거에 의해서든 다른 사람과 동등하게 대우받아야 한다.
  ㉡ 상담자는 내담자에게 필요한 사회적 봉사를 적절하고 평등하게 해주어야 한다.

⑤ 충실성(성실)의 원칙
  ㉠ 상담자는 내담자와 솔직하고 정직한 대화를 포함한 성실한 상담관계를 이루어야 한다.
  ㉡ 상담자는 내담자를 상담할 때 신뢰를 바탕으로 성실하게 해야 한다.

(2) 상담윤리강령 주요 내용

① 비밀보장(confidentiality)
  ㉠ 비밀보장이란, 상담자와 내담자 간에 신뢰관계가 형성되어 내담자가 상담자를 믿고 자신의 문제를 의논하게 하는데 바탕이 되는 상담의 가장 기본적인 윤리 기준이다.
  ㉡ 대부분 내담자는 상담자가 자신의 비밀을 완전히 보장해 주리라고 기대하고 상담에 임한다. 따라서, 상담자는 내담자의 비밀을 보장해 주기 위해 노력해야 한다.
  ㉢ 다만, 윤리강령*에 따라 윤리보장에도 일정한 한계가 있다.

PLUS 비밀보장의 한계
  • 분명한 위험이 임박한 경우 : 내담자나 제3자에게 분명하게 위험이 임박해 있는 경우에 상담자는 개인적으로 적절하게 조치를 취하고 관계 당국에 신고하여야 한다.
  • 아동 학대나 노인 학대를 하는 경우 : 내담자가 아동이나 노인 등 보호대상을 학대하는 경우에는 비밀보장의 예외가 적용된다.
  • 내담자가 심각한 질병에 감염 되었을 경우 : 내담자가 에이즈 같은 심각한 질병에 감염되었을 경우 그 내용은 비밀보장에서 제외한다.
  • 교육 및 연구 목적의 경우 : 전문적 목적, 교육이나 연구 목적으로 사용할 경우에는 비밀 보장을 유보할 수 있다.

기출

상담의 일반적인 윤리적 원칙에 해당하지 않는 것은?
① 자율성(autonomy)
② 무해성(nonmaleficence)
③ 선행(beneficence)
④ 상호성(mutuality)

기출

청소년 상담자에게 요구되는 윤리적인 내용과 가장 거리가 먼 것은?
① 비밀보장에 대한 원칙을 내담자에게 알려준다.
② 청소년 내담자의 법적, 제도적 권리에 대해 알려준다.
③ 청소년 내담자에게 존중의 의미에서 경어를 사용할 수 있다.
④ 비밀보장을 위하여 내담자에 대한 기록물은 상담의 종결과 함께 폐기한다.

윤리강령(윤리요강)

한국심리학회, 한국상담심리학회, 한국임상심리학회, 한국상담학회 등의 관련 학회에는 윤리강령을 제시하고 있다.

◀ 정답 ④, ④

② 상담 권한의 제한

ㄱ 상담자는 전문적으로 자격을 넘어서는 행위를 해서는 안 된다.

ㄴ 비록 그것이 초보 상담자의 문제뿐만 아니라 상담 훈련 프로그램 과정에서도 이것을 분명히 하는 것이 중요하다.

③ 성 관계 금지

ㄱ 상담 과정에서 성적 관계는 비윤리적 행동으로 평가받는다.

ㄴ 상담자는 내담자와의 관계에서 뿐만 아니라 상담자가 속한 기관을 관리, 평가 또는 지도해야 할 책임이 있는 동료와 성적인 접촉을 하지 말아야 한다.

④ 내담자의 복지 우선

ㄱ 상담자는 내담자의 복지와 이익을 증진시키도록 노력하여야 한다.

ㄴ 내담자의 성장과 발달을 도모하고 의존적 상담 관계를 만들지 말아야 한다.

⑤ 내담자의 차별 금지 : 상담자는 내담자의 나이, 피부색, 문화, 장애, 인종, 성, 종교, 성적 성향, 결혼여부, 사회 경제적 지위에 따라 차별하지 않아야 한다.

⑥ 내담자 권리와 자유의 존중

ㄱ 상담자는 상담 과정 내내 상담의 목적, 목표, 기법, 절차, 한계, 잠재적 위험성과 이점에 대하여 알려 주어야 한다.

ㄴ 내담자는 상담계획에 참여할 권리가 있고 상담 서비스를 거부할 수 있으며, 그러한 거부로 인해 어떤 결과가 초래되는지에 대하여 조언을 받을 권리가 있다.

⑦ 내담자와의 개인적 관계(다중관계) 금지

ㄱ 상담자는 내담자와 허물없는 관계나 금전적, 사업적, 사회적, 개인적 친분 관계와 같은 내담자와 상담 관계 이외의 다중 관계를 맺지 말아야 한다.

ㄴ 상담자는 자신과 행정적 관계 또는 감독이나 평가 관계에 있는 윗사람이나 아랫사람을 내담자로 받아들여서는 안 된다.

⑧ 상담 연구

ㄱ 상담연구자는 연구가 바람직한 것이 되도록 해야 하고 연구로 인한 문제에 대해 책임을 져야 한다.

ㄴ 상담연구자는 연구의 필요성을 포함하여 연구에 관한 전반적인 사항에 대해 내담자에게 상세히 설명하여 그들의 동의를 얻어야 하며, 그들이 자발적으로 연구에 참여하도록 해야 한다.

ㄷ 연구결과를 발표할 때에는 그 결과와 관련된 모든 정보를 정확하게 서술해야 하며, 객관적이고 공정한 발표가 되어야 한다.

ㄹ 연구결과가 다른 상담자의 연구를 위한 자료가 될 수 있도록 할 의무가 있다.

용어 및 기출문제

기출

상담에서 나타날 수 있는 윤리적 갈등의 해결단계를 바르게 나열한 것은?

보기

ㄱ 관련 윤리강령, 법, 규정 등을 살펴본다.

ㄴ 한 사람 이상의 전문가에게 자문을 구한다.

ㄷ 상황에서 문제점이나 딜레마를 확인한다.

ㄹ 다양한 결정의 결과를 열거해 보고 결정한다.

① ㄱ → ㄷ → ㄴ → ㄹ

② ㄴ → ㄷ → ㄱ → ㄹ

③ ㄷ → ㄱ → ㄴ → ㄹ

④ ㄷ → ㄱ → ㄹ → ㄴ

정답 ③

⑨ 심리검사

　　㉠ 상담자는 상담목적에 맞는 심리검사를 선택해야 하며, 심리검사 실시 전에 검사의 목적 등 검사에 대한 정보를 내담자에게 알려야 한다.

　　㉡ 심리검사를 실시할 자격이 있는 사람에 의해 표준화가 이루어진 상황에서 이루어져야 한다.

　　㉢ 심리검사 결과의 해석과 활용에 유의해야 한다.

　　㉣ 심리검사를 실시하거나 해석할 때 컴퓨터를 사용한 경우는 컴퓨터의 구조를 포함한 제반 사항에 대해 훈련이 되어 있어야 하는 등 여러 가지로 유의해야 한다.

　　㉤ 심리 검사지와 저작자를 보호해야 한다.

01 핵심예제

01 다음에 해당하는 심리학자의 윤리적 원칙은?

> 심리학자들은 부적절한 이중관계를 피하는데 모든 노력을 기울여야 한다.

① 사회적 책임
② 유능성
③ 성실성
④ 전문적이고 과학적인 책임

 TIPS!

성실성은 내담자와 부적절한 이중관계, 성적관계, 착취적 관계를 맺지 않는 것을 의미한다.

02 상담의 일반적인 윤리적 원칙과 가장 거리가 먼 것은?

① 충실성(fidelity)
② 협력성(collaboration)
③ 무해성(nonmaleficence)
④ 공정성(justice)

 TIPS!

상담의 일반적인 윤리적 원칙(Kitchener)
• 자율성(autonomy) : 타인의 권리를 해치지 않는 한 내담자가 자신의 행동을 선택할 권리가 있음을 의미한다.
• 선행(beneficience) : 내담자와 타인을 위해 선한 일을 하는 것을 의미한다.
• 무해성(nonmaleficence) : 내담자에게 해를 끼치는 행동을 하지 않는 것을 의미한다.
• 공정성(justice, fairness) : 모든 내담자는 평등하며 성별과 인종, 지위에 관계없이 공정하게 대우받아야 한다.
• 충실성(fidelity) : 상담자는 내담자에게 믿음과 신뢰를 주며 상담관계에 충실해야 한다.

Answer 01.③ 02.②

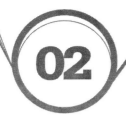

02 심리상담의 주요 이론

용어 및 기출문제

1. 정신역동적 상담

(1) 인간관

① 인간은 생물학적이고 반사회적이며 비합리적인 존재이기 때문에 정신분석상담의 인간 본성에 대한 관점은 결정론적이다.

② 프로이트는 인간의 본능을 크게 삶의 본능과 죽음의 본능으로 분류하였다.

삶의 본능	• 즐거움, 쾌락, 만족을 추구하는 모든 활동은 삶의 본능이라는 범주에 포함 • 프로이트는 초기에 성적 에너지를 리비도(libido)라고 명명 • 후기에는 성적 에너지 뿐 만 아니라 모든 본능의 에너지를 지칭하는 용어로 리비도의 개념을 확장시켜 사용
죽음의 본능	• 인간은 때로 자기 자신이나 타인을 죽이거나 해치려는 무의식적 소망을 갖고 있는데 이를 죽음의 본능이라고 명명 • 인간의 공격적 욕구는 죽음의 본능에서 비롯된다고 봄

(2) 상담의 가정

① 인간은 생물학적 욕구에 일차적인 중요성을 둔다.

② 인간은 발생학적으로 제한을 받고 있다.

③ 모든 행동에는 목적이 있는데, 이는 무의식적 동기에 의하여 크게 좌우된다.

④ 인간의 내부에는 삶의 힘과 죽음 또는 파괴의 힘 등 상극적인 두 힘이 내재하고 있다.

⑤ 인간의 마음은 본능적 측면(id), 사회적, 자기 확충적 측면(ego) 및 도덕, 양심적 측면(superego)으로 형성되어 있다.

⑥ 인간행동을 이해하려면 과거의 생활을 이해해야 한다.

(3) 상담자와 내담자와의 관계

① 전이(transference) : 내담자가 과거의 중요한 인물에 대한 감정을 상담자에게 투사하는 현상으로서, 이 전이 현상의 해소가 바로 정신분석 상담의 핵심이다.

② 전이를 이해하고 해결하기 위해서는 훈습(working-through)이라는 과정이 필요하다.

③ 역전이(counter-transference)
  ㉠ 상담자가 내담자와의 관계에서 갈등을 느끼고 내담자를 싫어하거나 좋아하게 되는 현상이다.
  ㉡ 역전이가 일어나면 상담자 자신의 감정이 부각되어 상담에 방해가 되기 때문에, 상담자는 내담자에 대한 자신의 감정에 주의를 기울이면서 역전이가 일어나지 않도록 주의해야 한다.

(4) 주요 기법과 절차

① 상담목표
  ㉠ 무의식의 의식화 : 무의식적 갈등을 의식화하여 자아의 정신구조를 강화시켜 본능욕구에 치우치지 않고 현실에 바탕을 둔 행동을 할 수 있게 돕는다.
  ㉡ 미해결 발달단계의 훈습 : 훈습을 통해 내담자의 통찰을 촉진하여 보다 생산적인 삶을 영위할 수 있도록 한다.
  ㉢ 내담자의 대처, 적응 조력 : 내담자로 하여금 사회의 요구에 잘 대처하며 살아갈 수 있도록 돕는다.
  ㉣ 성격 구조의 재구성 : 무의식적 기능인 원초아의 억압을 약화시킴으로써 의식적 기능인 자아의 힘을 강화시키도록 돕는다.

② 상담자의 역할
  ㉠ 상담자는 내담자로 하여금 과거의 경험과 그때그때의 감정들을 거리낌 없이 자유롭게 털어놓도록 격려한다.
  ㉡ 내담자가 나타내는 심리적 저항에 관심을 가지며, 이야기 중에 불일치되는 점에 주목한다.
  ㉢ 내담자가 보고하는 꿈과 자유연상의 의미를 추론하며, 상담자에 대한 내담자의 감정을 나타내는 단서에 민감하게 귀를 기울인다.

(5) 상담의 과정

① 시작(초기) 단계

㉠ 상담자와 내담자의 만남을 통해 내담자의 문제를 파악하는 것으로 정신분석의 여부를 결정한다.

㉡ 일대일 면접 상황에서 자유연상, 즉 내담자는 안락의자에 누워 마음속에 떠오르는 내용에 대해 무엇이든지 말하고 상담자는 그 내용의 분석을 시작한다.

② 전이 단계

㉠ 상담회기가 거듭되면서 상담자와 내담자 사이에 신뢰 관계가 형성되며, 내담자가 무의식적 갈등 문제를 표출하기 시작한다.

㉡ 전이, 즉 내담자의 무의식적 갈등과 관련 있는 중요한 타인에 대한 정서적 반응이 상담자를 향해 나타난다.

㉢ 상담자는 전이 분석을 통해 내담자가 겪는 갈등의 본질에 대한 통찰을 돕는다.

③ 훈습 및 통찰 단계

㉠ 내담자가 문제의 중심에 도달할 때까지 한 층씩 벗겨나가는 과정이다.

㉡ 상담자와 내담자의 꾸준한 만남 속에서 전이 분석이 지속적으로 이루어지고 내담자의 갈등 문제에 대한 통찰은 점차 심화된다.

㉢ 상담자는 지속적으로 자유연상, 꿈 분석 등을 통해 내담자의 신경증적 갈등을 탐색한다.

㉣ 동시에 내담자의 언어적 표현내용에서 갈등의 핵심과 주제 내용과 관련된 행동을 추론하는 한편, 저항적인 언어 반응을 해석한다.

㉤ 전이의 훈습은 반복, 정교화, 그리고 확대로 구성된 지속적 과정이다.

④ 전이 해결 단계

㉠ 전이 분석이 종결되는 단계이다.

㉡ 상담자에 대한 내담자의 무의식적이고 신경증적 애착을 해결하게 되면서 신경증 해소에 박차를 가하게 된다.

㉢ 이 과정을 통해 내담자의 부적 감정이 해소되면서 내담자는 보다 적절한 언어반응과 자아 통찰력을 얻게 된다.

기출

정신분석에서 내담자가 지속적이고 반복적인 학습을 통해 자신이 이해하고 통찰한 바를 충분히 소화하는 과정은?

① 자기화
② 훈습
③ 완전학습
④ 통찰의 소화

〈 정답 ②

2. 인간중심 상담

(1) 개요

① 상담이론의 발전단계

> 비지시적 상담(Indirective Counseling) ⇒ 내담자 중심 상담(Client-centered Counseling) ⇒ 인간중심 상담(Person-centered Counseling)

㉠ 비지시적 접근(1940~1950년)
- 상담자가 내담자에게 허용적이며, 비간섭적인 분위기를 제공해 주는 것을 강조
- 수용과 명료화가 주요 상담기술이었으며, 비지시적인 상담을 통해서 내담자는 자신에 대한 통찰력을 얻어 삶의 정황에 대한 새로운 통찰에 도달

㉡ 반영적 접근(1950~1957년)
- 상담자는 주로 내담자의 감정을 반영해 주고, 상담관계에서 오는 위협을 회피
- 반영적 상담을 통해 내담자는 이상적 자아와 실재적 자아 사이에 조화를 더 크게 개발해 나갈 수 있음

㉢ 경험적 접근(1957~1970년)
- 상담자가 내담자와의 관계에서 느끼는 자신의 감정을 직접적으로 표현하는 것이 강조
- 초기보다 적극성을 띠고 융통성도 커졌으며, 점차적으로 상담자의 인격과 성격특성이 상담의 주요 요인으로 부각

㉣ 공감적 접근(1970년~)
- 상담자의 솔직함, 긍정적인 존중이나 배려, 심층적인 이해를 포함하면서도 상담관계에서 '공감적 과정'을 가장 중요시
- 어떤 유형의 상담에서든 상담자의 공감적 태도가 내담자의 변화와 성장의 기본요인이 됨

② 인간관

㉠ 인간은 근본적으로 합목적적이고, 전진적이며, 건설적이고, 긍정적이며, 독립적이고, 수용적이며, 현실적인 존재인 동시에 아주 신뢰할 만한 선한 존재임

㉡ 인간은 사회적이고 미래지향적인 존재이며, 자아실현의 의지와 더불어 선한 마음을 갖고 태어남

㉢ 인간은 본래 부적응 상태를 극복하고 건강한 정신 상태를 되찾을 수 있는 능력을 가지고 있기 때문에, 내담자 중심으로 상담을 진행

기출

로저스(Rogers)가 제시한 인간중심 상담에 대한 설명으로 거리가 먼 것은?

① 내담자는 불일치 상태에 있고 상처받기 쉬우며 초조하다.
② 상담자는 내담자와의 관계에서 일치성을 보이며 통합적이다.
③ 상담자는 내담자의 내적 참조틀을 바탕으로 한 공감적 이해를 경험하고 내담자에게 자신의 경험을 전달하려고 시도한다.
④ 내담자는 의사소통의 과정에서 상담자의 선택적 긍정적 존중 및 공감적 이해를 지각하고 경험한다.

❮정답 ④

③ 실현 경향성

    ㉠ 자신의 잠재력과 가능성을 실현하고자하는 유기체의 타고난 경향성이다.

    ㉡ 인간은 본래부터 부적응 상태를 극복하고 정신적 건강상태를 되찾을 수 있는 능력을 갖고 있다고 해석한다.

    ㉢ 인간중심 상담에서 상담자는 전문적인 기법을 동원해서 내담자의 문제를 해결해 주는 것이 아니라, 내담자 스스로가 자신의 문제를 해결해 나가도록 촉진해주는 역할을 담당한다.

④ Here and now(지금-여기)

    ㉠ 지금 그리고 여기에서 사람이 어떻게 생각하고 느끼느냐가 행동을 결정하는 유일한 요소임을 강조한다.

    ㉡ 과거는 과거일 뿐 현재와 다르며, 이때 중요한 것은 사람이 항상 같으리란 법은 없다는 점을 강조한다.

    ㉢ 어제까지 세상에 관한 비관적인 생각으로 가득 차 있었다 하더라도 오늘은 세상이 희망차게 보일 수 있음을 강조한다.

    ㉣ 현재의 나를 결정짓는 것은 어제 가졌던 비관적인 생각들이 아니라 바로 지금의 현상학적 장(지금 여기에서 전개되는 유기체의 모든 경험 내용들)에서 가지고 있는 나와 세상에 대한 희망이다.

(2) 주요 개념

① 유기체

    ㉠ 인간 각 개인의 사상, 행동 및 신체적 존재 모두를 포함하는 전체로서의 한 개인을 지칭한다.

    ㉡ 유기체적 입장에서 로저스는 인간을 총체적 입장에서 이해하고자 했다.

    ㉢ 한 개인을 이해할 때 전체로서의 개인, 유기체의 경험을 중시하였으며, 이러한 경험의 전체가 '현상학적 장'을 구성한다고 보았다.

② 현상학적인 장

    ㉠ '경험세계' 또는 '주관적 경험'으로 불리는 개념으로, 특정 순간에 개인이 지각하고 경험하는 모든 것을 의미한다.

    ㉡ 한 개인의 현상학적 장은 그의 주관적 세계이며, 그가 행동하는 방식은 객관적 체계가 아닌 그의 현상학적 장에 달려 있다.

    ㉢ 인간중심 상담이론에서 한 개인의 현상학적 장에서의 그의 내적 경험을 이해하는 것은 매우 중요하다.

기출

현상학적 성격이론에 대한 설명으로 틀린 것은?

① 사건 자체가 아니라 그 사건에 대한 개인의 주관적 경험이 행동을 결정한다.

② 세계관에 대한 개인의 행동을 예측하고 이해하기 위해서는 개인의 지각을 이해해야 한다.

③ 어린 시절의 동기를 분석하기보다는 앞으로 무엇이 발생할 것인가에 초점을 둔다.

④ 선택의 자유를 강조하는 인본주의적 입장과 자기실현을 강조하는 자기 이론적 입장을 포함한다.

◀ 정답 ③

③ 자기(self)
  ㉠ 로저스의 이론에서 매우 핵심적인 개념으로 전체적인 현상학적 장으로부터 분화된 부분으로, 'I'나 'me'의 의식적 지각과 자치를 포함하는 개념이다.
  ㉡ 자기 발달을 통해 개인은 자기에게 속한 것 또는 자기 일부와 자신이 지각하는 다른 모든 대상들 사이를 구별하게 된다.
  ㉢ 자기는 유기체의 경험에 따라 끊임없이 형성되며, 조직적이고 일관된 패턴으로 지각되면서 자기개념으로 유지된다.
  ㉣ 인간은 특히 다른 사람과의 상호작용 경험을 통해 자기개념을 형성하게 되는데, 이때의 자기개념은 현실적 자기와 이상적 자기로 구분한다.
    • 현실적 자기(the real self) : 현재 자신의 모습에 대한 인식
    • 이상적 자기(the ideal self) : 자신이 어떤 존재가 되어야 하는지 또는 어떤 존재가 되기를 원하는지에 대한 인식
  ㉤ 이상적 자기는 자신의 진정한 모습을 토대로 하여 현실적으로 규정되기도 하지만 많은 경우 주변의 중요한 타자들이 자신에게 거는 기대나 사회적 기대에 의해 형성되기도 한다.
  ㉥ 로저스는 현재의 경험이 자기개념과 일치할 경우 적응적이고 건강한 성격을 갖는 반면, 불일치할 경우 개인은 불안을 경험하고 부적응적이며 병리적인 성격을 갖게 된다고 보았다.

④ 실현 경향성 : 개인의 생리적, 심리적 욕구와 연계하여 유기체를 유지, 성장시키는 방향으로 제반 능력을 발달시키는 성향이다.

⑤ 가치 조건(가치의 조건화, conditions of worth)
  ㉠ 어린 시절 영향력이 큰 부모나 보호자로부터 긍정적 존중을 얻기 위해 노력한 결과로, 어른의 가치가 아이의 내면에 형성되는 현상을 말한다.
  ㉡ 가치의 조건화로 인해 인정받기 위해 나의 경험을 회피, 왜곡, 부정하게 되고 갈등, 불안, 두려움을 느끼게 된다.
  ㉢ 따라서 인간은 무조건적 긍정적 관심을 받을 때 충분히 기능하는 사람으로 발달하게 된다.

⑥ 완전히 기능하는 사람 : 실현경향성을 끊임없이 추구하며 성장하는 사람을 지칭하는 가설적인 인간상으로서, 인간중심 상담의 궁극적인 목표이다.

⑦ 불안과 부적응 성격 : 불안은 현재 경험이 자기 구조와 일치하지 않을 때 경험하게 되는 것으로, 심한 경우 병적인 성격이 형성된다.

⑧ 'If ~ then' 가설 : 인간중심 상담에서는 'If ~ then ~(만일 ~라면 ~일 것이다)'이라는 가설로 표현한다. 만일 어떤 관계 안에서 치료자라고 하는 사람의 태도 속에 진실성, 무조건적인 긍정적 존중, 공감적 이해와 같은 특정한 조건이 존재한다면, 그로 인해 내담자라는 사람에게서 성장적인 변화가 일어날 것이라는 것을 내포한다.

기출
인간중심 상담기법에서 내담자의 심리적 부적응이 초래되는 원인으로 가정하는 것은?

① 무의식적 갈등
② 자각의 부재
③ 현실의 왜곡과 부정
④ 자기와 경험간의 불일치

기출
인간중심 상담에 대한 설명으로 옳은 것은?

① 상담관계보다는 기법을 중시하는 특성을 가지고 있다.
② 내담자의 무의식적 측면도 충분히 반영하여 상담을 진행한다.
③ 기본원리를 "만일 ~라면 ~이다"라는 형태로 표현할 수 있다.
④ 상담은 내담자가 아닌 상담자가 이끌어가는 과정이다.

❮정답 ④, ③

(3) 상담 목표

① 자기 지도 및 현실적 방향 설정 : 내담자의 자기 지도 및 현실에 입각한 삶의 방향을 확립할 수 있도록 돕는 것이다.

② 자기 탐색 및 개방성 증진 : 자기 자신에 대한 올바른 이해에 바탕을 둔 신뢰감과 융통성 있는 마음의 자세를 갖고 있어야 한다.

③ 자기와 타인수용 격려 : 자기와 타인을 수용하도록 돕는다. 자기실현을 이룬 사람으로서, 자기방어를 위해 현실을 왜곡하지 않아야 한다.

④ 여기, 지금에 초점 : 상담자와 내담자의 관계에서 여기, 지금에 초점을 맞추는 것이다.

(4) 상담기법

① 일치성 혹은 진실성

　　㉠ 상담자가 내담자와의 관계에서 순간순간 경험하는 자신의 감정이나 태도를 있는 그대로 솔직하게 인정하고 경우에 따라서는 솔직하게 표현하는 태도를 말한다.

　　㉡ 상담자가 자신의 부정적 감정을 표현하는 것뿐만 아니라 내담자가 표현하는 부정적 감정 역시 받아들일 수 있을 때, 내담자와의 진실한 의사 및 감정의 교류가 가능할 수 있다.

② 무조건적 긍정적 존중

　　㉠ 상담 관계에서 상담자가 내담자를 구별하거나 비교하거나 선택하는 과정으로 평가, 판단하지 않는다.

　　㉡ 내담자가 나타내는 어떤 감정이나 행동특성들을 있는 그대로 수용하여 소중히 여기고 존중하는 태도를 말한다.

　　㉢ 상담자가 이러한 태도를 마음과 행동으로 보여줄 때, 내담자는 자유롭게 자신의 감정을 경험하고 표현할 수 있게 된다.

③ 공감적 이해

　　㉠ 상담 과정에서 상담자와 내담자가 상호작용하는 동안에 발생하는 내담자의 경험과 감정들에 공감하는 것이다.

　　㉡ 그러한 경험과 감정들이 상담과정에서 그 순간순간에 내담자가 갖는 의미를 상담자가 민감하고 정확하게 이해하려는 노력을 말한다.

　　㉢ 내담자로 하여금 있는 그대로의 자신에게 더욱더 가깝게 접근해 갈 수 있도록 격려하고, 보다 깊이 있고 강한 경험을 할 수 있도록 도와주는 것이다.

　　㉣ 이러한 과정을 통해 내담자 자신 내에 존재하는 자아와 유기체적 경험 간의 불일치성을 인지하고 해결할 수 있도록 하는 것이다.

기출

Rogers의 인간중심 상담에 대한 설명으로 틀린 것은?

① 내담자는 불일치 상태에 있고 상처받기 쉬우며 초조하다.

② 상담자는 내담자와의 관계에서 일치성을 보이며 통합적이다.

③ 상담자는 내담자의 내적 참조 틀을 바탕으로 한 공감적 이해를 경험하고 내담자에게 자신의 경험을 전달하려고 시도한다.

④ 내담자는 의사소통의 과정에서 상담자의 선택적인 긍정적 존중 및 공감적 이해를 지각하고 경험한다.

〈정답 ④

3. 행동주의 상담

(1) 개요

① 인간관

    ㉠ 인간행동은 유전과 환경의 상호작용의 소산이라고 본다.

    ㉡ 인간행동이 복잡하기는 하지만 원칙적으로 예측이 가능하고 현재의 행동은 어떤 선행조건에 의하여 결정된다.

    ㉢ 인간의 의식은 믿을 수 없는 것이기 때문에 과학적인 자료의 의미를 구하지 못한다고 전제한다.

    ㉣ 중요한 것은 관찰 가능한 표출된 행동뿐이며 그것만이 과학적 자료가 될 수 있다고 본다.

    ㉤ 관찰이 가능한 인간행동에 관심을 가지며, 상담의 효과적인 면에서도 표출된 행동만이 평가의 기준이 된다.

    ㉥ 인간은 무의식이나 어떤 욕구의 지배하에 존재하는 것이 아니며, 만약에 무의식이나 욕구 등이 인간에게 있다면 이들은 어떠한 방법으로든 표출될 것이라고 본다.

    ㉦ 인간의 행동은 학습된 것이므로 학습조건의 변화와 조작에 따라 수정이 가능하다.

② 이론의 명제

    ㉠ 대부분의 인간행동은 학습된 것이므로 수정이 가능하다.

    ㉡ 특정한 환경의 변화는 개인의 행동을 적절하게 변화시키는 데 도움이 될 수 있다.

    ㉢ 상담의 절차란 환경을 변화시킴으로써 내담자들의 행동을 변화시키려는 것이다.

    ㉣ 강화와 사회모방 등과 같은 사회학습의 원리가 상담방법으로 이용될 수 있다.

    ㉤ 상담의 효율성과 상담의 결과는 상담 장면 밖에서 비추어진 내담자들의 구체적 행동의 변화로 평가된다.

    ㉥ 상담의 방법이란 정적이거나, 고정된 것, 사전에 결정된 것이 아니라, 각 내담자의 특수한 문제를 해결하기 위해서 각기 독특하게 고안될 수 있다.

③ 상담의 가정

    ㉠ 인간은 타인의 행동을 변화시켜 주는 데 필요한 기술을 갖고 있다.

    ㉡ 인간은 사회적 존재이므로, 타인으로부터 학습한다.

    ㉢ 인간은 타인의 행동에 영향을 미칠 수 있다.

    ㉣ 인간은 무엇이 자신을 위하여 가장 좋은 것이며, 어떤 결과가 인간으로서의 발달에 기여할 것인지를 알고 있다.

용어 및 기출문제

기출

행동주의 상담의 한계에 관한 설명으로 틀린 것은?

① 상담과정에서 감정과 정서의 역할을 강조하지 않는다.

② 내담자의 문제에 대한 통찰이나 심오한 이해가 불가능하다.

③ 고차원적 기능과 창조성, 자율성을 무시한다.

④ 상담자와 내담자의 관계를 중시하여 기술을 지나치게 강조한다.

＜정답 ④

(2) 주요 개념

고전적 조건형성 (고전적 조건화)	파블로프는 개의 행동 중에, 음식물을 가져오는 조교의 모습만 보고 어떻게 타액이 분비되는지에 대해 알아보기 위해 간단한 실험을 고안
조작적 조건형성 (조작적 조건화)	• 반응에 뒤따르는 강화에 의해 행동에 변화가 일어나는 것으로, 결과를 얻기 위해 환경을 조작한다는 것을 의미함 → 고전적 조건화에 비해 능동적 의미 • 학습자의 반응이 결과를 산출하기 위한 도구 또는 수단이 된다는 의미에서 도구족 조건화라고도 함(손다이크, 스키너)
사회학습 이론	• 앨버트 반두라(Albert Bandura)가 주창 → 조건형성만으로 인간의 행동을 다 설명할 수 없다고 주장(인지학습 이론의 맥락) • 사람의 행동은 다른 사람의 행동이나 상황을 관찰하거나 모방한 결과로 이루어짐을 주장 • 학습에서 자극과 반응의 연합을 뛰어넘어, 학습자의 인지적 능력을 중요하게 여김

골수 이식을 받아야 하는 아동에게 불안과 고통에 대처하도록 돕기 위하여 교육용 비디오를 보게 하는 치료법은?

① 유관관리 기법
② 역조건 형성
③ 행동시연을 통한 노출
④ 사회학습법

(3) 상담목표와 상담의 절차

① 상담목표

　㉠ 행동주의 상담에 있어서 상담이란 학습 과정에서 조력하는 것이며, 상담자의 역할은 내담자가 적응적인 행동을 학습하여 내담자 자신이 스스로 문제를 해결할 수 있도록 하는 것이다.

　㉡ 행동주의 상담목표는 구체적이고, 관찰가능하며, 측정될 수 있는 행동언어로 진술되어야 한다.

　㉢ 상담목표의 기준
　　• 내담자가 원하는 목표
　　• 상담자는 내담자가 목표에 도달할 수 있도록 기꺼이 도와주어야 함
　　• 내담자가 상담을 통한 학습의 결과로 어느 정도 그 목표에 도달할 수 있는가를 평가할 수 있어야 함

② 상담의 절차

　㉠ 내담자의 문제 탐색 : 내담자가 신뢰로운 상담관계를 맺고 내담자가 호소하는 문제와 부적응 행동을 탐색한다.

　㉡ 문제행동의 평가와 분석 : 문제행동을 구체화하고 그 빈도와 지속기간에 초점을 맞추어 평가한다. 문제행동의 시작과 유지, 강화시키는 환경적인 요인들도 함께 분석한다.

> 정답 ④

ⓒ **목표 설정** : 문제행동에 대한 분석이 이루어진 후에 내담자와 함께 구체적인
  치료목표를 설정한다. 치료목표는 명확하고 구체적이며 측정 가능한 형태로
  하는 것이 바람직하다.

③ **치료계획 수립 및 실행** : 치료목표를 정하고 상담자는 내담자의 행동변화를 위한
  치료계획을 수립한다. 내담자의 문제행동의 특성에 따라 적절한 기법을 모색하
  고, 내담자와의 협의하에 치료계획을 실행한다.

④ **치료효과의 평가** : 치료가 진행되는 동안 문제행동의 개선 정도를 지속적으로 평
  가한다. 개선되지 않은 경우 치료계획을 점검하고 수정한다. 구체적으로 설정
  된 치료목표가 행동평가를 통해서 달성되었을 때 치료가 성공적으로 이루어졌
  다고 볼 수 있다.

⑤ **재발방지 계획 수립** : 치료목표가 달성되면 재발방지 계획을 수립하며 치료 종결
  을 준비한다. 치료종결 이후 재발할 수 있으므로 재발방지를 위한 방법과 지침
  을 내담자와 함께 마련한다.

(4) 상담기법

① **체계적 둔감법**(체계적 둔감화, Joseph Wolpe)
  ㉠ **개념**
    • 불안을 일으키는 자극을 가장 약한 정도에서 출발하여 가장 강한 자극으로 옮
      겨가면서 점차 자극력을 감소해 나가는 방법
    • 낮은 수준에서 높은 수준으로 점진적이고 체계적으로 상상을 유도하고 이완
      훈련을 반복함으로써 불안과 공포에서 서서히 벗어나도록 함
  ㉡ **단계별 방법**

1단계 (이완훈련)	• 이완상태에서는 불안이 일어나지 않는다는 원리 바탕(상호억 제원리) • 상담자는 수회에 걸쳐 내담자가 긴장을 이완할 수 있도록 훈련
2단계 (불완 위계 목록작성)	• 내담자가 가지고 있는 불안(공포)에 대한 정보와 증상, 행동 을 파악 • 불안(공포)를 일으키는 유발상황에 대한 위계목록을 작성
3단계 (불안 위계목록에 따른 둔감화)	• 이완상태에서 내담자가 불안을 유발하는 상황을 상상하도록 유도 • 순서는 불안(공포)을 가장 적게 느끼는 상황에서부터 시작하 여 높은 수준의 불안으로 옮겨가는 것이 바람직 • 불안 상황에서 불안 반응을 더 이상 보이지 않을 때까지 반 복하여 실시

기출

**고전적 조건화 원리를 적용하여 가
장 잘 설명할 수 있는 것은?**

① 체계적 둔감화
② 미신적 행동
③ 조형
④ 토큰 이코노미

기출

체계적 둔감절차의 핵심적인 요소는?

① 이완
② 공감
③ 해석
④ 인지의 재구조화

❮정답 ①, ①

② 행동조성

　　㉠ 행동조형이라고도 하며 조작적 조건형성의 원리를 적용한 기법이다.

　　㉡ 바람직한 행동을 여러 하위 단계로 나누어 세분화된 목표행동에 접근할 때마다 적절한 보상을 주어 점진적으로 특정 행동을 학습시키는 기법이다.

③ 인지적 모델링과 사고정지

　　㉠ 인지적 모델링은 상담자가 과제를 수행하는 동안에 자기 자신에게 말하고 있는 것을 내담자들에게 보여주는 절차이다.

　　㉡ 사고정지는 내담자가 부정적인 인지를 억압하거나 제거함으로써, 비생산적이고 자기 패배적인 사고와 심상을 통제하도록 도와주는 것이다.

④ 인지적 재구조화

　　㉠ 내담자 자신의 인지를 확인하고 평가하는 과정으로 어떤 사고에 의해 일어나는 행동의 부정적 영향을 이해하는 과정이다.

　　㉡ 인지적 재구조화는 인지를 좀 더 현실적이고 적절한 사고로 대처하는 것을 학습하는 과정이다.

　　㉢ 내담자의 부정적인 자기 패배적 사고 대신에 긍정적인 자기 진보적 사고를 갖도록 교육하는 체계적인 기법이다.

⑤ 스트레스 접종

　　㉠ 예상되는 신체적, 정신적인 긴장을 약화시켜 내담자가 충분히 자신의 문제를 다룰 수 있도록 준비시키는 데 사용되는 인지행동적 기법이다.

　　㉡ 정보 제공, 인지적 재구조화, 문제해결, 근육이완 훈련, 자기 모니터, 자기교수 및 수정된 환경상황과 같은 요소들의 결합으로 구성되어 있다.

⑥ 노출법

　　㉠ 내담자가 두려워하는 자극이나 상황에 반복적으로 노출시켜 직면하게 함으로써, 자극과 상황에 대한 불안을 감소시키는 방법이다.

　　㉡ 노출법은 다양한 방식으로 활용되는데, 실제상황 노출법, 상상적 노출법, 점진적 노출법, 급진적 노출법이 있다.

⑦ 토큰 경제

　　㉠ 바람직한 행동들에 대한 체계적인 목록을 정해놓은 후 그러한 행동이 이루어질 때 그에 상응하는 보상을 하는 기법이다.

　　㉡ 직접적으로 강화인자를 쓰는 대신, 후에 내담자가 원하는 다양한 물건과 교환할 수 있는 상표(token)를 보상으로 제공하는 방법이다.

⑧ 모델링

　　㉠ 내담자에게 가능한 행동 대안들을 공개적으로 시범을 보여주는 기법이다.

기출

사회공포증 극복을 위한 집단치료 프로그램에서, 불안을 유발하기 때문에 지금까지 피해왔던 상황을 더 이상 회피하지 않고 그 상황에 직면하게 하는 일종의 행동치료기법은?

① 노출훈련
② 역할연기
③ 자동적 사고의 인지재구성 훈련
④ 역기능적 신념에 대한 인지 재구성 훈련

＜정답 ①

ⓒ 상담자는 내담자로 하여금 요구되는 반응을 정의하고 분석하도록 돕고, 모델링 경험과 연습기회를 제공한다.

ⓒ 내담자가 만족할 수 있는 수준에서 적절한 반응목록을 발달시킬 수 있을 때까지 추후지도를 제공해주어야 한다.

⑨ 주장 훈련

ㄱ 대인관계에서 오는 불안을 제거하는 데 효과가 있다.

ㄴ 주장훈련의 목표는 내담자로 하여금 광범위한 대인관계의 상황을 효과적으로 다루기 위해 필요한 기술과 태도를 갖추게 하는 것이다.

⑩ 자기감찰

ㄱ 내담자 스스로 자신의 행동을 관찰하고 작성하도록 함으로써 자신의 바람직하지 못한 행동을 모니터링하는 것이다.

ㄴ 내담자들이 보이는 행동과 습관, 사고를 체계적으로 기록하고 측정하는 방법으로 자기점검이라고도 한다. 주간행동 기록지, 자동적 사고 기록지, 일일활동기록지 등을 활용한다.

⑪ 행동계약

ㄱ 두 사람이나 그 이상의 사람들이 정해진 기간 내에 각자가 해야 할 행동을 분명하게 정해놓은 후 그 내용을 서로가 지키기로 계약을 맺는 것이다.

ㄴ 계약을 설정할 때에는 내담자 자신이 자기 문제를 이해하고 있을 뿐만 아니라 자기가 바라는 해결의 방향이 무엇인가를 분명히 알고 있어야 한다.

⑫ 역할연기

ㄱ 일상생활 속에서 수행하지 못하거나 수행하기 곤란한 역할행동 때문에 이상행동을 하고 있는 내담자에게 적합하다.

ㄴ 현실적 장면이나 극적인 장면을 통하여 역할행동을 시키고, 이를 시연시킴으로써 이상행동을 적응행동으로 바꾸는 기법이다.

ㄷ 역할연기는 내담자의 인식을 확대시키고, 내담자에게 대안적인 행동을 제시해 주는 기법이다.

⑬ 혐오치료

ㄱ 바람직하지 않은 행동이 제거될 때까지 증상적인 행동과 고통스러운 자극을 연관시키는 것이다.

ㄴ 원하지 않는 행동을 제거하기 위해 전기충격, 구토제, 자극 초과, 불쾌한 정신적 시각적 심상 또는 불쾌한 소리 및 언어적 표현과 같은 절차들을 사용한다.

기출

다음은 행동치료의 어떤 기법에 해당하는가?

ㅡ 보기 ㅡ

수영하기를 두려워하는 어린 딸에게 수영을 가르치기 위해 아버지가 직접 수영하는 것을 보여주었다.

① 역조건화
② 혐오치료
③ 모델링
④ 체계적 둔감화

기출

주로 흡연, 음주문제, 과식 등의 문제를 해결하기 위해 사용되어지며, 부적응적이고 지나친 탐닉이나 선호를 제거하는 데 사용되는 행동치료 방법은?

① 체계적 둔감화
② 혐오치료
③ 토큰경제
④ 조성

❮정답 ②, ②

⑭ 바이오피드백

  ㉠ 각 개인에게 자신의 근육활동, 체온, 심장 박동수, 혈압, 심지어는 뇌파 등에 이르기까지의 광범위한 정보를 제공해 주는 과정이다.

  ㉡ 자기 내부의 생리적 활동에 대한 계속적인 정보를 내담자에게 제공해주는 동시에, 그러한 생리적 활동에 대한 자기 관리적 통제를 가능하게 해주는 것이다.

4. 인지적 상담

(1) 개요

① 인지치료는 인지를 변화시킴으로써 심리적 문제를 해결하려는 상담 접근을 포괄하여 지칭한다.

② 대표적인 접근으로는 벡(Aaron T. Beck)의 인지치료(CT), 엘리스(Ellis)의 합리적 정서행동치료(REBT), 마이켄바움(Donald H. Meichenbaum)의 인지행동치료(CBT) 등이 있다.

(2) 벡의 인지치료(CT ; Cognitive Therapy)

① 배경 및 인간관

  ㉠ 원래 인지치료 이론은 우울증을 치료하는 이론으로 출발하였다.

  ㉡ 점차 불안과 공포증 등을 포함한 정서적 문제 전반, 그리고 사람들의 성격적 문제를 치료하는 이론으로까지 확장되었다.

  ㉢ 인간관

    • 인간의 여러 측면 중 감정이나 행동도 중요하지만 인지, 즉 사고가 가장 중요하다고 전제

    • 인간은 자신의 인지, 정서, 행동 과정을 변화시킬 수 있는 능력을 가지고 있음

② 주요 개념

  ㉠ 자동적 사고

    • 어떤 사건에 당면하여 자동적으로 떠오르는 생각으로, 만일 이러한 자동적 사고가 부정적인 내용일 경우 심리적 문제로 이어짐

    • 사람들이 경험하는 대부분의 심리적 문제는 스트레스 상황을 경험했을 때 자동적으로 떠올리는 부정적 내용의 생각들로 인해 발생

    • 사람들의 경험 속에서 여러 가지 환경적 자극과 심리적 문제 사이에 자동적 사고라는 인지적 요소가 개입되어 작용한다는 것을 의미

기출

주요 상담이론과 대표적 학자들이 바르게 짝지어지지 않은 것은?

① 정신역동이론
   – Freud, Jung, Kemberg

② 인본(실존)주의이론
   – Rogers, Frankl, Yalom

③ 행동주의 이론
   – Watson, Skinner, Wolpe

④ 인지치료이론
   – Ellis, Beck, Perls

< 정답 ④

> **[우울 증상을 경험하는 사람들의 자동적 사고(인지삼제)]**
> - '나는 가치 없는 사람이다.'와 같은 자신에 대한 비관적 생각
> - '나의 미래는 절망뿐이다.'와 같은 앞날에 대한 염세주의적 생각
> - '세상은 나를 받아주지 않는다.', '세상은 매우 살기 힘든 곳이다.'와 같은 세상에 대한 부정적 생각

  ⓒ 역기능적 인지도식
- 인지도식은 세상을 살아오는 과정 속에서 자신의 삶에 관한 이해의 틀을 형성
- 개인이 가진 인지도식은 그가 살아온 삶을 반영하는 응축된 생각의 덩어리라 할 수 있음
- 문제는 살아오는 과정에서 부정적인 내용들로 구성된 역기능적 인지도식으로 인해 심리적 문제에 매우 취약해짐

> **[심리적 문제 상황을 유발할 수 있는 역기능적 인지도식]**
> - 인간으로서의 내 가치는 타인의 평가에 달려 있다.
> - 여자든 남자든 외모가 출중하고 똑똑하며 돈이 많지 않으면 행복해지기 어렵다.
> - 다른 사람의 사랑 없이는 내가 행복해질 수 없다.
> - 다른 사람에게 도움을 요청하는 것은 나약함의 표시이다.
> - 사람들이 언제 나에게 등을 돌릴지 모르기 때문에 다른 사람을 믿을 수 없다.
> - 절반의 실패는 전부 실패한 거나 다름없다.
> - 인정을 받으려면 항상 일을 잘해야만 한다.

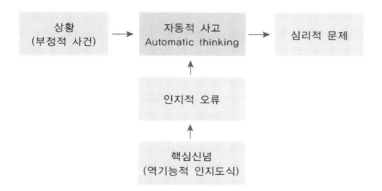

  ③ 인지적 오류 : 인지적 오류란 자신의 현실을 제대로 지각하지 못하거나 그 의미를 왜곡하여 받아들이는 인지 왜곡을 말한다.

  ④ 상담목표
    ⓐ 내담자가 보다 효과적으로 기능하도록 사고의 편견이나 인지 왜곡을 제거하고, 내담자의 문제행동에 바람직한 대안을 찾도록 돕는다.
    ⓑ 부적절한 정서와 부적응적 행동을 적절한 정서와 적응적 행동으로 변화시킨다.

기출

우울증과 관련하여 Beck이 제시한 인지삼제는?

① 자신, 세계 및 미래에 대한 비관적 견해
② 자신, 과거 및 환경에 대한 비관적 견해
③ 자신, 과거 및 미래에 대한 비관적 견해
④ 자신, 미래 및 관계에 대한 비관적 견해

기출

인지치료에 대한 설명으로 틀린 것은?

① 개인의 문제가 잘못된 전제나 가정에 바탕을 둔 현실 왜곡에서 나온다고 본다.
② 개인이 지닌 왜곡된 인지는 학습상의 결함에 근거를 두고 있다.
③ 부정적인 자기개념에서 비롯된 자동적 사고들은 대부분 합리적인 사고들이다.
④ 치료자는 왜곡된 사고를 풀어주고 보다 현실적인 방식들을 학습하도록 도와준다.

❮정답 ①, ③

⑤ 상담의 절차
　　㉠ 내담자가 호소하는 심리적 문제를 구체화하여 내담자와 상의하여 상담목표
　　　로 정한다.
　　㉡ 심리적 문제에 인지적 요인이 관련되어 있음을 내담자가 납득할 수 있도록
　　　인지치료의 기본 원리를 설득력 있게 설명한다.
　　㉢ 내담자의 현재 삶에서 심리적 문제를 불러일으키는 환경적 자극과 자동적
　　　사고를 내담자와 함께 탐색하고 조사한다.
　　㉣ 환경적 자극에 대한 내담자의 해석 내용 즉, 자동적 사고의 현실적 타당성
　　　을 따져 본다.
　　㉤ 환경적 자극에 대한 보다 객관적이고 타당한 대안적 해석을 탐색해 보고 이
　　　를 기존의 부정적인 자동적 사고와 대치한다.
　　㉥ 환경적 자극을 왜곡되게 지각하도록 만드는 보다 근원적인 역기능적 인지도
　　　식의 내용들을 탐색하여 확인한다.
　　㉦ 역기능적 인지도식의 내용을 현실성, 합리성, 유용성 측면에서 검토한다.
　　㉧ 더욱 현실적이고 합리적인 대안적 인지를 탐색하여 내면화할 수 있도록 유
　　　도한다.

⑥ 주요 기법
　　㉠ 소크라테스식 대화
　　　• 내담자의 인지적 변화를 촉진하기 위해서 상담자가 주로 질문을 통해 대화하
　　　　는 방식
　　　• 상담자가 내담자에게 해결책을 제시하거나 그들의 사고를 논박하기보다 일련
　　　　의 신중한 질문을 통해 내담자가 스스로 자신의 해결책을 찾도록 도움
　　　• 소크라테스식 대화는 충고나 지시 대신 적절한 질문을 통해서 내담자가 스스
　　　　로 자기이해와 통찰을 통해 유익한 결론에 도달하도록 돕는 상호작용 방식
　　㉡ 특별한 의미 이해하기(재정의하기)
　　　• 개인의 자동적 사고와 인지 도식에 따라 같은 말도 서로 다른 의미를 가질 수
　　　　있음
　　　• 상담자는 내담자가 사용하는 단어와 그 의미를 내담자에게 자세히 질문함으
　　　　로써 내담자나 상담자 모두 그 사고 과정을 정확하게 이해할 수 있어야 함
　　　• 우울한 내담자의 경우 '속상한, 실패한, 우울한, 죽고 싶은'과 같은 모호하고
　　　　부정적인 단어를 사용하기 쉬운데, 이런 경우 '나는 잘 해보고 싶다', '나는 다
　　　　른 사람의 관심과 돌봄이 필요하다.'라고 문제를 재정의하도록 조력
　　㉢ 재귀인하기
　　　• 내담자가 어떤 사건에 대하여 책임이 없음에도 불구하고 상황이나 사건에 대
　　　　한 책임을 스스로에게 부여함으로써 죄책감을 느끼고 우울해할 경우 사용
　　　• 내담자로 하여금 사건에 대한 책임과 원인을 공정하게 귀인하도록 돕는 방법

기출

다음 중 인지적 결정론에 따른 치료
적 접근과 입장이 다른 하나는?

① 합리적 정서치료
② 점진적 이완훈련
③ 인지치료
④ 자기교습훈련

< 정답 ②

ⓔ 파국화에서 벗어나기(탈파국화하기)
- 내담자가 걱정하고 염려하여 특정 사건을 지나치게 파국화시키는 경우 사용
- 내담자가 두려워하는 일이 실제로 어느 정도 발생할 수 있을지를 현실적이고 합리적으로 생각해 보도록 함
- 내담자는 자신의 염려, 두려움, 불안 등이 지나치게 과장되어 있었다는 것을 깨닫고 파국화에서 벗어날 수 있게 됨

ⓜ 절대성에 도전하기
- 내담자가 '모든', '항상', '결코', '아무도'와 같이 절대적인 용어를 통해 자신의 고통을 표현하고 호소할 경우 활용
- 절대적 진술에 대해 상담자는 질문을 통해 내담자가 보다 정확하고 구체적으로 표현할 수 있도록 돕는 방법

ⓗ 사고중지
- 원치 않은 생각들이 떠올라 내담자를 지속적으로 괴롭힐 때 원치 않는 생각이 떠오를 때마다 "멈춰(그만)!"이라고 말함으로써 부적응적인 생각을 중지하는 방법
- 더 나아가 그것을 보다 긍정적인 생각으로 대체하는 노력을 통해 왜곡된 생각이나 감정의 빈도와 강도가 점점 감소하게 됨

ⓢ 행동실험
- 내담자가 지니는 생각의 타당성을 직접적으로 행동을 해봄으로써 검증하는 방법
- 자신의 행동에 대한 다른 사람의 생각이나 반응을 왜곡할 수 있으므로 내담자로 하여금 실제로 그러한 행동을 해보고 어떤 결과가 나타나는지를 확인하는 일종의 실험 수행
- 특정한 행동이 부정적인 결과를 초래할 것이라는 내담자의 과도한 걱정과 예상들이 행동실험을 통해서 잘못된 것임을 밝힐 수 있음

⑦ 마이켄바움의 인지행동수정
ⓠ 행동변화법

1단계 (자기관찰)	• 내담자가 자신의 행동을 관찰하는 방법을 학습하는 시작단계 • 내담자 자신의 사고, 감정, 행동, 생리적 반응, 대인관계에서의 반응에 대한 높은 민감성이 요구
2단계 (새로운 내적 대화의 시작)	• 내담자는 초기 계약에 따라 자신의 부적응적 행동을 알아차리는 것을 배우고 적합한 행동 대안에 주목하기 시작 • 내담자는 상담을 통해 자신의 내적 대화를 변화시키는 것을 배우게 됨 • 새로운 내적 대화는 새로운 행동을 유도하고, 이는 내담자의 인지구조에 영향을 미침
3단계 (새로운 기술의 학습)	효과적인 대처기술을 내담자에게 가르치고 그것을 일상생활에서 실제로 행하는 단계

용어 및 기출문제

기출
인지행동상담에서 사용하는 스트레스 접종방법이 아닌 것은?

① 재구조화 연습
② 이완훈련
③ 심호흡 연습
④ 인지 재교육

❮정답 ④

ⓛ 대처기술 프로그램

개념적 단계	• 상담자와 내담자 간의 상담관계 수립이 가장 중요 • 상담자는 초기단계 동안 내담자의 협조를 구하고, 함께 내담자의 심리적인 문제의 본질을 검토
기술 획득과 시연 단계	• 상담자는 내담자로 하여금 스트레스 상황에서 다양한 행동적, 인지적 대처기법을 적용하도록 돕는 데 초점 • 내담자는 두려움을 유발하는 것들에 대한 정보를 모으고, 스트레스를 불러일으키는 구체적인 상황을 학습 • 스트레스를 줄일 수 있는 새로운 방법을 훈련
적용과 수행 단계	• 내담자는 치료 상황에서 뿐 아니라 실제 생활에서도 조심스럽게 변화하고 이를 유지 • 이때 내담자들이 단지 자신에게 새로운 것을 말하는 것만으로는 변화하기에 충분하지 않음 • 내담자는 자기 진술을 연습하여 실제 상황에서 새로운 기술을 적용해야 함

(3) 엘리스의 합리적 정서행동치료
(합리적 정서적 행동치료, REBT ; Rational Emotive Behavior Therapy)

① 인간관
  ㉠ 인간은 선천적으로 합리적 사고를 할 수도 있으며 비합리적인 사고를 할 수도 있는 잠재 가능성을 가지고 있다.
  ㉡ 인간은 어떤 외부 요인에 의해서 혼란되고 불안해지기보다는 스스로 혼란과 불안을 자초한다.
  ㉢ 인간은 스스로 혼란시키는 신념을 만들 뿐 아니라 자신이 지금 혼란과 불안을 느낀다는 것 자체에 대해서조차 혼란과 불안을 계속 느낀다.
  ㉣ 인간은 자신의 인지, 정서, 행동적 과정을 변화시킬 수 있는 능력이 있다.

② 상담의 기본 원리
  ㉠ 인지는 인간의 정서를 결정하는 가장 중요한 요소이다.
  ㉡ 역기능적 사고는 정서장애의 중요한 결정요인이다.
  ㉢ 정서적인 문제를 해결하기 위해서는 사고를 분석하는 데서 시작하는 것이 가장 효과적이다.
  ㉣ 유전적이고 환경적 영향을 포함하는 다양한 요인들을 불합리한 사고나 정신병리를 일으키는 원인이 된다.
  ㉤ 다른 상담이론들과 마찬가지로, 행동에 대한 과거의 영향보다는 현재에 초점을 둔다.

기출

엘리스(Ellis)의 합리적–정서행동치료(REBT)에서 심리적 장애를 유발시키는 것으로 가정하는 주된 요인은?

① 비합리적 신념
② 왜곡된 자기개념
③ 실재하는 선행사건
④ 아동기의 외상적 경험

〈정답 ①

ⓗ 반드시 이루어진다고 생각하지는 않지만 신념은 변화한다고 믿는다.

③ 주요 개념

㉠ 정서

- 정서는 적절한 정서와 부적절한 정서로 구분된다.
- 적절한 정서란, 원하는 것을 얻도록 하고 인생의 중요한 목표 성취에 도움이 되는 태도나 행동방식으로 이루어진 정서를 말한다.
- 부적절한 정서란, 자기 패배적 생각과 관련되는 것이다.

㉡ 정서장애

- 일반적으로 비합리적인 생각에 부적절한 정서가 동반되면서 정서장애가 발생한다.
- 자기 패배적 신념에 따른 자기 패배적 감정과 행동과 관련된다.
- 무지, 어리석음, 확고함, 방어, 그리고 자신보다 상황 변화에 초점을 맞추는 것과 같은 인간이 속성과 연합하여 정서장애의 근원이 된다.

㉢ 비합리적 신념의 유형

- 인간은 중요한 모든 사람들로부터 사랑받고 인정받고 이해받아야 가치 있는 사람이다.
- 자신이 가치 있다고 인정받으려면 모든 영역에 대해 완벽한 능력이 있고 성공을 해야만 한다.
- 어떤 사람들은 나쁘고 사악하며, 그들의 사악함은 반드시 비난받고 처벌받아야만 한다.
- 일이 뜻대로 진행되지 않는다면 무시무시하고 끔찍한 일이다.
- 불행이란 외부 사건들 때문에 생기며 우리는 통제할 능력이 거의 또는 전혀 없다.
- 만약 어떤 사람에게 위험하거나 두려운 일이 일어날 가능성이 있다면 그는 그 일에 대해 염려해야 하고, 그것이 일어날 가능성에 대해 늘 생각하고 있어야 한다.
- 인생에서의 어려움에 부딪힐 때는 책임 있게 해결하기보다 피해가는 것이 편하다.
- 다른 사람에게 의지해야 하고, 의지할 수 있는 누군가가 있어야 한다.
- 한 개인의 과거사는 현재 행동을 결정하는 가장 중요한 요인이며, 그 일이 큰 영향을 주었기 때문에 이후로도 계속 유사한 영향을 끼칠 것이다.
- 사람은 다른 사람의 문제와 어려움에 대해 함께 괴로워하고 속상해야 한다.
- 인간의 문제에는 완전한 해결책이 있다.
- 세상은 반드시 공평해야 하며, 정의는 반드시 승리해야 한다.
- 항상 고통 없이 편안해야 한다.
- 나는 아마 미쳐가고 있는지도 모른다. 그러나 미쳐서는 안 된다. 왜냐하면 그것을 견딜 수 없기 때문이다.

용어 및 기출문제

기출

합리적 정서행동치료의 비합리적 신념의 차원 중 인간문제의 근본요인에 해당되는 것은?

① 당위적 사고
② 과장
③ 자기 비하
④ 인내심 부족

‹정답 ①

ⓔ 당위성
- 심리적 문제의 원인이 되고, 문제 상태를 계속 유지시키는 비합리적 신념의 원인이 됨
- 자신이나 다른 사람들이 어떻게 행동하면 좋은지를 기술할 때 '~해야만 한다'는 말을 사용
- 엄격하고 고정된 생각이나 기준을 가지고 있으면서, 그러한 기대에 미치지 못하는 것을 지나치게 부정적으로 평가
- 당위성의 유형

자신에 대한 당위성	'나는 실수해서는 안 된다', '나는 항상 올바르게 행동해야 한다', '나는 성공해야 한다', '나의 외모는 매력적이어야 한다' 등
타인에 대한 당위성	'가족이니까 나에게 관심을 가져야 한다', '사람들은 내 말을 잘 들어줘야 해', '가족들은 나에게 화를 내면 절대 안 된다', '자식이니까 내 말을 들어야 한다', '사람들은 서로 돕고 이해해야 한다'
조건에 대한 당위성	'우리가 사는 세상은 항상 공정하고 안전해야 한다', '나의 가정(직장)은 문제가 없어야 한다','우리 집에 나쁜 일이 일어나서는 안 된다'

④ 상담목표
- ㉠ 합리적이고 생산적인 삶의 영위 : 사람들이 보다 합리적, 생산적인 삶을 영위할 수 있다는 사실을 깨닫도록 돕는다.
- ㉡ 자기 패배적 사고 및 행동의 변화 : 습관적인 자기 패배적 사고와 행동 변화를 돕는다.
- ㉢ 자기와 타인에 대한 관대함 증진 : 사람은 누구나 실수를 할 수 있으므로 실수에 대해 연연해하면서 고통을 자처하기보다 내담자 자신의 목표 성취에 주력하도록 격려한다.
- ㉣ 정서적 건강과 성숙 추구 : 내담자가 정서적으로 건강한 삶을 영위할 수 있도록 돕는다.

⑤ ABCDEF 모형(모델)
- ㉠ A(Activating events) : 선행사건
  - 개인에게 정서혼란을 야기하는 어떤 사건, 사실 혹은 다른 사람의 행동이나 태도를 의미
    → 내담자가 노출되었던 문제 장면이 선행사건
- ㉡ B(Belief) : 신념
  - 문제 장면에 대한 내담자의 관점이나 신념
    → 어떤 사건이나 행위와 같은 환경적 자극에 대해 갖는 태도 또는 사고방식을 의미

ⓒ C(Consequences) : 결과
- 선행사건 A 때문에 생겨났다고 내담자가 생각하는 정서적, 행동적 결과
  → 선행사건에 접했을 때 비합리적 태도와 사고방식으로 사건을 해석함으로써 나타나는 정서적 결과
ⓔ D(Dispute) : 논박
- 비합리적 신념에 대한 상담자의 논박
  → 비합리적 신념, 사고, 상념에 대해 합리적 근거를 제시하도록 하여 합리성 여부를 판단하도록 돕는 기법
ⓜ E(Efect) : 효과
- 내담자의 비합리적 신념을 직면 또는 논박한 효과
  → 비합리적 신념을 직면, 논박함으로써 얻게 되는 합리적 신념을 의미
ⓗ F(Feeling) : 효과로 나타나는 새로운 감정

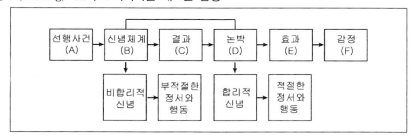

용어 및 기출문제

기출
합리적-정서적 치료상담의 ABCDE 과정 중 D가 의미하는 것은?
① 논박
② 결과
③ 왜곡된 신념
④ 효과

⑥ 주요 기법
ⓐ 인지적 기법

암시	상담자는 내담자에게 부정적인 사고를 긍정적인 사고로 대체시키는 방법을 보여줌으로써 내담자가 개선될 수 있다는 것을 암시
자기방어의 최소화	자기수용은 내담자의 방어욕구를 최소화시킴
대안의 제시	내담자가 대안들을 스스로 찾아내도록 격려
기분 전환시키기	상담자는 내담자로 하여금 확실하게 몰두할 관심거리 특히 장기적이고 건설적인 목적에 관심을 가지도록 격려
인지적 과제	내담자는 자신이 가지고 있는 비합리적 신념에 도전하게 되어 점차 불안을 없애게 됨
정확한 언어 사용	상담자는 내담자의 언어유형에 주의를 기울여 무기력하고 자기 경멸적인 언어를 재진술하도록 함
유추 기법	내담자로 하여금 자신의 특성을 이해하여 유해한 습관의 단점을 확실히 깨닫도록 함

◀정답 ①

ⓛ 정서적(환기) 기법

구분	기법
합리적 정서 상상	부정적 상상과 긍정적 상상을 사용하여 비합리적 사고를 포기하고 합리적인 사고로 대체
수치심 제거 연습	내담자가 창피해하거나 부끄럽게 느끼는 방식으로 행동해보도록 함으로써, 자신이 생각했던 만큼 타인에 대하여 관심이 없으며 타인의 비난에 대해 지나치게 영향을 받을 필요가 없다는 사실을 발견
역할연기	내담자가 자신의 정서를 이끌어 내기 위해 타인과의 상호작용을 행동화할 때 역할연기를 사용
유머 사용	이치에 맞지 않는 생각 때문에 일어나는 내담자의 불안을 줄여 주기 위해 유머가 사용되기도 함

ⓒ 행동적, 적극적 지시기법

구분	기법
강화기법	일어날 확률이 낮은 행동의 발생 가능성을 증가시키기 위한 강화로써 사용될 수 있음
과제부과	행동지향적 과제 부과
자극통제	내담자에게 특정 종류의 자극을 어떻게 통제하는가를 시범으로 보여줌으로써, 내담자가 역기능적으로 행동할 가능성을 줄이도록 함

기출

인터넷 중독의 상담전략 중 게임 관련 책자, 쇼핑 책자, 포르노 사진 등 인터넷 사용을 생각하게 되는 단서를 가능한 한 없애는 기법은?

① 자극통제법
② 정서조절법
③ 공간재활용법
④ 인지재구조화법

◀정답 ①

01 정신분석이론에서, 환자가 치료를 통해 배운 것과 깨달음을 일상생활 속에서 실천하여 점진적으로 변화가 일어나도록 하며 긍정적인 변화가 오래 유지되도록 하는 기법은 무엇인가?

① 통찰(insight)
② 대치(displacement)
③ 반영(reflection)
④ 훈습(working-through)

> **TIPS!**
>
> 훈습(working-through)은 상담과정에서 통찰을 통해 얻게 된 성숙한 행동과 태도를 실제 일상생활에 적용하여 사용함으로써 변화된 적응적 행동이 지속될 수 있도록 돕는 기법이다.

02 다음에 해당하는 심리성적 발달단계는 무엇인가?

> 성기의 쾌락을 통해 만족을 느끼며, 이성부모에 대한 사랑과 애정 때문에 남아와 여아는 각각 오이디푸스 콤플렉스와 엘렉트라 콤플렉스를 경험하게 된다.

① 항문기
② 생식기
③ 남근기
④ 잠재기

> **TIPS!**
>
> 성격은 구강기, 항문기, 남근기, 잠재기, 생식기의 순서로 심리성적 발달단계에 따라 형성 및 발달한다. 3~6세는 남근기(phallic stage)로 성기의 쾌락을 통해 만족을 느끼며 이성부모에 대한 사랑으로 심리적 갈등을 경험하게 된다. 남아는 오이디푸스 콤플렉스(Oedipus complex), 여아는 엘렉트라 콤플렉스(Electra complex)를 경험한다. 심리적 갈등은 동성 부모에 대한 동일시를 통해 극복되고 초자아가 발달하게 된다.

Answer 01.④ 02.③

03 인간중심 상담이론에서 자기에 대한 설명으로 옳은 것은?

① 정신분석이론에서 초자아와 유사한 개념이다.

② 생득적이어서 태어나면서 갖추어져 있는 능력이다.

③ 자기에 대한 의미를 부여하고 자신에 대한 평가를 근거로 한다.

④ 변화하지 않는 속성을 지녔다.

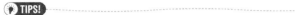 **TIPS!**

인간중심 상담이론에서 자기(self)란 성격의 핵심적인 구성개념으로 자신에 대해 의미를 부여하고 평가하는 것을 말하며 자신에 대한 외부의 평가를 내면화하면서 발달한다.

04 로저스의 이론에서 스스로를 가치 있는 존재로 인식하고, 자신의 욕구와 자아실현 경향성에 따라 행동함으로써 발전할 수 있는 사람을 무엇이라 하는가?

① 충분히 성장하는 사람   ② 충분히 완성되는 사람

③ 충분히 기능하는 사람   ④ 충분히 의식하는 사람

TIPS!

로저스의 충분히 기능하는 사람(the fully functioning person)이란 내담자가 자신의 경험을 좀 더 잘 지각하고 인식하여 있는 그대로의 자기모습을 잘 수용하며, 자기실현 경향성을 충분히 발휘하는 상태를 의미한다. 구체적으로, 현재 진행되는 자신의 자아를 완전히 자각하는 사람으로 최적의 심리적 적용과 심리적 성숙, 완전한 일치, 경험에 완전히 개방되어 있는 상태이다.

05 술을 마시면 구토가 나는 약을 투약하여 알코올 중독 환자를 치료하는 행동치료 기법의 명칭은 무엇인가?

① 혐오치료   ② 충격치료

③ 홍수법   ④ 노출법

TIPS!

혐오치료(Aversion therapy)는 고전적 조건형성의 원리를 이용한 역조건형성의 일종으로서 바람직하지 못한 행동에 혐오자극을 제시하여 부적응적인 행동을 제거하는 기법이다. 주로 과음, 과식, 흡연, 약물, 성도착증 등 특정 자극에 대한 지나친 추구나 탐닉을 제거하는데 사용된다.

Answer   03.③   04.③   05.①

06 내담자들이 보이는 행동이나 사고를 측정하는 방법으로 자연스러운 상황에서 내담자 스스로 자신의 행동을 관찰하고 그 결과를 기록지에 작성하도록 하는 방법은 무엇인가?

① 정신생리적 측정법(Psycho-physiological measurement)

② 자기감찰법(Self-monitoring)

③ 바이오피드백(Biofeedback)

④ 자기보고형 검사(Self-report test)

> **TIPS!**
>
> 자기감찰(Self-monitoring)은 내담자 스스로 자신의 행동을 관찰하고 작성하도록 함으로써 자신의 바람직하지 못한 행동을 모니터링하는 것이다 체중조절을 위하여 식이요법을 시행하는 사람이 매일 식사의 시간, 종류, 양과 운동량을 구체적으로 기록하는 것).

07 인지적 오류에 대한 설명으로 올바르지 않은 것은?

① 정신적 여과 : 특정한 사건과 관련된 일부의 정보만 선택적으로 받아들여 그것이 마치 전체를 의미하는 것으로 잘못 해석한다.

② 감정적 추론 : 자신과 무관한 사건을 자신과 관련된 것으로 잘못 해석한다.

③ 이분법적 사고 : 자신의 성취를 '성공 아니면 실패'로 평가하거나, 다른 사람의 반응을 '칭찬 아니면 비난'으로 해석한다.

④ 과잉 일반화 : 한두 번의 실연 경험을 지닌 남자가 자신은 '항상, 어떤 여자에게나, 어떻게 행동하든지' 실연당하게 될 것이라고 생각한다.

> **TIPS!**
>
> 감정적 추론은 실제로 '느끼는 것'이 너무 강력해서 자신의 감정반응이 실제 상황을 반영하고 사실이라고 믿는 것이다. 그 반대의 증거는 무시하거나 고려하지 않는 것을 말한다. 자신과 무관한 사건을 자신과 관련된 것으로 잘못 해석하는 것은 인지적 오류 중 개인화에 대한 설명이다.

Answer 06.② 07.②

08 엘리스의 ABC 상담이론에 포함되지 않는 것은?

① 초기경험
② 선행사건
③ 신념체계
④ 결과

 TIPS!

엘리스의 ABC이론은 인간의 정서적, 행동적 결과에 영향을 미치는 원인으로 사건보다는 한 개인의 신념체계가 중요하다는 것으로 A–선행사건(Activating events), B–신념체계(Belief system), C–정서 및 행동적 결과 (Consequences)의 관계를 설명한다.

Answer 08.①

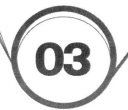

03 기타 상담

1. 개인주의 상담(개인심리학)

(1) 인간관

① 전체적(총체적) 존재
  ㉠ 인간은 통일되고 자아 일치된 유기체로, 의식과 무의식, 원초아, 자아, 초자아로 분리할 수 없는 완전한 존재이다.
  ㉡ 인간은 목표를 향해 일정한 패턴으로 인생을 사는 역동적이고 통합된 유기체이다.

② 사회적 존재
  ㉠ 인간은 본질적으로 사회적 존재이며, 사회적 관심에 의해 동기화되고 목표 추구 행동을 통해 생애 과제를 처리한다.
  ㉡ 사람의 행동은 사회적 충동에 의해서 동기화되기 때문에 인간의 행동을 이해하려면 사회적 맥락 속에서 해석해야 한다.

③ 목표지향적, 창조적 존재 : 인간은 유전과 환경에 반응하는 반응자가 아니라 자기가 선택한 목표를 향해 운명을 개척하고 창조해 나가는 행위자이다.

④ 주관적 존재 : 개인은 자신의 주관과 자신이 설계한 세계 속에서 살아가게 된다.

(2) 주요 개념

① 열등감과 보상
  ㉠ 열등감은 인간의 심층 심리에 자리 잡고 있는 모든 병리현상의 일차적 원인이며, 많은 정신병리 현상은 열등감에 대한 이차적인 반응이다.
  ㉡ 인간은 누구나 열등한 존재로 태어나므로 인간이 된다는 것이 곧 열등감을 갖는 것이다.
  ㉢ 열등감은 객관적인 원인에서보다는 주관적으로 어떻게 느끼는가가 더 결정적인 영향을 미친다.
  ㉣ 열등 상황을 극복하여 우월의 상황으로 밀고 나아가게 하는 힘을 지닌 강한 열등감은 인간이 지닌 잠재능력을 발달시키는 자극제 또는 촉진제로서의 역할을 담당한다.

② 우월성 추구
  ㉠ 우월성 추구란 마이너스 상황에서 플러스 상황으로 끝없이 나아가려는 인식된 동기

용어 및 기출문제

기출

Adler 개인심리학의 기본 가정에 해당하지 않는 것은?

① 개인은 무의식과 의식, 감정과 사고, 행동이 각각 분리되어 있는 것으로 본다.
② 인간은 미래 목표를 향해 나아가는 창조적인 존재라고 본다.
③ 현실에 대한 주관적 인식을 강조하며 현상학적 접근을 취한다.
④ 인간은 기본적으로 공동체 의식, 즉 사회적 관심을 지닌 존재라고 본다.

❮정답 ①

© 삶의 기초적 사실로서 모든 인간이 문제에 직면하였을 때 부족한 것은 보충하며, 낮은 것은 높이고, 미완성의 것은 완성하며, 무능한 것은 유능하게 만드는 경향성을 의미한다.

③ **가상적 목적론(가상적인 최종 목표)**

　㉠ 모든 행동에는 목적이 있고, 설명하기 어려운 행동들도 일단 그들의 무의식적 목표나 목적을 알게 되면 이해할 수 있다고 본다.

　㉡ 개인의 행동을 이끄는 마음속의 중심목표를 가상적 목표라고 정의한다.

④ **공동체감**

　㉠ 개인의 완전에의 욕구가 완전한 사회로의 관심으로 대체된 것으로, 인간은 사회와 결속되어 있을 때 안정감을 갖게 된다.

　㉡ 인간이 사회적 존재로 살아가면서 직면하는 삶의 과제를 해결할 수 있는 동기를 제공한다.

⑤ **생활양식**

　㉠ 삶의 목표를 향해 나아가는 개인의 독특한 방식을 의미하는 것으로서 인생목표, 자기개념, 가치, 태도 등이 포함된다.

　㉡ 어릴 때부터 자신의 열등감을 극복하고 우월 또는 완전의 목표를 이루는 과정에서 스스로 창조한 자기 나름의 독특한 생활로, 보통 4~5세에 그 틀이 형성되고 그 후에는 거의 불변한다.

구분		사회적 관심	
		고	저
활동수준	고	사회적 유용성	지배형
	저		기생형 회피형

• 지배형(ruling type) : 부모가 지배하고 통제하는 독재형으로 자녀를 양육하며 힘을 중시한다.
• 기생형(getting type) : 부모가 자녀를 지나치게 과잉보호하며 의존성이 강하다.
• 회피형(avoiding type) : 매사에 소극적이며 부정적인 태도를 지니고 자신감이 부족하므로 적극적인 직면에 부담감을 느낀다.
• 사회적 유용형(socially useful type) : 높은 사회적 관심과 활동성을 지닌다. 긍정적인 태도의 성숙한 사람으로 심리적으로 건강하며 타인과의 적극적 협동, 타인의 안녕에 관심을 갖는다.

기출

Adler 상담이론의 주요 개념이 아닌 것은?

① 우월성 추구
② 자기 초월
③ 생활양식
④ 사회적 관심

◁ 정답 ②

⑥ 가족구도

㉠ 가족 내에서 가족구성원들 간의 관계 유형을 의미한다.

㉡ 가족구성원들의 성격유형, 정서적 거리, 연령차, 출생순위, 상호 지배 및 복종관계, 가족 크기 등은 가족구도의 결정요소로서 개인의 성격발달에 영향을 미친다.

⑦ 출생순위

㉠ 출생순위는 한 사람의 생활양식이나 성격형성 과정에 매우 중요한 요인으로서, 이에 따른 성격특성을 설명할 수 있다.

㉡ 일반적으로 출생순위 자체보다는 출생순위에 수반되는 상황에 대한 지각이 중요하다.

(3) 상담의 절차

① 상담목표

㉠ **사회적 관심 계발** : 내담자로 하여금 심리적으로 건강하고, 기꺼이 사회에 기여할 수 있으며, 주어진 상황과 과제를 긍정적으로 바라볼 수 있는 용기를 갖추게 한다.

㉡ **잘못된 기본가정 및 목표 수정** : 내담자의 건강과 전인적 생활양식 계발을 위해 삶의 초기에 잘못 형성된 내담자의 기본가정과 목표를 수정하도록 돕는다.

㉢ **타인과 평등관계 경험** : 내담자의 자기개념을 변화시키고, 자신과 관련된 제반 문제에 기꺼이 책임을 지게 되며, 자신의 잘못된 생활양식에의 통찰과 직면을 촉진하는 한편, 결과적으로 심리적 건강 회복을 촉진한다.

㉣ 내담자를 병든 존재나 치료받아야 할 존재로 보지 않기 때문에 상담목표도 증상 제거보다는 열등감을 극복하고, 잘못된 생의 목표와 생활양식을 수정하며, 사회에서 다른 사람과 상호작용할 수 있도록 타인과 동등한 감정을 갖고, 공동체감을 증진시키는 것이다.

㉤ 구체적인 상담목표는 열등감 극복하기, 자신의 독특한 생활양식 이해하기, 잘못된 삶의 목표 수정하기, 공동체감 향상시키기 등이다.

② 상담의 절차

㉠ **관계형성** : 좋은 내담자와 상담자 관계를 창조하고 유지하며 치료목표를 설정한다.

㉡ **분석 및 사정(개인 역동성의 탐색)** : 생활양식과 목표의 요인들이 인간에게 미치는 영향 등 내담자의 역동을 규명한다.

㉢ **해석을 통한 통찰 증진** : 통찰시키기 위해 해석을 한다.

㉣ **재정향** : 재정립 혹은 재교육을 한다. 즉, 이해한 것을 실행하도록 한다.

용어 및 기출문제

기출

아들러(Adler)가 인간의 성격을 설명하면서 강조한 것이 아닌 것은?

① 열등감의 보상
② 우월성 추구
③ 힘에 대한 의지
④ 신경증 욕구

❮정답 ④

(4) 주요 기법

① 질문

⊙ 내담자가 미처 확인하지 못한 자신의 생활양식의 전반에 대해 검토할 수 있는 기회를 제공하기 위한 기법이다.

⊙ 질문의 유형

순환 질문	• 개인의 대인관계와 가족관계를 묘사하는데 사용 • 관계의 일방적 인과성보다는 순환성에 기초하여 형성 • 개인과 연관되는 패턴을 이끌어 내고 생활사를 구조화하기 위한 초석을 형성
반사 질문	• 순환적 가정에 기반을 두고 있고 간접적으로 또는 일반적인 방식으로 가족이나 내담자에게 영향을 주고자 하는 질문 • 내담자가 새로운 견해나 맥락을 발견하도록 도움을 줌
전략 질문	치료적 범위에서 개인의 행동을 변화시키는 것

② 단추 누르기 기법

⊙ 내담자가 스스로 자신의 감정을 창조하는 것임을 깨닫도록 돕는 데 사용되는 기법이다.

⊙ 자신이 원하는 장면을 자의적으로 상상해 보면(마음의 단추를 누르면) 그에 따라 원하는 정서를 스스로 만들 수 있다는 사실을 알게 하는 것이다.

③ 스프에 침 뱉기

⊙ 개인을 이전의 행동으로부터 분리시키려고 할 때 아주 효과적으로 사용하는 기법이다.

⊙ 상담자가 내담자의 잘못된 인식, 생각 또는 행동을 간직하고 '침을 뱉으면', 내담자는 그와 같은 것을 더 이상 하지 않거나 주저하게 되는 원리이다.

④ '마치 ~인 것처럼' 행동하기

⊙ 내담자가 바라는 행동을 실제 장면이 아닌 가상 장면에서 '마치 ~인 것처럼' 해 보게 하는 것이다.

⊙ 바람직한 자신의 모습을 상상함으로써 실제로 그렇게 되도록 하는 것을 포함한다.

⑤ 과제 설정하기 : 바람직한 행동이나 목표를 설정하여 그것을 꾸준히 반복 실천해 보도록 하는 방법이다.

⑥ 자기 포착하기

⊙ 원하지 않는 행동을 시작하는 순간을 포착하는 것이다.

⊙ 문제행동이 작동하기 시작하는 순간을 좀 더 빨리 알아채서 더 이상 진행되지 않게 하는 데 유용하다.

기출

Adler의 개인심리학적 상담에 대한 설명으로 틀린 것은?

① Adler는 일반적으로 인간이 열등감을 갖는 것은 필요하고 바람직하기까지 하다고 보았다.

② Freud와 마찬가지로 Adler도 인간의 목표를 중시하면서 주관적 요인을 강조하였다.

③ Adler는 신경증, 정신병, 범죄 등 모든 문제의 원인은 사회적 관심의 부재라고 보았다.

④ Adler는 생활양식을 개인 및 사회의 정신병리를 일으키는 주요 요인으로 보았다.

◀ 정답 ②

⑦ 역설기법

　㉠ 원하지 않는 행동을 시작하는 순간을 포착하는 것이다.

　㉡ 바라지 않거나 바꾸고 싶은 행동을 의도적으로 반복 실시하게 함으로써 역설적으로 그 행동을 제거하거나 그 행동에서 벗어날 수 있게 하는 방법이다.

⑧ 초기기억 탐색

　㉠ 초기기억은 개인이 자기 자신과 다른 사람, 삶을 어떻게 지각하는지, 삶에서 무엇을 갈구하는지, 삶에서 무엇이 일어날 것이라고 예견하는지에 대한 간략한 틀을 제시한다.

　㉡ 초기기억에서 사람들은 기억되는 사건들과 그것에 대한 그들의 감정, 사건 자체에 대한 자신의 초기의 태도, 다른 사람과 자신의 관계, 그리고 자신의 삶의 관점을 드러낸다.

⑨ 꿈분석

　㉠ 각 꿈의 요소 의미는 꿈을 꾸는 사람에 따라 특수하다.

　㉡ 해석은 초기기억, 현재 문제, 평소 경향 등과 같은 다른 증거들과 함께 조화될 수 있어야 한다.

　㉢ 아들러에게 꿈은 당시에 지니고 있는 문제를 해결하는 자원이자 다음 날 깨어 있는 삶을 위해 필요한 정서를 생산하는 경험이다.

⑩ 격려하기 : 내담자를 격려함으로써 내담자가 자신의 능력과 유용성을 소유하고 있다는 것을 깨닫도록 돕는다.

2. 게슈탈트 상담

(1) 인간관

① 인간은 전체적으로 기능한다. 인간은 통합된 부분들로 이루어진 하나의 전체로서의 존재이다.

② 인간은 환경의 일부분이므로, 인간을 환경과 분리시켜 이해할 수 없다.

③ 인간은 수동적인 존재가 아니라 능동적 행위자이다.

④ 인간은 자신의 감각, 사고, 정서, 지각을 완벽하게 자각할 수 있는 능력을 가지고 있다.

⑤ 인간은 자각의 과정을 통해 선택할 수 있고, 행동에 대한 책임을 질 수 있다.

⑥ 인간은 자기 자신의 삶을 효과적으로 통제할 수 있는 능력을 가지고 있다.

⑦ 인간은 일차적으로 현재 상황에서 자신을 경험한다.

⑧ 인간의 본성은 선하지도 악하지도 않다.

게슈탈트 상담의 장·단점

㉠ 게슈탈트 상담의 장점

• 내담자의 문제해결만을 목적으로 하는 것이 아닌 내담자의 성장을 고려한다.

• 내담자에게 자기 자신에 대한 실존적 경험을 제공한다.

• 부적응행동의 원인이 되는 과거의 사건을 '지금-여기'로 가져와서 생생하게 처리한다.

• 꿈의 현실로의 재현을 통해 그것에 담긴 실존적 메시지를 깨닫도록 한다.

㉡ 게슈탈트 상담의 단점

• 인간의 발달과정에 대한 이론적 연구가 미흡하다.

• 기법과 기술을 중요시하는 반면, 상담치료자와 내담자 간의 관계를 소홀히 한다.

• 경험에 대한 각성에 있어서 사고에 의한 인지적 요소를 간과하며, 사회화 영향을 소홀히 한다.

• 내담자에 대한 치료의 과정 및 결과에 대한 평가 등이 세부적이고 체계적으로 이루어지지 못한다.

(2) 주요 개념

① 게슈탈트(Gestalt)

㉠ 게슈탈트는 총체적 형상 또는 통합적 총체, 즉 부분들과 특정한 관계에 놓여 있는 전체를 나타내는 독일어 어원의 개념이다.

㉡ 사람은 특정 자극을 부분으로 보지 않고 완결성, 근접성, 유사성 원리에 따라 의미 있는 전체나 형태 즉, '게슈탈트'로 만들어 지각하는 경향이 있다.

㉢ 게슈탈트를 형성하는 이유는 개인의 욕구나 감정을 하나의 유의한 행동으로 만들어 실행하고 완결 짓고자 하기 때문이다.

② 지금, 여기(here and now)

㉠ 게슈탈트 상담은 현재의 완전한 경험과 인식의 중요성을 강조한다.

㉡ 과거는 지나갔고, 미래는 아직 오지 않았으므로 의미가 있는 것은 현재 뿐이기 때문이다.

㉢ 그러므로 과거와 미래의 사건은 현재를 통해 볼 수 있다.

③ 전경과 배경

㉠ 어느 한순간에 관심의 초점이 되는 부분을 전경, 관심 밖에 놓이는 부분을 배경이라고 한다.

㉡ 게슈탈트를 형성한다는 말은 어느 순간에 가장 중요한 욕구나 감정을 전경으로 떠올린다는 것이다.

㉢ 건강한 사람은 매순간 자신에게 중요한 게슈탈트를 선명하게 전경으로 떠올릴 수 있는데 반해, 그렇지 못한 사람은 전경과 배경을 명확히 구분하지 못한다.

㉣ 전경으로 떠올렸던 게슈탈트를 해소하고 나면 그것은 배경으로 물러나고, 또다시 새로운 게슈탈트가 형성되어 전경으로 떠오르면 그 역시 해소되어 배경으로 물러난다.

㉤ 이러한 과정이 끊임없이 반복되는데, 이러한 순환과정을 '게슈탈트의 형성과 해소' 또는 '전경과 배경의 교체'라고 한다.

④ 미해결과제

㉠ 미해결과제란 생의 초기의 사고, 감정, 그리고 반응이 미처 표현되지 않아 일정한 시간이 경과한 후에도 여전히 개인의 기능에 영향을 미치고 있는 감정이다.

㉡ 미해결과제는 현재의 삶을 방해하는 과거로부터의 감정이라고 할 수 있다.

㉢ 전경과 배경의 교체가 방해를 받았을 때, 게슈탈트 형성이 되지 않거나 형성된 게슈탈트가 해소되지 않아 배경으로 물러나지 못하고 중간층에 남아 있게 된 게슈탈트를 말한다.

용어 및 기출문제

기출

다음 중 게슈탈트 심리치료에서 강조하는 것이 아닌 것은?

① 지금-여기
② 내담자의 억압된 감정에 대한 해석
③ 미해결 과제 또는 회피
④ 환경과의 접촉

◀ 정답 ②

⑤ 인식(알아차림)

   ㉠ 인식이란 개인 내면뿐 아니라 타인들과 대상들과의 접촉에서 욕구나 감정을 지각하여 게슈탈트로 형성하여 전경으로 떠올리는 것을 말한다.

   ㉡ 인식은 누구에게나 있는 능력으로, '알아차림' 또는 '각성'이라고도 불린다.

   ㉢ 게슈탈트 상담에서 '인식(알아차림)'은 긍정적 성장과 통합을 위한 핵심 개념이다.

   ㉣ 인식은 범위

     • 자신의 존재에 닿을 수 있고, 자기 주변이나 내부에서 무엇이 일어나고 있는지를 알고, 환경과 타인 및 자신과 연결할 수 있는 능력

     • 자신이 느끼고 있는 것과 감각적인 것 혹은 생각하는 것을 아는 것

     • 바로 이 순간에 어떻게 반응하고 있는지를 아는 것

⑥ 접촉

   ㉠ 접촉이란 전경에 떠올린 게슈탈트 해소를 위한 환경과의 상호작용을 말한다.

   ㉡ 에너지를 동원하여 실제로 환경과 만나는 행동이다.

   ㉢ 접촉의 수준

진부층 (가짜층)	접촉수준의 가장 바깥에 위치하는 층으로, 다른 사람들과의 관계에서 형식적이며 의례적인 규범에 따라 피상적으로 접촉하는 수준
공포층 (역할연기층)	거부에 대한 공포심으로 자기 고유의 모습으로 살기보다는 환경의 기대에 따라 행동하는 단계
교착층	역할연기의 무의미함을 깨닫고 역할연기를 그만두지만, 스스로 자립할 수 있는 능력이 미비한 상태여서 무기력과 두려움을 체험하게 되는 단계
내파층	억압하고 차단해 왔던 욕구와 감정을 인식하게 되지만 여전히 환경을 의식하게 되면서 파괴력을 지닌 에너지를 자신의 내부로 발산하는 단계
외파층	신경증의 가장 안쪽에 위치한 층으로, 감정이나 욕구를 더 이상 억압하거나 차단하지 않고 직접 외부 대상에게 표현하게 되는 단계

기출

게슈탈트 상담에 대한 설명으로 틀린 것은?

① 보조자아(auxiliary ego) 활용은 집단상담에 많이 사용하는 기법으로 한 구성원의 문제를 집중적으로 다룬다.

② 알아차림(awareness)과 접촉(contact)을 방해하는 한 요인인 융합(confluence)은 자신과 타인의 경계가 불분명한 지점에서 타인의 의견에 동의하는 것이다.

③ Zinker는 알아차림-접촉 주기를 배경, 감각, 알아차림, 에너지/흥분, 행동, 접촉 등 여섯 단계로 설명한다.

④ 알아차림은 개체가 자신의 유기체적 욕구나 감정을 지각한 다음 게슈탈트를 형성하여 명료한 전경으로 떠올리는 것을 말한다.

❮정답 ①

ⓔ 접촉-경계 혼란

내사	• 타인의 관점이나 주장 또는 가치관을 깊이 생각해 보지 않고 자신의 것으로 받아들이는 것으로 인식을 방해하는 경우 • 타인의 가치관을 완전히 받아들여 내면에 갈등을 일으키는 경우로써, 음식을 제대로 씹지 않고 삼켜서 소화불량이나 복통을 일으키는 것으로 설명
투사	자신의 받아들일 수 없는 부정적인 생각, 느낌, 태도 등을 타인에게 전가하는 경우
융합	• 자신(자아)과 타인(환경) 간의 경계가 없는 상태에서 타인의 의견이나 감정에 동의하는 경우 • 이러한 관계는 겉으로 보기엔 서로 지극히 위해 주고 보살펴 주는 사이인 것처럼 보이지만, 내면적으로는 서로 독립적으로 행동하지 못하고 의존관계에 빠지게 됨
반전	타인이나 환경에 대하여 하고 싶은 것을 자신에게 하는 경우, 또는 타인이 자기에게 해 주기를 바라는 행동을 스스로에게 하는 경우
자의식	자신에 대하여 지나치게 의식하고 관찰하는 경우
편향	감당하기 힘든 내적 갈등이나 외부 환경 자극에 노출될 때 이러한 경험으로부터 압도당하지 않기 위하여 자신의 감각을 둔화시켜서 환경과의 접촉을 약화시키는 경우

(3) 상담목표

① 자기 인식을 증가시키도록 한다.

② 자신의 경험에 대한 주체가 바로 자기라는 태도가 점진적으로 형성되도록 한다.

③ 타인의 권리를 침해하지 않으면서 자신의 욕구를 충족시킬 수 있는 기술을 개발하고 가치관을 형성시킨다.

④ 모든 감각이 더 잘 인식되도록 한다.

⑤ 행동의 결과가 수용되며, 행동을 결정할 책임이 자신에게 있음을 인정하게 된다.

⑥ 외적 지지에서 내적 지지로 바꾸도록 돕는다.

⑦ 타인에게 요구하거나 도움을 청할 수 있게 되며, 동시에 타인에게 도움을 줄 수 있도록 한다.

기출

형태치료(게슈탈트 치료)에서 접촉-경계 혼란을 일으키는 여러 가지 심리적 현상 중 사람들이 감당하기 힘든 내적 갈등이나 환경적 자극에 노출될 때 이러한 경험으로부터 압도당하지 않기 위해 자신의 감각을 둔화시킴으로써 자신 및 환경과의 접촉을 약화시키는 것은?

① 내사(introjection)
② 반전(retroflection)
③ 융합(confluence)
④ 편향(deflection)

< 정답 ④

(4) 주요 기법

① **현재각성기법(알아차리기 기법)** : 상담자는 내담자로 하여금 자기각성과 환경과의 접촉에 관한 각성을 하도록 한다.

- **욕구와 감정을 알아차리기** : "지금 느낌이 어떠신가요?", "지금 무엇을 자각하고 계신가요?", "현재의 느낌에 집중해 보세요." 등의 말로 내담자가 지금-여기의 욕구과 감정을 알아차리고 자신과 환경에 잘 접촉하여 변화와 성장이 가능하도록 돕는다.
- **신체 알아차리기** : 정신과 신체가 긴밀하게 연결되어 있다는 전제하에, "한숨을 자주 쉬시는데 알고 계신가요?", "지금 주먹을 꽉 쥐고 있네요. 당신의 주먹이 뭐라고 말하나요?", "얼굴이 **빨갛게** 상기되셨네요." 등의 말로 현재 느끼는 신체 감각을 알아차리게 돕는다. 이를 통해 말하는 것과 보이는 것 사이의 불일치를 알아차리게 하고, 내담자의 감정이나 욕구 또는 무의식적 생각 등을 알아차리게 할 수 있다.
- **언어 알아차리기** : "저는 선생님께 제 생각을 말할 수 없어요.", "그 사람 때문에 사람들이 화가 났어요." 등과 같이 말하는 사람에게 "저는 선생님께 제 생각을 말하지 않을 거예요.", "그 사람 때문에 나는 화가 났어요." 등과 같이 잘못 사용한 언어 습관을 고쳐 주어서, 내담자가 자신의 욕구와 감정에 책임을 지고 주체적인 삶을 살 수 있게 돕는다.
- **환경 알아차리기** : "지금 무엇이 보이십니까? 눈을 감고 남편의 얼굴을 떠올려 보세요. 이제 눈을 뜨고 남편의 얼굴을 자세히 관찰해 보세요. 어떤 차이가 있습니까?" 또는 "지금 무엇이 들리십니까?" 등의 질문으로 내담자가 시각, 청각, 후각, 촉각, 미각 등의 각종 감각 작용을 통해 환경과 어떠한 접촉을 하고 있는가를 알아차리게 한다.
- **책임 알아차리기** : 자신이 한 일에 대해 책임지기를 두려워하는 사람은 성숙할 수 없다는 전제하에 다양한 언어 작업을 통해 자신의 행동에 대한 책임을 지게 하고, 스스로 그렇게 할 수 있는 내적 힘이 있음을 알아차리게 한다.

---

② **대화게임** : 내담자 마음속에 있는 갈등을 느낀 마음을 대화로 엮어 보는 것이다.

③ **투사연기하기** : 내담자가 자신의 투사에 대해서 의식하지 못할 때 다른 사람이 잘난 체한다고 비난한다면 그로 인해 가능한 잘난체하는 행동을 해보도록 하는 것이다.

④ **반대행동하기** : 내담자로 하여금 평소에 그가 하는 행동과 정반대되는 행동을 하게 하는 것이다.

⑤ **책임지기** : 상담자가 내담자에게 어떤 진술을 하도록 하고 그런 다음 "나는 그것에 대해 책임을 지겠다."라고 말하게 하는 것이다.

용어 및 기출문제

기출
게슈탈트 상담기법에 해당하지 않는 것은?

① 신체자각
② 환경자각
③ 행동자각
④ 언어자각

◀정답 ③

⑥ 빈의자(empty chair)기법 : 내담자로 하여금 빈 의자에 초점을 맞추고 자신의 다양한 성격적 부분들에 대해 말을 하게 하여 내담자의 투사를 구체화하기 위한 치료적 방법이다.

⑦ 험담 금지하기

    ㉠ 지금-여기에 있지 않은 사람의 일을 말하는 것, 즉 험담하는 것은 문제해결은 물론이고 내담자의 성장에도 아무런 가치가 없다고 간주한다.

    ㉡ 예로써 "내 친구가 그때 그렇게 했기 때문에.", "그때 그 선생님이 그런 말만 하지 않았어도." 등의 이야기는 머리로 공상하는 것이지 실제 알아차림을 방해하며 문제해결을 위한 접촉을 방해한다고 본다.

    ㉢ 내담자에게서 이런 이야기가 나오면 상담자는 '험담은 금지된다.'고 말하고 상담 장면에 친구나 선생님 등이 그 자리에 있는 것처럼 구성하여 실제 그 사람과 가상의 만남을 갖게 한다.

3. 현실치료 상담

(1) 기본 개념

① 글래서(Glasser)가 창시한 현실치료(Reality therapy)는 인간이 자신의 욕구를 충족하기 위해 행동하며, 그러한 행동은 인간이 스스로 선택하고 결정한 것이라는 점을 강조한다. 과거나 미래보다 현재에 초점을 두며 무의식적 행동보다 행동 선택에 대한 평가를 중시한다.

② 인간의 기본 욕구(5가지)

    ㉠ 생존(survival) : 의식주를 비롯하여 개인의 생존과 안전을 위한 신체적 욕구를 의미한다.

    ㉡ 사랑(love) : 다른 사람과 애정을 주고받고 집단에 소속되고자 하는 욕구를 말한다.

    ㉢ 권력(power) : 성취를 통해서 자신에 대한 유능감과 가치감을 느끼며 힘과 권력을 추구하려는 욕구이다.

    ㉣ 자유(freedom) : 자율적인 존재로 자유롭게 행동하고자 하는 욕구이다.

    ㉤ 재미(fun) : 즐겁고 재미있는 것을 추구하며 새로운 것을 배우려는 욕구를 의미한다.

③ 현실치료의 기본 원리

    ㉠ 상담자와 내담자가 긍정적인 상담관계(라포)를 형성해야 한다.

    ㉡ 내담자의 감정보다는 행동에 중점을 둔다.

    ㉢ 현재에 초점을 맞춘다.

기출
현실치료의 인간관으로 가장 적합한 것은?

① 인간의 행동은 유전과 환경의 상호작용에 의해 형성된다.

② 인간의 삶은 목표에 도달하기 위한 개인의 자유로운 능동적 선택의 결과이다.

③ 인간은 자신의 자유로운 선택에 의해 잠재력을 각성할 수 있는 존재이다.

④ 인간은 기본적으로 자유롭고 자신의 목표를 스스로 선택하고자 하는 욕구를 가진 존재이다.

◀정답 ④

ⓔ 행동 및 활동 계획을 세운다.

ⓜ 계획한 활동을 실천하겠다는 다짐을 받도록 한다.

ⓗ 내담자 스스로 판단하고 평가하도록 한다.

ⓢ 내담자의 변명을 받아들이지 않는다.

ⓞ 처벌을 사용하지 않는다. 처벌은 상담관계를 악화시키고 내담자의 자존감에 부정적인 영향을 끼치기 때문이다.

ⓩ 절대 포기하지 않고 내담자의 변화 가능성을 믿는다.

(2) 상담목표와 특징

① 상담목표

ⓣ 내담자의 기본적인 심리적 욕구를 충족시켜 주는 좀 더 효율적인 방법을 찾도록 도와주는 것이다.

ⓛ 내담자로 하여금 현실을 직면하고 올바른 판단을 해서 자신의 심리적 욕구를 현재보다 더 효과적으로 충족시켜 줄 수 있는 행동을 학습하도록 돕는다.

② 상담의 특징

ⓣ 내담자가 정신질환을 앓고 있다는 개념을 용납하지 않는다.

ⓛ 내담자의 과거나 미래보다는 현재에 초점을 둔다.

ⓒ 상담자는 전이의 대상이 아니며, 따뜻하고 인간적인 위치에서 내담자와 친밀한 치료관계를 맺는다.

ⓔ 행동의 무의식적 원인을 배제하며, 행동의 진단보다는 내담자의 욕구와 바람과 비교해서 그 행동 선택을 평가한다.

ⓜ 행동의 도덕성과 책임감을 강조한다.

ⓗ 통찰과 허용적인 태도를 통해 내담자의 행동이 변화되기를 기대하기보다는 욕구충족을 위한 보다 효과적인 행동을 선택하고 실천하는 방법을 학습시키는 데 초점을 둔다.

(3) 주요 기법과 절차

① 유머

ⓣ 상담자는 유머를 사용함으로써 내담자와 친근한 상담관계를 맺을 수 있고, 인간의 기본 욕구인 재미와 내담자의 참여와 소속의 욕구를 충족시킬 수 있다.

ⓛ 유머는 내담자로 하여금 현재 자신의 문제에 대한 새로운 시각을 가질 수 있도록 해 준다.

기출

현실치료에서 글래서(Glasser)가 제시한 8가지 원리에 해당되지 않는 것은?

① 감정보다 행동에 중점을 둔다.
② 현재보다 미래에 초점을 맞춘다.
③ 계획을 세워 계획에 따라 실천하겠다는 약속을 다짐 받는다.
④ 변명은 금물이다.

기출

현실치료에 관한 설명으로 가장 적합한 것은?

① 내담자가 더 현실적이고 실현 가능한 인생철학을 습득함으로써 정서적 혼란과 자기 패배적 행동을 최소화하는 것을 강조한다.
② 내담자의 좌절된 욕구를 알고 사람들과의 관계에서 새로운 선택을 함으로써 보다 성공적인 관계를 얻고 유지할 수 있음을 강조한다.
③ 현대의 소외, 고립, 무의미 등 생활의 딜레마 해결에 제한된 인식을 벗어나 자유와 책임능력의 인식을 강조한다.
④ 가족 내 서열에 대한 해석은 어른이 되어 세상과 작용하는 방식에 큰 영향이 있음을 강조한다.

◀ 정답 ②, ②

② 역설적 기법

    ㉠ 상담자는 내담자에게 모순된 요구나 지시를 함으로써 의도적으로 내담자를 혼란과 충격에 빠뜨리는 방법이다.

    ㉡ 상담 과정에서 저항을 보이거나 변화를 거부하는 내담자에게 효과적인 방법이다.

③ 계약

    ㉠ 내담자의 행동변화에 대한 내담자와의 약속을 문서로 작성하는 기법이다.

    ㉡ 내담자에게 행동변화를 구체적으로 인식시키는 한편, 구속력과 함께 가시적인 증거물로 활용된다.

④ 역할연기

    ㉠ 내담자가 대인관계에 어려움을 겪고 있거나 새로운 행동을 실천에 옮기고자 할 때 활용되는 기법이다.

    ㉡ 내담자의 과거 혹은 미래를 현재로 가져와서 행동을 다르게 할 경우 삶이 어떻게 달라질 것인가를 평가할 수 있도록 돕는다.

⑤ 과제

    ㉠ 상담회기와 회기 사이의 연속성을 유지하고, 회기간의 문제들을 해결하도록 내담자를 격려하는 것으로 상담결과를 촉진하기 위해 사용된다.

    ㉡ 보통 새로운 행동 시도, 현 행동의 감소 혹은 중단, 현 행동의 기록 또는 구체적인 문제해결 방안 모색 등이 포함된다.

⑥ 행동변화를 이끄는 WDEP 과정

    ㉠ 1단계 : W(Want) – 소망과 욕구 탐색하기

      • 자신이 원하는 것을 정확히 이해할수록 그것을 얻을 수 있는 가능성도 높아짐

      • 자신이 진정 원하는 바를 생각하고 가장 원하는 것부터 상대적으로 덜 원하는 것까지 순서작성, 또 각각의 소망과 바램이 얼마나 실현가능한지도 고민

    ㉡ 2단계 : D(Doing) – 현재 무엇을 하고 있는지 살펴보기

      • 현재 자신의 행동을 관찰하고 무엇을 하고 있는지 탐색 → 내담자가 자기행동의 주인임을 확인

      • 자기통제가 가능한 영역과 그렇지 않은 영역에 대해 확인해 볼 수 있는 기회를 제공하고 내담자 자신의 모습을 특별하고 객관적인 각도에서 바라봄

      • 내담자가 현재의 행동의 초점을 맞출 수 있도록 도움

    ㉢ 3단계 : E(Evaluation) – 현재의 행동 평가하기

      • 현실치료에서 가장 핵심이 되는 부분으로 내담자의 행동변화를 위해 그들 스스로 자기평가를 하게 하는 단계

      • 두 번째 단계에서 관찰한 행동들이 자신에게 어떤 도움 혹은 해가 되는지를 평가

      • 현재의 행동이 자신이 진정으로 원하는 것을 얻는데 도움이 되는지 평가

용어 및 기출문제

기출

유머사용, 역설적 기법, 직면 등과 같은 상담기법을 주로 사용하는 것은?

① 게슈탈트 상담
② 현실치료 상담
③ 교류분석 상담
④ 특성요인 상담

◀정답 ②

ⓔ 4단계 : P(Plan) – 계획하기
- 자신이 진정으로 원하는 것을 얻을 수 있도록 새로운 계획을 세움
- 계획은 구체적이어야 하며 현실적으로 실행 가능해야 함
- 계획에 대한 약속을 하는 것이 필요(계획에 대한 약속은 계약서에 서명하는 것, 계획에 대한 날인과 보증을 하는 것 등)

4. 교류분석 상담(TA ; Transactional Analysis)

(1) 개요

① 교류분석은 에릭 번(Berne)에 의해 창시된 이론으로 의사거래 분석으로도 불린다. 각 개인의 자아 상태를 토대로 상대방과 어떻게 의사소통하는지를 분석하는 이론이다.

② 인간관
- ㉠ 인간은 성장에 대한 욕구와 잠재력이 있으며 자신의 사고와 감정, 행동을 책임질 수 있는 능력이 있다고 가정한다.
- ㉡ 인간은 어린 시절의 경험과 환경에 의해 형성되지만, 현재 자신의 행동과 생활양식을 보다 적절한 것으로 다시 선택할 수 있으며, 결정할 수 있는 자율적인 존재로 본다.

(2) 주요 개념

① 자아상태
- ㉠ **자아의 구성요소** : 인간의 성격은 3가지 자아상태(ego state)로 구성되어 있다. 세 자아 상태마다 고유한 사고, 감정, 행동적 특성이 존재한다.
- ㉡ **부모자아**(P ; Parent ego state)
  - 주로 중요한 인물의 영향을 받아 형성 → 부모나 형제, 혹은 중요한 인물들의 행동이나 태도를 모방하고 학습하여 내면화
  - 비판적 부모자아(CP ; Critical Parent)와 양육적 부모자아(NP ; Nurturing Parent)로 구분

비판적 부모자아	양육적 부모자아
• 엄격하고 비판적, 편견이 강하며 독선적 • 도덕적, 윤리적이며 이상을 추구하고 자율성이 있음(긍정적 측면)	• 지나친 간섭과 과보호, 타협적 → 상냥하고 보호해주고 도움을 주려고 애씀 • 공감적이고 지지적이며 따뜻함

기출
교류분석 상담에서 성격이나 일련의 교류들을 자아상태 모델의 관점에서 분석하는 것은?

① 구조분석
② 기능분석
③ 교류패턴분석
④ 각본분석

❮정답 ①

ⓒ 성인자아(A ; Adult ego state)
- 객관적으로 현실 세계를 파악하며 합리적인 사고와 행동을 취함
- 다른 자아 상태(부모자아, 아동자아)에서 정보를 수집하고 합리적으로 판단

ⓔ 아동자아(C ; Child ego state)
- 어린 시절의 감정적 반응체계의 흔적들로 충동적 → 출생 후 5세경까지 외부 사건들에 대한 감정적 반응체계가 내면화
- 자유로운 아동자아(FC ; Free Child)와 순응적 아동자아(AC ; Adapted Child)로 구분

자유로운 아동자아	순응적 아동자아
• 제멋대로이며 충동적, 본능적으로 행동하며 자기중심적 • 명랑하고 활발하며 열정과 창조성, 호기심이 풍부(긍정적 측면)	• 규칙과 상식에 얽매이며 남의 평가에 신경을 많이 씀 → 다소 위축되고 자신감이 부족 • 남의 기대에 부응하려고 노력하며 규율과 상식을 이해하여 남과 협력(긍정적 측면)

② 대화분석(교류패턴 분석)
ⓐ 구조분석에 의해서 명확하게 된 자아상태, 즉 P, A, C의 이해를 기반으로 하여 일상생활 속에서 주고받은 말, 태도, 행동 등을 분석하는 것이다.

ⓑ 상보교류
- 2개의 자아상태가 상호 관여하고 있는 교류로서, 발신자가 기대하는 대로 수신자가 응답
- 대화 당사자 간 자아상태의 방향이 수평적
- 인간관계에서 솔직하고 서로의 욕구를 충족시키며 보완적이기 때문에 바람직

ⓒ 교차교류(crosed transaction)
- 어떤 반응을 기대하여 시작한 교류에 대해 예상 밖의 반응이 되돌아오는 경우로 인간관계의 갈등과 고통의 근원으로 작용
- 3개 또는 4개의 자아상태가 관여하고 있는 것으로, 발신자가 기대하는 대로 응답해 오지 않고 예상 밖의 응답이 될 때 일어나는 교류

ⓓ 이면교류(ulterior transaction)
- 말하는 내용과 다른 숨은 의도가 깔려 있기 때문에 이면적 교류라 함
- 상대방의 하나 이상의 자아 상태를 향해서 상보적 교류와 잠재적 교류의 양쪽이 동시에 작용하는 복잡한 교류
- 언어적 메시지인 말의 내용과 비언어적인 메시지인 음성이나 얼굴표정이 다른 경우

③ **각본(인생각본, script)분석**

⊙ 교류분석에서는 전의식 속에 내재해 있는 삶의 이야기를 각본 또는 생활각본이라고 한다.

ⓛ 어린 시절에 만들어져 부모의 영향을 받아 발달하고 이후 인생의 여러 경험에 의해 강화되고 고정화된 인생 계획으로 고착

ⓒ 각본분석을 통해 인생 초기에 형성된 삶의 자세를 알 수 있음

④ **스트로크(stroke)**

⊙ 스트로크는 사람이 피부 접촉, 표정, 감정, 태도, 언어, 기타 여러 형태의 행동을 통해서 자신의 상대방에 대한 반응을 알리는 인간 인식의 기본 단위를 말한다.

ⓛ 인간의 만남은 스트로크의 연속되는 교환으로 이루어지는 셈이며, 인간의 성장이나 문제해결을 위한 상담의 내용은 스트로크의 분석으로 이해될 수 있다.

ⓒ **스트로크의 종류**

신체적 스트로크	• 머리를 쓰다듬거나 손을 잡아 주거나 어깨를 쳐 주거나, 때리거나 꼬집거나 걷어차는 등 직접적인 신체적 접촉에 의한 스트로크를 의미 • 유아의 경우 이와 같은 신체적인 스트로크를 충분히 경험시키면서 양육하지 않으면 성인이 되어 부적응 행동을 보이는 경우가 생길 수 있음
언어적 스트로크	"우리 OO이는 착해."와 같은 말을 서로 주고받는 경우
긍정적 스트로크	• 경우에 합당한 칭찬과 인정, 마음을 주고받는 사랑의 행위 등이 해당 • 사람을 기분 좋게 만들고 삶의 의미를 느끼게 하며 건전한 정서와 지성을 갖추게 함
부정적 스트로크	• 인간의 부정성(NOT-OKness)을 유발시키는 자극을 의미 • 한 인간이 지니고 있는 중대만 문제를 대단치 않는 일로 묵살해 버리거나 문제의 의미를 일부러 왜곡하는 것으로 관심의 결핍이나 잘못된 관심에서 유발

⑤ **게임(game)**

⊙ 게임이란 일련의 교류가 이루어진 결과로 두 사람 모두 불쾌하고 나쁜 감정으로 끝나는 역기능적인 교류(의사소통)를 말한다.

ⓛ 게임을 하는 이유는 그것이 스트로크를 얻기 위한 수단이고, 그러기 위해 시간을 구조화하는 하나의 방법이기 때문이다.

⑥ 라켓 감정(racket)

   ⊙ 라켓은 초기 결정을 확증하기 위하여 다른 사람을 조작하는 과정을 말하며, 이를 위한 수단으로 자신도 모르게 벌이는 일련의 각본에 따른 행동을 의미한다.

   ⓛ 라켓 감정(racker feling)

     • 스트레스 상황에서 자주 경험하는 정서 → 어린 시절에 학습되고 주위로부터 지지받았으며 성인에게는 부적합한 문제해결 방식

     • 내 의사와 다르게 표현되는 감정으로 자신에게 매우 친근한 정서를 뜻함

     • 사람은 주의를 끌기 위해 불쾌하고 쓰라린 감정, 위장된 죄의식 또는 위장된 우울감을 발달시킬 수 있음

     • 이러한 위장된 감정은 불쾌하고 쓰라린 감정을 지속시켜 주는 상황(게임)을 개인이 스스로 선택하게 함으로써 계속 유지되며 개인의 지속적인 감정 유형이 됨

⑦ 생활태도(인생태도)

   ⊙ 자기 긍정 – 타인 긍정(I'm OK – You're OK)

     • 나도 너도 모두 OK로서, 건설적이며 전향적인 인생관을 가지고 있는 사람

     • 나를 긍정하고 타인을 긍정하므로 떳떳한 인간관계를 갖게 됨

     • 타인을 긍정함으로써 타인과의 사이에 따뜻한 교류가 이루어져서 원만한 인간관계를 맺음

   ⓛ 자기 부정 – 타인 부정(I'm not OK – You're not OK)

     • 너도 나도 모두 OK가 아니라는 것으로서, 비건설적인 인생관을 가지고 살아가는 사람

     • 자칫하면 자신의 틀에 박혀 살아갈 수 있으며, 대인관계가 소극적

   ⓒ 자기 긍정 – 타인 부정(I'm OK – You're not OK)

     • 나는 OK지만 타인은 OK가 아니라는 것으로, 자신은 있지만 배타적이어서 차별적인 인생관을 갖고 살아가는 사람

     • 타인에게는 비판적이며 자신의 의견은 적극적으로 주장하는 경향이 있음

   ⓔ 자기 부정 – 타인 긍정(I'm not OK – You're OK)

     • 나는 OK가 아니지만 타인은 OK라는 것으로, 열등감이나 무력감을 수반한 인생관을 갖고 살아가는 사람

     • 자신을 희생하고서라도 타인과의 관계를 잘하려는 경향이 있음

(3) 상담목표와 상담의 절차

① 상담목표

㉠ 혼합이 없이 성인자아가 정상적으로 기능할 수 있도록 한다.

㉡ 배타 없이 상황에 따라, A, C가 적절히 기능할 수 있도록 한다.

㉢ 부모의 금지령에 따라 내린 초기 결단을 각성시켜 게임에서 벗어나게 한다.

㉣ 초기 결단 및 이에 근거한 생활각본을 새로운 결단에 근거한 '자기 긍정 – 타인 긍정'의 생활각본으로 바꾸게 한다.

② 상담의 절차

㉠ 상담의 과정은 계약 → 구조분석 → 교류분석 → 게임분석 → 각본분석 → 재결단의 단계로 진행된다.

㉡ **계약** : 상담자와 내담자 모두가 수용 가능한 상담목표 설정, 상담자의 노력에 상응하는 내담자의 노력 투입, 상담자와 내담자의 능력과 한계를 분명하게 설정하는 것, 상담자와 내담자의 제한점과 책임사항 등이 포함된다.

㉢ **구조분석** : 내담자로 하여금 현재 자신의 자아상태가 균형 있게 기능하지 못하는 원인을 찾아 그것을 수정하기 위하여 이루어지는 단계이다.

㉣ **교류분석** : 내담자가 어떤 유형의 의사교류를 하고 있는지를 알아보고, 그러한 의사교류가 인간관계의 과정에서 발생시키는 문제가 무엇인지 확인하여 내담자의 문제해결을 돕는 단계이다.

㉤ **게임분석** : 상담자가 내담자에게 게임의 의미와 그 유형을 이해시키고 내담자의 암시적 의사교류가 어떻게 형성, 유지되는지를 내담자와 찾아보는 단계이다.

㉥ **각본분석** : 내담자에게 각본의 의미와 종류에 대해 이해시키고, 내담자가 가지고 있는 각본을 찾아보고, 특히 내담자의 문제행동과 관련 각본을 확인시키며, 이러한 각본이 어떻게 형성되었는지를 분석하는 단계이다.

㉦ **재결단** : 내담자가 지금까지 문제 있는 각본이나 의사교류, 게임, 배타와 혼합 등으로부터 탈피하여 자율적이고 정상적인 자아상태를 회복하고 긍정적인 생활자세로 돌아오도록 하는 단계이다.

(4) 상담기법

① 상담 분위기 조성 기법

㉠ **허용** : 상담자는 내담자로 하여금 자신의 모든 자아상태를 경험하도록 하고, 게임을 하지 않아도 될 수 있는 분위기를 허용해야 한다.

㉡ **보호** : 상담자는 내담자의 반응에 대해 안심을 시켜 주고 지지함으로써 내담자가 더욱 안전하게 새로운 자아를 경험하도록 한다.

© 잠재력 : 상담자는 자아상태, 의사교류, 게임, 각본 등과 관련된 내용을 분석하고 바람직하게 변화시킬 수 있는 상담기술을 보유하고 있어야 한다.

② 조작기법

㉠ 질문 : 상담자는 내담자가 성인자아로 반응할 때까지 질문을 한다.

㉡ 특별 세부반응
• 내담자가 자신의 특별한 행동의 원인에 대해서 어떤 반응을 하게 됨
• 그 반응에 대해 상담자가 동의함으로써 내담자로 하여금 그 반응을 보다 분명하게 해주기 위해 사용

㉢ 직면 : 내담자의 행동이나 진술 가운데서 일관성이 없거나 모순을 발견할 때 상담자가 지적

㉣ 설명 : 상담자가 성인 자아 대 성인 자아의 입장에서 내담자에게 가르치는 것

㉤ 예시 : 상담자가 내담자에게 긴장을 풀고 뭔가를 가르쳐 줌

㉥ 확립
• 직면으로 사라졌던 내담자의 행동이 원래의 행동으로 재발할 때 활용
• 상담자가 내담자에게 과거 행동을 아직도 완전히 버리지 못했으니 더욱 열심히 노력하라고 지적

㉦ 해석 : 상담자가 내담자의 행동 이면에 숨어 있는 원인을 각성할 수 있도록 도와주는 것

㉧ 구체적 종결 : 상담자가 내담자의 생활 자세를 성인자아 대 성인자아의 입장에서 명료화할 때 사용

5. 실존주의 상담

(1) 개요

① 실존주의 상담의 이해

㉠ 실존주의 심리학(상담)의 배경
• 정신분석이나 행동주의에 반발하여 인간을 존재하는 그대로 이해하려는 입장에서 생겨난 이론
• 인간 개인과 인간 정서의 중요성을 강조하며, 고립된 개별존재로서의 실존의 개념을 완성시킨 Kierkegaard(키에르케고르)의 실존주의 철학에 영향을 받았으며 프랭클(Frankl)이 실존주의 상담을 체계화함
• 인간의 자기 소명과 일치하는 방향으로 삶을 지향하는 능력이 자신 안에 있음을 깨닫게 하고 매 순간 존재의 의미와 조화를 이루면서 성장해나간다는 점에서 내담자중심 치료와 실존주의 이론은 유사점이 많음

ⓛ 실존주의 상담의 중요 주제
- 상담기술보다는 내담자의 세계를 그대로 이해하는 데 의의를 둠
- 내담자의 자유 본능을 충족하고 행위에 대해 책임을 질 수 있도록 지도
- 정신분석적 방법, 인간중심적 방법 등 다양하고 융통성 있는 기법을 사용하되 그중 프랭클(Frankle)의 역설적 의도 방법을 강조
- 인간존재의 가장 중요한 문제는 불안문제로 봄
- 인간의 부적응 행동 원인으로 실존적 신경증이나 패배적 정체감에 관심을 갖음

② 실존주의 상담의 궁극적 목표와 상담 과정
  ㉠ **궁극적 목표**: 인간이 의식적으로 자신에 대한 책임감을 수용하도록 하는 것이다.
  ㉡ **상담 과정**: 증상 확인, 의미의 자각 도모, 태도 수정, 증상의 통제, 삶의 의미 발견

(2) 실존적 불안

① 실존주의자들은 사람들이 원래 의미가 없는 세상 속에서 각자에게 의미 있는 '정체감'을 확립하는 과정에서 자신의 삶을 선택해야 하는 데 따르는 불안감을 피할 수 없다고 본다.

② 실존주의 철학은 인간존재에 관해 근원적인 질문들을 던진다. 왜 태어났으며 살아가면서 무엇을 해야 하는지에 대한 질문들로부터 실존적 불안이 생기고, 대부분의 사람들은 이 질문에 도피한 체 다른 사람들을 따라 하는 나쁜 신념 속에서 살아간다. 실존주의는 이 나쁜 신념을 버리고 용기를 내어 진정한 자신의 존재를 찾아야 한다고 주장한다.

(3) 실존주의 상담의 기본가정

① **자유와 책임**: 인간은 매 순간 자신의 의지에 따라 선택할 수 있는 자유를 가진 자기 결정적인 존재임을 전제로 한다.

② **삶의 의미**: 삶의 목적과 의미를 찾기 위한 노력은 인간의 독특한 특성임을 강조한다.

③ **죽음과 비존재**: 인간은 미래에 언젠가는 자신이 죽는다는 것을 자각하며, 삶의 과정에서 불현듯 비존재가 된다는 위협을 느낀다는 것이다.

④ **진실성**: 인간은 진실한 존재이며 불확실성 속에서 결정을 내리게 되고 그 결과에 대해 책임을 진다.

기출

실존주의 상담 접근에서 제시한 인간의 기본조건에 해당하지 않는 것은?

① 인간은 누구나 자기인식 능력을 가지고 있다.
② 자신의 정체감 확립과 타인과 의미 있는 관계를 수립한다.
③ 인간은 완성을 추구하는 경향이 있다.
④ 죽음이나 비존재에 대해 인식한다.

❮정답 ③

(4) 실존주의 상담의 기법

① 역설적 의도

   ⊙ 걱정의 대상이 되는 바로 그 행동이나 반응을 의식적으로 수행하도록 내담자에게 요구하는 기법이다.

   ⊙ 예로써 집단 앞에서 연설할 때 얼굴이 붉어질 것을 두려워하는 여성 내담자의 경우, 오히려 그녀에게는 그런 상황에서 얼굴을 붉히려 노력하라고 지시하는 것을 들 수 있으며 Frankl에 따르면, "역적인 사실"은 그녀가 그렇게 얼굴이 붉어질 것이라고 두려워하는 것을 하려고 노력하면 오히려 붉어질 수 없다는 것이라 하였다.

② 탈 반영 : 내담자에게 문제가 되는 행동이나 증상을 무시하도록 지시하는 기법이다.

6. 가족상담

(1) 개요

① 가족상담의 배경

   ⊙ 개인의 삶이 가족과 밀접하게 관련되어 있듯이 개인의 심리적 문제는 가족과 복잡하게 얽혀 있다.

   ⊙ 1950년대 개인의 문제를 해결하기 위해서는 가족의 변화가 필요하다는 인식이 증가하면서 가족(전체)을 상담과 치료의 대상으로 하는 가족치료가 태동하였다.

② 가족상담의 개념

   ⊙ 가족상담이란 개인이 속해 있는 가족의 구조와 소통 방식을 변화시킴으로써 개인의 심리적 문제를 치료하는 것이다.

   ⊙ 여러 구성원으로 이루어져 기능하는 가족을 하나의 체계(system)로 보고 치료적 개입을 통해 가족체계의 변화를 추구한다.

③ 가족상담에서 다루는 문제 : 부부간의 문제, 맞벌이의 문제, 아동양육의 문제, 청소년기 자아정체감의 문제, 집 떠나는 성인 자녀와의 문제, 연로한 부모 돌보기, 한부모 또는 재혼가족의 문제, 가정 내의 학대문제, 약물과 알코올 중독의 문제 등

④ 가족 상담의 사정도구

   ⊙ 가족상담 시 사용되는 사정도구 중 대표적으로 비버즈(beavers) 모델, 써컴플렉스(circumplex) 모델, 맥매스터(mcmaster) 모델이 있다.

기출

가족치료 관점에서 내담자의 증상에 관한 설명으로 옳은 것은?

① 가족체계나 관계 및 의사소통 양식을 반영한다.

② 개인의 심리적 갈등에서 유발된다.

③ 증상을 유발하는 분명하고도 단일한 원인이 있다.

④ 개인의 잘못된 신념이나 기술부족에서 비롯된다.

기출

가족진단시 사용되는 질문지식 사정도구 중 응집력과 적응력의 두 차원을 주로 사용하는 모델은?

① 비버즈(beavers) 모델

② 써컴플렉스(circumplex) 모델

③ 맥매스터(mcmaster) 모델

④ 의사·소통(communication) 모델

❮정답 ①, ②

ⓛ 서컴플렉스 모델 : 올슨(D. H. Olson) 등이 가족행동에 있어 '응집력과 적응력'이 중요하다는 사실을 밝혀내면서, 가족사정에 이 두 차원을 사용하여 모델을 개발하였다.

ⓒ 비버즈 모델
- 서컴플렉스 모델을 자신의 모델과 비교해 비판하며 독자적인 가족모델을 제시
- 가족이 서로 관계하는 양식에 관한 축(구심성, 원심성, 혼합형)과 가족기능의 정도에 따라 장애를 구분하는 축(심한 장애, 경계, 중간 상태, 적절한 상태, 이상적인 최적 상태)으로 구성

ⓔ 맥매스터 모델 : 가족기능을 문제해결, 의사소통, 가족의 역할, 정서적 반응성, 정서적 관여, 행동통제의 6가지 측면에서 고려하고 있다.

(2) 에커만(Ackerman)의 정신역동적 가족치료

① 정신역동적 가족치료자의 주된 관심사는 개인이다.

② 상담목표는 개인을 가족으로부터 해방시키는 것이다.

③ 가족성원을 무의식적 제약에서 벗어나게 하여 과거의 무의식적 이미지보다는 현실에 기초하여 가족이 건강한 개인으로서 서로 상호작용을 할 수 있도록 돕는다.

④ 현재 나타내고 있는 행동 아래 숨겨진 동기를 표면화함으로써 통찰력을 키우고자 한다.

(3) 보웬(Bowen)의 다세대 가족상담

① 기본 개념
　ⓐ 다세대 가족상담(multi-generational family therapy)은 소아 조현병 환자의 가족 연구를 통하여 환자와 가족의 유기적 관계를 분화와 삼각관계의 개념을 이용하여 보웬이 제시한 이론이다.
　ⓑ 환자들은 엄마 또는 부모와 불안정한 애착관계를 형성한다는 사실을 발견하였고 심리적 문제는 주로 불안의 산물이며 이들은 고립되고 분화되지 못하는 특성을 보인다.
　ⓒ 다세대 가족상담의 목표는 불안을 감소시키고 가족 집합체로부터 자신을 분리, 독립시켜 자아정체감을 형성하고 자유롭고 독립적인 사고와 행동을 할 수 있도록 조력하는 것이다.
　ⓓ 자아분화(differentiation of self)
　- 자아분화는 개인이 가족의 정서적인 혼란으로부터 자유롭고 독립적인 사고나 행동을 할 수 있는 과정을 의미

- 독립의 상태를 0~100까지의 분화지수로 표시하며 '0'은 가족으로부터 완전한 구속을, '100'은 가족으로부터 완전한 독립을 뜻함
- 자아분화는 정서적인 것과 지적인 것의 분화를 의미하며 감정과 사고가 적절히 분리되어 있는 경우 자아분화 수준이 높음
- 자아분화 수준이 낮은 사람은 합리적으로 의사결정을 하지 못하며 반사적인 행동 수준에 머묾
- 자아분화 수준이 낮은 사람은 삼각관계를 통해 자신의 불안을 회피하고자 함
  → 자아분화를 증가시키는 것은 치료목표인 동시에 성장목표임

ⓜ 삼각관계(triangles)
- 삼각관계란 가족구성원 중 두 사람이 해결하기 힘든 문제에 봉착했을 때 가족 내의 제3자를 끌어들여 문제를 해결하려는 과정을 의미
- 두 사람(부부)간의 관계에서 발생하는 스트레스 해소를 위해 다른 가족구성원을 끌어들임으로써 갈등을 우회
- 삼각관계가 일시적인 도움은 줄 수 있지만 가족의 정서체계를 혼란스럽게 만들기 때문에 보웬은 삼각관계를 가장 불안정한 관계체계로 보고 탈삼각화가 되도록 치료를 함

② 주요 기법과 절차
ⓐ 가계도
- 가족상담의 중심인물 또는 내담자를 IP(Identified Patient)라고 지칭하고, 원가족을 포함하여 3세대에 걸쳐 가족구성원에 관한 정보와 그들 간의 관계를 도표로 기록하는 방법
- 내담자 가족이 갖는 문제점을 조사하고 해결책을 모색하는데 그 목적이 있음
- 가계도는 중요한 가족의 사건(탄생, 결혼, 별거, 죽음)들에 대한 정보가 도식화되어 있기 때문에 몇 세대에 걸친 가족 관계의 본질 및 구조를 신속하게 파악할 수 있어 매우 유용

ⓑ 치료적 탈삼각화
- 가족 내에서 갈등을 빚고 있는 사람은 안정성을 되찾기 위해 제삼자를 끌어들여 삼각관계를 형성하려는 경향이 있음 → 상담자까지도 자동적으로 삼각화 과정에 끌어들이려 함
- 상담자가 정서적으로 말려들지 않고 중립적 입장을 유지하면서 탈삼각화를 위해 노력하고 가족성원들이 평정을 되찾아 자신들의 문제해결방법을 찾도록 안내

ⓒ 관계실험 : 삼각관계를 구조적으로 변화시키기 위해 사용하며 가족들로 하여금 가족체계과정을 인식하고 그 과정 내에서 자신의 역할을 깨닫도록 학습시킨다.

(4) 미누친(Minuchin)의 구조적 가족상담

① 기본 개념

    ㉠ 구조적 가족상담은 개인의 심리적 증상이나 문제는 가족의 구조적 병리에 의해 생겨난 부산물로 본다. 따라서 개인의 증상과 문제를 해결하기 위해 가족의 구조적 변화를 시도한다.

    ㉡ 상담의 목표는 가족구조의 변화로 상담자가 적극적으로 가족을 재구조화하는 과정에 개입을 한다.

    ㉢ 가족구조
      • 가족구성원들이 상호작용하는 방식을 조직하는 것으로 눈으로 볼 수 없는 기능적 요소들임
      • 가족이란 밖으로는 큰 사회의 다른 체계와 안으로는 여러 소체계(하위체계)로 구성됨

    ㉣ 하위체계
      • 구조적 가족상담에서 가족은 부부하위체계, 형제하위체계, 부모하위체계 등의 세 가지 하위체계로 구성
      • 하위체계간의 규칙은 위계질서이며, 세대 간의 적합한 경계선을 중요시 함

    ㉤ 경계선
      • 경계선이란 가족 내의 구성원 간 또는 개인과 하위체계 간에 접촉과 개입을 허용하는 정도를 의미
      • 경계선은 가족구성원간의 허용할 수 있는 접촉의 양과 종류, 얼마나 자유롭게 서로 관여할 수 있는가를 규정하는 가족규칙임
      • 건강한 가족의 특성은 가족경계선의 명료성과 적절성이 있는 경우임

    ㉥ 제휴 : 제휴는 가족체계 안에서 개인이 다른 구성원과 협력적인 관계를 맺는 것을 의미하며 하위체계 속에는 많은 제휴가 일어나고 있다.

    ㉦ 정상가족과 역기능 가족
      • 정상가족은 명확하고 안정된 경계선, 부모 하위체계의 분명한 위계구조, 가족체계의 융통성이 있음
      • 역기능 가족은 가족의 경계선이 애매하거나 경직되어 있고 가족구조가 융통성이 없어서 상황변화에 적절하게 대처하지 못하며 유리되거나 지나치게 밀착되어 있음

② 주요 기법과 절차

    ㉠ 가족과의 합류
      • 구조적 가족상담자는 가족의 일원으로 그들의 상호작용에 들어가 합류하여 개입
      • 가족과의 합류를 통해 새로운 상호작용을 촉발하고 가족구조를 새롭게 재구성

기출

구조적 가족치료를 창안한 사람은?

① Adler
② Sullivan
③ Minuchin
④ Hartman

❮정답 ③

• 합류 촉진 방법

유지하기 (적응하기)	상담자가 가족구조를 탐색하고 분석할 때 가족구조를 의도적으로 지지해 주는 방법 예 강압적인 아버지에게 "제가 자녀에게 뭘 좀 물어봐도 좋을까요?"라고 질문
추적하기 (따라가기)	상담자가 가족이 지금까지 해 온 의사소통이나 행동을 존중하며 기존의 가족교류 방식의 흐름에 따라가는 것 예 "네, 그렇군요. 잘 알겠습니다"를 통해 가족이 자신들의 이야기를 계속 하도록 격려
모방하기 (흉내내기)	상담자가 가족의 행동과 감정의 표현방법을 모방하는 것 예 느리고 차분하게 반응하는 가족에게는 상담자가 속도를 늦춰서 반응하고, 가족의 경험과 유사한 자신의 경험을 적절하게 소개

ⓛ 경계선 설정하기
   • 상담자는 가족의 경계선이 지나치게 경직되어 있을 때는 그것을 유연하게 변화시키고 지나치게 모호할 경우에는 명료하게 경계선을 설정
   • 밀착된 가족의 경우에 상담자는 개입을 통해 부모와 자녀의 하위체계 간의 경계선을 강화하고 개인의 독립성을 키우도록 노력

(5) 헤일리(Haley)의 전략적 가족상담

① 기본 개념
   ㉠ 전략 : 전략이라는 말은 현재 내담자와 가족의 문제를 가능한 한 빨리 그리고 효율적으로 해결하기 위해 상담자가 계획한 주체적인 전략을 의미한다.
   ㉡ 상담의 특징
      • 전략적 가족상담은 상담자가 가족문제를 해결하기 위한 전략을 설계하는데 주안점을 둠
      • 내담자의 증상이 지니는 기능적 측면을 가족의 위계구조와 의사소통 패턴에서 파악하고 문제해결책을 모색하여 가족구성원에게 안내하는 단기치료
   ㉢ 모든 가족은 발달과정을 거치면서 가족 특유의 의사소통 유형, 관계 유형, 가족 규칙을 형성해 간다고 보았다.
   ㉣ 기능이 잘되는 가족일수록 가족 내 위계질서가 제대로 서 있어 윗세대가 더 많은 권력과 통제를 가지고 규칙을 집행할 수 있다.
   ㉤ 세대 간 구조와 경계를 분명히 갖고 있는 상태를 기능적이라고 보았다.

② 주요 기법과 절차
   ㉠ 직접적 기법 : 상담자가 제안, 충고, 지도를 직접 내담자 가족구성원들에게 지시함으로써 내담자 가족들이 그것을 수행하도록 하여 문제를 해결하는 기법이다.

ⓒ 역설적 기법
- 가족 내에서 문제행동을 유지하거나 더 강화하는 행동을 수행하도록 지시함으로써 역으로 저항을 통한 변화를 이끌어내고자 하는 방법
- 이를 통해 문제행동의 부정적 영향을 더욱 분명하게 인식하게 될 뿐만 아니라 그러한 행동이 감소되는 효과를 거둘 수 있음

ⓒ 은유적 기법
- 가족구성원들이 성에 관한 문제처럼 자신들의 문제를 밝히는 것을 꺼려하고 상담자와 의논하기를 원하지 않을 경우 활용
- 유사한 다른 문제에 대해 이야기하여 본질적인 성과 같은 문제까지 접근해 가는 방법

ⓔ 재구성 기법
- 가족구성원들이 문제를 다른 시각에서 이해할 수 있도록 돕는 방법으로 재명명 또는 재규정 기법이라고도 함
- 가족 간의 심한 언쟁으로 서운함을 느낄 때, 갈등을 서로 간 관심의 증거로 재규정

ⓜ 가장기법(위장기법)
- 가족의 문제로 긴장상황을 조성하고 반항심을 유발하는 대신에 놀이를 하는 기분으로 가족의 저항을 우회하는 방법
- 분노 발작 증상을 보이는 자녀에게 '괴물놀이'를 하도록 지시 → 아이가 괴물 흉내를 내면 부모는 자녀를 돕는 것처럼 행동하여 자녀문제가 심각한 싸움의 상황 대신 가상적인 게임으로 변형되어 갈등이나 긴장이 해소될 수 있음

ⓗ 시련기법
- 내담자 가족이 겪고 있는 증상이나 고통과 비슷하거나 또는 현재의 고통보다 더 심한 시련을 체험하도록 과제를 부여 → 현재의 증상과 문제를 포기하도록 유도하는 방법
- 시련기법에 사용되는 과제는 합법적이어야 하며 가족구성원들에게 도움이 되어야 함

ⓢ 순환적 질문기법 : 가족구성원이 당면한 문제에 대한 제한적이고 단편적인 시각에서 벗어나 문제의 순환성을 인식하도록 유도하는 방법이다.

(6) 사티어(Satir)의 경험적(합동적) 가족상담

① 기본 개념
ⓐ 사티어는 경험적 가족상담의 선구자로 가족체계 내에서 정서적 체험과 의사소통 방식에 초점을 맞춘 이론이다.
ⓑ 가족체계 내에서 자신 또는 타인에 대해서 어떻게 느끼느냐 하는 감정에 많은 관심을 기울이고 인간의 잠재능력에 대해 긍정적 시각을 갖고 있다.

ⓒ 가족 문제가 잘못된 의사소통에 기인한다고 생각하고 치료적 개입을 통해 가족이 보다 바람직한 의사소통 기술을 습득하도록 도움을 주는 것을 치료목표로 한다.

ⓓ 가족규칙

- 가족 행동을 규정하고 제한하며 가족생활을 이끌어가는 가족원의 역할, 활동, 행동 등 상호간의 기대를 의미
- 가족규칙은 의사소통을 관찰함으로써 발견할 수 있음
- 건강한 가족은 규칙이 적고 일관성 있게 적용되며 실천 가능하고 융통성이 있음
- 건강하지 못한 가족은 구성원 개인이 나쁜 것이 아니라 가족 내에 존재하는 규칙이 역기능적이기 때문임 → 역기능적인 가족규칙을 변화시킬 때 가족의 자아존중감이 향상되고 성숙해지며 건강해질 수 있음

ⓜ 의사소통 유형

회유형	상대방을 즐겁게 하는 데에서 위안을 얻으며, 다른 사람에게 모든 것을 맞추려는 의사소통 패턴
초이성형	• 조용하고 침착하나 감정표현을 억제하며 매우 냉정한 태도를 취하는 유형 • 다른 사람과 대화할 때 바른 말들만 하며 말의 속도는 매우 느림
산만형	• 다른 사람의 말이나 행동을 고려하지 않고 대화의 초점이 없이 부적절하게 반응 • 부적절형이라고도 하며, 상황 파악에 어두움
일치형	• 가장 바람직한 유형으로 언어와 행동이 일치되어 있으며 다른 사람들과 감정적으로 잘 연결 • 일치형의 사람들은 자신의 대화패턴을 스스로 조절할 수 있으며 이를 통해 다른 사람들과 좋은 관계를 맺을 수 있는 균형 잡힌 사람

② 주요 기법

㉠ 원가족 도표(map of origin family)

- 사티어는 가족상담의 대상 중에서 IP(중심인물, identified patient)를 지칭하지 않고 스타(Star)라는 용어 사용
- 원가족 도표는 스타의 원가족 도표, 스타의 어머니 원가족 도표, 스타의 아버지 원가족 도표로 구성되며 가족 재구성을 위해 사용됨
- 원가족 도표는 가족구성원의 성격, 자아존중감 정도, 대처방식, 의사소통 방식, 가족규칙, 가족의 역동성, 가족 내의 대인관계, 세대 간의 유사점과 차이점을 이해하고 평가한다는 점에서 가계도와 차이가 있음

용어 및 기출문제

기출

Satir의 의사소통 모형에서 스트레스를 다룰 때 자신의 스트레스를 무시하고 다른 사람에게 힘을 넘겨주며 모두에게 동의하는 말을 하는 의사소통 유형은?

① 초이성형
② 일치형
③ 산만형
④ 회유형

◀ 정답 ④

ⓛ 가족 조각기법(family sculpture)
- 가족이 어떻게 기능하는지를 공간개념을 통해 가족체계를 상징적, 비유적으로 묘사하는 기법
- 가족 중 한 사람이 자신의 인식에 따라 다른 가족을 공간에 배열한 후, 신체적 표현을 요구하여 가족관계를 나타내는 무언의 동작표현을 하도록 지시
- 가족 간의 경계, 위계질서, 거리감 또는 친밀감, 역동성 등 가족의 상호작용을 파악하는데 효과적

ⓒ 가족 재구성(family reconstruction)
- 원가족에 대한 가족 지도를 작성하고 가족규칙과 가족 주제를 함께 나눔
- 내담자 자신의 어린 시절의 한 사건을 선택하여 재연하게 하고 이를 통하여 원가족과 자신에 대한 다른 감정과 시각을 가질 수 있도록 재구조화
- 한 개인의 역기능적이고 왜곡된 과거의 경험과 현재의 대처방식을 긍정적인 방향으로 선택하고 성장할 수 있도록 도와주는 역할을 하게 됨

ⓔ 빙산 탐색
- 인간의 심리적인 내면을 빙산에 비유하여 내담자를 이해할 때 겉으로 드러나는 것으로 판단하기보다는 숨겨진 빙산(내면)까지 함께 이해
- 빙산 탐색 과정을 통해 과거의 역기능적인 의사소통 대신 일치형 의사소통으로 변화하며 개인의 성장과 건강한 가족체계가 수립될 수 있음

7. 해결중심적 가족상담

(1) 주요 개념

① 해결중심 상담은 내담자의 문제에 초점을 맞추기보다 내담자의 긍정적 자원에 초점을 맞춘다.

② 내담자가 원하는 삶을 위한 해결책을 강구하는데 집중하는 것으로, 드세이져 (De Shazer)와 김인수가 개발한 단기치료적 접근이다.

(2) 인간관

① 인간은 근본적으로 건강하고 능력이 있고, 누구나 자신의 문제를 해결할 수 있는 능력을 가지고 있다.

② 상담자는 내담자를 문제를 지닌 자로 보지 않고 자신이 지닌 자원, 강점을 활용하지 못하고 있는 자로 본다.

기출
가족상담기법 중 가족들이 어떤 특정한 사건을 언어로 표현하는 대신에 공감적 배열과 신체적 표현으로 묘사하는 기법은?

① 재구조화
② 순환질문
③ 탈삼각화
④ 가족조각

‹ 정답 ④

(3) 주요 특징

① 내담자들을 문제를 가진 존재로 보기보다는 강점과 자원을 갖고 있는 존재로 본다.

② 상담자는 문제를 해결하는 데 사용될 수 있는 내담자의 성공과 강점, 자원과 특성들을 규명하고 그것을 내담자가 받아들일 수 있도록 돕는다.

③ 해결중심 상담의 긍정적 관점

임파워먼트 (empowerment)	개인, 집단, 가족, 지역사회 내부 또는 외부에 있는 자원과 도구를 발견하고 확장하도록 돕는 과정
소속감	인간은 지역사회에서 책임과 가치가 있는 구성원이 되고자 하는 욕구를 가지고 있고, 집단이나 조직의 구성원으로 소속되어 권리, 책임, 확신, 안전함 속에서 행복을 추구한다는 의미를 내포하고 있음
탄력성(resilence)	엄청난 시련을 견디어 낼 수 있는 능력을 의미, 위기와 도전에 대해 시련, 자기 정당화 등으로 반응하면서 성장해 가는 적극적인 과정이라고 할 수 있음
치유	어려움에 당면했을 때 무엇이 자신에게 정당하고 무엇을 해야 하는지를 판단할 수 있는 지혜를 갖고 있으며, 이러한 지혜는 인간 유기체가 스스로 치유할 수 있는 능력이 있다는 것을 의미
대화와 협동적 관계	사람은 일생생활에서 대화를 통해 상대방의 입장과 생각을 더 잘 이해하게 되며 관계를 회복하거나 문제를 해결하게 됨. 상담자와 내담자의 협동적인 관계는 내담자의 자율적인 참여와 독립적인 결정 그리고 문제해결 능력을 촉진시키는 것은 물론 성취감을 증대시켜 변화를 좀 더 지속시킬 수 있게 됨
불신의 종식	내담자를 믿고자 하는 강점관점의 의지를 나타내는 개념, 상담자는 내담자 이야기의 진실성 여부에 초점을 두기보다 내담자의 내적인 힘이 될 수 있는 강점과 자원을 신뢰하는 것에 가치를 두어 내담자가 가지고 있는 자원을 탐색하고 활용하는 것에 초점을 둠

용어 및 기출문제

기출

해결 중심적 가족상담에 관한 설명으로 틀린 것은?

① 병리적인 것보다 건강한 것에 초점을 둔다.
② 문제원인을 이해하는데 초점을 둔다.
③ 과거보다는 미래와 현재에 초점을 둔다.
④ 내담자의 강점, 자원, 건강한 특성을 치료에서 활용한다.

❮정답 ②

(4) 해결중심 상담의 기본 규칙

① 문제가 없으면 손대지 말라
- ㉠ 해결중심 상담에서는 사람들이 문제를 가지고 있다는 점을 강조하며 사람 자체가 문제가 아님을 강조한다.
- ㉡ 상담자는 내담자가 문제가 아니라고 생각하는 것을 문제로 다루어서는 안 된다.
- ㉢ 해결중심 상담에서는 상담자가 아닌 내담자가 상담의 목표를 결정한다.

② 효과가 있으면 계속하라
- ㉠ 내담자가 이미 하고 있는 긍정적인 행동들을 계속하도록 격려한다.
- ㉡ 효과가 있는 일을 반복해서 하면 내담자의 긍정적인 행동이 증가하고, 이는 자발적인 문제해결 행동을 강화해서 더 많은 성공을 이루게 한다.

③ 효과가 없으면 그만두라
- ㉠ 해결중심 상담에서는 조금만이라고 효과가 있는 행동을 계속해서 하도록 격려한다.
- ㉡ 효과가 없는 행동은 더 이상 계속하지 말게 하고, 실패의 악순환을 깨뜨릴 수 있는 새로운 것을 시도할 것을 권한다.

(5) 상담기법

① 질문기법
- ㉠ 예외 질문
  - 내담자의 문제가 나타나지 않거나 덜 심각한 경우를 찾아내도록 하는 질문
  - 예외 질문은 일상생활에서 성공적으로 잘 하고 있으면서도 의식하지 못하는 것을 발견하고, 성공했던 행동을 의도적으로 하도록 강화시키는 기법
  - 예외 질문의 예

-"최근에 문제가 일어나지 않은 때는 언제인가요?" -"문제가 일어난 상황과 일어나지 않은 상황의 차이는 무엇일까요?" -"문제가 일어나지 않은 때는 무엇을 하고 있었나요?" -"문제가 일어나지 않은 때에 다른 가족들은 무엇을 하였나요?

- ㉡ 기적 질문(miracle question)
  - 문제가 해결된 상황 또는 내담자가 원하는 미래의 구체적인 모습을 상상해 봄으로써 해결하기 원하는 것을 구체화, 명료화하는데 도움을 주는 질문

• 기적 질문의 예

> −"밤에 자는 동안 기적이 일어나 지금 치료목표로 하는 문제가 해결되었다
> 고 합시다. 그러나 잠자는 동안 기적이 발생하여 무슨 일이 생겼는지 아
> 무도 모릅니다. 아침에 눈을 떴을 때 지난 밤 동안에 기적이 발생했다고
> 생각하겠습니까?"
> −"당신은 처음에 무엇을 보면 기적이 일어났다고 생각하겠습니까?"

ⓒ 척도 질문(scaling question)

• 내담자의 주관적인 상태를 확인하기 위해 문제의 심각성 정도나 치료목표, 성
취 정도를 수치로 표현하도록 하는 질문

• 변화에 대한 동기를 강화하고 다음 단계로 발전하기 위해 무엇을 해야 할지
탐색하는데 유용

• 척도 질문의 예

> −문제해결의 전망과 관련된 척도질문 : 0~10점까지의 척도에서 10점은 문
> 제가 해결된 상태, 0점은 문제가 전혀 해결되지 않은 경우라고 가정합니
> 다. "오늘은 몇 점이라고 생각하나요?"
> −문제해결을 위해 어느 정도 노력할 수 있나요? 부모님은 당신이 어느 정
> 도 노력할 것이라고 말하겠습니까? 부모님은 무엇을 보면 당신이 1점 향
> 상되었다고 생각하겠습니까?

ⓔ 대처 질문(coping question)

• 내담자가 스스로 인식하지 못하는 자원과 강점을 발견하도록 돕는 질문이다.

• 대처 질문의 예

> −"제가 봐도 지금은 무척 힘든 상태라고 생각됩니다. 그런데 상태가 더 나
> 빠지지 않도록 하기 위해 현재 어떤 노력을 하고 계신가요?"
> −"조금 나아지기 위해 당신은 어떻게 노력했나요?"
> −"어떤 방법이 도움이 되었습니까?"
> −"매우 어려운 상황인데, 지금까지 어떻게 견디셨나요?"
> −"무엇이 조금 바뀌면 희망이 생길까요?"

② 메시지 전달기법

ⓐ 해결중심 상담에서는 상담을 종료하고 5~10분 휴식시간을 가진 후 상담 회
기에 대한 피드백을 '메시지'라는 형태로 전달한다.

ⓑ 이때 전달되는 메시지는 교육적 기능, 정상화의 기능, 새로운 의미의 기능,
그리고 과제의 기능을 가지고 있으며 칭찬, 연결문, 과제로 구성된다.

01 게슈탈트 심리상담에서 강조하는 것과 거리가 먼 것은?

① 억압된 감정과 무의식의 해석

② 환경과의 접촉

③ 감각 작용

④ 미해결 과제로 인한 경험회피

> **TIPS!**
>
> 억압된 감정과 무의식의 해석은 정신분석 상담에 대한 설명이다. 게슈탈트 심리상담은 펄스(Perls)에 의해 개발된 것으로 내담자로 하여금 여기-지금(here and now)을 강조하며, 내담자가 감각작용을 통해 환경과의 접촉을 증진하도록 돕는다. 또한 미해결 과제로 인한 정서적 불편감과 고통(분노, 불안, 우울, 죄책감 등)을 회피하지 않도록 하여 개인의 통합과 성장에 이르도록 한다.

02 다음 중 Adler의 개인주의 상담에 대한 설명으로 틀린 것은?

① 인간은 본질적으로 사회적 존재이다.

② 인간은 열등감을 경험한다.

③ 생활양식에 따라 인새의 가치관이 달라진다.

④ 인간의 자아는 통합되지 못하고 분리되어 있다.

> **TIPS!**
>
> 개인주의 상담에서 인간은 통일되고 자아 일치된 유기체로, 의식과 무의식, 원초아, 자아, 초자아로 분리할 수 없는 완전한 존재이다. 인간은 목표를 향해 일정한 패턴으로 인생을 사는 역동적이고 통합된 유기체다.

Answer 01.① 02.④

03 다음 중 실존주의 상담의 기본가정으로 옳지 않은 것은?

① 자유와 책임　　　　　　　　　　　　② 교류패턴
③ 진실성　　　　　　　　　　　　　　　④ 죽음과 비존재

> **TIPS!**
>
> 교류패턴은 교류분석 상담의 대화 형식으로 상보교류, 교차교류, 이면교류로 구분된다. 실존주의 상담은 정신분석이나 행동주의에 반발하여 인간을 존재하는 그대로 이해하려는 입장에서 생겨난 이론이다. 자유와 책임, 삶의 의미, 죽음과 비존재, 진실성을 강조한다.

04 경험적 가족상담 이론에서 역기능적 가족의 특징으로 옳지 않은 것은?

① 냉랭하며 억압된 분위기이다.
② 가족규칙이 없다.
③ 권태롭고 우울하게 살아간다.
④ 가족은 단지 관습이나 의무로 살아간다.

> **TIPS!**
>
> 기능적 가족에는 기능적 가족규칙이 존재하고 역기능적 가족에는 역기능적 가족규칙이 존재한다. 역기능적 가족은 냉랭하며 억압된 분위기에서 권태롭고 우울하게 살아간다. 가족은 단지 관습이나 의무로 살아가고 가족원들은 스스로 자기가치를 느끼지 못한 채 생활한다. 구성원 간에 서로 경계하거나 거리감이 있으며 상대방의 행동과 견해에 융통성이 없는 것이 특징이다.

05 가족상담에서 독립의 상태를 0~100까지의 분화지수로 표시할 때 가장 바람직한 자아분화지수는?

① 0　　　　　　　　　　　　　　　　　② 25
③ 75　　　　　　　　　　　　　　　　　④ 100

> **TIPS!**
>
> 자아분화(differentiation of self)는 개인이 가족의 정서적인 혼란으로부터 자유롭고 독립적인 사고나 행동을 할 수 있는 과정을 의미한다. 독립의 상태를 0~100까지의 분화지수로 표시할 때 '0'은 가족으로부터 완전한 구속을, '100'은 가족으로부터 완전한 독립을 뜻한다. 자아분화는 보웬의 다세대가족 상담이론의 중요한 개념이다.

Answer　03.②　04.②　05.④

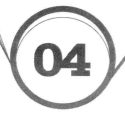

04 심리상담의 실제

1. 상담의 방법

(1) 상담의 기본방법

① 주의집중(attention : 상담자는 내담자를 맞이하는 신체적 자세나 시선의 맞춤과 같은 신체적 주의집중은 물론 마음으로 내담자와 함께 있으려는 심리적 주의집중도 해야 한다.

② 경청(listening)

㉠ 상담자가 상대적으로 더 비중을 두어야 할 내담자의 말과 행동을 선택하여 주목하는 것이다.

㉡ 상담자가 경청하고 있음을 전달하는 방법

- 내담자가 말을 하고 있을 때 적절하게 고개를 끄덕여 준다.
- 단순한 음성 반응을 보여준다.
- 적절한 질문을 한다.
- 내담자가 한 말을 재진술한다.

> **⯈PLUS** 주의집중과 경청 – ENCOURAGES
>
> * 출처 : Hil & O'Brien, 1999
> - E(eye contact) : 적당한 정도의 눈 마주치기를 유지
> - N(nodding) : 고개 끄덕임을 적당한 수준으로 사용
> - C(cultural difference) : 주의집중을 할 때 문화적 차이를 인식하고 존중
> - O(open stance) : 내담자 쪽으로 열린 자세를 유지
> - U(uhm) : '음' 등의 인정하는 언어를 사용
> - R(relaxed) : 편안하고 자연스럽게 대함
> - A(avoid) : 산만한 행동은 피함
> - G(grammatical) : 내담자의 문법적 스타일에 맞춤
> - E(ear) : 세 번째 귀로 들음. 즉, 언어적 메시지와 비언어적 메시지를 주의하여 들음
> - S(space) : 적절한 공간을 사용. 즉, 너무 가깝거나 멀리 앉지 않음

③ 공감적 이해(empathic understanding)

㉠ 상담자는 내담자의 입장에서 그들의 내면세계를 이해하는 것이다.

㉡ 내담자를 이해하면서 내담자가 느끼는 정서도 함께 느끼는 것을 말한다.

용어 및 기출문제

기출

다음 중 효과적인 경청과 가장 거리가 먼 것은?

① 내담자가 심각한 듯 얘기를 하지만, 면접자가 보기에는 그렇게 보이지 않을 때에는 중단시킨다.

② 면접자는 반응을 보이기 앞서서, 내담자가 스스로 말할 시간을 충분히 주려고 한다.

③ 면접자는 내담자에게 주의를 많이 기울인다.

④ 내담자가 문제점을 피력할 때 가로막지 않고, 문제점에 관한 논쟁을 피하지 않는다.

❮정답 ①

ⓒ 공감적 이해 능력의 세부 내용
- 상담자는 내담자의 말 속에 깔려 있는 주요한 감정, 태도, 신념, 가치 기준을 포착
- 상담자가 내담자의 외적 측면뿐만 아니라 내적 측면까지 이해하고 알게 되었다는 것을 내담자에게 알려주어야 함

④ 무조건적 긍정적 존중(unconditional positive regard) : 상담자는 내담자가 인간이라는 이유 하나만으로 내담자를 비판하지 않고 수용하는 것을 말한다.

> **PLUS** **무조건적 존중의 전달 방식**
> - 내담자를 위하여 헌신을 함
> - 상담의 비밀을 보장
> - 내담자에 대하여 판단하지 않음
> - 내담자를 따뜻하게 대함

⑤ 반영(reflection)
ⓐ 내담자가 한 말이나 행동에 나타난 감정, 생각, 태도를 상담자가 다른 말로 부연해주는 것이다.
ⓑ 단순히 내담자가 한 말을 반복해주는 것이 아니라, 내담자의 내면적 감정이나 생각을 정확히 파악하여 상담자가 그것을 이해하고 있음을 알도록 해 주어야 한다.
ⓒ 반영할 때의 주의 사항
- 내담자가 한 말과 별반 다르지 않은 말을 반복하지 않도록 함
- 반영은 피상적으로 해도 안 되지만 너무 깊게 해도 안 됨
- 내담자가 느끼고 있는 감정이나 생각을 언급하고 판단적 표현은 하지 않도록 함

⑥ 명료화(clarifcation)
ⓐ 내담자가 자신의 느낌이나 생각을 분명히 할 수 있게 하는 기술이다.
ⓑ 내담자가 한 말 중에서 모호한 부분을 내담자가 확실히 그 뜻을 알도록 해주는 것이다.
ⓒ 상담자가 내담자의 말을 잘 이해하지 못하여 내담자에게 분명하게 다시 말해줄 것을 요청하는 경우도 해당된다.

⑦ 요약(summary)
ⓐ 내담자가 상담 시간동안 이야기한 것을 상담자가 하나로 묶어 정리하는 것이다.
ⓑ 내담자가 요령 없이 이것저것 늘어놓은 말을 간결하게 하는 것이다.
ⓒ 요약의 목적은 내담자가 미처 의식하지 못한 부분을 학습시키고 문제 해결의 과정을 밝히는 것이다.
ⓓ 자신의 생각과 느낌을 탐색하도록 도우며, 매회 상담을 자연스럽게 종결하고, 생각을 정리하고 통합하며 새로운 해결책을 모색하는 데 있다.

기출

상담자가 내담자의 말을 경청하고 있다고 느끼도록 하는 가장 좋은 방법은?

① 경청하기
② 상담에 대한 동기부여하기
③ 감정반영하기
④ 무조건적인 긍정적 존중하기

기출

다음 대화에서 상담자의 반응은?

┌ 보기 ┐
내담자 : (흐느끼며) 네, 의지할 사람이 아무도 없어요...
상담자 : (부드러운 목소리로) 외롭군요...
└─────┘

① 해석
② 재진술
③ 요약
④ 반영

< 정답 ③, ④

⑧ 직면(confrontation)

 ㉠ 내담자가 내면에 지니고 있는 자신에 대한 그릇된 감정, 특히 현실의 경험과 일치되지 않는 감정을 드러내어 스스로 인지하도록 하는 기술이다.

 ㉡ 내담자가 모르고 있거나 인정하기를 거부하는 생각과 느낌에 대하여 주목하도록 지적하는 것을 말한다.

 ㉢ 직면을 할 때 주의할 점은 내담자의 부정적 측면에만 초점을 맞춰서는 안 된다.

 ㉣ 내담자의 한계를 깨닫도록 하는 것만이 전부가 아니라, 내담자가 미처 깨닫지 못했거나 사용하지 않은 능력과 자원을 지적하는 것도 포함된다.

⑨ 해석(interpretation)

 ㉠ 내담자가 직접 진술하지 않은 내용이나 개념을 그의 과거 경험이나 진술을 토대로 하여 추론해서 말하는 것이다.

 ㉡ 내담자가 말한 것이나 경험한 것이 어떤 의미를 가지고 있는지를 설명해 주는 것을 의미한다.

 ㉢ 내담자가 왜 저런 말과 행동을 했으며, 그 의미는 무엇인지 상담자가 스스로 묻고 해답을 제공해주는 것이다.

 ㉣ 해석의 대상은 주로 내담자의 방어기제나 문제에 대한 생각, 느낌, 행동 양식이다.

 ㉤ 주의할 점은 내담자가 이를 받아들일 준비가 되어 있을 때, 즉 상담자와 내담자 간 충분한 라포(Rapport)관계가 형성되어 있을 때 해석을 실시해야 한다는 것이다.

⑩ 조언(advice)*

 ㉠ 상담 초기에 하는 조언은 내용의 가치보다 상담 관계의 출발을 안정시켜 주는 데에 그 가치가 더 있다.

 ㉡ 상담의 구조화 역시 일종의 조언이다.

 ㉢ 상담의 종결 단계에서 상담을 통해 학습한 새로운 행동을 실제에 적용해보도록 하는 것 또한 조언에 해당된다.

⑪ 질문(question)*

 ㉠ 개방형 질문과 폐쇄형 질문

개방형 질문	자유롭게 응답할 수 있는 질문 형태로서, 응답의 범위가 넓고 다양하게 나올 수 있음
폐쇄형 질문	응답이 비교적 제한된 질문 형태로서, 응답의 범위가 좁고 제한된 응답이 나옴

용어 및 기출문제

기출

상담자가 내담자를 직면시키기에 바람직한 시기가 아닌 것은?

① 문제가 드러날 때 즉각적으로 내담자의 잘못을 직면시켜서 뉘우치게 한다.

② 내담자와 적당한 신뢰관계가 형성되었을 때 시도한다.

③ 내담자의 말과 행동의 불일치가 보일 때 시도한다.

④ 부정적인 자아상을 가진 내담자가 처음 긍정적인 진술을 할 때 시도한다.

조언이 필요한 경우

신속한 의사결정이 요구될 때, 위기 상황일 때, 부모 상담이나 가족 상담을 할 때, 사례 관리상 필요한 경우 조언을 한다.

질문의 목적

필요한 정보를 얻기 위하여, 내담자의 마음을 탐색하기 위하여, 내담자의 말을 정확하게 이해하기 위하여, 대화의 실마리를 풀기 위하여, 치료 개입 수단으로써 질문을 한다.

❮정답 ①

ⓛ 직접 질문과 간접 질문

직접 질문	문장 형태가 의문문으로서, 직접적인 응답을 유도
간접 질문	내담자 자신이 질문을 받는다는 느낌을 덜 받게 되기 때문에, 질문 공세를 받는다는 느낌을 주지 않도록 할 필요가 있을 때 사용

⑫ 침묵(silence)의 처리

㉠ 대체로 상담 초기에 일어나는 침묵은 내담자가 상담 분위기에 어색하여 불안을 느끼거나 상담에 저항하고 있다는 의미로 볼 수 있다.

㉡ 상담이 어느 정도 진행된 후에 나타나는 침묵은 내담자 자신의 생각과 감정을 나타내는 방식일 수 있다.

㉢ 상담관계가 이루어지기 전에 침묵

- 상담을 거절하려는 의도에서 나타날 수도 있고 내담자가 불안을 느끼기 때문에 일어날 수도 있음 → 상담 관계 형성에 초점

- 내담자가 무슨 말을 해야 할 지 생각이 떠오르지 않아서 침묵이 일어날 수 있음 → 상담자가 내담자에게 생각할 시간을 부여

- 상담자에게 적대감이 있을 때 저항의 수단으로서 침묵이 일어날 수 있음 → 내담자에게 최근의 경험 중에서 중요하다고 생각되는 것부터 언급함으로써 대화를 풀어갈 수 있음

- 내담자가 자신의 생각이나 느낌을 표현하려고 하지만 잘 되지 않은 경우에 침묵이 일어날 수 있음 → "안심하고 생각나는 대로 천천히 이야기하세요." 등의 말로 안심시켜 주는 것이 필요

- 내담자가 상담자에게 재확인을 바라거나 해석 등을 기대할 때 침묵이 일어날 수 있음 → 상담자가 간파하기 쉽기 때문에 내담자의 기대에 맞게 대응

- 내담자 자신이 방금 이야기한 것에 관해서 좀 더 생각하려고 할 때 침묵이 일어날 수 있음 → 침묵을 깨지 않고 기다려 줌

(2) 문제별 접근방법

① 초보 상담자가 겪는 문제

㉠ 첫 회기에 바로 내담자가 안고 있는 문제에 초점을 두는 오류를 범하는 경향이 있다. 상담자는 먼저 내담자의 관심사를 전반적으로 살펴보고 나서 상담자와 공동으로 상담의 목표를 설정해야 한다.

㉡ 내담자의 신체적 또는 의학적 문제를 간과하는 경향이 있다. 상담자는 내담자에 대한 정보를 수집할 때 알코올이나 약물 남용에 대한 정보를 수집하여 이러한 문제를 비껴갈 수 있다.

㉢ 내담자를 더 행복하게 느끼도록 해 주는 것이 상담이라고 잘못 생각하고 있다. 상담은 내담자에게 어려움에 직면하고 위험을 감수하도록 하는 과정이 요구된다.

기출

임상적 면접에서 사용되는 바람직한 의사소통기술에 해당되는 것은?

① 면접자 자신의 사적인 이야기를 꺼내는데 주저하지 않는다.

② 침묵이 길어지지 않게 하기 위해 면접자는 즉각 개입할 준비를 한다.

③ 폐쇄형보다는 개방형 질문을 주로 사용한다.

④ 내담자의 감정보다는 얻고자 하는 정보에 주목한다.

❮정답 ③

ⓔ 상담을 완벽하게 하려는 경향이 있다. 상담을 완벽하게 하려고 하다 보면 실수를 두려워하고 좋게 보이려고 하는 두려움에 사로잡히게 된다.

ⓜ 비현실적 기대를 한다. 이 때문에 내담자에게 어떤 진전이 보이지 않으면 좌절을 한다. 따라서 상담자는 기대를 할 때에는 현실성을 가지고 낙관적으로 하여야 한다.

ⓗ 최근의 상당 기법에 도취된다. 상담자는 자신이 배운 것에 대하여 흥미를 느끼고 열정을 갖는 것도 중요하지만 동시에 그 관심을 현재의 내담자에게 쏟아 붙기보다는 긍정적 방향으로 돌리는 것도 배워야 한다.

ⓢ 상담 방향을 잃어버리고 방황하기도 하며 부적절한 언어를 구사한다.

ⓞ 내담자를 돕겠다는 열망이 과도하다. 이러한 열망은 내담자에게 불필요한 의존성을 촉진시킬 수 있다.

ⓩ 내담자에게 과도하게 호감을 받으려고 한다. 그러나 상담에서 필요한 것은 상담 분위기를 유지하기 위한 내담자와 상담자 간의 상호 존중이다.

ⓒ 지나치게 정서를 개입한다. 효과적 상담을 하려면 정서를 느끼기는 해야 하지만, 내담자의 문제를 떠맡는 것처럼 해서는 안 된다. 상담자는 내담자가 자신의 문제를 자신이 해결할 수 있도록 도와야 한다.

ⓚ 일을 사적으로 처리한다. 일부 상담자는 내담자가 강한 정서를 나타내면 일을 사적으로 다루는 경향이 있다.

ⓣ 정상과 비정상을 잘 구분하지 못한다. 일부 상담자는 내담자가 정신병리적 상태에 있는지를 잘 결정하지 못한다.

ⓟ 자아 개방을 어느 정도 하여야 하는지 잘 모른다. 다듬지 않고 질문에 바로 대답하는 것에 불편함을 느끼지 않을 정도여야 하고, 자신의 전문적 자격에 대한 정보를 자유롭게 제공할 정도여야 하며, 상담 과정에서 일어나는 것에 즉각적 반응을 할 수 있을 정도는 되어야 한다.

ⓗ 비밀 보장에 대하여 분명한 입장을 취하지 못한다. 상담자는 슈퍼바이저와 상담 사례에 대해 이야기할 수도 있고, 아동 학대가 있을 경우에는 법적으로 신고하여야 한다.

② 당황스러운 상황에 반응하기

㉠ 내담자의 상담동기가 없어지거나 약해졌을 때 상담자는 본인의 문제는 본인이 해결해야 하지만, 그 방법에 대해서 함께 탐색하려는 노력이 필요하다.

㉡ 내담자가 왜 상담에 왔는지 모르겠고 별 변화가 없다는 식의 결론에 도달했을 때 상담자는 내담자가 원하는 변화에 대해 다시 한 번 점검해보는 것이 필요할 것이다.

㉢ 상담자의 전문성이나 경험을 신뢰하지 못하는 경우 상담자는 자신의 문제가 독특해서 해결할 수 없다고 믿는 것은 아닌지에 대해 점검해보고 이 부분에 대해서 안심할 수 있도록 해 주어야 한다.

③ 내담자가 상담자의 전공 등에 대해 의심을 하는 경우

 ㉠ 상담자는 자신의 전공분야와 전문가로서의 입지에 대해 설명해주고, 이 부분에 대해 안심할 수 있도록 해 주어야 한다.

 ㉡ 대답하기 난처한 질문의 경우에는 질문의 의도에 대해 분명하게 다시 묻거나, 그 질문에 대해 난처한 입장을 표현한다.

④ 침묵을 하는 경우에는 시간적인 여유를 두고 그 상황을 파악하려고 노력한다.

2. 상담의 과정

(1) 상담의 진행과정

① 상담의 준비

 ㉠ 상담실은 기본적으로 외부의 소음을 차단하고 대화의 내용이 외부로 들리지 않도록 적절한 방음시설을 갖추어야 한다.

 ㉡ 내담자가 편안한 분위기에서 이야기할 수 있도록 상담실 내부의 시설과 환경에도 세심한 배려를 해야 한다.

 ㉢ 상담실 조명은 내담자에게 햇빛이나 불빛이 직접 영향을 주지 않도록 세심한 배려가 필요하다.

 ㉣ 상담신청서를 작성하는 접수실의 직원은 최대한 친절하고 부드럽게 내담자를 맞이하고 질문에 성실하게 응해야 한다.

② 접수면접

 ㉠ 상담 진행과정에 대한 설명과 진행될 예상 회기에 대해 알려준다. 일반적으로 청소년상담실의 경우 단기상담을 권장하고 있다.

 ㉡ 비밀보장에 대해 알려준다. 비밀보장은 상담자와 내담자 사이의 구두계약으로 상담에서 이루어지는 모든 내용에 대해 어떤 누구에게도 절대 알리지 않는 것이다. 특히 청소년의 경우 부모와의 갈등 문제가 많기 때문에, 상담자와 나눈 이야기가 부모에게 전달될 수 있다고 생각한다면 상담자와의 관계형성이 어렵게 된다. 상담자의 비밀보장은 내담자의 상담자에 대한 존중감이나 친밀감을 형성하는데 중요한 요소가 된다.

 ㉢ 이밖에 접수면접자는 내담자에 대한 여러 가지 기초정보를 수집해야 한다. 스스로 작성한 기록이나 실제 면담을 통하여 가족관계, 사회경제적 수준, 이전 상담경험, 주요 호소문제, 상담실에 오게 된 경위 등을 파악할 수 있다.

③ 관찰 및 평가

 ㉠ 관찰 : 내담자의 비언어적 단서, 전반적 외양, 의복이나 차림새, 눈 맞춤, 말하는 수준 등을 관찰한다.

ⓛ 평가

호소 문제의 평가	• 상담을 시작하기 위해서 내담자가 어떤 문제와 어려움을 극복하고 싶은지, 시간적으로 왜 지금 상담을 하기로 결정했는지를 파악 • 내담자의 문제와 어려움의 특성 및 증상을 파악함으로써 내담자가 심리치료적 상담, 진로상담, 학업상담, 또는 코칭 중 어떤 양식의 상담에 적합할지 평가 • 호소문제의 평가를 통해 개인상담 외에 집단상담이나 가족상담, 다양한 심리교육 프로그램을 병행할 필요가 있는지를 가늠
내담자 상태의 평가	• 내담자의 호소문제와 내담자 상태를 면밀히 파악 • 내담자가 지금보다 좀 더 나은 상태로 옮겨 가기 위해서 어떤 방법이 가장 효과적일지 그 영역을 정한 후에 내담자의 현재 상태를 평가해야 함
자신 및 타인을 해질 위험에 대한 평가	내담자가 자신이나 타인을 해칠 위험이 있을 때, 상담자는 일반적인 심리치료적 상담이나 진로 및 학업 상담, 코칭에서 밟는 절차와는 전혀 다른 위기상담의 절차를 밟아야 함
심리검사를 통한 평가	눈에 보이지 않는 인간의 내면적 특성을 파악하는 다양한 방법들 가운데 하나로 비교적 짧은 시간에 특성을 파악가능

④ 위기상담 과정 : 위기상담의 과정은 위기와 개인적 자원의 평가 → 문제에 대한 분명한 정서적·인지적 이해 → 가능한 해결책 모색 → 개입에 관한 결정 → 개입의 실행에 관한 계획 → 개입의 평가에 관한 계획 순으로 이루어진다.

(2) 상담의 시작과 종결

① 상담의 과정

ⓐ 상담의 과정이란 내담자의 상담신청에서부터 상담 종결 후 후속 회기에 이르는 단계와 절차이다.

ⓛ 상담을 통해 내담자는 현재 상태에서 좀 더 나은 상태로 옮겨갈 때 겪는 심리내적 또는 관계적 경험을 하게 된다.

② 초기 단계

ⓐ 호소 문제의 확인

• 내담자는 상담을 받으러 올 때 이유를 가지고 있으므로 상담자는 내담자에게 무엇인 문제인지를 확인

• 내담자가 안고 있는 문제의 배경이나 원인이 무엇인지 탐색

기출

위기상담과정에 사용되는 단계를 순서대로 바르게 나열한 것은?

보기
ⓐ 위기와 개인적 자원의 평가
ⓛ 가능한 해결책을 모색하기
ⓒ 개입에 관한 결정
ⓔ 문제에 대한 분명한 정서적, 인지적 이해
ⓜ 개입의 평가에 관한 계획
ⓗ 개입의 실행에 관한 계획

① ⓐ→ⓛ→ⓔ→ⓒ→ⓜ→ⓗ
② ⓐ→ⓔ→ⓛ→ⓒ→ⓗ→ⓜ
③ ⓐ→ⓛ→ⓔ→ⓒ→ⓗ→ⓜ
④ ⓐ→ⓔ→ⓛ→ⓒ→ⓜ→ⓗ

기출

면접의 초기단계에서 주로 이루어져야 할 사항과 가장 거리가 먼 것은?

① 따뜻하고 온화한 분위기를 형성한다.
② 내담자의 강점과 단점을 상담에 활용한다.
③ 상담에 대한 구체적인 안내를 한다.
④ 낙관적인 태도를 갖는다.

❮ 정답 ②, ②

- 해당 문제가 발생한 배경이나 원인이 어디에 있는지 파악
- 상담을 통해 문제를 해결하고자 하는 의지와 동기가 어느 정도인지를 확인

ⓒ 촉진관계의 형성 : 내담자와 상담자 간에 솔직하고 신뢰로운 관계를 형성하는
   것을 의미한다.

ⓒ 상담의 구조화
- 내담자가 상담에 대하여 올바르게 인식할 수 있도록 오리엔테이션을 해주는
  것을 의미
- 상담의 구조화에 포함되어야 할 사항으로는 상담의 본질, 상담자와 내담자의
  역할과 책임, 비밀보장, 상담의 시간, 상담의 목표 등이 해당

ⓔ 상담 목표의 설정
- 목표는 구체적이고 명확하게 설정
- 현실적으로 달성 가능한 목표를 설정
- 너무 많은 목표를 설정하지 않도록 함

③ 중기 단계
ⓐ 문제해결 방안 탐색
- 문제를 명확히 정의하고 문제해결 방안 탐색
- 문제 해결을 위한 방향과 가능한 방안을 결정 및 문제 해결 방안에 관한 정보
  수집
- 수집된 자료를 바탕으로 대처 행동을 의논

ⓑ 실천 계획의 수립 및 실행
- 앞 단계에서 마련한 해결 방안에 대하여 구체적 행동 절차를 협의하고 세부
  행동 계획을 작성
- 세부 계획이 완성되면 이를 실천해 나가도록 하며 제대로 되어 가는지 평가를
  하고, 그 결과를 바탕으로 행동 계획을 수정하거나 보완

④ 종결 단계
ⓐ 대부분 상담에서는 상담 초기에 종결 시기에 대하여 미리 언급을 함
ⓑ 상담의 종결은 상담의 목표와 관련지어 생각
ⓒ 목표를 설정할 때 목표 달성의 기준이 무엇이며, 이러한 기준에 도달하면
   종결한다는 것을 서로 합의
ⓓ 상담의 종결은 상담자의 판단에 의하여 할 수도 있고, 내담자의 제안에 의
   하여 할 수도 있음
ⓔ 상담이 더 이상 효과가 없다고 판단될 때에도 상담을 종결할 수 있고, 상당
   히 늦은 속도로 변화를 보일 때에도 후에 다시 상담을 받는다는 전제아래
   종결할 수 있음

용어 및 기출문제

기출

상담 초기에 상담관계 형성에 필요
한 기법과 가장 거리가 먼 것은?

① 경청하기
② 상담에 대한 동기부여하기
③ 핵심 문제 해석하기
④ 무조건적인 긍정적 존중하기

기출

상담의 구조화에 관한 설명으로 틀
린 것은?

① 상담의 다음 진행과정에 대한 내
   담자의 두려움이나 궁금증을 줄
   일 수 있다.
② 구조화는 상담 초기뿐만 아니라
   전체 과정에서 진행될 수 있다.
③ 상담의 효과를 최대한으로 높이
   기 위해 행해진다.
④ 상담에서 다루려는 내용을 구체
   적으로 정의하는 작업이다.

기출

상담자가 상담과 관련하여 내담자에
게 제공해야 할 정보와 가장 거리가
먼 것은?

① 상담시간과 요금
② 상담자의 특성과 훈련
③ 상담을 거부할 수 있는 권리
④ 비밀보장의 한계

❮정답 ③, ④, ②

ⓗ 상담 종결단계에서 해야 할 일

이별의 감정 다루기	• 내담자가 상담 종결 후 상담자와의 이별과 분리로 인한 어려움을 잘 극복할 수 있도록 심리적 안정감을 제공 • 충분한 시간적 여유를 두고 종결에 대해 이야기 나누고 준비하도록 함
상담 성과에 대한 평가	• 상담을 통해 변화하고 성장한 것은 무엇인지, 해결되지 못한 것은 무엇인지 탐색하고 의논
내담자의 독립성 증진	• 상담 회기 간격을 늘려 상담에 대한 내담자의 의존성을 줄여나가는 노력이 필요 • 내담자의 독립성과 문제해결력이 증진될 수 있도록 지지와 격려를 함
추수 상담과 재발의 위험성 다루기	• 추수 상담을 통해 내담자의 변화를 지속적으로 점검하고 재발에 대처하는 방법을 함께 모색 • 종결 이후, 도움이 필요한 경우 언제든지 상담을 다시 할 수 있음을 안내

3. 집단상담

(1) 집단상담의 개요

① 집단상담의 개념과 특성

ㄱ 집단상담의 개념
- 생활과정상의 문제를 해결하고 보다 바람직한 성장발달을 위하여 전문적으로 훈련된 상담자의 지도활동
- 집단원들과의 역동적인 상호교류를 통해 각자의 감정, 태도, 생각 및 행동양식 등을 탐색, 이해하고 보다 성숙된 수준으로 향상시키는 과정

ㄴ 생활상의 문제해결
- 대인 관계적 차원의 인간적 성장을 조력
- 집단원들의 생활경험을 다룸으로써, 바람직하고 효과적인 방향으로 자기의 삶을 이끌어가도록 조력
- 비정상적인 성격이나 병든 마음을 고치기보다는, 정상적인 범위에 속하는 개인들로 하여금 보다 바람직한 자기 이해와 대인관계를 갖도록 조력

ㄷ 전문적으로 훈련된 상담자
- 집단상담을 책임 있게 이끌어가기 위한 전문적인 능력을 갖춘 상담자가 필요
- 전문적인 능력이란 개인상담에서의 성공적인 경험, 인간의 성격 및 집단역동에 관한 광범위한 이해, 타인과의 정확한 의사 및 감정소통의 능력 등

기출

집단상담과 개인상담의 차이로 틀린 것은?

① 개인상담에 비해서 집단상담은 남을 대하는 바람직한 태도나 행동 반응을 즉각적으로 시도해보고 확인할 수 있으며 남들과의 친밀감에 관한 경험을 가질 수 있다.

② 집단상담에서는 개인상담과는 달리 상담자뿐만이 아닌 다른 참여자들로부터도 도움을 받을 수 있다.

③ 집단상담에서의 상담자의 역할은 다른 참여자들의 역할로 인해 줄어든다.

④ 집단상담에서는 개인상담과는 달리 도움을 받기만 하는 입장이 아닌 다른 참여자들에게 도움을 주는 경험을 가질 수 있다.

〈정답 ③

- 전문적 능력을 갖추기 위해서는 동료 및 선배 집단상담자의 지도 아래 실습 및 수련과정을 갖는 것이 바람직

ⓔ **역동적인 상호교류**
- 집단원 상호 간에 진행되고 있는 상호작용의 관계를 의미
- 상호교류를 통해 집단상담의 기본이라고 할 수 있는 수용적이고 문제해결적인 집단분위기 형성

② **집단상담의 목적**
ⓐ 자기이해, 자기수용 및 자기관리 능력의 향상을 통한 인격적 성장
ⓑ 개인적 관심사와 생활상의 문제에 대한 객관적 검토와 그 해결을 위한 실천적 행동을 습득
ⓒ 집단생활 능력과 대인관계 기술의 습득

③ **집단상담의 장점**
ⓐ **편안함과 친밀감** : 상담자와의 1:1 개인상담보다 집단 속에서는 보다 편안함을 느낄 수 있으며 집단성원들 간의 친밀감을 통해 여러 가지 문제를 더욱 쉽게 다룰 수 있다.
ⓑ **시간 및 비용의 절감** : 상담자가 다수의 내담자들을 만나므로 시간 및 비용면에서 효율적이다.
ⓒ **구체적 실천의 경험**
- 집단상담은 현실적이고 실제생활과 유사한 사회장면에서 행해짐
- 새로운 행동을 검증하거나 문제해결 방법을 구체적으로 모색하고 실천할 수 있는 경험을 가질 수 있음
ⓓ **소속감과 동료 의식** : 동료들 간에 서로의 관심사나 감정들을 터놓고 이야기할 수 있으므로 소속감과 동료의식을 발전시킬 수 있다.
ⓔ **관찰 및 경청** : 집단성원들은 다른 사람들의 이야기나 행동을 경청하고 관찰하면서 함께 생각하고 느낄 수 있다.

④ **집단상담의 단점**
ⓐ **대상의 부적합성** : 집단에 적합하지 않은 성격적 특성이나 심각한 개인적인 문제를 가지고 있는 내담자의 경우 집단상담에 부적합할 수 있다.
ⓑ **집단의 압력** : 집
- 집단상담에 참여한 내담자들이 심리적으로 준비가 되기 전에 참여할 수 있음
- 집단 압력에 의해 자신의 마음을 털어놓아야 하는 상황에서 오히려 집단에 대한 저항감을 야기할 수 있음
ⓒ **비밀보장의 어려움** : 집단상담 과정에서 내담자의 비밀보장이 철저히 이루어지지 않는 경우 사회적, 법적인 문제를 야기할 수 있음

집단상담에 대한 설명으로 가장 적합한 것은?

① 집단 크기, 기간, 집단 성격, 프로그램 등을 미리 결정해야 한다.
② 집단상담에서는 개인상담에 있는 접수면접과 같은 단계는 생략된다.
③ 집단에서 상담자는 조언을 사용해서는 안 된다.
④ 만성적 우울증을 가진 내담자로 이루어진 집단은 자조집단에 어울린다.

◀ 정답 ①

⑤ 집단상담이 적합하지 않은 경우

　㉠ 내담자가 위기에 처했을 경우

　㉡ 내담자 보호를 위해 비밀이 철저히 보장되어야 할 경우

　㉢ 내담자가 비정상적으로 말하는 것을 두려워하는 경우

　㉣ 내담자의 대인관계 기술이 매우 부족하고 비효율적인 경우

　㉤ 내담자가 자신의 감정, 욕구, 사고, 행동에 대한 인식이 매우 부족한 경우

　㉥ 일탈적인 성적 행동의 가능성이 있거나 과거력을 가지고 있는 경우

(2) 집단상담의 과정

① 시작 단계(참여 단계)

　㉠ 집단 활동이 첫 발을 내딛는 시기로, 집단성원들은 조심스럽게 탐색을 시작하며 집단 구조에 대한 불확실성을 느껴 집단상담자에 대해 의존하는 경향을 보인다.

　㉡ 이 단계에서 집단상담자는 집단성원들로 하여금 그들의 느낌을 솔직하게 표현하도록 돕고, 수용적이고 신뢰로운 분위기를 조성해야 한다.

　㉢ 시작 단계에서 희망감의 고취와 보편성이 중요시된다. 집단상담자의 역할은 목표와 집단의 규칙 설정, 지도와 수용, 참여를 촉진한다.

② 갈등 단계

　㉠ 시작 단계가 지나면 집단성원들 서로 간에 부정적인 정서 반응을 나타내면서 집단 내 갈등이 있게 되는데 이는 집단상담 과정상 필연적인 것이다.

　㉡ 집단성원들이 집단 장면과 다른 집단원에 대해 부정적인 반응을 나타나는 단계로 집단상담자를 공격하거나 집단성원 간에 침묵 또는 방관하는 등 수동적인 형태의 저항이 발생한다.

　㉢ 서로 다른 개개인이 모인 집단에서 갈등이 야기되는 것은 피할 수 없는 상황이므로, 이를 해결하기 위해 서로 간의 차이에 대한 상호간 이해 및 필요한 지지와 도전을 제공해야 한다.

③ 응집 단계

　㉠ 집단이 갈등단계를 넘어서면 부정적인 감정이 극복되고 협력적인 집단 분위기가 형성되면서 점차 응집성이 발달하게 된다.

　㉡ 집단성원들은 집단에 대해 적극적인 관심과 애착을 갖게 되고, 집단상담자와 집단 그리고 자신을 동일시하게 되어 신뢰도가 증가하며 집단의 사기가 높아진다.

　㉢ 감정의 정화, 집단에 대한 애착, 자기표출을 통해 집단에 적극적으로 참여하고 집단의 응집성은 강해진다.

　㉣ 이 단계에서 발달된 응집성은 자기만족과 다른 사람에게 호감을 사려하는 경향에서 초래된 것이기 때문에 아직은 생산적이지 못하다.

기출

다음에 제시된 집단상담 경험에 해당하는 치료적 요인은?

┌ 보기 ┐

지난 집단상담 과정에서 집단지도자가 나의 반응에 민감성을 보여 주지 않은 것에 대해 불만을 가지고 있었다. 이번 회기에는 지도자에게 나의 마음을 표현함으로써 마음이 편해졌다.

└─────┘

① 자기이해

② 대리학습

③ 정화

④ 대인간 행동학습

기출

집단상담의 후기 과정에서 일어날 수 있는 구성원의 문제에 해당하는 것은?

① 내담자가 말을 너무 많이 해서 집단 과정을 방해한다.

② 내담자가 강도 높은 자기 개방으로 인한 불안으로 철수한다.

③ 내담자가 질문과 잡다한 충고 등을 해서 집단 과정을 방해한다.

④ 내담자가 집단을 독점하고 자신만 주목받기를 원한다.

◀정답 ③, ②

④ 생산 단계

   ⊙ 친근감을 느끼면서 수용하는 응집 단계를 넘어서 자신에 대한 통찰을 통해 행동의 변화가 일어나고, 집단성원들 간의 피드백과 직면이 가능한 시기이다.

   ⓒ 이 단계에서 집단성원들은 갈등에 직면하였을 때 그것을 어떻게 다루는지를 학습하여 능동적으로 처리할 수 있게 된다.

   ⓒ 자신의 행동에 대한 책임을 질 수 있으며, 집단 문제해결의 활동에 참여할 수 있게 된다.

   ⓔ 이러한 과정을 통해 자신에 대한 깊은 통찰을 얻게 되고, 그 결과 행동을 변화시킬 수 있는 준비를 하게 된다.

⑤ 종결 단계

   ⊙ 집단성원들이 바람직하지 못한 행동에서 벗어나 적응적인 행동을 학습하고 문제를 해결함으로써 목표를 달성하게 된다.

   ⓒ 집단성원들이 목표달성을 점검하고 학습한 것을 실생활에서 활용할 수 있도록 토의하고 독려하는 단계이다.

   ⓒ 목표를 달성하고 상담과정이 종결 단계에 이르면, 집단으로부터 분리되는 것에 대한 아쉬움과 함께 집단성원들의 자기노출이 감소되는 경향을 보인다.

   ⓔ 종결 단계에서 다뤄야 할 일

감정 다루기	• 집단의 마무리 단계 동안에 집단상담자가 앞으로 몇 회기의 상담이 남아 있음을 구성원들에게 상기시킴으로써, 구성원들이 종결에 대해 스스로 준비할 수 있어야 함 • 상담자의 역할은 강력하고 의미 있는 경험들의 최후 종결에 따르는 상실과 슬픔의 감정들에 대한 개방적인 토론을 촉진
집단의 효과 검토	• 집단이 종결로 향할 때, 모든 구성원들에게 집단에서 자신이 배운 것이 무엇이고 증가된 자기 이해를 어떻게 적용할 것인지를 말로 할 기회를 주는 것이 유용 • 구체적인 감정에 초점을 두고 이를 개념화시키며 이를 나누는 데 초점을 두면, 구성원들이 배운 것을 유지하고 이용할 기회를 증가시킬 수 있음
피드백 주고받기	집단구성원들이 상담 회기마다 자신의 인식과 감정들을 나누었더라도, 간략한 피드백을 주고받는 기회는 그 자체로 가치 있음
미결 과제의 완성	• 집단구성원 간의 교류나 집단 과정과 목표들에 관련된 어떤 해결되지 못한 일들을 훈습하기 위해 얼마간의 시간이 필요 • 집단상담자는 구성원들이 미결 과제를 고찰하고, 이로 인해 애태우지 않도록 하는 것이 중요
계속해서 학습을 수행하기	집단구성원들은 본 집단이 종결된 후에도 개인적 성장을 위한 방법을 지속적으로 찾음으로써 탐색의 과정을 계속해야 함

집단상담의 후기 단계에서 주어지는 피드백에 대한 설명으로 틀린 것은?

① 구성원들에게 친밀감, 독립적인 평가를 제공할 수 있다.

② 긍정적인 피드백은 적절한 행동을 강화할 수 있다.

③ 지도자는 효과적인 피드백 모델이 될 수 있다.

④ 교정적인 피드백이 긍정적인 피드백보다 중요하다.

❮정답 ④

(3) 집단의 유형

① 상담집단

ㄱ 개인적, 교육적, 사회적, 직업적 문제에 초점을 맞추고 치료적인 목표 뿐 아니라 예방과 교육적인 목표를 설정하여 집단상담을 실천하는 집단의 형태이다.

ㄴ 집단상담자에게는 심리 사회적인 문제에 관한 폭넓은 지식과 경험이 요구되며 대부분 4~12명 정도의 집단원으로 구성된다.

ㄷ 주로 초, 중, 고교의 상담실, 대학의 학생상담센터 혹은 전국의 시·도 상담실과 같은 지역사회 정신건강 관련 기관 등에서 흔히 활용되는 집단 유형이다.

② 치료집단

ㄱ 상담집단에 비해 보다 심각한 정도의 정서, 행동 문제나 정신장애를 치료하기 위한 목적으로 구성되어 입원이나 통원의 형태로 이루어지는 집단이다.

ㄴ 치료집단에서 집단구성원들은 새로운 사회 기술을 연습하고 새롭게 습득한 지식과 행동을 적용한다.

ㄷ 대부분 치료집단에서는 무의식적 요소, 과거사, 성격의 재구성 등에 초점을 맞춘다.

ㄹ 얄롬(Yalom)은 상호역동적인 치료집단을 위해 적절한 구성원의 크기를 7~8명으로 제시하였다.

③ 교육집단

ㄱ 치료적 측면보다는 정의적, 인지적 측면의 정신건강 교육의 기회와 이와 관련된 다양한 주제에 대한 정보를 제공하기 위해 구성되는 집단이다.

ㄴ 집단상담자는 교육자와 촉진자로서 집단구성원들에게 필요한 정보를 준비하고 그들 사이의 상호작용을 촉진시키는 역할을 한다.

④ 성장집단

ㄱ 집단 경험을 원하거나 자신에 대해 좀 더 알기를 원하는 집단구성원들로 구성되는 집단이다.

ㄴ 집단구성원이 안전한 분위기 속에서 집단의 치료적 요소를 경험하게 된다.

ㄷ 자신을 정직하게 평가하여 자신의 참모습을 깨닫게 되고 사고, 감정, 행동의 변화를 꾀하게 되면서 궁극적으로 인간적 성장을 실현하는 것을 목표로 한다.

ㄹ 성장집단의 유형

훈련집단 (T그룹 혹은 T집단)	• 체험 과정을 통하여 인간적 성장과 효과적인 의사소통 그리고 인간관계의 발전과 증진을 강조 • 감수성훈련 집단 혹은 실험훈련 집단으로 명명되기도 함
참만남집단	모든 장면에서 사람들의 인간적 성장 기회를 제공하기 위한 훈련의 형태에서 발전된 집단

용어 및 기출문제

기출

개인의 성장과 발달뿐만 아니라 성장에 방해요소를 제거시키거나 자기인식에 초점을 두는 집단상담의 유형은?

① 치료집단
② 지도 및 교육집단
③ 상담집단
④ 구조화집단

기출

Yalom이 제시한 상호역동적인 치료집단을 위해 적절한 구성원 수는?

① 4~5명
② 7~8명
③ 10~11명
④ 12~13명

〈정답 ③, ②

마라톤집단	• 며칠 동안 연이어 회기를 가짐으로써 집단구성원들의 방어를 감소시키는 반면, 친밀감을 창출 • 더 집중적이고 심화된 상호작용을 가능하게 하여 인간적 성장을 꾀하는 집단

⑤ 과업집단

　　㉠ 구체적인 과업의 목적을 달성하기 위해 모인 구성원들의 집단이다.

　　㉡ 주로 의식적인 수준의 행동을 강조하고 집단 역동을 활용하여 어떤 결과나 산물을 성공적으로 추출할 것인가에 초점을 맞춘다.

⑥ 자조집단

　　㉠ 정신건강 전문가의 도움을 필요로 하지 않거나 전문가들이 돕기에 한계가 있는 문제를 지닌 사람들을 위한 집단이다.

　　㉡ 공통적인 문제를 가진 사람들로 구성되어 있기 때문에, 응집력이 높은 집단으로 발전되는 경향을 갖는다.

(4) 집단상담의 유형

① 구조화 여부에 따른 유형

　　㉠ 구조화 집단

　　　• 사전에 설정된 특정 주제와 목표를 달성하기 위해 일련의 구체적인 활동으로 구성

　　　• 집단상담자가 정해진 계획과 절차에 따라 진행하는 집단의 형태

　　㉡ 비구조화 집단

　　　• 사전에 정해진 활동이 없고 집단구성원 개개인의 경험과 관심을 토대로 상호작용 → 집단의 치료적 효과를 얻고자 하는 집단의 형태

　　　• 구조화 집단에 비해 폭넓고 깊은 자기 탐색이 이루어질 수 있다는 장점을 지님

　　　• 구조화 집단에 비해 집단원 개개인의 상호작용과 자기 탐색을 원활하게 촉진시킬 수 있는 능력과 임상 경험을 겸비한 집단상담자가 요구된다는 제한점을 지님

　　㉢ 반구조화 집단 : 필요에 따라 구조화 집단과 비구조화 집단을 혼합한 집단의 형태

② 집단의 개방성 여부에 따른 분류

　　㉠ 개방 집단

　　　• 집단의 회기가 진행되는 동안 기존의 집단원이 집단을 종결하면 새로운 집단원이 들어올 수 있는 집단의 형태

　　　• 유치원, 초등학교 저학년 집단에 적합

ⓛ 폐쇄 집단(closed groups)
- 일단 집단이 시작되면 새로운 집단원이 참여할 수 없는 집단의 형태
- 구체적인 목표를 설정한 폐쇄 집단은 일반적으로 학교에서의 집단상담에 적합

(5) 집단상담의 방법

① 관심기울이기
ⓐ 집단구성원들 간의 관계뿐 아니라 집단상담자와 집단성원 간에 이루어진 의사소통의 과정이라고 볼 수 있다.
ⓑ 집단상담자는 집단성원들에게 전적으로 관심을 기울이면서 집단성원들이 전달하고자 하는 메시지를 제대로 듣고 이해할 수 있어야 한다.
ⓒ 집단원이 표현하는 말의 내용뿐 아니라 비언어적인 것들에 대해서까지도 민감한 관심을 기울이는 것을 의미한다.

② 공감적 반응하기
ⓐ 공감적 반응은 집단성원의 입장에서 그의 느낌 또는 내적 경험을 이해하고 이를 직접 말로 전달하는 것이어야 한다.
ⓑ 공감적 반응은 집단성원으로 하여금 집단상담자와 집단에 대해서 신뢰감을 갖게 하며 수용되고 있다는 느낌을 경험하도록 해 준다.

③ 자기노출 하기
ⓐ 집단상담자가 상담을 효과적으로 이끌기 위해 상담에 참여한 집단성원에게 자신에 대한 주관적인 정보를 공개하는 것이다.
ⓑ 자기노출을 통해 집단성원에게 유사성과 친근감을 전달할 수 있고 집단상담자와 집단성원 간의 보다 깊은 관심과 이해를 발달시킬 수 있다.

④ 피드백 주고받기
ⓐ 타인의 행동에 대한 자신의 반응을 상호 간에 솔직하게 이야기해주는 과정을 피드백이라고 한다.
ⓑ 피드백 주고받기는 집단상담의 중요한 목적의 하나로, 집단성원으로 하여금 타인들이 자신을 어떻게 보고 있는지에 대해 학습할 기회를 제공한다.

⑤ 연결 짓기
ⓐ 한 집단성원의 말과 행동을 다른 집단성원의 관심과 연결하고 관련짓는 방법이다. 집단성원이 제기하는 여러 가지 문제나, 주제, 정보, 자료들을 서로 연관시키는 것이다.
ⓑ 연결 짓기를 통해 집단성원은 자신의 문제를 다른 각도에서 바라보거나 미처 인식하지 못했던 문제의 진정한 원인이나 해결책을 찾는데 도움을 얻게 된다.

⑥ 행동 제한하기

    ㉠ 집단상담자는 집단 활동이 바람직한 방향으로 효율적으로 이루어지도록 노력할 의무가 있다.

    ㉡ 행동 제한하기는 집단성원들이 비생산적이고 집단발전에 도움이 되지 않는 행동을 하지 못하도록 제한하는 것이다.

    ㉢ 집단상담자가 집단성원의 행동을 제한해야 하는 경우는 지나치게 질문만 계속할 때, 제3자에 대해 험담을 할 때, 다른 집단성원의 사적인 정보나 비밀을 캐내려고 강요할 때 등이다.

4. 중독상담

(1) 중독상담의 기초

중독(addiction)이란 중독성 있는 약물(물질)*에 대해 과도한 집착과 강박적인 사용으로 인해 여러 가지 부작용이 있음에도 불구하고 약물사용을 적절히 통제하거나 조절하는 것이 스스로의 힘으로 불가능한 상태를 의미한다.

(2) 약물(물질)중독의 단계

① 1단계 : 실험적 사용단계

    ㉠ 호기심의 일차적인 동기에서 약물(물질)을 실험적으로 사용한다.

    ㉡ 약물의 심리적 효과에 대해 관심이나 주의를 크게 기울이지 않는다.

② 2단계 : 사회적 사용단계

    ㉠ 사회적 상황에서 약물을 사용하는 것으로 청소년의 경우 또래집단과의 사회적 관계가 영향을 미친다.

    ㉡ 약물사용으로 인해 심리적 효과를 경험하지만 약물사용을 문제라고 인식하는 경우는 드물다.

③ 3단계 : 도구적 사용단계(남용단계)

    ㉠ 약물에 의해 유발되는 심리적 효과에 익숙해져서 특별한 목적을 위해 의도적으로 약물을 사용하기 시작한다.

    ㉡ 약물사용 목적은 크게 2가지 유형으로 분류되는데 '쾌락적 약물사용(즐거움과 쾌락을 추구하기 위해 약물을 사용)'과 '보상적 약물사용(고통스럽고 불쾌한 감정을 해소하거나 잊기 위해 약물을 사용)'이다.

④ 4단계 : 습관적 사용단계(의존*단계)

    ㉠ 약물사용이 개인의 일상생활에 영향을 미치며 약물에 대한 의존증상이 나타나기 시작한다.

물질의 종류(substances)

DSM-5에서 물질 관련 및 중독 장애와 관련된 물질은 알코올, 타바코, 카페인, 대마계 칸나비스 환각제, 흡입제, 아편류, 진정제, 수면제/항불안제, 흥분제가 있다.

기출

약물중독의 진행 단계로 옳은 것은?

① 실험적 사용단계→사회적 사용단계→의존단계→남용단계

② 실험적 사용단계→사회적 사용단계→남용단계→의존단계

③ 사회적 사용단계→실험적 사용단계→남용단계→의존단계

④ 사회적 사용단계→실험적 사용단계→의존단계→남용단계

의존(dependence)

금단증상을 피하기 위해 사용자가 약물을 계속해서 사용하게 되는 상태이다. 금단증상이란 약물의 사용을 중단하거나 사용량을 줄였을 때 나타나는 증상을 의미한다.

◀ 정답 ②

ⓛ 약물사용으로 인한 정신적, 신체적 변화가 발생하여 약물을 중단하거나 조절하는 것이 어렵다. 약물을 사용하지 않으면 불안감, 초조감 등의 불쾌감을 경험하고 내성으로 인해 더 많은 양의 약물을 사용하거나 더욱 강한 효과를 지닌 새로운 약물을 찾게 된다.

⑤ 5단계 : 강박적 사용단계

㉠ 약물사용이 강박적인 행동으로 나타나게 되는 단계로 약물에 과도하게 집착하고 전적으로 순응한 채 살아간다.

㉡ 가정, 직장, 취미생활을 비롯해 대인관계 전반에 대해 소홀해지고 약물사용을 중단하거나 조절하려는 시도가 매번 실패로 돌아가 자아존중감이 더욱 악화된다.

(3) 알코올 중독의 양상

① 알코올 중독의 일반적인 단계별 증상

㉠ 초기 단계

- 알코올이 주는 즉각적인 효과로 인해 긴장이나 불안을 해소하기 위해 마심
- 음주를 하는 사람의 80%가 여기에 해당하며 여러 요인들에 의해 음주행위가 유지

㉡ 진행 단계

- 알코올에 의존하는 심리가 두드러지게 나타난다. 음주에 대한 생각과 행위가 빈번히 나타남
- 본인의 의지로 단주*나 절주*가 언제든지 가능하다고 스스로 생각
- 음주로 인해 직장, 건강, 가족 및 대인관계 영역에서 문제가 발생하며 음주로 인해 기억상실과 감정변화(불안, 우울, 초조감)가 자주 나타남

㉢ 위기 단계

- 음주에 대한 조절 능력이 상실하며 금단 증상이 나타남
- 술 이외의 활동에 대해 무관심해지고 음주로 인한 직장, 건강, 가족 및 대인관계의 문제가 심각해진다. 직장을 잃거나 가족과 단절되며 스스로의 힘으로 술을 조절하겠다고 다짐을 하나 쉽지 않음

㉣ 만성적 중독 단계

- 스스로의 힘으로 술을 통제하거나 조절하는 것이 불가능한 상태로 깨어 있는 동안에 알코올을 계속 마셔 항시 취해 있는 단계
- 논리적으로 사고하는 능력이 매우 저하되어 있으며 음주에 대한 생각과 행동이 강박적으로 나타남

단주(abstinence from alcohol)
술을 끊어 더 이상 음주를 하지 않는 것을 말한다.

절주(moderation in drinking)
여러 이유로 술의 양을 적절하게 줄여 마시는 것이다.

② 알코올 중독이 되는 4단계

  ㉠ 1단계 – 전 알코올 증상 단계 : 사교적 목적으로 음주를 즐기기 시작하는 단계이다. 음주를 하는 대부분의 사람들이 경험하는 초기 단계로 음주를 통해 긴장이 해소되고 대인관계가 원활해지는 등의 긍정적인 효과를 경험한다.

  ㉡ 2단계 – 전조 단계 : 술에 대한 긍정적인 이점과 매력이 상승하여 음주량과 음주하는 횟수가 증가하는 단계이다. 마시더라도 과음을 하며 음주 동안 발생했던 일들에 대해 종종 망각을 하게 된다.

  ㉢ 3단계 – 결정적 단계 : 술에 대한 자기조절력을 서서히 상실하게 되는 단계이다. 빈번히 술을 마심으로써 직장 및 가정생활, 대인관계에 있어 여러 가지 부적응적인 문제들을 초래한다.

  ㉣ 4단계 – 만성 단계 : 술에 대한 자기 통제력을 완전히 상실하게 되며 내성과 금단증상을 경험하는 단계이다. 술을 계속해서 마심으로써 여러 신체 질환을 앓고, 만성적 알코올 중독*은 생활 전반에 있어 매우 심각한 문제에 놓이게 된다.

③ 익명의 알코올 중독자들(Alcoholics Anonymous)

  ㉠ 알코올로부터 해방되기를 원하는 사람들의 국제적인 상호 협조 활동 모임으로 영문 앞글자를 따서 AA라고 칭하였다.

  ㉡ AA모임의 근본 목적은 술을 마시지 않고 다른 알코올 의존증 사람들 및 알코올 중독자들이 술을 끊도록 상호 도와주는 것이다.

  ㉢ AA 12단계

- 1단계 : 우리는 알코올에 무력했으며, 우리의 삶을 수습할 수 없게 되었다는 것을 시인
- 2단계 : 우리보다 위대하신 '힘'이 우리를 본 정신으로 돌아오게 해 주실 수 있다는 것을 믿게 됨
- 3단계 : 우리가 이해하게 된 대로, 그 신의 돌보심에 우리의 의지와 생명을 맡기기로 결정
- 4단계 : 철저하고 두려움 없이 우리 자신에 대한 도덕적 검토
- 5단계 : 우리의 잘못에 대한 정확한 본질을 신과 자신에게 그리고 다른 어떤 사람에게 시인
- 6단계 : 신께서 이러한 모든 성격상 결점을 제거해 주시도록 완전히 준비
- 7단계 : 겸손하게 신께서 우리의 단점을 없애 주시기를 간청
- 8단계 : 우리가 해를 끼친 모든 사람의 명단을 만들어서 그들 모두에게 기꺼이 보상할 용의를 갖게 됨
- 9단계 : 어느 누구에게도 해가 되지 않는 한, 할 수 있는 데까지 어디서나 그들에게 직접 보상
- 10단계 : 인격적인 검토를 계속하여 잘못이 있을 때마다 즉시 시인

- 11단계 : 기도와 명상을 통해서 우리가 이해하게 된 대로의 신과 의식적인 접촉을 증진하려고 노력함. 그리고 우리를 위한 그의 뜻만 알도록 해주시며, 그것을 이해할 수 있는 힘을 주시도록 간청
- 12단계 : 이런 단계들의 결과, 우리는 영적으로 각성되었고, 알코올 중독자들에게 이 메시지를 전하려고 노력했으며, 우리 일상의 모든 면에서도 이러한 원칙을 실천하려고 함

(4) 인터넷 중독

① 개요

ⓐ 인터넷 중독의 3단계

- 제1단계 – 호기심 : 인터넷 게임, 사이버채팅, 음란 사이트에 호기심을 가지고 참여한다. 정기적인 접속을 시도하고 온라인상에서 정보를 얻음
- 제2단계 – 대리만족 : 현실에서 느끼기 어려운 즐거움을 인터넷을 통해 만끽한다. 폭력성, 사행성, 음란성의 욕구를 충족시킨다. 익명성을 통해 가상의 세계에서 자유와 쾌감을 경험
- 제3단계 – 현실탈출 : 현실에서의 질서와 규범을 무시하고, 가상세계에 사로잡혀 현실을 인식하는데 장애를 초래한다. 오직 인터넷에 접속하기만을 희망하는 상태가 됨

ⓑ 인터넷 공간에 몰두하게 되는 심리적인 특성

- 익명성
- 정체감의 탐색
- 대인관계 형성의 편리함
- 일상(현실)탈출

ⓒ 인터넷 과다 사용 시 나타나는 문제

- 신체적인 문제 : 피로, 시력저하, 통증, 수면문제, 영양 불균형, 혈압상승 등
- 심리적인 문제 : 통제력 및 집중력 저하, 무력감, 성격의 변화, 자기비난, 자살사고, 폭력 및 성의식의 왜곡
- 대인관계 문제 : 가족 및 친구와의 갈등, 가출
- 학업의 문제 : 학업 수행의 불성실, 성적 저하, 학업 중단, 휴학, 자퇴

② 인터넷 중독의 증상

ⓐ 내성*, 금단*, 남용* 증상이 있다.

ⓑ 현실에의 적응 및 일상생활에서의 곤란을 경험한다.

ⓒ 신체적, 정신적 건강상에 문제가 발생한다.

ⓓ 수면장애가 발생한다.

ⓔ 과도한 인터넷 사용으로 수업에 집중하기 어려우며, 수업시간에 잠을 자기도 한다.

내성(tolerance)
약물을 사용했을 때 효과가 점차로 감소하거나 같은 효과를 얻기 위해 점차 용량을 증가시켜야 하는 상태를 말한다.

금단(withdrawal)
약물의 사용을 중단하거나 사용량을 줄였을 때 나타나는 증상이다.

남용(abuse)
사회적 또는 직업상의 기능장애를 초래하는 약물의 병적사용을 말하는 것으로, 지속적으로 빈번히 사용하는 것이다.

용어 및 기출문제

ⓗ 가족이나 또래친구와 소원해지는 등 대인관계에 문제가 발생한다.

ⓢ 하루도 빠짐없이 인터넷을 한다.

ⓞ 인터넷에 접속하는 경우 시간 가는 줄 모른다.

ⓩ 인터넷 사용으로 상당한 시간을 소모한다는 사실을 부인한다.

ⓩ 식사시간이 줄어들며, 모니터 앞에서 식사를 하기도 한다.

ⓚ 가족이나 주위사람들이 모니터 앞에 너무 오래 앉아있다고 나무란다.

ⓣ 가족이 없는 경우 오히려 편안한 마음으로 인터넷을 한다.

③ 인터넷 중독의 개입

　ㄱ 인터넷 중독 자녀를 다루는 개입전략(Young)

　• 부모는 서로 통일되고 일관된 입장을 견지해야 함
　• 애정을 보여줌
　• 인터넷 사용 시간을 정함
　• 인터넷 사용에 합리적인 규칙을 정함
　• 컴퓨터를 보이는 위치에 놓게 함
　• 인터넷 이외의 다른 취미활동을 하도록 권장
　• 아이들을 중독된 상태에서 벗어나도록 도와주어야 함
　• 필요하다면 외부의 전문가 도움을 받음

　ㄴ 인터넷 중독 개인상담 시 고려해야 할 사항

　• 인터넷 사용에 대한 태도를 평가
　• 처음 인터넷 사용했을 때의 상황 및 시기를 확인
　• 실제 인터넷 사용시간을 평가해야 한다. 하루 일과표를 상담가와 함께 작성
　• 인터넷 사용 용도와 주로 이용하는 사이트를 확인
　• 인터넷 사용으로 인한 비행 및 적응의 문제를 확인해야 함
　• 인터넷에 대한 내담자의 동기 및 욕구를 평가해야 함
　• 인터넷 과다사용 상담의 목표는 자기통제력의 증진이라는 것을 알려줌
　• 인터넷 사용과 관련된 가족 간의 갈등을 평가
　• 인터넷을 대신 할 수 있는 즐거운 활동을 확인
　• 내담자의 정서적인 문제 및 대인관계 패턴도 함께 평가
　• 상담에 대한 동기를 증가시켜야 함(동기강화 상담과 관련됨)

　ㄷ 인터넷 중독의 인지행동치료 집단 프로그램 내용

　• 인터넷 중독에 대한 문제의식을 갖도록 함
　• 문제 행동의 결과를 예측하도록 만듦
　• 인터넷 사용에 대한 관찰을 함
　• 실천 가능한 목표를 설정
　• 행동 관찰표를 기록
　• 대안 행동을 설정

- 효율적인 시간 관리를 함
- 인터넷 중독과 관련된 심리적인 문제를 다룸
- 스트레스를 탐색하고 스트레스 대처기법을 훈련
- 재발 방지 기법을 훈련

(5) 도박중독[*]

① 도박중독의 특징

ㄱ 도박 행동의 조절이나 중지를 위한 노력이 반복적으로 실패

ㄴ 도박 행동에 대한 제한을 시도할 때 안절부절 못하거나 과민해짐

ㄷ 무기력감이나 우울감, 죄책감 등의 문제에서 벗어나기 위한 수단으로 도박을 함

ㄹ 자신의 도박 행동에 대한 사실을 감추기 위해 가족이나 치료자들에게 거짓말을 함

ㅁ 도박 자금을 마련하기 위해 도둑질, 위조지폐, 사기 등 불법행위를 시도

ㅂ 도박으로 인해 대인관계에 문제가 발생하거나 직업상, 교육상의 기회를 상실

ㅅ 도박에 의한 경제적 궁핍, 생계 곤란의 문제로 인해 다른 사람에게 의존

② 도박 중독의 7단계

1단계 (승리 단계)	우연한 도박으로 흥분과 대박을 경험하여 승리에 대한 환상과 베팅금액이 증가
제2단계 (손실 단계)	빚이 늘어나고 도박에 집착하며 대인관계에서 문제가 발생한다. 도박사실을 숨기기 위해 거짓말을 함
제3단계 (절망 단계)	빚을 갚아달라고 주변에 요청하고 대인관계에서 소외된다. 도박을 투자하는 시간은 점차 증가하고 법적인 문제가 발생
제4단계 (포기 단계)	심각한 정서 및 대인관계에서 고통을 경험하고 약물사용 문제, 부부문제(이혼), 자살 등이 나타남
제5단계 (결심 단계)	도움을 받고자 하는 동기와 변화에 대한 희망이 생겨, 도박을 중단하고 도박문제에 대한 책임 있는 태도를 보임
제6단계 (재건 단계)	금전관리와 채무상환, 새로운 분야에 관심을 갖고 자신감을 회복하며 가족과의 관계가 개선
제7단계 (성장 단계)	자신에 대한 통찰과 문제를 직면하여 해결하며, 새로운 삶의 방식으로 보다 더 성장하게 됨

용어 및 기출문제

도박장애(gambling disorder)
도박중독(병적 도박)은 DSM-IV에서 '달리 분류되지 않는 충동조절장애'의 하위유형으로 분류되었으나, 현재 DSM-5에서는 도박장애로 명칭이 바뀌어 '물질-관련 및 중독 장애'의 하위유형인 '비물질-관련 장애'에 포함된다.

기출
병적 도박에 관한 설명으로 틀린 것은?

① 대개 돈의 액수가 커질수록 더 흥분감을 느끼며, 흥분감을 느끼기 위해 액수를 더 늘린다.
② 도박행동을 그만두거나 줄이려고 시도할 때 안절부절 못하거나 신경이 과민해진다.
③ 병적 도박은 DSM-5에서 반사회성 성격장애로 분류된다.
④ 병적 도박은 전형적으로 남자는 초기 청소년기에, 여자는 인생의 후기에 시작되는 경우가 많다.

기출
도박중독의 심리·사회적 특징에 대한 설명으로 옳은 것은?

① 도박 중독자들은 대체로 도박에만 집착할 뿐 다른 개인적인 문제를 가지지 않는다.
② 도박 중독자들은 직장에서 도박 자금을 마련하기 위해 남보다 더 열심히 노력한다.
③ 심리적 특징으로 단기적인 만족을 추구하기 보다는 장기적인 만족을 추구한다.
④ 도박행동에 문제가 있음을 인정하지 않고 변명하려 든다.

❮ 정답 ③, ④

(6) 변화단계이론

① 개요

㉠ 의도적인 행동변화에 대한 이해와 개입을 위한 통합적인 접근법으로 초이론 적(transtheoretical) 모델이라고도 명명한다.

㉡ 변화의 과정은 새로운 행동을 고려하고, 시도하고, 유지하는 동안 사람들이 점진적으로 거쳐 가게 되는 일련의 단계로 정리될 수 있다.

㉢ 5단계에 걸친 변화과정은 순환적이며 사람들마다 자유롭게 이동하며 제각기 다른 속도로 이 단계들을 순환한다.

② 변화단계이론의 단계별 특성

숙고 전 단계 (precontemplation stage)	• 자신에게 행동문제가 없다고 생각 • 아직 변화에 대해 생각하지 않음 • 현재 행동문제에 대한 인식이 부족한 상태
숙고 단계 (contemplation stage)	• 행동문제에 대한 변화를 생각해보기도 하지만 동시에 변화에 대한 생각을 거부하기도 함 • 행동문제에 대핸 염려와 변화의 가능성을 인정하지만, 양가감정을 지니고 있어 변화를 확신하지 않음
준비 단계 (preparation stage)	• 변화하는 쪽으로 많이 기울어졌고 문제행동을 더 이상 하지 않겠다는 생각을 진지하게 함 • 마음을 굳건히 하고 변화계획을 세우지만 여전히 무엇을 해야 할지 생각하며 준비 중
실행 단계 (action stage)	• 행동문제가 더 이상 일어나지 않도록 조치를 취함 • 바람직하고 적응적인 행동습관을 갖기 위해 상당한 노력이 필요, 적극적으로 변화를 보이고 있지만 안정 상태에는 아직 도달하지 않은 단계
유지 단계 (maintenance stage)	• 문제행동이 중단되는 등 초기목표를 달성하게 됨 • 재발방지를 위한 전략을 찾아내고 사용함으로써 예전의 습관으로 돌아가지 않도록 하며 변화된 행동을 유지하도록 노력

(7) 동기강화 상담

① **의의** : 동기강화 상담(Motivational Interviewing)이란 내담자의 양가감정을 탐색하고 해결함으로써 그 사람의 내면에 있는 변화 동기를 강화시킬 목적으로 하는 내담자 중심의 상담 방법이다.

② **동기강화 상담의 정신**

　　㉠ **협동정신** : 내담자와 상담자가 서로 협동하는 관계로 내담자의 관점을 존중하며 협력적인 과정으로 상담을 진행한다. 내담자 스스로 변화를 선택하고 시작할 수 있도록 상담자는 분위기를 조성하도록 한다.

　　㉡ **유발성** : 내담자의 잠재된 동기를 유발시키도록 조력을 하는 것이다. 내담자의 내면에 내재되어 있는 변화 동기를 탐색하고 자연스럽게 끌어내고 강화하도록 한다.

　　㉢ **자율성** : 행동의 선택과 유지에 있어 내담자의 자율성을 존중한다. 내담자 스스로 자신의 행동을 선택하고 결정할 수 있는 능력이 있음을 강조하고 이를 촉진시키도록 한다.

③ **동기강화 상담의 원리**

　　㉠ **공감표현하기** : 내담자의 입장에서 내담자가 경험하고 있는 것을 함께 경험해 보며 공감하는 것을 적절히 표현하는 것이다.

　　㉡ **불일치감 만들기** : 내담자가 지니고 있는 불일치감(자신의 문제행동이 얼마나 자신의 가치, 신념과 일치되지 않는지)에 대해 스스로 논쟁하도록 하여 깨닫게 해야 한다. 변화 동기는 현재 행동과 자신의 중요한 가치, 신념 사이의 불일치감에서 비롯되기 때문이다. 양가감정*에 묶여 있는 자신을 바라보고 현재 일어나는 상황과 원하는 상황간의 불일치감을 느끼도록 한다.

　　㉢ **저항과 함께 구르기** : 내담자로부터 저항이 나타나게 되면 이에 맞서지 않고 함께 하는 것을 의미한다. 내담자의 저항은 상담자의 반응을 바꾸라는 신호이므로, 다른 방식으로 되물어 내담자가 스스로 새로운 관점을 바라보고 생각하고 변화할 수 있도록 도와야 한다.

　　㉣ **자기 효능감 지지하기** : 변화할 수 있다는 내담자의 믿음이 중요한 동기 요소가 되며 자기 충족적 예언의 효과가 있으므로 내담자 스스로 변화를 일으킬 수 있다는 '자기효능감'을 가질 수 있도록 도와주어야 한다.

④ **동기강화 상담에서 내담자의 저항을 일으키는 상담자의 태도** : 설득하기, 비판하기, 전문가임을 자처하기, 진단명 부여하기, 서두르기, 수치심주기, 탁월함을 내세우기

기출

중독에 대한 동기강화 상담의 기본 기법 4가지(OARS)에 포함되지 않는 것은?

① 인정　　　　② 공감
③ 반영　　　　④ 요약

양가감정(ambivalence)
서로 모순되는 두 가지 충동이나 감정을 말한다.

◀정답 ②

⑤ 동기강화 상담의 기본기술(OARS)

㉠ **개방형 질문하기(Opening question)** : 내담자가 '예' 또는 '아니오'로 답변하지 않도록 질문한다. 내담자의 감정과 생각, 변화 동기에 대해 다양한 정보를 얻을 수 있다. 내담자의 답변에 반영적 경청*을 해주는 것이 좋다. 질문을 연속해서 세 번 이상 하지 않는 것이 좋다.

㉡ **인정하기(Affirming)** : 이해, 감사, 칭찬, 격려 등의 말을 내담자에게 직접 해 주는 것이다. 내담자의 강점과 노력하는 점에 대해 적절히 인정해주고 지지표현을 해준다.

㉢ **반영하기(Reflection)** : 상담자가 내담자의 표현 속에 내재된 내면의 감정을 정확히 파악하여 이를 내담자에게 전달해 주는 것이다. 질문의 형태보다 내담자가 실제로 말한 핵심 내용을 간단하게 재진술하거나 바꾸어 말함으로써 내용을 반영할 수 있다.

㉣ **요약하기(Summarizing)** : 현재 상담에서 다루고 있는 문제를 내담자가 더욱 초점화하고 구체적으로 탐색하며 자신을 더욱 잘 이해할 수 있도록 돕는 방법이다. 변화대화를 끌어내기 위해 정기적으로 요약해 주는 것이 좋다.
- 수집요약(언급된 내용을 종합하는 것)
- 연결요약(다음의 내용으로 자연스럽게 연결되도록 할 수 있는 것)
- 전환요약(내용과 주제를 다른 것으로 바꾸고자 할 때 사용하는 것)

⑥ 동기강화 상담의 핵심 기법

㉠ 변화 대화
- 내담자가 지니고 있는 변화에 대한 욕구, 이유, 필요성, 능력 등에 이야기하는 것을 의미한다.
- 상담자가 주도하기보다는 내담자가 스스로 변화 대화*를 하도록 만드는 것이 중요하다.

㉡ 변화 대화를 이끄는 기술
- 유발적 질문하기 : 가장 간단하고 직접적으로 변화 대화를 이끌어내는 방법으로 내담자에게 직접 질문을 하는 것. "이 변화를 어떻게 만들어 내고 싶은가요?", "이걸 해낼 수 있다는 자신감은 무엇 때문일까요?" 등을 통해 내담자가 자신의 생각이나 느낌, 염려되는 점, 변화 필요성 등을 생각해 볼 기회를 제공
- 중요성 척도 사용하기 : 내담자가 생각하는 변화 중요성 정도에 대해 해당되는 숫자를 척도 상에서 선택하도록 하고, 이에 대해 질문을 하고 탐색
- 현 상태의 장단점 탐색하기 : 내담자로 하여금 자신의 현재 상태나 행동의 긍정적인 면과 부정적인 면 모두에 대해 이야기해보도록 함
- 정교화하기 : 내담자가 변화하려는 이유를 언급하면 그 이유에 대해 조금 더 상세히 말하고 구체화할 수 있도록 물어봄

반영적 경청
(reflective listening)
적극적 경청이라고도 하며 내담자의 감정과 생각을 이해하기 위해 그의 말을 주의 깊게 듣고 공감을 하는 것이다. 대화 중 불확실하거나 이해되지 않는 부분에 대해서는 질문을 함께 표현하는 것이다.

- 극단적 질문하기 : 내담자가 변화를 원하지 않는 것처럼 보일 때 내담자 자신이나 주위사람이 갖고 있는 가장 큰 걱정에 대해 말하게 하거나 결과적으로 일어날 수 있는 극단적인 상황을 생각해보도록 한다. 변화를 통해 나타날 수 있는 가장 좋은 결과를 상상해 보는 것도 가능
- 과거 회상하기 : 내담자의 현재 문제가 나타나기 이전인 과거를 회상하게 함으로써 현재 상태와 비교를 해 보도록 한다. 과거 회상을 통해 현재상황의 안 좋은 측면과 더 나은 삶이 될 가능성 둘 다 부각시켜 생각할 수 있게 됨
- 미래 예상하기 : 변화된 미래를 상상해 보도록 하여 변화 후에 바뀔 상황에 대해 구체적으로 생각해 보고 미래에 대한 희망을 고취시킴

5. 특수문제별 상담유형

(1) 학습문제 상담

① 학습문제 상담의 의의
  ㉠ 아동, 청소년기 발달과정에서 중요한 과업의 하나인 학업에 관한 바람직한 습관을 형성하고 성취와 만족감을 경험할 수 있도록 조력하는 것이다.
  ㉡ 학습* 및 학업과정에서 겪게 되는 여러 가지 어려움을 도와준다.
  ㉢ 학습문제는 다른 여러 요인들에 의해 야기되는 결과일 뿐만 아니라 학업부진으로 인해서 자아개념의 손상, 심리적 부적응, 가족 및 친구관계의 악화, 다양한 비행행동 문제의 원인이 된다.

② 학습문제 상담의 실제
  ㉠ 학습문제 상담의 특징
  • 학습상담에서 상담목표의 혼란성
  • 비자발적인 내담자
  • 학습문제와 그 밖의 여러 문제들의 혼재
  ㉡ 학습문제 상담의 대상
  • 학습 부진(Slower learner)* : 학습 상담의 우선적인 대상으로 여러 가지 이유로 실제 학업성취가 내담자가 지닌 능력에 미치지 못하거나 현저히 떨어지는 상태를 보임
  • 학습문제와 관련된 장애
  -특정 학습 장애(Specific Learning Disorder) : 학습 부진과 달리 정상적인 지능을 갖추고 있음에도 불구하고 기대되는 능력에 비하여 현저한 학습 능력의 장해를 보이는 경우를 의미. 흔히 읽기, 쓰기, 산술적 계산과 관련된 기술을 학습하는데 어려움을 나타냄

학습(learning)
새로운 경험이나 연습의 결과로 발생하는 비교적 영속적이고 지속적인 행동의 변화를 말한다.

기출
학습상담 과정에 대한 설명과 가장 거리가 먼 것은?
① 현실성 있는 상담목표를 설정해서 상담한다.
② 학습문제와 관련된 내담자의 감정을 이해하고 격려한다.
③ 내담자의 장점, 자원 등을 학습상담과정에 적절히 활용한다.
④ 학습문제와 무관한 개인의 심리적 문제는 회피한다.

학습 부진(slower learner)
주변 환경이나 학습자의 내적 요인에 의해 학습성취 수준이 내담자가 지닌 잠재력(지적능력) 수준에 미치지 못하거나 현저히 떨어지는 상태를 의미한다. 학습지진, 학습장애와 구별될 수 있다.

◀정답 ④

−지적장애(Intellectual Disability) : 지능이 비정상적으로 낮아서 학습 및 사회적 적응에 어려움을 나타내는 경우로, 표준화된 지능검사에서 지능지수가 70 이하이며 지적 기능의 결손으로 인해 추상적 사고, 판단, 추리, 계획, 문제해결, 학교에서의 학습 및 경험을 통한 학습이 어려움

−주의력 결핍/과잉행동 장애(Attention-Deficit / Hyperactivity Disorder) : 연령과 발달수준에 비해 산만하고 부주의하며 자신의 행동을 통제하지 못하고 충동성과 과잉행동을 나타내는 경우로, ADHD 아동은 지능 수준에 비해 학업성취도가 저조하고 또래 아이들에게 거부당하거나 소외될 가능성이 높음

• 학습문제와 관련된 요인
−인지적 요인 : 지능, 기초 학습능력, 선행 학습, 학습 전략 등
−심리적 요인 : 학습에 대한 동기와 흥미, 기대, 목표, 자아개념, 자기효능감, 불안 등
−환경적 요인 : 학습의 물리적 환경(공간, 소음 조명), 가정 및 학교, 친구, 지역 사회 등 학습자를 둘러싼 모든 환경

• 학습문제의 유형
−공부에 대한 회의와 의문 : 공부, 학습의 필요성을 못 느끼고 이에 대해 근본적인 회의와 의문을 지님
−시험 불안* : 시험에 따른 불안감과 긴장, 부담감과 압박감이 있음
−집중력 부족 : 주의가 산만하고 잡념 등으로 인해 주의집중력이 부족
−성적 저하로 인한 걱정과 스트레스 : 성적이 떨어지거나 향상되지 않아 심리적 스트레스를 겪음
−비효과적인 공부 방법 : 효과적으로 공부하는 방법을 모르거나 부적절한 방법으로 학습하는 경우이다. 시간관리, 독서방법, 예습과 복습 방법, 노트필기 방법, 시험 준비 및 요령 등이 포함
−공부에 대한 반감 : 공부하는 것 자체에 대한 반감과 저항을 지니고 있음
−능력 부족 : 실제 지니고 있는 학습과 관련된 능력(지능, 기억력, 주의력)이 부족
−공부에 대한 동기부족 : 공부에 대한 반감이나 저항과 같은 부정적인 태도는 보이지 않으나, 공부에 대한 동기와 욕구가 부족
−성적으로 인한 관계에서의 문제 : 공부 및 성적에 대한 문제들로 인해 부모와 친구, 교사와의 대인관계에서 어려움을 겪음

• 학습문제 상담의 과정
−상담관계 형성
 ·다른 상담과 마찬가지로 효과적인 상담을 위해 상담자와 내담자가 상담관계 형성이 선행되어야 함
 ·상담자는 학습문제로 인해 힘들었던 내담자에 대한 공감적 이해와 함께 자녀의 학업문제로 심리적 고통을 경험한 부모의 마음도 이해하도록 함
−상담 구조화

기출

다음과 같이 시험불안 원인을 설명하는 이론적 접근은?

─ 보기 ─
시험불안이 높은 것은 학습전략 혹은 시험전략이 부족하기 때문이다.

① 인지적 간섭모델 접근
② 행동주의적 접근
③ 욕구이론 접근
④ 인지적 결핍모델 접근

시험불안의 원인을 설명하는 이론

㉠ 인지적 간섭모델 접근 : 부정적인 내적 대화를 하면서 걱정을 하게 되는 것을 원인으로 본다.
㉡ 인지적 결핍모델 접근 : 시험불안이 높은 것은 학습전략 혹은 시험전략이 부족하기 때문이다.
㉢ 행동주의적 접근 : 조건형성이 잘못 이루어진 것을 원인으로 본다.
㉣ 욕구이론 접근 : 과제수행욕구는 과제수행을 촉진하지만 불안욕구는 과제수행을 방해한다고 본다.

◀ 정답 ④

- 앞으로 상담을 어떻게 진행해 나갈 것이며, 상담에서 내담자와 상담자의 역할에 대해 의논하고 내담자에게 전달
- 구체적으로, 상담에 대한 구조화를 함
  예 상담시간, 빈도, 상담 장소, 연락방법, 상담비용 등에 대한 지침, 상담자와 내담자의 역할, 비밀보장에 대한 지침
- 학습문제의 진단
- 학습문제의 원인을 보다 체계적으로 확인하기 위해 학습 부진의 문제인지, 학습과 관련된 여러 가지 장애로 진단될 수 있는 문제인지, 학습과 다른 문제가 복합적으로 관련되어 있는지를 면밀히 파악
- 학습문제를 진단하기 위해 면접과 다양한 심리검사를 활용
- 학습문제를 진단하기 위한 다양한 심리검사
- 인지적 접근 방법 : 지능검사, 학업성취검사, 기초학습기능검사, 자기조절 학습검사, MLST 학습전략검사
- 심리적 접근 방법 : 학업성취동기, 학습흥미, 귀인척도, 시험불안검사, 자아개념 검사, HTP(집-나무-사람 그림검사), SCT(문장완성검사)
- 기타 : 학습유형검사(Student Styles Inventory: SSI)*
- 상담목표의 설정
- 상담의 목표는 학습문제의 원인에 따라 다양하게 설정된다. 학업성취도의 향상뿐만 아니라 학습문제로 인한 다양한 어려움을 해소하는데 중점을 둠
- 학습상담의 목표 설정 시, 과정 중심적이고 구체적인 형태로 목표가 설정될 수 있도록 개입함으로써 내담자가 목표의 성취를 자주 경험할 수 있도록 해야 함
- 개입전략* 설정 및 개입
- 학습문제에 대한 개입전략은 현재 호소하고 있는 문제가 구체적으로 무엇이며, 왜 발생하게 되었으며, 학습문제로 인해 야기되는 다른 문제는 무엇인지를 정확하게 파악
- 종합적인 파악 후 학습자가 지닌 강점과 자원에 따라 전략적으로 개입하게 됨
- 사례관리
- 학습문제 상담은 동반되는 문제에 따라 정신과적 치료와 가족(부모)이나 교사와의 상담도 병행할 수 있다. 특히 ADHD 증상이 발견된다면 병원에 의뢰하여 약물치료를 우선적으로 받도록 하는 것이 필요하다. 보다 효과적으로 개입하기 위해 외부기관에 도움을 요청하여 조력을 받을 수 있음
- 학습문제는 단기간의 개입으로 그 효과를 얻기 어려울 수 있으며 재발의 확률도 높다. 상담의 종결은 사전에 계획되어야 하며 재발을 방지하기 위해 지속적인 추수 상담이 이루어져야 함

기출

학습문제 상담의 시간관리전략에서 강조하는 것은?

① 기억하고자 하는 의도를 갖도록 노력한다.
② 학습의 목표를 중요도와 긴급도에 따라 구체적으로 수립한다.
③ 시험이 끝난 후 오답을 점검한다.
④ 처음부터 장시간 공부하기 보다는 조금씩 자주 하면서 체계적으로 학습한다.

학습유형검사 (Student Styles Inventory)

학습자가 정보를 이해하고 기억하는 방식을 의미하며, 학습하는 과정에서 나타나는 학습자의 복합적인 행동양식으로 학습습관, 학습요령 등을 측정하는 검사이다.

개입전략의 유형

학습 습관이 형성되지 않은 경우, 학습전략을 잘 알지 못하는 경우, 학습관련 장애가 있는 경우, 학습문제로 부모와 자녀간의 갈등이 심각한 경우로 구분할 수 있다.

❮정답 ②

③ 학습문제 상담 시 고려사항

　㉠ 실패하는 학습태도에 빠지는 악순환 3단계

　　• 1단계 : 지나치게 엄격하여 실행하기 어려운 비효율적인 전략을 세우는 단계

　　　예 완전무결하자, 항상 최선을 다하자, 빨리하자, 남에게 자랑하자, 남에게 약점을 보이지 말자.

　　• 2단계 : 계획을 실천하려고 무리하게 애쓰는 단계로 지나치게 엄격하고 비효율적인 학습 계획과 전략은 실패하기 쉽다. 이로 인해 과도한 부담감을 느끼게 되도 능률은 저하될 수밖에 없음

　　• 3단계 : 좌절감과 무력감을 느끼는 괴로운 감정의 단계이다. 반복되는 학습계획의 실패로 학습에 대한 의욕이 떨어지고 좌절감과 우울, 분노와 같은 부정적인 감정을 느끼게 된다. 점차 무기력해지면서 공부 자체를 포기하게 되는 상황에 이르게 됨

　㉡ 성공적인 학습태도를 향상시키기 위한 상담지침

　　• 자각 : 좌절과 실패의 악순환을 깨뜨리는 첫 단계는 학습자로 하여금 자신의 자기 패배적인 악순환을 먼저 깨닫게 해야 함

　　• 대치 : 과거의 비효과적인 학습전략을 현실적이고 보다 유연한 성공수준의 새로운 학습전략으로 수정시키는 일이 필요

　　• 변화를 위한 긍정적 자극* : 학습문제와 관련하여 내담자가 지니고 있는 불만과 어려움을 상담자가 수용하고 이해해줌으로써 내담자는 불만으로부터 벗어나 변화하고자 하는 자각을 하고 용기를 갖게 됨

　㉢ 대치(비효과적인 학습전략을 수정하는 방법)

　　• 완전해지자 → 인간답게 되는 것이 좋음

　　• 항상 최선을 다하자 → 열심히 할 수 있는 것을 충분히 하는 것이 중요

　　• 빨리하자 → 지금 처한 상황에서 여유 있게 하는 것도 좋음

　　• 남에게 자랑하자 → 내 자신이 원하는 것을 하고 싶은 만큼 하는 것이 좋음

　　• 남에게 약점을 보이지 말자 → 누구나 약점을 가지고 있으므로 나의 약점을 잘 알고 남에게 보이는 것도 무방

긍정적 자극(positive stimulus)
수용, 관심, 배려, 애정, 인정, 칭찬 등이 있다.

(2) 성문제 상담

① 성문제 상담의 지침

　㉠ 성(性)에 관한 상담자 자신의 인식

　　• 내담자의 성 문제를 다루기 전에 상담자 스스로 성에 대한 인식과 가치관이 확립되어 있어야 함

　　• 학습과 경험을 통해 보편적이며 사회문화적 관습에 적절한 이성관, 성 역할에 대한 기대, 성욕 및 성 행동에 대한 인식이 있어야 함

ⓛ 상담자의 올바른 성 윤리관과 기본적인 성 지식
- 인간의 성에 관한 올바른 윤리관이 확립되어 있어야 하고 성에 관한 기본적인 지식을 갖추고 있어야 함
- 성에 관한 건전하고 기본적인 지식에는 성기의 해부학적 구조와 생리적 특성, 성 기능, 성 반응, 성 행동, 성 관련 장애, 피임법, 임신과 출산과 같은 내용이 포함

ⓒ 개방적 의사소통
- 성 문제는 지극히 사적인 영역으로 도움을 요청하기까지 많은 용기가 필요하다. 내담자가 불안이나 부끄러움, 죄의식을 느끼지 않도록 상담자는 침착하고 솔직하며 개방적인 자세로 임해야 함
- 성에 관한 용어를 사용함에 있어서 전혀 거리낌이 없어야 하며 개방적인 의논이 바람직하다는 것을 내담자에게 알려주어야 함

ⓔ 내담자가 성에 관해 무지하다는 가정
- 상담자는 내담자가 성에 관해서 거의 모르는 것으로 가정하는 것이 상담에 도움이 된다. 간혹 내담자가 성에 관해 장황하게 설명하고 상식이 풍부해 보이더라도 바람직하고 올바른 지식과 혼동해서는 안 됨
- 내담자가 사용하는 용어의 의미에 대한 토론이나 질문에 서슴지 않고 임해야 함

ⓜ 의사 및 관련 전문가에게 도움을 요청하거나 의뢰 : 성 문제 상담과정에서 자신의 전문가적 한계를 인식하고 그 한계를 넘어서는 상담을 하지 않도록 한다. 효과적인 성 문제 해결을 위해 다른 전문가*에게 의뢰할 수 있는 준비를 갖추고 있어야 함

다른 전문가 집단
성 문제의 상담은 의학적인(산부인과, 비뇨기과 등) 처치와 조언을 필요로 하는 경우가 있다.

ⓗ 위장적, 회피적 태도의 처리
- 성 문제에 관한 도움을 요청하는 내담자들이 보이는 위장적, 회피적인 태도에 대처할 수 있어야 함
- 자신의 성 문제를 꺼내려 하지 않는 경우, 성에 관한 일반적인 화제를 가지고 이야기를 시작하는 것이 효과적

ⓢ 상담자의 객관적 역할 : 성에 관한 상담자 자신의 가치관이나 견해를 내담자에게 알리거나 주입하려고 해서는 안 된다. 내담자 스스로 결정하고 판단할 수 있도록 도움을 주는 객관적인 역할을 수행하여야 함

② 성피해자의 상담

㉠ 성폭력* 상담의 주요 목표
- 성폭력 피해자가 피해로 인해 가질 수 있는 부정적인 자존감을 회복하도록 하며, 무력감에서 벗어나 자신의 삶을 살아가도록 도움
- 성폭력 피해로 인한 상처가 지속될 것이라는 두려움이나 미래에 대한 불확실성에서 벗어나도록 하여 건강한 삶에 대한 희망을 가질 수 있도록 도움

성폭력(sex violence)
강간뿐 아니라 성추행, 성희롱, 성기노출, 음란전화, 온라인 성폭력 등 성을 매개로 상대방이 원치 않는 성적 언어나 행동으로 상대방에게 고통을 주고, 개인의 성적 자유를 침해하는 행위를 말한다.

- 안전한 분위기에서 심리적인 안정감을 찾을 수 있도록 하면서 효과적인 외상 치료가 이루어지도록 도움
- 치료를 통해 내면의 억압된 분노와 피해감정을 잘 표현하고 다룰 수 있도록 도움
- 분노조절훈련, 문제해결훈련, 스트레스관리, 사회기술훈련 등을 통해 일상생활로의 복귀를 도움
- 성폭력 초기 상담 시 파악해야 할 내용
  - 피해자의 특성 : 피해자의 성별, 연령, 장애 유무 등
  - 가해자의 특성 : 가해자의 성별, 연령, 결혼상태, 가족관계, 성격 특성, 전과 유무 등
  - 피해자와 가해자와의 관계 : 친족, 직장동료, 학교 선·후배, 이웃사람 등 아는 사람, 강도, 행인, 택시 기사 등 모르는 사람
  - 피해 유형 : 강간, 강제추행, 성추행, 성희롱, 스토킹 등
  - 피해 상황 : 피해 시간 및 장소, 횟수, 지속 유무 및 지속 기간, 피해 후 산부인과 진료 및 심리상담 유무, 경찰에 신고 유무, 임신 또는 낙태 유무 등

ⓛ 성폭력 피해 후 심리적 단계
- 제1단계 – 충격과 혼란 : 피해자는 성폭력의 충격으로 인해 자신에 대한 무력감과 타인에 대한 불신감을 가짐. 피해자는 자신의 성폭력 사실을 알려야 할지 혹은 숨겨야 할지 양가감정*을 가짐
- 제2단계 – 부정 : 피해자는 자신의 성폭력 피해 사실을 인정하지 않으려 함. 피해자는 외견상 적응된 것 같은 모습을 보이면서 상담을 받지 않으려는 경향이 있음
- 제3단계 – 우울과 죄책감 : 피해자는 자신에 대해 수치스러워 하면서 스스로를 비난. 피해자의 잘못된 분노표출은 삶에 대한 절망감으로 이어지기도 함
- 제4단계 – 공포와 불안 : 피해자는 자신이 앞으로 건강한 삶을 살 수 없다는 불안감을 느끼면서 악몽을 꾸기도 하며, 피해자는 자신이 커다란 약점을 가지게 되었다는 부적절한 생각으로 인해 다른 사람과 만나지 않으려고 함
- 제5단계 분노 : 피해자는 가해자는 물론 자기 자신, 상담자, 주변사람들에 대해서도 분노를 느끼며, 피해자의 다른 사람들에 대한 분노감은 남성이나 사회에 대한 불신으로 이어짐
- 제6단계 재수용 : 피해자는 성폭력 피해에 대한 재조명을 통해 성폭력이 자신의 잘못에 의해 발생한 것이 아님을 인식하고, 피해자는 성폭력 경험에 대한 동화와 함께 자아개념을 회복하기 시작하며 자신을 소중한 존재로 인정하게 됨

기출

성폭력에 관한 설명으로 옳은 것은?

① 성폭력은 성적 자기결정권의 침해이다.
② 끝까지 저항하면 강간은 불가능하다.
③ 성폭력의 피해자는 여성뿐이다.
④ 강간은 낯선 사람에 의해서만 발생한다.

양가감정(ambivalence)
서로 모순되는 두 가지 충동이나 감정을 말한다.

기출

성피해자에 대한 심리상담 시 치료관계를 형성하는 기법으로 적합하지 않은 것은?

① 치료과정에 대한 확실한 안내
② 내담자에게 선택권 주기
③ 내담자의 사실 부정을 거부하기
④ 치료자에 대한 개인적인 감정 묻기

< 정답 ①, ③

ⓒ 성피해 아동의 상담 지침

- 성피해 아동은 피해시기의 발달단계에 따라 그 증상의 차이를 보이기 때문에 성 피해 아동을 대상으로 한 심리치료는 그 연령 및 발달단계를 고려해야 함
- 성피해 아동은 마치 유아로 돌아간 것 같은 퇴행행동을 보이기도 하며, 이 경우, 아동을 즉각적으로 나무라기보다는 성 피해 아동에게서 나타날 수 있는 자연스러운 반응으로 간주하여 참을성 있게 대하는 것이 바람직함
- 상담자는 피해 아동이 신체인형(상담 보조도구)을 어떻게 다루는지 관찰함으로써 성 피해 경험과 상태를 보다 명확히 파악할 수 있음
- 상담자는 부모의 심정을 이해하고 지지해주면서 성 피해 아동이 신체적, 심리적 치료와 부모의 따뜻한 보살핌을 받게 되면 다른 아이들처럼 정상적인 삶을 지속할 수 있다는 확신과 희망을 심어주어야 함

③ 성폭력 피해자 상담의 단계별 유의사항

ⓐ 초기 단계

- 상담자는 내담자에게 상담 내용의 주도권을 줌으로써 내담자에게 현재 상황에서 표현할 수 있는 것들에 대해 이야기할 수 있도록 배려해야 함
- 내담자가 성폭력 피해의 문제가 없다고 부인하는 경우 상담자는 일단 수용하며 언제든지 상담의 기회가 있음을 알려주어야 함

ⓑ 중기 단계

- 상담자는 내담자가 성폭력 피해 사실을 이야기하는 것에 대한 두려움을 인지하며 내담자로 하여금 자신의 억압된 감정을 표출하도록 유도
- 상담자는 내담자의 성폭력 피해 사실에 따른 수치심이나 죄책감이 전적으로 가해자로 인한 것임을 확신시킴
- 상담자는 내담자의 잘못된 죄의식을 수정하도록 도우며 자기존중감을 가질 수 있도록 배려

ⓒ 종결 단계

- 내담자가 버림받는 느낌이나 상실감 등을 가지지 않도록 사전에 체계적으로 종결 계획을 세움
- 상담자는 상담 시간 및 기간의 간격을 점차적으로 늘려나감
- 상담자는 종결에 따른 아쉬움과 이별의 감정을 다루며, 상담의 종결이 완전한 결별이 아니므로 언제든 다시 상담할 수 있음을 인식시킴

④ 성폭력 피해자를 위한 바람직한 태도

ⓐ 상담자는 내담자인 성폭력 피해자의 치유 가능성을 확신하는 것이 좋다.
ⓑ 공감적 이해를 통해 피해자의 고통을 함께 할 수 있도록 마음의 준비를 갖춘다.
ⓒ 피해자의 말을 진지하게 경청하며 있는 그대로 수용하고 존중해준다.
ⓓ 상담에 앞서 상담자 스스로 자신의 성에 대한 가치관이 왜곡된 것은 아닌지, 성폭력이나 학대받은 경험이 극복되지 않은 상태로 남아있는지 검토해본다.

용어 및 기출문제

기출

성 피해자에 대한 심리치료 과정 중 초기 단계에서 상담자가 유의해야 할 사항과 가장 거리가 먼 것은?

① 치료의 관계형성을 위해 수치스럽고 창피한 감정이 정상적인 감정임을 공감한다.
② 피해상황에 대한 진술은 상담자 주도로 이루어져야 한다.
③ 성 피해 사실에 대한 내담자의 부정을 허락한다.
④ 내담자에게 치료자에 대한 감정을 묻고 치료자를 선택할 수 있도록 해 준다.

기출

성 피해자 심리상담 초기 단계의 유의사항으로 옳지 않은 것은?

① 치료관계 형성에 힘써야 한다.
② 상담자가 상담 내용의 주도권을 가져야 한다.
③ 성폭력 피해로 인한 합병증이 있는지 묻는다.
④ 성폭력 피해의 문제가 없다고 부정을 하면 일단 수용해준다.

❮정답 ②, ②

ⓜ 피해자로 하여금 자신의 장점과 단점을 파악하도록 돕고 피해자의 강점을 통해 스스로 치유할 수 있도록 조력한다.

ⓑ 피해자가 자신의 느낌과 생각을 보다 건설적으로 조정할 수 있도록 돕고, 긍정적인 관점에서 자신을 발견할 수 있도록 배려한다.

ⓢ 문제 해결을 위한 다양한 방안을 제시하고 그 결과의 효과 및 위험성에 대해 알리며, 그에 대한 결정은 전적으로 피해자에게 있음을 인식시킨다.

ⓞ 피해자를 책망하거나 비난하지 않으며, 형식적인 위로나 지시적인 충고는 삼간다.

ⓩ 피해의 원인을 피해자의 부주의나 무저항으로 돌리지 않으며 모든 피해의 책임이 전적으로 가해자에게 있음을 주지시킨다.

ⓒ 가해자의 폭력 유무, 피해자의 외상 유무를 떠나 성폭력 사건을 결코 개인화하거나 과소평가하지 않는다.

ⓚ 피해자에게 가해자에 대한 이해와 용서를 구하거나 이를 공공연히 암시하지 않는다.

ⓣ 상담자는 피해 이후에 나타날 수 있는 피해자의 심리적 방어기제, 신체적, 심리적 후유증, 치료의 과정 및 단계 등을 명확히 알고 있어야 한다.

ⓟ 피해자의 고통이나 분노에 의한 격정적인 감정은 지극히 당연한 것이므로 이를 억제하지 말고 외부로 표출할 수 있도록 용기를 북돋는다.

ⓗ 피해자가 비밀보장을 원할 경우 이를 약속하며 피해자를 돕기 위한 목적이라도 피해자의 동의하에 관련 정보를 다른 전문가나 기관에게 알리도록 한다.

(3) 비행 청소년 상담

① 청소년 비행과 상담

ㄱ 비행* 청소년과 상담 : 청소년이 지켜야 할 법률적, 관습적 가치규범을 어기는 청소년을 대상으로 사회적으로 바람직한 적응력 향상, 인격적 성장의 촉진, 비행 원인 탐색 및 해결, 바람직한 의사결정력을 향상하기 위한 목적으로 이루어지는 상담이다.

ㄴ 비행의 원인에 관한 이론

• 아노미* 이론 : 뒤르켐(Durkheim)이 기틀을 잡고 머튼(Merton)이 일탈행동에 대한 일반이론으로 정립하였다. 현대 사회의 가치관 혼란 현상이 청소년 비행의 원인이라고 봄

  예 우리나라 청소년의 경우 좋은 성적, 좋은 학교 입학, 사회적 성공 등과 같은 문화적 목표를 달성할 수 없게 될 때 아노미 상태에 빠지게 된다.

• 사회통제 이론 : 사회 통제력이 약화되어 개인에게 미치지 못하게 될 때, 그 개인은 규범을 위반하게 된다고 본다. 인간에게는 누구나 규범을 어기고 싶은 충동이 있으나, 사회 통제의 결과로 개인은 사회적 규범을 어기지 못한다는 가정에 기초

비행(delinquency)

청소년이 지켜야 할 법률적, 관습적 가치규범을 어기는 행위이다. 유사한 개념으로 일탈행동은 사회규범이나 정상 범위에서 벗어난 행동을 말한다.

아노미(anomie)

무규범 상태 또는 규칙의 붕괴 상태를 의미한다. 삶의 가치와 목적의식을 잃고 심한 무력감과 자포자기에 빠진다.

- 하위문화 이론 : 하위 계층에서 성장한 아이들은 학교를 다니면서 상위 계층과 상이한 문화적 차이를 접하면서 적응 문제에 부딪치게 되어 비행을 일으킨다고 봄
- 차별접촉 이론 : 비행 친구끼리 차별적 집단을 형성하게 되는데 그 집단의 행동을 통한 영향력이 비행의 원인이 된다고 설명
- 낙인 이론 : 자기 자신을 비행을 저지르는 사람으로 인식하는 데에는 남들이 그 사람을 비행자라고 낙인찍는 데서 크게 영향을 받아 비행을 저지르게 됨
- 중화 이론 : 비행은 기존 규범에 대항하는 가치관 때문에 발생하는 것이 아니고 학습된 변명과 정당화를 통해서 발생한다고 본다. 청소년들이 전통적인 도덕 가치나 규범을 부정하는 것이 아니라 여러 상황에서 그것을 중화시키는 기술*을 가지고 있으며 죄의식 없이 비행을 저지르게 됨

ⓒ 비행의 유형이론(Weiner)
- 사회적 비행
- 심리적인 문제없이 반사회적 행동기준을 부과하는 비행하위문화의 구성원으로서 비행을 저지르며, 특히 청소년은 집단문화에 동조하기 위한 수단으로써 비행을 저지르는 경향이 있음
- 심리적인 문제가 비교적 적으므로 자신이 속한 하위집단 내에서의 대인관계에서는 비교적 정상적으로 행동하는 것이 보통
- 소속된 비행하위집단 내에서 통용되는 삶의 방식들은 제한적이고 편파적인 경우가 대부분이므로 장기적인 측면에서 적응적 행동양식이라고 볼 수 없음
- 심리적 비행(3가지 하위 유형으로 다시 구분됨)
- 성격적 비행
  - 비행이 반사회적인 성격구조, 자기 통제력의 부재, 타인 무시, 충동성 등에 의한 행위의 문제로 나타남
  - 특히 유아기나 아동기에 거절당한 경험으로 인해 타인에 대한 공감 능력 및 동일시 능력이 부족
  - 아동기의 부적절하거나 일관적이지 못한 훈육 및 감독으로 인해 자신의 충동을 통제할 수 있는 능력이 부족
- 신경증적 비행
  - 자신의 요구가 거절되었을 때 갑작스럽게 자신의 욕구를 표현하는 행위의 문제로 비행이 나타남
  - 타인으로부터 인정 및 조력을 받고 싶어 하는 핵심적 욕구에서 비롯되는 것으로 비행은 주로 단독으로 우발적으로 발생한다. 이러한 비행에는 심리적 갈등이나 좌절을 유발하는 환경적 스트레스 요인이 존재
- 정신병적(기질적) 비행
  - 행동을 통제하기 어려운 정신병(조현병)이나 뇌의 기질적 손상 등에 의해 비행이 나타남
  - 뇌기능 장애, ADHD, 충동조절장애를 가진 청소년에게서 나타남

용어 및 기출문제

중화기술(neutralization skill)
중화기술에는 첫째, 책임의 부정(내 잘못이 아니다) 둘째, 가해의 부정(이 정도는 문제없다) 셋째, 피해자의 부정(피해를 입게 된 것은 너의 탓이다)이 있다.

기출

청소년 비행의 원인에 관한 설명으로 옳지 않은 것은?

① 생물학적 접근 : 매우 심각한 비행청소년 집단에서 측두엽 간질이 유의미하게 발견되기도 한다.
② 사회학습이론 : 청소년의 역할 모형이 바람직하지 못한 반사회적 행동이었을 경우에는 그 행동 패턴이 비행적으로 나타나게 된다.
③ 문화전달이론 : 빈민가나 우범지대와 같은 사회해체 지역에서 성장하는 청소년은 각종 비행을 배우고 또 직접 행동으로 실행하기도 한다.
④ 아노미이론 : 비행행동도 개인과 사회간 상호 행위 과정의 산물로 이해한다.

◀ 정답 ④

② 비행에 관여하는 요인
- 개인적 요인 : 자아기능의 약화, 지적 능력의 약화, 미성숙한 성격, 자율성의 부족, 정신질환, 약물 사용 등이 있음
- 가정적 요인 : 가정불화, 가정 결손, 가족의 애정적, 교육적 기능의 악화, 가족 구성원간의 정서적 지지의 부족 등이 있음
- 사회적 요인 : 사회통제와 사회적 참여기회 제약, 가치관의 동요와 도덕 기준의 급변, 규범과 욕구의 불일치, 유해한 대중매체의 영향 등이 있음
- 학교생활 및 친구관계 요인 : 입시위주의 교육, 교사 및 학생간의 관계 악화, 또래친구를 통한 비행의 모방학습, 비행행동의 상호 강화 등이 있음

② 비행 청소년에 대한 접근방법
③ 약물의 상담 접근방법
- 약물사용에 대한 종합적인 평가와 진단 후 효율적인 치료방법을 선택
- 약물남용과 관련된 감정을 다룸
- 약물에 대한 교육을 실시
- 내담자의 심리적 문제(불안, 분노, 자존감 저하 등)를 다룸
- 부모 상담을 병행하며 가족과 친구들의 도움을 요청
- 약물남용에 의한 정신과적 문제가 있다면 관련 전문가에게 의뢰

② 가출의 상담 접근방법
- 가출충동을 적극적으로 수용하고 정서적으로 충분히 지지를 함
- 가출동기와 목적, 가출 가능성을 면밀히 평가
- 가출 후의 어려움과 관련된 정보를 제공
- 가출하게 된 이유와 현재 당면하고 있는 어려움에 대한 해결방안을 함께 모색해봄
- 가출을 감행하려고 할 경우 가출 후 상담이나 도움을 받을 수 있는 기관을 안내해 줌
- 부모상담시, 상담자는 중립적인 자세로 임해야 한다. 가족 상담을 성급하게 시도할 경우 가족 구성원간의 내재된 갈등이나 불만을 표출시켜 오히려 가족 관계를 악화시킬 우려가 있음

© 폭력*의 상담 접근방법
- 타인에 대한 관심을 증진시킴
- 어린 시절 경험하지 못한 감정적 유대감을 느낄 수 있도록 허용적인 분위기를 제공
- 신체적 상해를 예방하기 위한 제한, 공격성을 억제하기 위한 상담을 진행
- 사회적 조망을 획득할 수 있는 기회를 충분히 제공하여 도덕적 판단 능력을 향상시킴

기출

가출 충동에 직면하고 있는 청소년을 상담할 때 상담자가 취해야 할 행동으로 옳은 것을 모두 고른 것은?

보기
③ 내담자의 가출 충동을 적극적으로 수용한다.
② 가출 동기와 목적 및 가출 가능성을 평가한다.
© 가출 후의 어려움과 관련된 정보를 제공한다.

① ③, ②
② ③, ©
③ ②, ©
④ ③, ②, ©

폭력(violence)

신체, 언어 및 심리적 폭력과 공격행동이 모두 포함된다.

◀정답 ④

  ⓔ 도벽*의 상담 접근방법
- 정확하고 냉정한 관찰을 통해 도벽의 원인을 파악해야 함
- 가족 구성원과 학급 구성원의 생활 자세를 살펴봐야 함
- 적절한 소유개념을 이해할 수 있도록 교육이 필요
- 취미나 흥미를 개발하도록 도와줌
- 도벽은 오랜 시간에 걸쳐 형성된 것으로 상담자뿐만 아니라 부모, 교사가 인내심을 갖고 함께 노력하는 것이 필요

  ⓜ 성 비행*의 상담 접근방법
- 성 비행 청소년을 상담할 때 그들을 범법자로 낙인찍지 않도록 함
- 자신의 행동으로 인해 초래되는 결과를 예견해 볼 수 있도록 함
- 행위에 대해 법적으로 어떤 처벌을 받게 되며 얼마나 중범죄인지를 인식하도록 도움
- 집단이나 또래의 영향이 큰 성 비행의 경우, 소속감과 성취감을 높이는 활동이나 기술 습득을 할 수 있도록 대체행동을 권함
- 성적 욕구를 조절하는 능력이 약화되어 상습적으로 성 비행을 저지르는 경우 전문치료 기관에 의뢰하여 치료받을 수 있도록 해야 함

③ 상담자의 역할
  ㉠ 비행 청소년 상담은 청소년 개인은 물론 가족, 친구, 학교, 그리고 지역사회를 포괄하는 광범위한 지원망을 구축하여 통합적으로 운영되어야 한다.
  ㉡ 비행 청소년과 정서적 유대감을 형성하는 것이 무엇보다 중요하며 부모나 가족과의 갈등을 해소하고 문제를 해결할 수 있는 능력을 기르도록 조력해야 한다.
  ㉢ 학교생활에서 지켜야 할 다양한 규칙과 대화기술, 갈등해결 기술 등과 같은 사회적 기술을 학습하도록 훈련시키는 것이 필요하다.
  ㉣ 친구의 유혹을 거절할 수 있는 자기주장이나 자기통제 능력의 훈련이 필요하며, 경우에 따라 또래 상담자를 활용하는 것이 효과적일 수 있다.

④ 비행 청소년 상담시 고려사항
  ㉠ 무조건적 수용과 공감적 이해를 하도록 한다.
  ㉡ 상담관계의 한계 내에서 자유롭고 안전한 분위기를 형성한다.
  ㉢ 긍정적 측면을 인정하고 활용하도록 한다.
  ㉣ 대인관계 능력과 문제해결 증진을 위한 훈련을 한다.
  ㉤ 비행 청소년의 부모상담시, 부모 모두 상담에 함께 참여하도록 제안하고, 자녀의 문제와 상황, 이와 관련된 요인들에 대해 이해하도록 한다. 비행을 하는 자녀를 대하는 부모와 가족의 행동변화와 대처방법을 함께 모색한다.

도벽(kleptomania)

남의 물건을 훔치고 싶은 충동을 참지 못해 반복적으로 도둑질을 하는 것으로, 정서적 불안정과 성격발달의 미성숙 등 심리적 요인에서 기인한다. 보통 호기심에서 시작되나 일단 발생하면 반복되고 습관화 된다. 우발적이고 기회적이며 다른 비행과 복합적으로 나타날 수 있다.

성 비행(sex delinquency)

성폭력, 성매매, 임신으로 인한 미혼모 문제 등 청소년의 성과 관련한 문제들이 심각한 사회문제로 부각되고 있다.

(4) 진로상담

① 진로상담의 의미 및 이론

ㄱ 진로상담의 의미 : 진로지도를 위한 수단의 하나인 진로*상담(career counseling)은 개인의 진로발달을 촉진시키거나 진로계획, 진로 및 직업의 선택과 결정, 실천, 직업 적응, 진로변경 등의 과정을 돕기 위한 조력활동을 의미한다.

• 직업상담 : 직업*상담(vocational counseling)은 진로상담과 유사하게 사용되나 좀 더 선택 가능한 직업의 결정, 각 직업과 취업에 필요한 조건 등에 대한 정보 제공, 취업 절차에 대한 안내 등 보다 구체적인 수준에서 취업을 돕는 활동을 지칭

• 진학상담 : 진로상담의 한 부분으로 학교에서 주로 이루어지고 있는 상담은 상급학교 진학과 관련하여 학교 선택, 계열 선택, 학과 선택 등을 돕는 활동으로 정의

ㄴ 진로상담의 목표

• 자기 자신에 관한 정확한 이해 증진 : 자기개념의 구체화를 통해 자신의 현실적인 개념을 형성하도록 하며 자신의 성격, 능력, 적성, 흥미 등을 이해하도록 함

• 일(직업)의 세계에 대한 이해 증진 : 현대사회에서 정치적·경제적·사회적 측면을 통해 요구되는 다양하고 복잡한 일의 세계를 이해하는 동시에 그 변화의 흐름에 적응하도록 함

• 합리적인 의사결정 능력의 증진 : 일(직업)의 세계에 대한 다양한 정보들을 적절히 활용하여 최선의 선택이 이루어지도록 의사결정 기술의 습득을 도움

• 정보탐색 및 활용 능력의 함양 : 내담자 스스로 일(직업)의 세계에 대한 정보를 탐색할 수 있는 방법을 알려주고 이를 수집, 활용할 수 있는 방법을 체득하도록 도움

• 일과 직업에 대한 올바른 가치관 및 태도 형성 : 직업에 대한 올바른 의식과 건전한 가치관을 습득하도록 하여 바람직한 직업윤리를 형성하도록 함

• 진로 및 직업상담의 일반적 목표
-내담자가 이미 결정한 직업적인 선택과 계획을 확고하게 해줌
-내담자 개인의 직업적 목표를 명백히 해줌
-내담자로 하여금 자신의 자아와 직업세계에 대해 구체적으로 이해할 수 있도록 하며, 새로운 사실을 발견하도록 도움
-내담자에게 직업선택 및 진로의사 결정능력을 기르도록 해줌
-내담자에게 직업선택과 직업생활에서의 능동적인 태도를 함양하도록 해줌

ㄷ 진로상담의 이론

• 홀랜드(Holland)의 성격(인성)이론
-개인과 직업의 부합성(person-vocation fit) : 직업선택에 있어서 개인의 흥미와 직업적 특성이 일치할 때 직업만족도가 가장 높으며 수행이 최고 수준으로 증가. 직업선택과 직업만족도를 결정짓는 가장 중요한 요인으로 직업 자체보다 개인의 흥미와 직업의 특성을 모두 고려할 것을 강조

용어 및 기출문제

진로(career)

가장 상위의 개념으로 개인의 직업뿐 아니라 일과 관련된 가치, 흥미, 태도 등을 포괄하는 것으로 일생을 통해 행해지는 보편적인 생활형태로 볼 수 있다.

직업(vocation)

일반적으로 보수를 받는 것을 전제로 하며 개인이 계속적으로 수행할 수 있는 경제 및 사회활동의 일로 정의된다.

기출

진로상담에서 진로 미결정 내담자를 위한 개입방법과 비교하여 우유부단한 내담자에 대한 개입 방법이 갖는 특징이 아닌 것은?

① 장기적인 계획 하에 상담해야 한다.
② 대인관계나 가족 문제에 대한 개입이 필요하다.
③ 정보 제공이나 진로 선택에 관한 문제를 명료화하는 개입이 효과적이다.
④ 문제의 기저에 있는 역동을 이해하고 감정을 반영하는 것이 효과적이다.

기출

Holland이론에서 개인이 자신의 인성유형과 동일하거나 유사한 환경에서 생활하고 일한다는 개념은?

① 일관성
② 정체성
③ 일치성
④ 계측성

❮정답 ③, ③

－성격이론의 특성
- 일관성(consistency) : 개인의 성격 유형과 환경 유형을 연결 지을 때 어떤 쌍은 다른 쌍보다 더 가깝게 관련될 수 있다는 것을 의미
- 차별성(differentiation) : 개인의 성격 유형이나 직업 환경은 다른 어떤 개인이나 환경보다 얼마나 잘 구별되는지를 의미
- 정체성(identity) : 개인의 정체성은 자신의 목표, 흥미, 재능 등에 대해 명확하고 안정된 인식을 가지고 있는지를 말하고, 환경의 정체성은 환경이나 조직이 분명하고 통합된 목표와 업무를 가지고 있는지에 대한 것
- 일치성(congruence) : 개인과 직업 환경 간의 적합성 정도에 관한 것으로 사람의 직업적 흥미가 직업 환경과 얼마나 잘 맞는지를 의미
- 계측성(calculus) : 흥미 유형과 환경 유형 간의 관계는 육각형 모형에 따라 결정할 수 있으며 육각형 모형에서의 흥미 유형 또는 환경 유형 간의 거리는 그들의 이론적 관계에 반비례하는 것을 시사

홀랜드 6가지 성격유형과 대표직업(Holland-RIASEC)

	선호하는 직업 활동	대표 직업
현실적 유형(R)	분명하고, 질서정연하고, 체계적인 대상(연장, 기계, 동물)을 조작하는 활동 또는 신체적 기술을 선호함	기술자, 자동차 기계 및 항공기 조종사, 정비사, 농부, 엔지니어, 전기, 기계기사, 운동선수
탐구적 유형(I)	관찰적, 상징적, 체계적이며 물리적, 생물학적, 문화적 현상의 창조적인 탐구를 수반하는 활동에 흥미를 보임	과학자, 생물학자, 화학자, 물리학자, 인류학자, 지질학자, 의료기술자, 의사
예술적 유형(A)	예술적 창조와 표현, 변화와 다양성을 좋아하고 틀에 박힌 것을 싫어함. 모호하고 자유롭고, 상징적인 활동들을 선호함	예술가, 작곡가, 음악가, 무대감독, 작가, 배우, 소설가, 미술가, 무용가, 디자이너
사회적 유형(S)	타인의 문제를 듣고 이해하고, 도와주고 치료해주고 봉사하는 활동에 흥미를 보임	사회복지사, 교육자, 간호사, 유치원교사, 종교 지도자, 상담자, 임상치료가, 언어치료사
기업적 유형(E)	조직의 목적과 경제적 이익을 얻기 위해 타인을 선도, 계획, 통제, 관리하는 일과 그 결과로 얻어지는 위신, 인정, 권위를 얻는 활동을 선호함	기업경영인, 정치가, 판사, 영업사원, 상품구매인, 보험회사원, 관리자, 연출가
관습적 유형(C)	정해진 원칙과 계획에 따라 자료들을 기록, 정리, 조직하는 일을 선호하고, 체계적인 작업 환경에서 사무적, 계산 능력을 발휘하는 활동을 좋아함	공인회계사, 경제분석가, 은행원, 세무사, 경리사원, 컴퓨터 프로그래머, 감사원, 안전관리사, 사서, 법무사

기출

홀랜드(Holland)의 흥미 6각 모형에 관한 설명과 가장 거리가 먼 것은?

① 현실형(R) - 실행/사물 지향
② 탐구형(I) - 사고/아이디어 지향
③ 예술형(A) - 자선/사랑 지향
④ 설득형(E) - 관리/과제 지향

Holland의 육각 모형

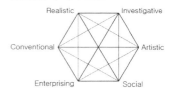

Realistic　Investigative
Conventional　Artistic
Enterprising　Social

◀정답 ③

• 크롬볼츠(Krumboltz)의 사회학습이론
  - 교육 및 직업적 선호와 기술이 어떻게 획득이 되며 교육 프로그램과 실제 직업 현장에서의 일들이 어떻게 선택되는가를 설명하기 위해 발전된 이론. 행동주의 학습이론, 강화이론, 인지적 정보처리 이론에 기반하고 있음
  - 진로발달에 영향을 미치는 네 가지 요인으로 유전적 요인과 특별한 능력, 환경적 조건과 사건, 학습경험, 과제접근 기술*, 환경적 요인과 심리적 요인을 제시

② 진로상담의 기본지침
  ㉠ 개인의 특성을 객관적으로 평가한 후 상담자와 내담자 간의 신뢰관계를 형성한 뒤에 실시해야 한다.
  ㉡ 직업 상담 과정 속에는 의사결정에 대한 상담과정이 포함되어야 한다.
  ㉢ 진로발달의 단계에 근거하여야 한다.
  ㉣ 변화하는 직업세계에 대한 이해를 토대로 이루어져야 한다.
  ㉤ 여러 심리검사를 활용하여 그 결과를 토대로 합리적인 방안을 이끌어내도록 해야 한다.
  ㉥ 상담자 윤리규정을 준수하여야 한다.

③ 진로발달의 단계
  ㉠ 진로인식 단계(초등학교 수준) : 여러 가지 일과 직업에 대한 경험을 통해 일과 직업의 중요성을 깨닫는다. 직업에 대한 건전한 태도와 가치관을 형성
  ㉡ 진로탐색 단계(중학교 수준) : 직업세계에 대한 이해와 자신의 적성과 흥미를 이해한다. 이러한 이해를 토대로 자신에게 적합한 직업들을 탐색
  ㉢ 진로준비 단계(고등학교 수준) : 취업에 필요한 각종 직업적 지식과 기술을 습득한다. 직업선택에 대한 계획을 구체적으로 모색
  ㉣ 취업 단계(대학 수준) : 실제로 취업이 이루어지는 단계

④ 진로상담시 고려사항
  ㉠ 내담자의 진로 문제를 정확히 파악한다.
  ㉡ 진로문제 해결을 위해 내담자의 동기를 높인다.
  ㉢ 문제해결과 관련된 내담자가 활용할 수 있는 주변의 자원을 탐색한다.
  ㉣ 내담자의 의사결정 기술을 수정하고 훈련한다.
  ㉤ 내담자의 진로계획의 수립을 조력한다.
  ㉥ 변화의 가능성을 고려하여 현실적인 대안들을 창출하고 선택할 수 있도록 조력한다.
  ㉦ 내담자가 원하는 진로를 위하여 우선적으로 해야 할 순위를 정하도록 조력한다.

용어 및 기출문제

과제접근 기술
(task approach skills)
개인이 환경을 이해하고 이에 대처하며 미래를 예견하는 능력으로 문제해결기술, 정보수집능력, 감정 및 인지적 반응이 포함된다.

기출

진로상담의 목표와 가장 거리가 먼 것은?
① 진로상담은 내담자가 이미 결정한 직업적인 선택과 계획을 확인하는 과정이다.
② 진로상담은 개인의 직업적 목표를 명백히 해주는 과정이다.
③ 진로상담은 내담자로 하여금 자아와 직업세계에 대한 구체적인 이해와 새로운 사실을 발견하도록 해준다.
④ 진로상담은 직업선택과 직업생활에서 순응적인 태도를 함양하는 과정이다.

❮정답 ④

(5) 위기 및 자살상담

① 위기* 및 자살상담의 의미

㉠ 위기의 의미

- 삶의 목적에 장애가 되는 어려움을 극복할 수 없거나 어려움의 결과로 위기를 경험. 개인이 지닌 현재 자원과 대처방법으로는 감당하기 어려운 사건이나 상황을 경험할 때 나타남
- 삶의 발달단계에서 유발되거나 혹은 우발적으로 발생. 즉각적인 개입을 통해 위기상황을 해결하고 대처기술을 향상시킴으로써 내담자가 위기를 잘 극복하여 위기 이전의 적응적인 생활을 할 수 있도록 조력을 함

㉡ 자살위기 상담의 목표

- 신체적 손상을 입지 않은 채 위기에 잘 대처할 수 있도록 도움
- 절망적인 상황에도 불구하고 여전히 희망이 존재한다는 사실을 알려줌
- 자살 외에도 현실적인 어려움을 해결할 수 있는 다양한 대안들이 존재한다는 것을 깨닫게 해 줌
- 주위의 다양한 자원들과 지지체계가 있음을 인식시키며 이러한 요소들을 활용할 수 있도록 조력

㉢ 위기의 유형

- 발달적 위기 : 인간이 성장하고 발달하며 성숙하는 과정에서 발생하는 극적인 변화나 전환으로 인해 새로운 대처 자원과 능력이 필요한 위기
  - 예 청소년기의 시작, 결혼, 자녀 출생, 자녀의 독립, 노화 등
- 상황적 위기 : 예측하거나 통제할 수 없는 사건들의 발생으로 겪게 되는 위기
  - 예 자동차 사고, 범죄사고 등
- 환경적 위기 : 일반적으로 자연재해와 같이 갑작스럽게 발생하는 것으로, 같은 환경에 처해 있는 다수의 사람들에게 발생
  - 예 태풍, 홍수, 화산 폭발 등
- 실존적 위기 : 인간의 실존적 문제(존재와 주체성)에 관한 내적 갈등이나 불안에 대한 것
  - 예 자유, 고독, 독립, 삶의 의미 죽음 등

② 위기 및 자살 상담이론

㉠ 자살위기 개입의 6단계 모델(Gilliland*) : 위기 개입 6단계 모델은 크게 경청하기와 활동하기의 두 가지 과정으로 이루어진다. 전반부에는 경청하기를, 후반부에는 활동하기를 중심으로 이루어진다. 위기의 전 과정에 걸쳐 평가가 이루어진다.

- 경청하기 과정 : 문제 정의, 안전 확보, 지지하기
- 활동하기 과정 : 대안 탐색, 계획 수립, 참여 유도

용어 및 기출문제

위기(crisis)

개인의 현재 자원과 대처 능력으로는 감당하기 어려운 사건이나 상황을 지각하거나 경험한 상태를 의미한다.

기출

학교에서의 위기상담의 주목적으로 옳지 않은 것은?

① 위기가 삶의 정상적인 일부라는 것을 깨닫게 하기
② 갑작스런 사건과 현재 상황에 대한 다른 조망을 획득하기
③ 위기와 연관된 감정을 깨닫고 수용하기
④ 자신의 문제해결 기술을 반복하여 연습하기

길리랜드(Gilliland)

위기 개입 6단계 모델을 전반부에는 경청하기와 후반부에는 활동하기 과정을 포함하여 유동적이고 역동적인 개입 방안을 개발한 학자이다.

❮정답 ④

경청하기(listening)		활동하기(acting)	
감정이입, 진실, 존중, 수용, 비심판, 돌보는 태도로 관심 기울이기, 관찰하기, 이해하기, 반응하기		내담자의 욕구와 환경적 지지의 활용 가능 정도에 따라 비지시적, 협력적, 지시적인 수준에서 개입하기	
1단계 문제 정의	내담자의 관점에서 문제를 검토하고 정의한다. 개방형 질문을 포함하여 적극적 경청을 사용하여 내담자의 언어적, 비언어적 메시지 모두에 관심을 기울인다.	4단계 대안 탐색	내담자가 지금 이용할 수 있는 선택사항을 탐색할 수 있도록 조력한다. 즉각적인 상황적 지지, 대처 방법, 긍정적 사고를 찾아내도록 촉진한다.
2단계 안전 확보	내담자의 신체적, 심리적 안전에 대한 위협의 치명성, 중요성, 심각성을 평가한다. 내담자를 둘러싸고 있는 내적, 외적 환경들을 모두 평가한다. 필요하다면 충동적이고 자기파괴적인 행동에 대한 대안을 내담자가 자각하도록 돕는다.	5단계 계획 수립	내담자가 지닌 자원과 대처기제를 명확히 하고 현실적인 단기 계획을 세우도록 돕는다. 이 계획은 내담자가 이해할 수 있고 실천할 수 있는 명확한 활동 단계로 이루어져야 한다.
3단계 지지 하기	위기개입 전문가는 정당한 절차를 거쳤으며 지지적인 사람임을 내담자에게 알린다. 긍정적이고 비판단적이며 수용적인 자세로 내담자를 대한하고 지지한다.	6단계 참여 유도	내담자가 현실적으로 달성할 수 있으며 수용할 수 있는 명확하면서도 긍정적인 행동 단계에 참여하도록 유도한다.

ⓛ 강점*에 기반한 자살위기 개입의 7단계 모델 : 위기 개입에 있어 촉발·요인의 조기 발견, 적극적 경청, 문제 해결, 효과적인 대처기술, 강점 및 보호요인 찾기, 효과적인 위기 해결 등이 단계적으로 구조화되어 있다.

1단계	치명성과 정신건강 상태를 평가한다. 이 단계에서는 생리적, 심리적, 사회적 측면에 대해 포괄적이고 철저한 평가와 위기 사건에 대한 평가가 함께 이루어진다.
2단계	관계 형성하기 단계로 내담자와 신속히 라포를 형성하고 치료적 관계를 형성한다.
3단계	주요 문제를 확인한다. 내담자의 주요 문제가 무엇인지, 위기 촉발 요인이 무엇인지를 개방형 질문을 통해 표현하도록 한다.
4단계	감정 다루기 단계로 적극적 경청이 효과적으로 사용되며 위기 개입 전문가는 적절히 반응하고 지지 및 격려함으로써 경청하고 있음을 보여준다.
5단계	대안적 대처 방법을 탐색한다. 내담자가 위기 이전에 가지고 있었던 성공적 대처 기술을 찾아보고 현재 내담자의 강점을 찾는 것이다.

기출

자살을 하거나 시도하는 학생들에게 공통적으로 나타나는 성격특성과 가장 거리가 먼 것은?

① 부정적 자아개념
② 부족한 의사소통 기술
③ 과도한 신중성
④ 부적절한 대처 기술

◀ 정답 ③

6단계	활동 계획 수립 단계로 이전 단계에서 탐색한 대처 방안을 실행할 수 있는 구체적인 활동 계획을 세운다.
7단계	종결 및 사후관리 단계이다. 위기가 해결되었을지라도 이후 위기가 또 나타나거나 내담자의 대처 능력이 약화될 가능성을 고려하여 지속적인 사후 관리를 한다.

ⓒ 청소년 자살행동의 5단계 모델

- 제1단계 : 유아기 때부터 오랜 기간에 걸쳐 어떠한 문제를 경험하면서 외로움과 무기력감을 느낀다. 가정불화, 부모의 이혼, 부모의 태도 등 특히 가정적인 문제가 많음
- 제2단계 : 청소년기 이전의 문제가 청소년기에 이르러서도 지속되며 이는 새로운 문제로 전이되기도 한다. 무단결석, 낮은 학업성취도, 부정적인 신체상 등의 문제는 이전의 문제에서 비롯된 경우가 많음
- 제3단계 : 점차 스트레스 요인에 대응하는데 어려움을 느끼면서 심한 사회적 고립감을 경험한다. 가정과 학교에서 벗어나고 싶어 음주를 하거나 자살과 관련된 자료를 탐색하기 시작
- 제4단계 : 자신에게 아무런 희망이 없음을 느끼면서 남아 있는 사회적 관계를 단절하려는 모습을 보인다. 자신의 신체를 보호하려는 별다른 의지를 보이지 않으며, 위험한 행동을 하기도 함
- 제5단계 : 자살을 시도하기에 앞서 자살에 대해 자기합리화를 한다. 죽음은 고통에서 해방되는 아름다운 순간이라면서 유서를 남기기도 함

③ 위기 및 자살상담의 기본 지침

㉠ 자살 위험도 평가 사항

자살 위험에 대한 자기보고	• 상담자는 자살을 생각하는 내담자를 대상으로 그 위험수준에 대해 질문을 하며, 이를 평가해야 함 • 질문 내용은 자살에 대한 생각이 얼마나 자주 떠오르는지, 이를 얼마나 오랫동안 견디어낼 수 있는지에 대한 질문이 포함 • 내담자의 자기보고가 위험 수준에 이르렀다고 판단되는 경우 이를 심각하게 다루어야 함
자살 계획 사정	• 상담자는 내담자가 실제 자살을 계획하고 있는지를 파악해야 한다. • 자살계획의 치명성, 자살의 방법과 도구, 계획의 구체성 등에 대해 평가
과거 자살시도 경험 (자살력)	• 과거 자살을 시도한 경험이 있는 사람의 경우 자살위험의 가능성이 높음 • 상담자는 내담자의 가족이나 주변인물들 중 자살을 시도했거나 실제 자살한 사람이 있는지를 파악

용어 및 기출문제

기출

청소년 자살의 위험인자와 가장 거리가 먼 것은?

① 공격적이고 충동적이며 약물남용 병력이 있는 행동장애의 경우
② 과거 치명적 방법으로 자살을 시도한 경우
③ 부모에 대한 이유 없는 반항이나 저항을 보이는 경우
④ 일기장이나 친구에게 죽음에 관한 내용을 자주 이야기 하는 경우

◀ 정답 ③

심리적 증상	• 심리적 고통을 호소하거나 심리적 문제를 가지고 있는 사람의 경우 그렇지 않은 사람에 비해 자살할 가능성이 높음 • 여러 검사 도구를 활용하여 심리적인 고통과 증상을 파악해야 함 • 내담자가 심각한 정신장애를 가지고 있는 경우 즉각적인 치료적 개입이 필요
환경적 스트레스	• 내담자가 어떠한 스트레스 상황에서 자살충동을 느끼는지를 파악 • 내담자의 스트레스 대처방식을 검토하고 자살을 문제 상황의 도피방법으로 생각하는 것은 아닌지 살펴봄
자원 및 지지체계	• 내담자에게 도움이 될 수 있는 유용한 자원 및 지지체계에 대해 살펴보아야 함 • 위기 전화상담, 긴급히 연락을 취할 수 있는 방법에 대해서 안내해 줌

ⓒ 자살의 경고 증상

언어적 표현	• 죽고 싶다는 이야기를 자주 함 • 사후세계에 대한 이야기를 자주 함 • 자기 비하적인 말을 자주 함 • 자살 이후 자신의 모습에 대해 관심을 가짐
행동적 표현	• 대인관계를 기피하며 혼자 행동 • 타인에게 아끼던 물건을 주는 등 정리하는 행동을 함 • 자신의 능력에 대한 회의감과 무기력감을 표출 • 자살시도에 사용할 수 있는 물건들을 몰래 보관 • 인터넷 자살 사이트에 관심을 가짐
상황 및 환경적 여건	• 가족이나 친구, 가까운 사람의 죽음 또는 이별로 인해 상실감을 경험 • 학교나 직장에서 괴롭힘이나 따돌림, 폭력 등을 당함 • 사회적으로 고립되어 오랜 기간 혼자 생활을 함 • 만성질환이나 장애 등 치료와 예후가 좋지 않은 질환을 가지고 있음

④ 위기 및 자살상담시 고려사항

ⓐ 상담자는 위기 상황을 구체적으로 평가하여야 한다.

ⓑ 상담자는 내담자에게 개방적이고 솔직하여야 한다.

ⓒ 내담자가 생각과 감정의 심각성을 면밀히 평가하여야 한다.

ⓓ 상담자는 비판적이어서는 안 된다.

ⓔ 상담자는 내담자가 겪고 있는 위기상황에 대해 넓은 조망을 갖도록 한다.

ⓕ 상담자는 미래에 희망이 있고 많은 가능성이 있다는 것을 내담자가 믿도록 하는 것이 좋다.

ⓖ 내담자에게 희망과 가능성을 안내한 후 자살 이외의 다른 대안들을 생각할 수 있도록 한다.

기출

청소년을 대상으로 한 자살 위험 평가에 대한 설명으로 틀린 것은?

① 개별적으로 임상 면담을 실시한다.

② 자살 준비에 대한 구체적인 질문은 자살가능성을 높일 수 있으므로 피한다.

③ 자살의도를 유보하고 있는 기간이라면 청소년의 강점과 자원을 탐색한다.

④ 자살에 대해 생각할 수 있으나 행동으로 실천하지 않겠다는 구체적인 약속을 한다.

‹정답 ②

◎ 내담자가 문제를 해결할 수 있는 계획을 세우도록 도와주어야 한다.

㉣ 내담자가 이용할 수 있는 지역사회의 다양한 자원들을 활용하여 내담자에게 도움을 준다.

㉤ 상담자는 필요한 경우 신속한 위기 개입을 위해 자른 전문기관에 지원요청을 할 수 있는 연락망을 구축하고 있어야 한다.

⑤ 자살위험성 평가를 위한 질문내용

㉠ **자살시도의 원인** : "무슨 일 때문에 자살을 생각하는 건가요?"

㉡ **자살시도의 시점** : "왜 지금 자살을 하려고 하는 건가요?"

㉢ **자살시도의 장소** : "자살을 어디에서 할 것인지, 구체적으로 생각해 본 적이 있나요?"

㉣ **자살 방법에 대한 생각** : "자살의 구체적인 방법에 대해서 생각해 본 적이 있나요?"

㉤ **과거 자살시도의 경험** : "예전에 자살을 시도해 본 적이 있나요? 만약 그렇다면 언제, 어디서, 어떠한 방법으로 시도했었나요?"

01 집단치료가 효과적이기 위한 기본요소로 다음과 관련 있는 것은?

> 다른 사람에게 귀 기울임으로써 그 사람도 비슷한 문제, 공포, 걱정을 가지고 있다는 것을 알게 된다. 자기가 혼자가 아니라는 사실을 아는 것은 내담자를 안심하게 만들어 준다.

① 허용성
② 응집성
③ 보편성
④ 개방성

> **TIPS!**
> 얄롬이 제시한 집단의 치료적 효과 중 참여자 자신만 심각한 문제와 증상을 가진 것이 아니라 다른 사람들도 자기와 비슷한 갈등과 어려움, 문제를 가지고 있다는 것을 알고 위로를 얻게 되는 것은 보편성의 원리이다.

02 집단상담자가 갖추어야 할 능력으로 거리가 먼 것은?

① 집단 내의 몰입과 상호교류의 속도를 관리하는 능력
② 행동변화를 위한 실천 노력을 촉진하는 능력
③ 집단을 이끌어 갈 수 있는 강력한 리더십의 능력
④ 행동 및 태도의 의미를 명료화할 수 있는 능력

> **TIPS!**
> 집단상담의 상담자는 훈련받은 전문가이어야 하며 다음과 같은 능력을 갖추고 있어야 한다.
> • 인간행동에 대한 깊은 이해력
> • 행동 및 태도의 의미를 명료화할 수 있는 능력
> • 집단 내의 몰입, 상호교류의 속도, 깊이를 관리하는 능력
> • 행동변화를 위한 실천 노력을 촉진하는 능력

Answer 01.③ 02.③

03 약물중독에 이르는 단계로 옳은 것은?

① 실험적 사용 – 습관적 사용 – 도구적 사용 – 사회적 사용
② 도구적 사용 – 실험적 사용 – 사회적 사용 – 습관적 사용
③ 실험적 사용 – 사회적 사용 – 도구적 사용 – 습관적 사용
④ 도구적 사용 – 사회적 사용 – 실험적 사용 – 습관적 사용

> **TIPS!**
>
> **약물(물질)중독의 단계**
> • 1단계 – 실험적 사용단계 : 호기심의 일차적인 동기에서 약물(물질)을 실험적으로 사용한다.
> • 2단계 – 사회적 사용단계 : 사회적 상황에서 약물을 사용하는 것으로 청소년의 경우 또래집단과의 사회적 관계가 영향을 미친다.
> • 3단계 – 도구적 사용단계(남용단계) : 약물에 의해 유발되는 심리적 효과에 익숙해져서 특별한 목적을 위해 의도적으로 약물을 사용하기 시작한다.
> • 4단계 – 습관적 사용단계(의존단계) : 약물사용이 개인의 일상생활에 영향을 미치며 약물에 대한 의존증상이 나타나기 시작한다.
> • 5단계 – 강박적 사용단계 : 약물사용이 강박적인 행동으로 나타나게 되는 단계로 약물에 과도하게 집착하고 전적으로 순응한 채 살아간다.

04 동기강화 상담의 기법으로 거리가 먼 것은?

① 해석하기(Interpretation)
② 반영하기(Reflection)
③ 요약하기(Summarizing)
④ 개방형 질문하기(Open question)

> **TIPS!**
>
> 동기강화 상담의 기본기술(OARS)은 개방형 질문하기, 인정하기, 반영하기, 요약하기가 있다.
> • 개방형 질문하기(Opening question) : 내담자가 '예' 또는 '아니오'로 답변하지 않도록 질문한다. 내담자의 감정과 생각, 변화 동기에 대해 다양한 정보를 얻을 수 있다.
> • 인정하기(Affirming) : 이해, 감사, 칭찬, 격려 등의 말을 내담자에게 직접 해 주는 것이다. 내담자의 강점과 노력하는 점에 대해 적절히 인정해주고 지지표현을 해 준다.
> • 반영하기(Reflection) : 상담자가 내담자의 표현 속에 내재된 내면의 감정을 정확히 파악하여 이를 내담자에게 전달해 주는 것이다.
> • 요약하기(Summarizing) : 현재 상담에서 다루고 있는 문제를 내담자가 더욱 초점화하고 구체적으로 탐색하며 자신을 더욱 잘 이해할 수 있도록 돕는 방법이다.

Answer 03.③ 04.①

05 지능은 정상인데 다른 어떤 요인에 의해 개인의 잠재력만큼 성취하지 못하는 학생을 무엇이라 지칭하는가?

① 지적 장애자
② 학습 장애자
③ 학업 지체자
④ 학습 부진자

> **TIPS!**
>
> 학습 부진자(Slower learner)는 주변 환경이나 학습자의 내적 요인에 의해 학습성취 수준이 내담자가 지닌 잠재력(지적능력)수준에 미치지 못하거나 현저히 떨어지는 경우를 말한다. 학습 문제 상담의 우선적인 대상이 된다.
> ① 지적장애(Intellectual Disability)는 지능이 비정상적으로 낮아서 학습 및 사회적 적응에 어려움을 나타내는 경우이다. 표준화된 지능검사에서 지능지수가 70이하에 해당된다.
> ② 학습장애(Learning Disorder)는 학습 부진과 달리 정상적인 지능을 갖추고 있음에도 불구하고 기대되는 능력에 비하여 현저한 학습 능력의 장해를 보이는 경우이다. 흔히 읽기, 쓰기, 산술적 계산과 관련된 기술을 학습하는데 어려움을 나타낸다.
> ③ 학업지체는 학습에서의 발달과업을 적절히 성취하지 못하여 규정된 학년이나 학기의 학습목표를 달성하지 못한 경우이다. 절대적인 기준을 준거로 적절한 학업성취를 수행하지 못한 경우를 의미한다.

06 학습상담의 특징으로 옳지 않은 것은?

① 내담자의 대부분이 자발적 내담자이다.
② 학업문제와 그 밖의 다른 문제를 구분하여야 한다.
③ 보호자의 요구에 맞추면 내담자와의 관계 형성이 어려울 수 있다.
④ 학업상담의 상담목표가 혼란스러울 수 있다.

> **TIPS!**
>
> 학습문제 상담의 내담자는 교사나 부모의 요청에 의해 상담을 받으러 오게 된 비자발적인 내담자가 대부분이다.

Answer 05.④ 06.①

07 성 피해 아동의 상담에서 상담자가 유의해야 할 사항으로 거리가 먼 것은?

① 피해정도와 상황에 대한 상세한 정보수집이 중요하므로 아동의 발달단계는 크게 고려하지 않아도 된다.

② 아동의 보호자에게 아동이 정상적인 삶을 지속할 수 있다는 확신과 희망을 심어준다.

③ 아동은 평소하지 않던 퇴행 행동들을 보일 수 있다.

④ 퇴행행동을 보이는 경우, 즉각적으로 이를 나무라기보다는 참을성 있게 대하는 것이 바람직하다.

성 피해 아동은 피해시기의 발달단계에 따라 그 증상의 차이를 보이기 때문에 성 피해 아동을 대상으로 한 심리치료는 그 연령 및 발달단계를 고려해야 한다.

08 다음 중 성폭력 피해자 상담에 관한 설명으로 바르지 못한 것은?

① 모든 피해의 책임이 전적으로 가해자에게 있음을 주지시킨다.

② 성폭력 사건은 비밀을 보장하며, 개인화하도록 한다.

③ 성폭력은 성적 자기결정권의 침해이다.

④ 상담에 앞서 상담자 스스로 자신의 성에 대한 가치관이 왜곡된 것은 아닌지 검토해본다.

> **TIPS!**
> 성폭력 피해자 상담에서 가해자의 폭력 유무, 피해자의 외상 유무를 떠나 성폭력 사건을 결코 개인화하거나 과소평가하지 않아야 한다.

09 와이너(Weiner)의 비행분류에 관한 설명으로 거리가 먼 것은?

① 심리적 비행에는 성격적 비행, 신경증적 비행, 정신병적 비행이 있다.

② 사회적 비행은 집단문화에 동조하기 위한 수단으로써 비행을 저지르며, 심리적 문제를 동반하는 경우가 많다.

③ 성격적 비행은 유아기나 아동기에 거절당한 경험이 많으며 타인에 대한 공감과 동일시 능력이 부족하다.

④ 신경증적 비행은 타인으로부터 인정 및 조력을 받고 싶어 하는 욕구와 관련이 있으며, 비행은 주로 단독으로 우발적으로 발생한다.

> **TIPS!**
> 와이너의 비행 유형에서, 사회적 비행은 심리적인 문제없이 반사회적 행동기준을 부과하는 비행하위문화의 구성원으로서 비행을 저지른다. 특히 청소년은 집단문화에 동조하기 위한 수단으로써 비행을 저지르는 경향이 있다. 심리적인 문제가 비교적 적으므로 자신이 속한 하위집단 내에서의 대인관계에서는 비교적 정상적으로 행동하는 것이 보통이다.

Answer　07.① 08.② 09.②

10 정서적 불안정과 성격발달의 미성숙 등 심리적 요인에서 기인된다. 보통 호기심에서 시작되나 일단 발생하면 반복되고 습관화가 된다. 우발적이고 기회적인 특징이 있어 다른 비행과 복합되어 나타날 수 있는 것은?

① 폭력
② 거짓말
③ 도벽
④ 무단결석

> **TIPS!**
>
> 도벽(kleptomania)에 대한 설명으로 남의 물건을 훔치고 싶은 충동을 참지 못해 반복적으로 도둑질을 하는 것을 말한다. 도벽은 오랜 시간에 걸쳐 형성된 것으로 상담자뿐만 아니라 부모, 교사가 인내심을 갖고 함께 노력하는 것이 필요하다.

11 윌리암슨의 특성-요인 상담의 기법과 관련 없는 것은?

① 설명
② 설득
③ 촉진
④ 직접충고

> **TIPS!**
>
> 윌리암슨의 특성-요인 상담의 기법에는 직접충고, 설명, 설득이 있다. 직접충고는 내담자가 솔직한 의견을 요구하거나 심각한 실패와 좌절이 예견되는 직업선택을 하는 경우에 사용하는 방법이다. 내담자가 가장 만족할만한 선택이나 행동에 대해 상담자의 견해를 솔직하게 표현하는 것이다. 설명은 내담자가 의사결정 할 수 있도록 검사결과와 진단의 내용을 내담자에게 설명하는 것이다. 설득은 내담자가 비합리적인 선택을 하지 않고, 합리적이고 논리적으로 검사자료를 이해하고 의사결정 할 수 있도록 설득하는 방법이다.

12 홀랜드의 성격 유형으로 거리가 먼 것은?

① 탐구형(Investigative type)
② 사업형(Enterprising type)
③ 조직형(Institutional type)
④ 관습형(Conventional type)

> **TIPS!**
>
> 진로발달 이론가인 홀랜드는 직업선택에 있어서 개인과 직업의 부합성(person-vocation fit)을 강조하였다. 개인의 흥미와 직업유형의 관점에서 사람들을 6가지 기본유형(현실형, 탐구형, 예술형, 사회형, 기업형, 관습형)으로 구분하였다.

Answer 10.③ 11.③ 12.③

13 자살위기 개입의 6단계 순서로 올바른 것은?

① 문제 정의 – 안전 확보 – 지지하기 – 대안탐색 – 계획수립 – 참여유도
② 안전 확보 – 문제 정의 – 참여유도 – 지지하기 – 대안탐색 – 계획수립
③ 안전 확보 – 문제 정의 – 지지하기 – 참여유도 – 대안탐색 – 계획수립
④ 문제 정의 – 안전 확보 – 참여유도 – 대안탐색 – 계획수립 – 지지하기

> **TIPS!**
>
> 길리랜드의 자살위기 개입의 6단계 모델은 문제 정의 – 안전 확보 – 지지하기 – 대안탐색 – 계획수립 – 참여유도의 과정으로 이루어진다.
> - 1단계 : 문제 정의(내담자의 관점에서 문제를 검토하고 정의한다. 개방형 질문을 포함하여 적극적 경청을 사용하여 내담자의 언어적, 비언어적 메시지 모두에 관심을 기울인다)
> - 2단계 : 안전 확보(내담자의 신체적, 심리적 안전에 대한 위협의 치명성, 중요성, 심각성을 평가한다. 내담자를 둘러싸고 있는 내적, 외적 환경들을 모두 평가한다)
> - 3단계 : 지지하기(긍정적이고 비판단적이며 수용적인 자세로 내담자를 대한하고 지지한다)
> - 4단계 : 대안탐색(내담자가 지금 이용할 수 있는 선택사항을 탐색할 수 있도록 조력한다. 즉각적인 상황적 지지, 대처 방법, 긍정적 사고를 찾아내도록 촉진한다)
> - 5단계 : 계획수립(내담자가 지닌 자원과 대처기제를 명확히 하고 현실적인 단기 계획을 세우도록 돕는다. 이 계획은 내담자가 이해할 수 있고 실천할 수 있는 명확한 활동 단계로 이루어져야 한다)
> - 6단계 : 참여유도(내담자가 현실적으로 달성할 수 있으며 수용할 수 있는 명확하면서도 긍정적인 행동단계에 참여하도록 유도한다)

14 자살 위험성을 평가하는 질문으로 거리가 먼 것은?

① 예전에 자살을 시도해 본 적이 있나요?
② 자살로 인해 누가 가장 충격을 받을까요?
③ 무슨 일 때문에 자살을 생각하는 건가요?
④ 왜 지금 자살을 하려고 하는 건가요?

> **TIPS!**
>
> 자살위험성 평가 주요 질문
> - 자살시도의 원인 : "무슨 일 때문에 자살을 생각하는 건가요?"
> - 자살시도의 시점 : "왜 지금 자살을 하려고 하는 건가요?"
> - 자살시도의 장소 : "자살을 어디에서 할 것인지, 구체적으로 생각해 본 적이 있나요?"
> - 자살 방법에 대한 생각 : "자살의 구체적인 방법에 대해서 생각해 본 적이 있나요?"
> - 과거 자살시도의 경험 : "예전에 자살을 시도해 본 적이 있나요? 만약 그렇다면 언제, 어디서, 어떠한 방법으로 시도했었나요?"

Answer 13.① 14.②

괄호 넣기 연습문제

1 상담목표는 내담자가 (   )하는 목표이어야 한다. 또한 상담자의 도움을 통해 내담자가 달성할 수 있는 목표이어야 하며 내담자가 상담목표 성취의 정도를 평가할 수 있어야 한다.

2 키츠너가 제시한 상담윤리의 5가지 원칙은 자율성의 원칙, (   )의 원칙, 선행의 원칙, 공정성의 원칙, 성실성의 원칙이다.

3 상담에서 비밀보장의 한계는 분명한 위험이 임박한 경우, 아동 (   )를 하는 경우, 내담자가 심각한 질병에 감염되었을 경우 등이다.

4 상담자는 내담자와 허물없는 관계나 금전적, 사업적, 사회적, 개인적 친분 관계와 같은 내담자와 상담 관계 이외의 (   ) 관계를 맺지 말아야 한다.

5 정신역동적 상담은 인간의 (   )적 욕구에 일차적인 중요성을 둔다.

6 (   )란 내담자가 과거의 중요한 인물에 대한 감정을 상담자에게 투사하는 현상으로서, 이 현상의 해소가 정신분석 상담의 핵심이다.

7 (   )란 상담자가 내담자와의 관계에서 갈등을 느끼고 내담자를 싫어하거나 좋아하게 되는 현상이다.

8 (   )란 어린 시절 영향력이 큰 부모나 보호자로부터 긍정적 존중을 얻기 위해 노력한 결과로, 어른의 가치가 아이의 내면에 형성되는 현상을 말한다.

9 실현경향성을 끊임없이 추구하며 성장하는 사람을 지칭하는 가설적인 인간상으로서, 인간중심 상담의 궁극적인 목표는 (   )사람이다.

10 인간중심 상담의 기법은 일치성 혹은 진실성, (   ), 공감적 이해이다.

11 행동주의 상담에서 대부분의 인간행동은 (   )된 것으로 수정이 가능하다고 본다.

12 Bandura의 (   )이론에서 사람의 행동은 다른 사람의 행동이나 상황을 (   )하거나 모방한 결과로 이루어짐을 주장한다.

13 체계적 둔감법은 (   ), (   ) 목록 작성, 둔감화의 단계별 방법을 거친다.

14 (   )란 바람직한 행동들에 대한 체계적인 목록을 정해놓은 후 그러한 행동이 이루어질 때 그에 상응하는 보상을 하는 기법이다.

15 (   )은 내담자 스스로 자신의 행동을 관찰하고 작성하도록 함으로써 자신의 바람직하지 못한 행동을 모니터링 하는 것이다.

16 (   )란 바람직하지 않은 행동이 제거될 때까지 증상적인 행동과 고통스러운 자극을 연관시키는 것이다.

17 (   )는 사람들이 경험하는 대부분의 심리적 문제는 스트레스 상황을 경험했을 때 자동적으로 떠올리는 부정적 내용의 생각들로 인해 발생한다.

18 Beck의 인지치료에 따르면 부정적인 내용들로 구성된 (   )으로 인해 심리적 문제에 매우 취약해진다.

19 (   )란 내담자의 인지적 변화를 촉진하기 위해서 상담자가 주로 질문을 통해 대화하는 방식이다.

20 마이켄바움의 인지행동수정에서 (   )프로그램은 개념적 단계, 기술 획득과 시연 단계, 적용과 수행단계로 구성된다.

21 Ellis의 합리적 정서행동치료에서 인간은 선천적으로 합리적 사고를 할 수도 있으며 (   ) 사고를 할 수도 있는 잠재 가능성을 가지고 있다.

22 (   )은 심리적 문제의 원인이 되고, 문제 상태를 계속 유지시키는 비합리적 신념의 원인이 된다.

23 ABCDEF 모형(모델)은 선행사건, 신념, 결과, (   ), (   ), 새로운 감정을 나타낸다.

24 Adler의 개인주의 상담에서 인간은 전체적 존재이며 (   )존재이다. (   )은 인간의 심층 심리에 자리 잡고 있는 모든 병리현상의 일차적 원인이다.

25 (   )이란 삶의 목표를 향해 나아가는 개인의 독특한 방식을 의미하는 것으로서 인생목표, 자기개념, 가치, 태도 등이 포함된다.

26 (   )는 한 사람의 생활양식이나 성격형성 과정에 매우 중요한 요인으로서, 이에 따른 성격특성을 설명할 수 있다.

27 (   )는 총체적 형상 또는 통합적 총체, 즉 부분들과 특정한 관계에 놓여 있는 전체를 나타내는 독일어 어원의 개념이다.

28 어느 한순간에 관심의 초점이 되는 부분을 (   ), 관심 밖에 놓이는 부분을 (   )이라고 한다.

29 (   )란 생의 초기의 사고, 감정, 그리고 반응이 미처 표현되지 않아 일정한 시간이 경과한 후에도 여전히 개인의 기능에 영향을 미치고 있는 감정이다.

30 (   )이란 전경에 떠올린 게슈탈트 해소를 위한 환경과의 상호작용을 말한다.

31 접촉-경계 혼란으로 내사, 투사, (   ), 반전, 자의식, 편향이 있다.

32 현실치료 상담은 인간이 자신의 욕구를 충족하기 위해 행동하며, 그러한 행동은 인간이 스스로 (　　　　　)하고 (　　　　　)한 것이라는 점을 강조한다.

33 교류분석 상담에서 3가지 자아상태는 (　　　　　)자아, 성인자아, 어린이자아이다.

34 (　　　　　) 모델은 올슨(D. H. Olson) 등이 가족행동에 있어 '응집력과 적응력'이 중요하다는 사실을 밝혀내면서, 가족사정에 이 두 차원을 사용하여 모델을 개발한 것이다.

35 맥매스터 모델에서는 가족기능을 문제해결, 의사소통, 가족의 역할, 정서적 반응성, (　　　　　), 행동통제의 6가지 측면에서 고려하고 있다.

36 미누친의 (　　　　　)은 개인의 심리적 증상이나 문제는 가족의 구조적 병리에의해 생겨난 부산물로 본다.

37 사티어의 경험적 가족상담에서 의사소통 유형은 회유형, (　　　　　), 산만형, 일치형으로 구분된다.

38 (　　　　　)이란 가족이 어떻게 기능하는지를 공간개념을 통해 가족체계를 상징적, 비유적으로 묘사하는 기법이다.

39 해결중심적 가족 상담의 질문기법은 예외 질문, 기적 질문, (　　　　　), 대처 질문이다.

40 (　　　　　)이란 내담자가 한 말이나 행동에 나타난 감정, 생각, 태도를 상담자가 다른 말로 부연해주는 것이다.

41 (　　　　　)란 내담자가 한 말 중에서 모호한 부분을 내담자가 확실히 그 뜻을 알도록 해 주는 것이다.

42 (　　　　　)이란 내담자가 모르고 있거나 인정하기를 거부하는 생각과 느낌에 대하여 주목하도록 지적하는 것을 말한다.

43 자유롭게 응답할 수 있는 질문 형태로서, 응답의 범위가 넓고 다양하게 나올 수 있는 질문 형태는 (　　　　　) 질문이다.

44 상담 종결단계에서는 (   )감정 다루기, 상담 성과에 대한 평가, 내담자의 독립성 증진, 추수 상담과 재발의 위험성 다루기가 이루어진다.

45 집단상담의 (   )에서는 부정적인 감정이 극복되고 협력적인 집단 분위기가 형성된다.

46 (   )이란 개인적, 교육적, 사회적, 직업적 문제에 초점을 맞추고 치료적인 목표 뿐 아니라 예방과 교육적인 목표를 설정하여 집단 상담을 실천하는 집단의 형태이다.

47 (   )은 공통적인 문제를 가진 사람들로 구성되어 있기 때문에, 응집력이 높은 집단으로 발전되는 경향을 갖는다.

48 (   )이란 약물 또는 물질에 대해 과도한 집착과 강박적인 사용으로 인해 여러 가지 부작용이 있음에도 불구하고 약물사용을 적절히 통제하거나 조절하는 것이 스스로의 힘으로 불가능한 상태를 의미한다.

49 알코올 중독이 되는 4단계는 (   ) 단계, 전조 단계, (   ) 단계, 만성 단계이다.

50 동기강화 상담이란 내담자의 (   )을 탐색하고 해결함으로써 그 사람의 내면에 있는 변화 동기를 강화시킬 목적으로 하는 내담자 중심의 상담 방법이다.

51 동기강화 상담의 기본기술인 OARS는 (   ) 질문하기, 인정하기, (   ), 요약하기이다.

52 (   )이란 주변 환경이나 학습자의 내적 요인에 의해 학습성취 수준이 내담자가 지닌 잠재력(   ) 수준에 미치지 못하거나 현저히 떨어지는 상태를 의미한다.

53 비행의 원인에 관한 이론으로 (   )이론은 뒤르켐이 기틀을 잡고 머튼이 일탈행동에 대한 일반 이론으로 정립하였다. 현대 사회의 가치관 혼란 현상이 청소년 비행의 원인이라고 본다.

54 (   )이란 진로지도를 위한 수단의 하나로 개인의 진로발달을 촉진시키거나 진로계획, 진로 및 직업의 선택과 결정, 실천, 직업 적응, 진로변경 등의 과정을 돕기 위한 조력활동을 의미한다.

55 홀랜드의 성격이론에서 개인의 성격 유형과 환경 유형을 연결지을 때 어떤 쌍은 다른 쌍보다 더 가깝게 관련될 수 있다는 것을 의미하는데 이를 (   )이라고 한다.

56 홀랜드의 6가지 성격 유형은 현실적 유형, 탐구적 유형, 예술적 유형, (   ), 기업적 유형, 관습적 유형이다.

57 삶의 목적에 장애가 되는 어려움을 극복할 수 없거나 어려움의 결과로 (   )를 경험한다. 개인이 지닌 현재 자원과 대처방법으로는 감당하기 어려운 사건이나 상황을 경험할 때 나타난다.

Answer

1. 요구　2. 무해성　3. 학대　4. 다중　5. 생물학　6. 전이　7. 역전이　8. 가치의 조건화　9. 완전히 기능하는　10. 무조건적 긍정적 존중　11. 학습　12. 사회학습, 관찰　13. 이완훈련, 불안 위계　14. 토큰 경제　15. 자기감찰 또는 자기관찰　16. 혐오치료　17. 자동적 사고　18. 역기능적 인지도식　19. 소크라테스식 대화　20. 대처기술　21. 비합리적　22. 당위성　23. 논박, 효과　24. 사회적, 열등감　25. 생활양식　26. 출생순위　27. 게슈탈트　28. 전경, 배경　29. 미해결 과제　30. 접촉　31. 융합　32. 선택, 결정　33. 부모　34. 써컴플렉스　35. 정서적 관여　36. 구조적 가족상담　37. 초이성형　38. 가족 조각기법　39. 척도 질문　40. 반영　41. 명료화　42. 직면　43. 개방형　44. 이별　45. 응집 단계　46. 상담 집단　47. 자조 집단　48. 중독　49. 전 알코올 증상, 결정적　50. 양가감정　51. 개방형, 반영하기　52. 학습부진, 지적능력　53. 아노미　54. 진로상담　55. 일관성　56. 사회적 유형　57. 위기

1 해결중심 가족치료에서 사용하는 해결 지향적 질문유형을 3가지 쓰고, 각각에 대해 설명하시오.

〈정답 및 해설〉

1. 예외 질문 : 내담자의 문제가 나타나지 않거나 덜 심각한 경우를 찾아내도록 하는 질문이다. 예로써, "문제가 일어난 상황과 일어나지 않는 상황의 차이는 무엇일까요?"라고 물어보는 것이다.
2. 기적 질문 : 내담자가 해결하기 원하는 것을 구체화, 명료화하는 데 도움을 주는 질문이다. 예로써, "당신은 처음에 무엇을 보면 기적이 일어났다고 생각하겠습니까?"라고 물어보는 것이다.
3. 대처 질문 : 내담자가 스스로 인식하지 못하는 자원과 강점을 발견하도록 돕는 질문이다. 예로서 "조금 나아지기 위해 당신은 어떻게 노력했나요?"라고 물어보는 것이다.

2 집단상담의 집단과정에서 집단구성 시 현실적 고려사항을 5가지 쓰시오.

〈정답 및 해설〉

1. 집단의 크기
2. 실시 장소
3. 구성원의 동질·이질 여부
4. 개방성 여부
5. 회기의 빈도와 기간

3 엘리스(Ellis)가 제시한 비합리적인 신념을 5가지 쓰시오.

〈정답 및 해설〉

1. 인간은 중요한 모든 사람들로부터 사랑받고 인정받고 이해받아야 가치 있는 사람이다.
2. 자신이 가치 있다고 인정받으려면 모든 영역에 대해 완벽한 능력이 있고 성공을 해야만 한다.
3. 어떤 사람들은 나쁘고 사악하며, 그들의 사악함은 반드시 비난받고 처벌받아야만 한다.
4. 일이 뜻대로 진행되지 않는다면 무시무시하고 끔찍한 일이다.
5. 불행이란 외부 사건들 때문에 생기며 개인은 통제할 능력이 거의 또는 전혀 없다.

4   인간중심상담에서 로저스(Rogers)가 강조한 치료자의 특성을 3가지 쓰시오.

〈정답 및 해설〉

1. **일치성 혹은 진실성** : 상담자가 내담자와의 관계에서 순간순간 경험하는 자신의 감정이나 태도를 있는 그대로 솔직하게 인정하고 경우에 따라서는 솔직하게 표현하는 태도를 말한다.
2. **무조건적 긍정적 존중** : 내담자가 나타내는 어떤 감정이나 행동특성들을 있는 그대로 수용하여 소중히 여기고 존중하는 태도를 말한다.
3. **공감적 이해** : 상담 과정에서 상담자와 내담자가 상호작용하는 동안에 발생하는 내담자의 경험과 감정들에 공감하는 것이다.

5   바람직한 상담 종결을 위해 상담 관계를 마무리하면서 해야 할 일을 3가지 쓰시오.

〈정답 및 해설〉

1. 이별의 감정 다루기
2. 상담 성과에 대한 평가
3. 추수 상담과 재발의 위험성 다루기

핵심 키워드

1. 크롬볼츠의 상담 목표

- 내담자가 요구하는 목표이어야 한다.
- 상담자의 도움을 통해 내담자가 달성할 수 있는 목표이어야 한다.
- 내담자가 상담목표 성취의 정도를 평가할 수 있어야 한다.

2. 심리상담의 주요 이론

- 정신역동적 상담 : 전이, 역전이, 무의식, 훈습 및 통찰
- 인간중심 상담 : 실현 경향성, 지금-여기, 현상학적인 장, 자기, 완전히 기능하는 사람, If~then 가설
- 행동주의 상담 : 환경, 학습, 고전적 조건형성, 조작적 조건형성, 사회학습 이론, 기법[체계적 둔감법(이완훈련, 불안 위계 목록 작성, 둔감화)], 행동조성, 인지적 모델링과 사고정지, 인지적 재구조화, 스트레스 접종, 노출법, 토큰 경제, 모델링, 주장 훈련, 자기감찰, 행동계약, 역할연기, 혐오치료, 바이오피드백
- 벡의 인지치료 : 자동적 사고, 역기능적 인지도식 인지적 오류, 소크라테스식 대화
- 엘리스의 합리적 정서행동 치료 : 비합리적 신념, 당위성(자신, 타인, 조건), ABCDEF 모형(선행사건, 신념, 결과, 논박, 효과, 새로운 감정)
- 개인주의 상담(개인심리학) : 사회적 존재, 열등감과 보상, 우월성 추구, 가상적 목적론, 공동체감, 생활양식, 가족 구도, 출생 순위
- 게슈탈트 상담 : 접촉의 수준(진부층, 공포층, 교착층, 내파층, 외파층), 접촉-경계 혼란(내사, 투사, 융합, 반전, 자의식, 편향), 자각(알아차리기)
- 현실치료 상담 : 글래서, 기본욕구(생존, 사랑, 권력, 자유, 재미), 유머, 역설적 기법, WDEP
- 교류분석 상담 : 자아상태(부모자아, 어린이자아, 성인자아)
- 실존주의 상담 : 자유와 책임, 삶의 의미, 죽음과 비존재, 진실성, 역설적 의도, 탈 반영

3. 가족상담

- 가족상담의 사정도구 : 비비즈 모델, 써컴플렉스 모델, 맥매스터 모델
- 주요 이론 : 보웬의 다세대 가족상담, 미누친의 구조적 가족상담, 헤일리의 전략적 가족상담, 사티어의 경험적(합동적) 가족상담(의사소통 유형 : 회유형, 초이성형, 산만형, 일치형), 해결중심적 가족상담

4. 상담의 기본 기법

주의집중, 경청, 공감적 이해, 무조건적 긍정적 존중, 반영, 명료화, 요약, 직면, 해석, 조언, 질문, 침묵의 처리

5. 상담의 과정

- 평가 : 호소문제의 평가, 내담자 상태의 평가, 자신 및 타인을 해칠 위험에 대한 평가, 심리검사를 통한 평가
- 초기 단계 : 호소 문제의 확인, 촉진관계의 형성, 상담의 구조화, 상담 목표의 설정
- 중기 단계 : 문제해결 방안 탐색, 실천 계획의 수립 및 실행
- 종결 단계 : 이별의 감정 다루기, 상담 성과에 대한 평가, 내담자의 독립성 증진, 추수 상담과 재발의 위험성 다루기

6. 집단상담

- 장점 : 편안함과 친밀감, 시간 및 비용의 절감, 구체적 실천의 경험, 소속감과 동료 의식, 관찰 및 경청
- 단점 : 대상의 부적합성, 집단의 압력, 비밀보장의 어려움

- 과정 : 시작 → 갈등 → 응집 → 생산 → 종결
- 집단의 유형 : 상담, 치료, 교육, 성장, 과업, 자조
- 집단 상담의 유형 : 구조화 집단 대 비구조화 집단, 개방 집단 대 폐쇄 집단

7. 중독상담

- 약물중독의 단계 : 실험적 사용단계→사회적 사용단계 → 남용단계 → 의존단계
- 알코올 중독 4단계 : 전 알코올 증상 단계 → 전조단계 → 결정적 단계 → 만성 단계
- 익명의 알코올 중독자들(AA모임)

8. 동기강화상담

- 원리 : 공감표현하기, 불일치감 만들기, 저항과 함께 구르기, 자기 효능감 지지하기
- 기본기술(OARS) : 열린 질문하기, 인정하기, 반영하기, 요약하기

9. 학습문제상담

공부, 시험 불안, 집중력 부족, 능력 부족 등

10. 성문제상담

성에 관한 상담자 자신의 인식, 상담자의 올바른 성 윤리관과 기본적인 성 지식, 개방적 의사소통, 내담자가 성에 관해 무지하다는 가정, 의사 및 관련 전문가에게 요청하거나 의뢰, 회피적 태도의 처리

11. 비행의 청소년상담

- 비행의 원인에 관한 이론 : 아노미 이론, 사회통제 이론, 하위문화 이론, 차별접촉 이론, 낙인 이론, 중화 이론
- 비행의 유형 : 사회적 비행, 성격적 비행, 신경증적 비행, 정신병적 비행

12. 진로상담(홀랜드의 성격 이론)

- 특성 : 일관성, 차별성, 정체성, 일치성, 계측성
- 6가지 유형 : 현실형, 탐구형, 예술형, 사회형, 기업형, 관습형

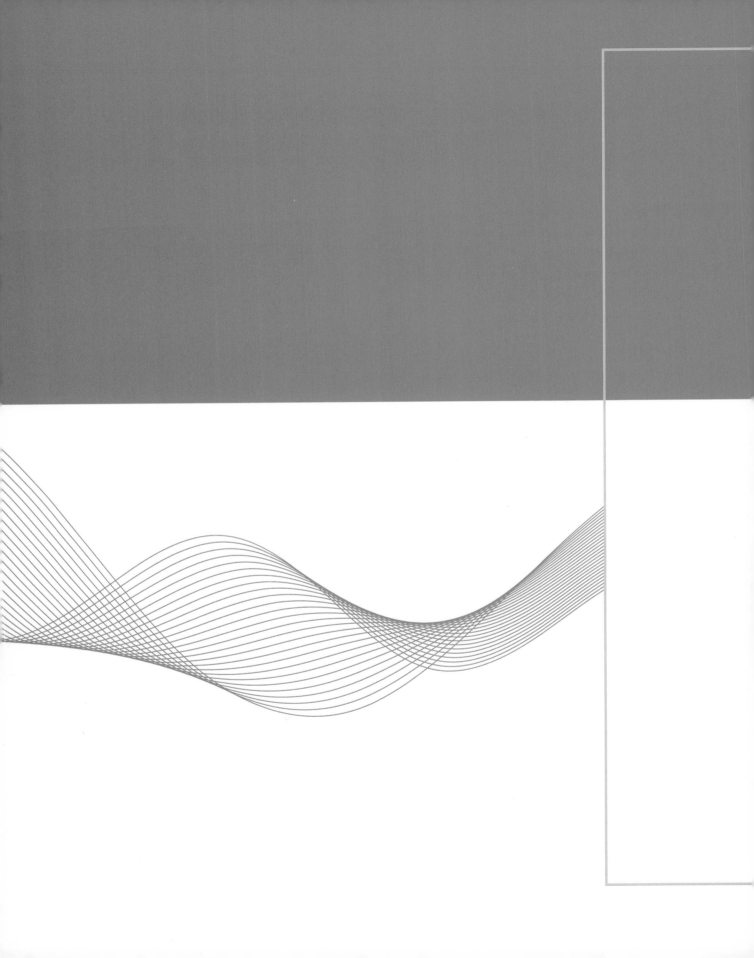

최종 실전
빈출 모의고사

제1과목 **심리학개론**

1 Piaget 이론에서 영아가 새로운 정보에 비추어 자신의 도식을 수정하는 과정은?

① 조절 ② 동화

③ 대상영속성 ④ 자아중심성

2 Kohlberg의 도덕발달 단계가 아닌 것은?

① 전인습적 단계 ② 인습적 단계

③ 후인습적 단계 ④ 초인습적 단계

3 Ainsworth의 낯선 상황 실험에서 낯선 장소에서 어머니가 사라졌을 때 걱정하는 모습을 약간 보이다가 어머니가 돌아왔을 때 어머니를 피하는 아이의 애착 유형은?

① 안정 애착 ② 불안정 혼란 애착

③ 불안정 회피 애착 ④ 불안정 양가 애착

4 Erikson의 심리사회적 발달이론이나 단계에 관한 설명으로 가장 적합한 것은?

① 성인 초기의 심리사회적 위기는 생산성과 침체감이다.

② Erikson이 주장한 8단계 중 앞의 몇 단계는 아동초기에 나타나며 Freud의 구강기, 항문기 및 남근기와 어느 정도 상응하는 측면이 있다.

③ 인간의 성격발달은 아동기 이후에는 멈춘다.

④ 6세~사춘기에는 자아와 환경에 대한 기본적 통제를 획득해야 하는 발달과제를 안고 있는 시기이다.

5 Freud가 제시한 성격의 구조가 발달하는 순서로 올바른 것은?

① 초자아 − 원초아 − 자아

② 자아 − 원초아 − 초자아

③ 원초아 − 자아 − 초자아

④ 자아 − 초자아 − 원초아

6 성격이론가와 업적 또는 주장이 바르게 연결된 것은?

① Cattell − 체액론

② Allport − 소양인

③ Erikson − 심리성적발달

④ Jung − 내 · 외향성

7 Adler가 인간의 성격을 설명하면서 강조한 것이 아닌 것은?

① 열등감의 보상

② 우월성 추구

③ 힘에 대한 의지

④ 신경증 욕구

8 매슬로우(Maslow)와 그의 욕구위계이론에 관한 설명으로 틀린 것은?

① 배고픔, 목마름 등과 같은 결핍욕구를 중시한다.

② 존중의 욕구가 소속감과 사랑의 욕구보다 더 상위의 욕구이다.

③ 매슬로우는 인본주의 심리학자 제 "3세력"을 대표하는 학자이다.

④ 자아실현자들은 다른 사람들보다 절정경험을 더 자주할 수 있다.

9 Cattell의 성격이론에 관한 설명과 가장 거리가 먼 것은?

① 주로 요인분석을 사용하여 성격요인을 규명하였다.

② 지능을 성격의 한 요인인 능력특질로 보았다.

③ 개인의 특정 행동을 설명할 수 있느냐에 따라 특질을 표면특질과 근원특질로 구분하였다.

④ 성격특질이 서열적으로 조직화 되어 있다고 보았다.

10 엘리스(Ellis)의 합리적 정서치료는 A-B-C 도식을 활용한다. 여기서 A, B, C의 설명으로 가장 적합한 연결은?

① A-행위

② A-일치

③ B-신념

④ C-조건

11 무작위적 반응 중에서 긍정적 결과가 뒤따르는 반응들을 통해서 행동이 증가하는 학습법칙은?

① 시행착오 법칙

② 효과의 법칙

③ 연습의 법칙

④ 연합의 법칙

12 사람이 스트레스 장면에 처하게 되면 일차적으로 불안해지고 그 장면을 통제할 수 없게 되면 우울해진다고 할 때 이를 설명하는 모델은?

① 학습된 무기력감 모델

② 강화감소 모델

③ 인지모델

④ 정신분석 모델

13 다음 중 대뇌피질 각 영역의 기능에 관한 설명으로 옳은 것은?

① 측두엽 : 망막에서 들어오는 시각정보를 받아 분석하며 이 영역이 손상되면 안구가 정상적인 기능을 하더라도 시력을 상실하게 된다.

② 후두엽 : 언어를 인식하는데 중추적인 역할을 하며 정서적 경험이나 기억에 중요한 역할을 담당한다.

③ 전두엽 : 현재의 상황을 판단하고 상황에 적절하게 행동을 계획하고 부적절한 행동을 억제하는 등 전반적으로 행동을 관리하는 역할을 한다.

④ 두정엽 : 대뇌피질의 다른 영역으로부터 모든 감각과 운동에 관한 정보를 다 받으며 이러한 정보들을 종합한다.

14 연구설계에 대한 설명으로 가장 적합한 것은?

① 실험자에 의해 조작되는 변인을 종속변인이라고 한다.

② 실험자의 조작에 의한 피험자의 반응을 독립변인이라고 한다.

③ 하나 또는 몇 개의 대상을 집중적으로 조사하여 결론을 얻는 연구방법을 사례연구라고 한다.

④ 관찰연구에서는 연구자가 의도한 결과를 생성시키기 위한 처치가 개입된다.

15 척도와 그 예가 잘못 짝지어진 것은?

① 명명척도 – 운동선수 등번호

② 서열척도 – 성적에서의 학급석차

③ 등간척도 – 온도계로 측정한 온도

④ 비율척도 – 지능검사로 측정한 지능지수

16 두 변인 간의 높은 정적 상관을 보이는 산포도의 형태는?

① 좌상단에서 우하단으로 가면서 흩어진 정도가 매우 큰 산포도

② 좌상단에서 우하단으로 가면서 흩어진 정도가 매우 작은 산포도

③ 좌하단에서 우상단으로 가면서 흩어진 정도가 매우 큰 산포도

④ 좌하단에서 우상단으로 가면서 흩어진 정도가 매우 작은 산포도

17 타인에 대한 호감이나 매력의 정도를 결정짓는 요인과 가장 가리가 먼 것은?

① 근접성
② 유사성
③ 신체적 매력
④ 행위자-관찰자 편향

18 주변에 교통사고를 당한 사람들이 많은 사람은 교통사고 발생률을 실제보다 높게 판단하는 것처럼 특정사건을 지지하는 사례들이 기억에 저장되어 있는 정도에 따라 사건의 발생 가능성을 판단하는 경향은?

① 초두효과
② 점화효과
③ 가용성 발견법
④ 대표성 발견법

19 페스팅거(Festinger)의 인지부조화(cognitive dissonance)이론을 가장 잘 설명한 것은?

① 사람들은 자신의 지식과 감정 그리고 행동의 모든 측면이 일치하지 않으면 불쾌감을 경험한다.
② 사람들의 의견과 태도는 항상 행동과 일치하지 않는다.
③ 사람들은 집단 속에서 집단의 뜻에 동조할 때 인지부조화가 일어난다.
④ 인지부조화는 타인과의 관계가 원만하지 못할 때 발생한다.

20 혼자 있을 때 보다 옆에 누가 있을 때 과제의 수행이 더 우수한 것을 일컫는 현상은?

① 몰개성화
② 군중 행동
③ 사회적 촉진
④ 동조 행동

21 이상행동 및 정신장애의 판별기준과 가장 거리가 먼 것은?

① 적응적 기능의 저하 및 손상　② 주관적 불편감과 개인의 고통

③ 가족의 불편감과 고통　④ 통계적 규준의 일탈

22 이상행동의 설명모형 중 통합적 입장에 해당하는 것은?

① 대상관계이론　② 사회적 학습이론

③ 소인-스트레스 모델　④ 세로토닌-도파민 가설

23 DSM-5에 새로 생긴 장애는?

① 의사소통장애　② 아스퍼거 증후군

③ 아동기 발병 유창성장애　④ 사회적 의사소통장애

24 DSM-5에서 다음에 해당하는 지적장애(Intellectual Disability) 수준은?

> 개념적 영역에서, 학령기 아동과 성인에서는 학업 기술을 배우는데 어려움이 있으며, 연령에 적합한 기능을 하기 위해서는 하나 이상의 영역에서 도움이 필요하다. 사회적 영역에서, 또래에 비해 사회적 상호작용이 미숙하고, 사회적 위험에 대해 제한적인 이해를 한다. 실행적 영역에서, 성인기에는 개념적 기술이 강조되지 않는 일자리에 종종 취업하기도 한다. 지적 장애의 가장 많은 비율이 여기에 해당한다.

① 경도(Mild)　② 중등도(Moderate)

③ 고도(Severe)　④ 최고도(Profound)

25 주의력결핍 및 과잉행동장애(ADHD)에 관한 설명으로 틀린 것은?

① 주된 어려움 중 한 가지는 충동 통제의 결함이다.
② 타인의 행동을 적대적으로 해석하는 특성을 가지고 있다.
③ 신호자극에 대해 각성하는데 문제가 생겨 이 장애가 발생할 수도 있다.
④ 청소년 후기보다 전기, 그리고 소녀보다 소년에게서 더 흔하게 나타난다.

26 조현병의 진단기준에 해당하는 증상이 아닌 것은?

① 망상   ② 환각
③ 고양된 기분   ④ 와해된 언어

27 사고의 비약(flight of ideas) 증상에 관한 설명으로 옳은 것은?

① 조현병의 망상적 사고
② 우울증의 자살충동적 사고
③ 조증의 대화할 때 보이는 급격한 주제의 전환
④ 신경인지 장애의 지리멸렬한 사고

28 우울 유발적 귀인방식이 아닌 것은?

① 실패경험에 대한 전반적 귀인   ② 실패경험에 대한 내부적 귀인
③ 실패경험에 대한 안정적 귀인   ④ 실패경험에 대한 특정적 귀인

29 특정공포증의 하위유형 중 공포상황에서 초반에 짧게 심박수와 혈압이 증가된 후 갑자기 심박수와 혈압의 저하가 뒤따르고 그 결과 실신하거나 실신할 것 같은 반응을 경험하는 것은?

① 동물형   ② 상황형
③ 자연환경형   ④ 혈액-주사-손상형

30 다음에 해당하는 장애 유형은?

> 원치 않은 성적인 생각, 난폭하거나 공격적인 충동, 도덕관념과 배치되는 비윤리적인 심상 등과 같은 불편한 생각이 자꾸 떠올라 무기력하고 괴로워하거나 마치 내면적 논쟁을 하듯이 대응한다.

① 공황장애   ② 강박장애
③ 성적불쾌감   ④ 우울증

31 외상 후 스트레스 장애의 주된 증상과 가장 거리가 먼 것은?

① 침습증상
② 지속적인 회피
③ 과도한 수면
④ 인지와 감정의 부정적 변화

32 DSM-5에서 해리성 정체성 장애의 진단적 특징이 아닌 것은?

① 자기감각과 행위 주체감의 갑작스러운 변화
② 반복적인 해리성 기억상실
③ 경험성 기억의 퇴보
④ 알코올 등의 직접적인 생리적 효과로 일어나는 경우도 포함

33 DSM-5에서 '신체증상 및 관련 장애' 분류항목에 해당하는 것은?

① 전환장애(conversion disorder)
② 다중 인격(multiple personality)
③ 심인성 건망증(psychogenic amnesia)
④ 신체변형장애(body dysmorphic disorder)

34 다음은 DSM-5에서 어떤 진단기준의 일부인가?

> • 필요한 것에 비해서 음식섭취를 제한함으로써 나이, 성별, 발달수준과 신체건강에 비추어 현저한 저체중 상태
>   를 초래한다.
> • 심각한 저체중임에도 불구하고 체중 증가와 비만에 대한 극심한 두려움을 지니거나 체중 증가를 방해하는 지
>   속적인 행동을 나타낸다.
> • 체중과 체형을 왜곡하여 인식하고, 체중과 체형이 자기평가에 지나친 영향을 미치거나 현재 나타내고 있는
>   체중 미달의 심각함을 지속적으로 부정한다.

① 신경성 폭식증
② 신경성 식욕부진증
③ 폭식장애
④ 이식증

35 DSM-5에서 성별 불쾌감에 대한 설명으로 틀린 것은?

① 성인의 경우 반대 성을 지닌 사람으로 행동하며 사회에서 그렇게 받아들여지기를 강렬하게 소망한다.
② 태어나면서 정해진 출생 성별과 경험하고 표현하는 성별 사이에 뚜렷한 불일치를 보인다.
③ 아동에서부터 성인에 이르기까지 다양한 연령대에서 나타날 수 있다.
④ 동성애자들이 주로 보이는 장애이다.

36 Jellinek은 알코올 의존이 단계적으로 발전하는 장애라고 주장하면서 4단계의 발전과정을 제시하였다. 다음 중
4단계의 발전과정을 바르게 나열한 것은?

① 전 알코올 증상단계 – 전조단계 – 중독단계 – 만성단계
② 전조단계 – 결정적 단계 – 남용단계 – 중독단계
③ 전 알코올 증상단계 – 전조단계 – 결정적 단계 – 만성단계
④ 전조단계 – 유도단계 – 중독단계 – 만성단계

37 도박장애가 있는 사람들의 특징이 아닌 것은?

① 뇌 보상중추에서 도파민 활동성과 작용이 고조된다.
② 물질사용 장애와는 다르게 금단증상과 내성이 없다.
③ 충동적이며 새로운 자극을 추구하는 특성을 가진다.
④ 스트레스를 받거나 괴로울 때 도박을 더 많이 한다.

38 주요 신경인지장애와 경도 신경인지장애의 감별진단 기준으로 적절하지 않은 것은?

① 기억과 학습 감퇴 정도
② 성격의 변화 정도
③ 언어능력의 감퇴 정도
④ 독립적 생활의 장애 정도

39 친밀한 관계에서의 문제, 인지 및 지각의 왜곡, 행동의 괴이성 등을 주요 특징으로 보이는 성격장애는?

① 조현성 성격장애
② 조현형 성격장애
③ 편집성 성격장애
④ 회피성 성격장애

40 대체로 불안이 높고 자기 신뢰가 부족하며 사람과의 관계에서 두려움을 갖는 행동을 특징적으로 나타내는 C군 성격장애에 해당되지 않는 것은?

① 편집성 성격장애
② 의존성 성격장애
③ 강박성 성격장애
④ 회피성 성격장애

41 심리평가를 위한 면담기법 중 비구조화된 면담방식의 장점으로 옳은 것은?

① 면담자간의 진단 신뢰도를 높일 수 있다.
② 연구 장면에서 활용하기가 용이하다.
③ 중요한 정보를 깊이 있게 탐색할 수 있다.
④ 점수화하기에 용이하다.

42 심리검사를 실시하거나 면접을 시행하는 동안 임상심리학자가 취해야 할 태도로 적합한 것은?

① 행동관찰에서는 다른 사람 또는 다른 장면에서는 관찰할 수 없는, 비일상적 행동이나 그 환자만의 특징적인 행동을 주로 기술한다.
② 관찰된 행동을 기술할 때에는 구체적인 행동을 기술하기보다 불안하다거나 우울하다와 같은 일반적 용어를 사용하는 것이 좋다.
③ 정상적인 적응을 하고 있는 사람들이 흔히 보이는 일반적인 행동까지 평가보고서에 포함시키는 것이 좋다.
④ 평가보고서에는 주로 환자의 특징적인 행동과 심리검사 결과만 보고하며, 외모나 면접자에 대한 태도, 의사소통방식, 사고, 감정 및 과제에 대한 반응은 보고할 필요가 없다.

43 다음에 제시된 검사제작 과정을 순서대로 나열한 것은?

㉠ 검사목적에 관한 조작적 정의	㉡ 문항 작성 및 수정
㉢ 검사목적의 명세화	㉣ 신뢰도, 타당도, 규준작성
㉤ 예비검사 실시와 문항분석	㉥ 최종검사 제작

① ㉠ → ㉢ → ㉡ → ㉤ → ㉥ → ㉣
② ㉠ → ㉢ → ㉤ → ㉡ → ㉣ → ㉥
③ ㉢ → ㉠ → ㉡ → ㉣ → ㉥ → ㉣
④ ㉢ → ㉠ → ㉡ → ㉥ → ㉣ → ㉤

44 성격검사의 구성타당도를 평가하는 방법이 아닌 것은?

① 성격검사의 요인구조를 분석한다.
② 다른 유사한 성격을 측정하는 검사와의 상관을 구한다.
③ 관련 없는 성격을 측정하는 검사와의 상관을 구한다.
④ 전문가들로 하여금 검사 내용을 판단하게 한다.

45 지능이론에 대한 설명으로 옳은 것은?

① Thurstone은 지능이 g요인과 s요인으로 구분하여 지능의 개념을 가정하였다.
② Cattell은 지능을 선천적이며 개인의 경험과 무관한 결정성 지능과, 후천적이며 학습된 지식과 관련된 유동성 지능으로 구분하였다.
③ Gardner는 다중지능을 기술하여 언어적, 음악적, 공간적 등 여러 가지 지능이 있다고 하였다.
④ Spearman은 지능을 7개의 요인으로 구성되어 있다고 보는 다요인설을 주장하고, 이를 인간의 기본정신능력 이라고 하였다.

46 K-WAIS-IV에서 처리속도가 점수에 긴밀하게 영향을 주는 소검사는?

① 숫자
② 퍼즐
③ 지우기
④ 무게비교

47 Wechsler 지능검사를 실시할 때 주의할 점과 가장 거리가 먼 것은?

① 가급적 표준화된 과정과 동일한 방식대로 실시되어야 한다.
② 검사의 이론적 배경, 적용한계, 채점방식 등에 관해 충분한 이해가 선행되어야 한다.
③ 검사도구는 그 검사를 실시하기 전까지 피검자의 눈에 띄지 않는 곳에 두어야 한다.
④ 지적인 요인을 평가하는 검사이므로 다른 어떤 검사보다 피검자와의 라포 형성은 최소화되어야 한다.

48 MMPI의 타당도 척도 중 평가하는 내용이 나머지와 다른 하나는?

① F
② K
③ L
④ S

49 MMPI의 세 타당도 척도(L, F, K) 점수를 연결한 모양이 부적(−) 기울기를 보일 때 가능한 해석은?

① 정교한 방어
② 방어능력의 손상
③ 순박하지만 개방적인 태도
④ 개방적이지 못한 심리적 태세

50 MMPI에서 2, 7 척도가 상승한 패턴을 가진 피검자의 특성으로 옳지 않은 것은?

① 행동화(acting-out) 성향이 강하다.
② 정신치료에 대한 동기는 높은 편이다.
③ 자기비판 혹은 자기처벌적인 성향이 강하다.
④ 불안, 긴장, 과민성 등 정서적 불안 상태에 놓여 있다.

51 MBTI(Myers-Briggs Type Indicator)의 하위척도가 아닌 것은?

① 감각 – 직관
② 외향성 – 내향성
③ 판단 – 인식
④ 개방 – 폐쇄

52 다음 중 성격평가질문지(PAI)의 특징과 가장 거리가 먼 것은?

① 현대의 문항반응이론에 근거해서 제작되었다.
② 각 척도는 고유문항으로 구성되어 있고 문항의 중복이 없다.
③ 정상인보다는 정신 병리적 특징을 가진 사람들에게 더 유용하다.
④ 각 척도는 3~4개의 하위척도로 구분되어 있어서 장애의 상대적 속성을 평가할 수 있다.

53 Luria-Nebraska 신경심리검사항목에 포함되지 않는 척도는?

① 운동   ② 리듬

③ 집중   ④ 촉각

54 집중력과 정신적 추적능력(Mental tracking)을 측정하는 데 주로 사용되는 신경심리검사는?

① Bender Gestalt Test   ② Rey Complex Figure Test

③ Trail Making Test   ④ Wisconsin Card Sorting Test

55 말투, 말을 길게 하지 못하고 어조나 발음이 이상한 현상 등을 보이는 실어증은?

① 브로카 실어증   ② 전도성 실어증

③ 초피질성 감각 실어증   ④ 베르니케 실어증

56 베일리(Bayley) 발달척도(BSID-II)를 구성하는 하위척도가 아닌 것은?

① 정신척도(mental scale)

② 사회성척도(social scale)

③ 행동평정척도(behavior rating scale)

④ 운동척도(motor scale)

57 23개월 유아가 월령에 비해 체격이 작고 아직도 걷는 것이 안정적이지 않으며, 말할 수 있는 단어가 "엄마, 아빠"로 제한되었다는 문제로 내원하였다. 다음 중 이 유아에게 실시할 수 있는 검사로 적합한 것은?

① 그림지능검사   ② 덴버발달검사

③ 유아용 지능검사   ④ 삐아제식 지능검사

58 다음 중 노인 집단의 일상생활 기능에 대한 양상 및 수준을 평가하기에 가장 적합한 심리검사는?

① MMPI-2
② K-VMI-6
③ K-WAIS-IV
④ K-Vineland-II

59 로샤(Rorschach) 검사의 질문단계에서 검사자의 질문 또는 반응으로 가장 적절하지 않은 것은?

① 어느 쪽이 위인가요?
② 당신이 어디를 그렇게 보았는지를 잘 모르겠네요.
③ 그냥 그렇게 보인다고 하셨는데 어떤 것을 말씀하시는 것인지 조금 더 구체적으로 설명해 주세요.
④ 모양 외에 그것처럼 보신 이유가 더 있습니까?

60 문장완성검사에 관한 설명으로 틀린 것은?

① 수검자의 자기개념, 가족관계 등을 파악할 수 있다.
② 수검자가 검사자극의 내용을 감지할 수 없도록 구성되어 있다.
③ 수검자에 따라 각 문항의 모호함 정도는 달라질 수 있다.
④ 개인과 집단 모두에게 실시될 수 있다.

61 최초로 심리학 지식을 상담이나 치료의 목적으로 활용하려고 심리클리닉을 펜실베니아 대학교에 처음 설립한 사람은?

① 위트머(Witmer)
② 볼프(Wolpe)
③ 스키너(Skinner)
④ 로저스(Rogers)

62 임상심리학자의 고유한 역할과 가장 거리가 먼 것은?

① 사례관리
② 심리평가
③ 심리치료
④ 심리학적 자문

63 세계 제1차 대전과 제2차 대전 사이에 임상심리학의 발전사에 대한 내용으로 틀린 것은?

① 많은 심리 평가 도구들이 개발되었다.
② 치료 영역에서 심리학자들의 역할이 증대되었다.
③ 정신건강분야 내 직업적 갈등으로 임상심리학자들은 미국의 APA를 탈퇴해서 미국 응용심리학회를 결성했다.
④ 미국 임상심리학의 박사급 자격전문화가 이루어졌다.

64 세 자아간의 갈등으로 인해 야기되는 불안 중 원초아와 초자아 간의 갈등에서 비롯된 불안은?

① 현실 불안
② 신경증적 불안
③ 도덕적 불안
④ 무의식적 불안

65 이성적이고 직접적인 방법으로 불안을 통제할 수 없을 때, 붕괴의 위기에 처한 자아를 보호하기 위해 무의식적으로 사용하는 사고 및 행동 수단은?

① 통제 위치   ② 효능감
③ 사회적 강화   ④ 방어기제

66 '엄마'라는 언어가 어머니의 행동과 반복적으로 연합됨으로써 획득된다고 설명하는 이론은?

① 고전적 조건형성
② 조작적 조건형성
③ 관찰학습
④ 언어심리학적 이론

67 정신장애와 관련되어 있는 주요 신경전달물질들 중 정서적 각성, 주의집중, 쾌감각, 수의적 운동과 같은 심리적 기능에 영향을 미치며 특히 정신분열증과 관련된 것으로 알려진 신경전달물질은?

① 도파민   ② 세로토닌
③ 노어에피네프린   ④ 글루타메이트

68 내담자중심 치료에서 치료자의 주요 기능과 가장 거리가 먼 것은?

① 자유로운 분위기를 제공하는 것
② 내담자 자신과 주변 세계에 대해 스스로의 지각을 높이게 하는 것
③ 충고, 제안, 해석 등을 제공하는 것
④ 내담자가 자신에 대해 더 많이 말할 수 있도록 하는 반응들을 나타내 보이는 것

69 매슬로우(Maslow)와 그의 욕구위계 이론에 관한 설명으로 틀린 것은?

① 배고픔, 목마름 등과 같은 결핍 욕구를 중시한다.
② 존중의 욕구가 소속감과 사랑의 욕구보다 더 상위의 욕구이다.
③ 매슬로우는 인본주의 심리학자 "제3세력"을 대표하는 학자이다.
④ 자아실현자들은 다른 사람들보다 절정경험을 더 자주할 수 있다.

70 접촉, 지금-여기, 자각과 책임감 등을 중시하는 치료 이론은?

① 인간중심적 치료   ② 게슈탈트 치료
③ 정신분석   ④ 실존치료

71 Lazarus의 중다양식 상담에 관한 설명으로 틀린 것은?

① 성격의 일곱 가지 양식은 행동, 감정, 감각, 심상, 인지, 대인관계, 약물/생물학 등이다.
② 사람은 개인이 타인들과의 긍정적이거나 부정적인 상호작용의 결과들을 관찰함으로써 무엇을 할 것인지를 배운다고 본다.
③ 사람들은 고통, 좌절, 스트레스를 비롯하여 감각자극이나 내적 자극에 대한 반응을 나타내는 식별역이 유사하다.
④ 행동주의 학습이론과 사회학습이론, 인지주의의 영향을 많이 받았으며, 그 외 다른 치료기법들도 절충적으로 사용한다.

72 다음 중 접수면접에서 반드시 확인되어야 할 사항과 가장 거리가 먼 것은?

① 인적사항
② 주 호소문제
③ 내원하게 된 직접적 계기
④ 문제의 원인으로 추정되는 어린 시절의 경험

73 행동평가에서 중요시 하는 기능분석(functional analysis)이 아닌 것은?

① 선행조건(antecedent)
② 문제행동(behavior)
③ 문제인식(cognition)
④ 결과(consequence)

74 투사검사의 일반적인 특성이 아닌 것은?

① 환자의 성격구조가 드러나며 욕구, 소망, 또는 갈등을 표출시킨다.
② 자극재료의 모호성이 풍부하다.
③ 반응범위가 거의 무한하게 허용된다.
④ 환자의 욕구나 근심이 드러나도록 구조화하여 질문한다.

75 임상적 평가의 목적과 가장 거리가 먼 것은?

① 치료의 효과에 대한 예측(예후)
② 미래 수행에 대한 예측
③ 위험성 예측
④ 심리 본질의 발견

76 심리평가를 시행하는 동안 임상심리사가 취해야 할 태도와 가장 거리가 먼 것은?

① 행동관찰에서는 비일상적 행동이나 그 환자만의 특징적인 행동을 주로 기술한다.
② 관찰된 행동을 기술할 때 구체적인 용어로 설명하는 것이 바람직하다.
③ 평가상황에서의 일상적인 행동을 평가보고서에 기록하는 것이 좋다.
④ 심리검사 결과뿐만 아니라 외모나 면접자에 대한 태도, 의사소통방식 등도 기록하는 것이 좋다.

77 다음은 자문의 모델 중 무엇에 관한 설명인가?

– 자문가와 자문요청자간에 보다 분명한 역할이 있다.
– 자문가는 학습이론이 어떻게 개인, 집단 및 조직의 문제에 실질적으로 적용될 수 있는지를 가르치고 보여주는 인정된 전문가이다.
– 문제해결에 대한 지식에 있어 자문가와 자문요청자 간에 불균형이 있다.

---

① 정신건강 모델　　　　　　　　② 행동주의 모델
③ 조직 모델　　　　　　　　　　④ 과정 모델

78 Boulder 모델에서 제시한 임상심리학자의 주요 역할로 가장 적합한 것은?

① 치료, 평가, 자문　　　　　　　② 치료, 평가, 연구
③ 치료, 평가, 행정　　　　　　　④ 평가, 교육, 행정

79 상담자가 자신의 내담자와 치료를 진행하는 기간에 내담자 가족에게 식사초대를 받아 식사를 했다면 어떤 윤리원칙을 위반할 가능성이 높은가?

① 유능성
② 이중관계(다중관계)
③ 전문적 책임
④ 타인의 존엄성에 대한 존중

80 임상건강심리학에서 주로 관심을 갖는 영역으로 가장 거리가 먼 것은?

① 주의력결핍 과잉행동장애
② 비만
③ 흡연
④ 스트레스 관리

81 Krumboltz가 제시한 상담의 목표에 해당하지 않는 것은?

① 내담자가 요구하는 목표이어야 한다.
② 상담자의 도움을 통해 내담자가 달성할 수 있는 목표이어야 한다.
③ 내담자가 상담목표 성취의 정도를 평가할 수 있어야 한다.
④ 모든 내담자에게 동일하게 적용될 수 있는 목표이어야 한다.

82 청소년 상담자에게 요구되는 윤리적인 내용과 가장 거리가 먼 것은?

① 비밀보장에 대한 원칙을 내담자에게 알려준다.
② 청소년 내담자의 법적, 제도적 권리에 대해 알려준다.
③ 청소년 내담자에게 존중의 의미에서 경어를 사용할 수 있다.
④ 비밀보장을 위하여 내담자에 대한 기록물은 상담의 종결과 함께 폐기한다.

83 정신분석에서 내담자가 지속적이고 반복적인 학습을 통해 자신이 이해하고 통찰한 바를 충분히 소화하는 과정은?

① 자기화
② 훈습
③ 완전학습
④ 통찰의 소화

84 인간중심 상담에 대한 설명으로 옳은 것은?

① 상담관계보다는 기법을 중시하는 특성을 가지고 있다.
② 내담자의 무의식적 측면도 충분히 반영하여 상담을 진행한다.
③ 기본원리를 "만일 ~라면 ~일 것이다"라는 형태로 표현할 수 있다.
④ 상담은 내담자가 아닌 상담자가 이끌어가는 과정이다.

85 행동주의 상담의 한계에 관한 설명으로 틀린 것은?

① 상담과정에서 감정과 정서의 역할을 강조하지 않는다.
② 내담자의 문제에 대한 통찰이나 심오한 이해가 불가능하다.
③ 고차원적 기능과 창조성, 자율성을 무시한다.
④ 상담자와 내담자의 관계를 중시하여 기술을 지나치게 강조한다.

86 사회공포증 극복을 위한 집단치료 프로그램에서, 불안을 유발하기 때문에 지금까지 피해왔던 상황을 더이상 회피하지 않고 그 상황에 직면하게 하는 일종의 행동치료기법은?

① 노출훈련
② 역할연기
③ 자동적 사고의 인지재구성 훈련
④ 역기능적 신념에 대한 인지 재구성 훈련

87 인지치료에 대한 설명으로 틀린 것은?

① 개인의 문제가 잘못된 전제나 가정에 바탕을 둔 현실 왜곡에서 나온다고 본다.
② 개인이 지닌 왜곡된 인지는 학습상의 결함에 근거를 두고 있다.
③ 부정적인 자기개념에서 비롯된 자동적 사고들은 대부분 합리적인 사고들이다.
④ 치료자는 왜곡된 사고를 풀어주고 보다 현실적인 방식들을 학습하도록 도와준다.

88 합리적 정서행동치료의 비합리적 신념의 차원 중 인간문제의 근본요인에 해당되는 것은?

① 당위적 사고
② 과장
③ 자기 비하
④ 인내심 부족

89 Adler 개인심리학의 기본 가정에 해당하지 않는 것은?

① 개인은 무의식과 의식, 감정과 사고, 행동이 각각 분리되어 있는 것으로 본다.
② 인간은 미래 목표를 향해 나아가는 창조적인 존재라고 본다.
③ 현실에 대한 주관적 인식을 강조하며 현상학적 접근을 취한다.
④ 인간은 기본적으로 공동체 의식, 즉 사회적 관심을 지닌 존재라고 본다.

90 형태치료(게슈탈트 치료)에서 접촉-경계 혼란을 일으키는 여러 가지 심리적 현상 중 사람들이 감당하기 힘든 내적 갈등이나 환경적 자극에 노출될 때 이러한 경험으로부터 압도당하지 않기 위해 자신의 감각을 둔화시킴으로써 자신 및 환경과의 접촉을 약화시키는 것은?

① 내사(introjection)
② 반전(retroflection)
③ 융합(confluence)
④ 편향(deflection)

91 실존주의 상담 접근에서 제시한 인간의 기본조건에 해당하지 않는 것은?

① 인간은 누구나 자기인식 능력을 가지고 있다.
② 자신의 정체감 확립과 타인과 의미 있는 관계를 수립한다.
③ 인간은 완성을 추구하는 경향이 있다.
④ 죽음이나 비존재에 대해 인식한다.

92 가족진단 시 사용되는 질문지식 사정도구 중 응집력과 적응력의 두 차원을 주로 사용하는 모델은?

① 비버즈(beavers) 모델
② 써컴플렉스(circumplex) 모델
③ 맥매스터 (mcmaster) 모델
④ 의사 · 소통(communication) 모델

93 집단상담과 개인상담의 차이로 틀린 것은?

① 개인상담에 비해서 집단상담은 남을 대하는 바람직한 태도나 행동반응을 즉각적으로 시도해보고 확인할 수 있으며 남들과의 친밀감에 관한 경험을 가질 수 있다.

② 집단상담에서는 개인상담과는 달리 상담자뿐만이 아닌 다른 참여자들로부터도 도움을 받을 수 있다.

③ 집단상담에서의 상담자의 역할은 다른 참여자들의 역할로 인해 줄어든다.

④ 집단상담에서는 개인상담과는 달리 도움을 받기만 하는 입장이 아닌 다른 참여자들에게 도움을주는 경험을 가질 수 있다.

94 인터넷 중독의 상담전략 중 게임 관련 책자, 쇼핑 책자, 포르노 사진 등 인터넷 사용을 생각하게 되는 단서를 가능한 한 없애는 기법은?

① 자극통제법

② 정서조절법

③ 공간재활용법

④ 인지재구조화법

95 중독에 대한 동기강화상담의 기본 기법 4가지(OARS)에 포함되지 않는 것은?

① 인정

② 공감

③ 반영

④ 요약

96 학습문제 상담의 시간관리 전략에서 강조하는 것은?

① 기억하고자 하는 의도를 갖도록 노력한다.

② 학습의 목표를 중요도와 긴급도에 따라 구체적으로 수립한다.

③ 시험이 끝난 후 오답을 점검한다.

④ 처음부터 장시간 공부하기 보다는 조금씩 자주 하면서 체계적으로 학습한다.

97 성 피해자에 대한 심리치료 과정 중 초기 단계에서 상담자가 유의해야 할 사항과 가장 거리가 먼 것은?

① 치료의 관계형성을 위해 수치스럽고 창피한 감정이 정상적인 감정임을 공감한다.

② 피해상황에 대한 진술은 상담자 주도로 이루어져야 한다.

③ 성 피해 사실에 대한 내담자의 부정을 허락한다.

④ 내담자에게 치료자에 대한 감정을 묻고 치료자를 선택할 수 있도록 해 준다.

98 청소년 비행의 원인에 관한 설명으로 옳지 않은 것은?

① 생물학적 접근 : 매우 심각한 비행 청소년 집단에서 측두엽 간질이 유의미하게 발견되기도 한다.

② 사회학습이론 : 청소년의 역할 모형이 바람직하지 못한 반사회적 행동이었을 경우에는 그 행동 패턴이 비행적으로 나타나게 된다.

③ 문화전달이론 : 빈민가나 우범지대와 같은 사회해체 지역에서 성장하는 청소년은 각종 비행을 배우고 또 직접 행동으로 실행하기도 한다.

④ 아노미이론 : 비행 행동도 개인과 사회간 상호 행위 과정의 산물로 이해한다.

99 진로상담의 목표와 가장 거리가 먼 것은?

① 진로상담은 내담자가 이미 결정한 직업적인 선택과 계획을 확인하는 과정이다.

② 진로상담은 개인의 직업적 목표를 명백히 해주는 과정이다.

③ 진로상담은 내담자로 하여금 자아와 직업세계에 대한 구체적인 이해와 새로운 사실을 발견하도록 해준다.

④ 진로상담은 직업선택과 직업생활에서 순응적인 태도를 함양하는 과정이다.

100 청소년을 대상으로 한 자살위험 평가에 대한 설명으로 틀린 것은?

① 개별적으로 임상 면담을 실시한다.

② 자살 준비에 대한 구체적인 질문은 자살 가능성을 높일 수 있으므로 피한다.

③ 자살의도를 유보하고 있는 기간이라면 청소년의 강점과 자원을 탐색한다.

④ 자살에 대해 생각할 수 있으나 행동으로 실천하지 않겠다는 구체적인 약속을 한다.

제1과목 **심리학개론**

1 ①

Piaget 이론에서 영아가 새로운 정보에 비추어 자신의 도식을 수정하는 과정은 조절이다.

② 동화 : 이전에 갖고 있던 도식에 근거하여 새로운 경험을 해석하는 과정이다.

③ 대상영속성 : 존재하는 사물이 어떤 것에 가려져 보이지 않더라도 그것이 사라지지 않고 지속적으로 존재하고 있다는 사실을 아는 능력이다.

④ 자아중심성 : 독백을 하는 것과 같이 자신과 타인을 구별하지 못하는 것을 말한다.

2 ④

콜버그의 도덕발달이론

㉠ 전인습적 단계(4~10세) : 자기중심적인 도덕적 판단이 특징이며, 사회규범과 관습을 잘 이해하지 못한다.

㉡ 인습적 단계(10~13세) : 사회규범과 관습에 순응적이며, 다른 사람의 입장과 생각을 이해할 수 있다.

㉢ 후인습적 단계(13세 이상) : 법과 관습을 뛰어넘어 자기 자신이 세운 도덕적 원리에 근거하여 도덕적 판단을 한다.

3 ③

애인스워스(Ainsworth)는 낯선 환경에서 엄마가 있을 때와 없을 때, 그리고 엄마와 떨어졌다 다시 만났을 때의 아기 행동을 관찰한 뒤 세 가지로 애착 유형을 구분했다.

㉠ 안정 애착(securely attachment) : 엄마가 있을 때 호기심을 갖고 낯선 환경을 탐색하며, 엄마와 떨어질 경우 울거나 찾기는 하지만 엄마가 돌아온 이후 쉽게 진정하고 다시 놀이 활동에 집중한다.

㉡ 회피 애착(avoidant attachment) : 엄마가 없어도 전혀 관심을 보이지 않고 오히려 낯선 사람을 친근하게 대한다. 엄마가 돌아와도 시선을 돌리는 등 무관심한 모습을 보인다.

㉢ 양가적 애착(ambivalent attachment) : 엄마가 있어도 낯선 환경을 탐색하지 않으며 엄마와 떨어질 경우 매우 힘들어하고 울기 시작한다. 엄마가 돌아와도 계속 울면서 안아달라고 했다가 몸부림치며 피하는 등 양면적인 모습을 보인다.

4 ②

Erikson의 심리사회적 발달이론은 사회적, 환경적 상호작용을 중요시하며, 주변 인물들과의 상호작용 속에서 충족 또는 좌절되는 양상을 성격발달의 주요인으로 보았다. 각 단계마다 심리적 성숙을 위한 발달과업과 위기가 존재한다.

연령	Freud의 단계	Erikson의 단계
출생~1세 6개월	구강기	신뢰감 대 불신감
1세 6개월~3세	항문기	자율성 대 수치감
3세~6세	남근기	주도성 대 죄의식
6세~11세	잠재기	근면성 대 열등감
청년기	생식기	자아정체성 대 역할혼란
성인 초기		친밀감 대 고립감
중년기		생산성 대 침체감
노년기		자아통합 대 절망감

5 ③

㉠ 원초아는 신생아 때부터 존재하는 정신 에너지의 저장고이며, 이 원초아로부터 나중에 자아와 초자아가 분화된다.
㉡ **발달 순서 : 원초아 → 자아 → 초자아**

6 ④

① Hippocrates는 체액론(다혈질, 우울질, 담즙질, 점액질)을 주장하였고. Cattle은 16요인으로 성격을 구분하였다.
② 이제마는 소양인, 소음인, 태양인, 태음인으로 성격을 구분하였다. Allport는 주특질, 중심특질, 이차특질로 성격을 구분하였다.
③ Freud는 심리성적발달 단계를 주장하였고 Erickson은 심리사회발달 단계를 제시하였다.

7 ④

아들러(Adler)가 창안한 개인심리학의 주요개념은 열등감과 보상, 우월추구, 생활양식, 허구적 목적, 공동체감과 사회적 관심, 가족구도와 출생순위, 삶의 과제 등이다.
신경증 욕구는 호나이(Horney)의 신경증적 성격이론에서 강조되었다. 기본적 불안을 방어하는 목적으로 사용되는 자아보호 기제가 지속적인 성격의 일부가 되어 형성되는 방어적 태도를 신경증적 욕구라 한다.

8 ①

매슬로우(Maslow)는 인간의 동기는 인간 욕구의 강도와 중요성에 따라 계층적 관계로 배열되어 있다고 보고, 이를 욕구위계단계로 설명하였다. 욕구에는 위계가 있어 하위욕구가 충족되어야 다음 욕구가 나타나며 생리적 욕구, 안전의 욕구, 애정 욕구, 존경 욕구, 자아실현 욕구로 나뉜다. 존경 욕구까지는 결핍 욕구, 자아실현의 욕구는 성장 욕구에 해당되며, 매슬로우는 성장 욕구를 중요시하여 자아실현 욕구가 충족된 사람은 자발성, 개방성, 창조성, 민주적인 관계, 유머, 독립적 등을 갖춘 심리적으로 건강한 사람으로 보았다.

9 ④

커텔은 개인이 갖는 상당히 지속적인 반응 경향성을 특질로 보고, 16개의 근원특질(source traits)를 찾아내었다. 커텔을 포함한 특질이론가들은 사람들은 어떤 유형으로 분류를 하는 대신 해당 특질차원의 연속선상에서의 위치로 표현하는 양적 접근을 하며, 특질들 간의 서열적 조직화를 주장하지는 않는다.

10 ③

Ellis의 합리적 정서치료에서 A는 선행사건, B는 사건에 대한 신념, C는 정서적, 행동적 결과를 말한다.

11 ②

손다이크는 유기체는 문제해결과정에서 시행착오를 통해 최적의 방법을 추구해나간다고 보았으며(시행착오학습), 문제해결 뒤 주어지는 보상에 대한 만족이 클수록 조건형성이 잘 이루어진다고 설명하였다(효과의 법칙).

12 ①

마틴 셀리그만의 실험에 의하면, 구속 장치에 묶여서 피할 수 없는 쇼크를 반복적으로 받은 개는 무기력을 학습하게 되고, 나중에 단지 장애물만 넘어도 되는 상황에 놓이더라도 무기력하게 있게 된다. 사람 역시 통제할 수 없는 외상적 사건에 반복적으로 직면하게 되면, 무기력하고 희망이 없고 우울감을 느끼게 되는데, 이런 상태를 학습된 무기력이라고 한다.

13 ③

대뇌피질 영역의 기능
㉠ 후두엽 : 망막에서 들어오는 시각정보를 받아 분석하며 이 영역이 손상되면 안구가 정상적인 기능을 하더라고 시력을 상실하게 된다.
㉡ 측두엽 : 언어를 인식하는 데 중추적인 역할을 하며 정서적 경험이나 기억에 중요한 역할을 담당한다.
㉢ 전두엽 : 대뇌피질의 다른 영역으로부터 모든 감각과 운동에 관한 정보를 다 받으며 이러한 정보들을 종합하여 현재 상황을 파악하고 이에 맞게 계획하고 관리하는 역할을 담당한다.

14 ③

실험자에 의해 조작되는 변인은 독립변인이며, 실험자의 조작에 의한 피험자의 반응은 종속변인이다. 관찰연구에서 연구자는 변인을 조작하지 않으며, 다만 자연스러운 상황에서 발생하는 변인들을 관찰하고, 그 관계를 분석한다.

15 ④

비율척도는 절대 0점을 지니며, 속성의 상대적 크기 비교는 물론 절대적 크기까지 측정할 수 있도록 비율의 개념이 추가된 척도를 말한다(나이, 거리, 무게 등). 지능검사로 측정한 지능지수는 등간척도에 해당된다.

16 ④

두 변인 간의 높은 정적(+, 양) 상관을 보이는 산포도는 좌하단에서 우상단으로 가면서 흩어진 정도가 매우 작은 형태이다.

17 ④

행위자-관찰자 편향은 귀인 과정에서의 오류에 해당되며 근본적 귀인 오류에서 좀 더 확장된 편향이다. 내 행동에 대해서는 외부 요인으로, 다른 사람의 행동에 대해서는 내부 요인으로 귀인하는 경향이 있다.

18 ③

가용성 발견법이란 어떤 문제를 해결하거나 의사결정을 하고자 할 때, 객관적인 정보에 근거하기보다는 머리에 쉽게 떠오른 정보에 근거하여 판단하는 것을 말한다. 어떤 사건의 실례가 쉽게 떠오르면 그것을 흔히 일어나는 사건이라고 생각한다(미디어에서 교통사고 사망 소식을 자주 접하게 되면, 실제로 높은 사망원인이 암인데도 교통사고라고 생각함. 즉, 자주 접한 정보에 근거함).

① 초두효과는 처음 제시된 정보가 나중에 제시된 정보보다 기억에 훨씬 더 큰 영향을 주는 현상을 말한다.

② 점화효과는 먼저 접한 정보에서 얻은 감정이나 느낌이, 나중에 접하는 정보를 해석할 때 영향을 미치는 현상을 말한다.

④ 대표성 발견법은 여러 해결책 중에서 가장 전형적이고 대표적인 것을 선택한 것을 말한다.

19 ①

페스팅거는 우리는 일관성이 있고 조화로운 상태 즉, 심리적으로 평안하고 유쾌한 상태를 유지하려는 경향이 있으며, 사람들은 어떤 가치, 신념, 태도, 행동 등에 일관성이 없게 되면 심리적으로 불안하고 불쾌하게 되기 때문에 이들 간에 일관성을 갖도록 노력하게 된다. 이러한 과정에서 태도변화가 이루어진다고 보았다.

20 ③

사회적 촉진이란 타인이 존재할 때 과제를 더 잘 수행하는 현상을 의미한다. 혼자 무엇을 수행하는 경우보다 집단 속에서 타인이 존재하거나 우리를 관찰한다고 느낄 때, 각성(흥분)이 되어 수행이 촉진될 수 있다. 이 현상은 단순한 성질의 과제에서 특히 잘 나타난다.

21 ③

이상행동을 판단하는 주요 기준은 적응적 기능의 손상, 주관적 불편감, 사회문화적 규범에서의 이탈, 통계적 규준에서의 이탈을 들 수 있다.

22 ③

이상행동 또는 문제행동을 유발하는 다양한 원인적 요인을 통합적으로 설명하려는 시도로서 취약성(소인)-스트레스모델이 대표적이다. 장애에 걸리기 쉬운 개인적 특성인 취약성과 환경으로부터 주어지는 사회심리적 스트레스가 상호작용하여 정신장애가 유발된다는 입장이다.

ㄱ **취약성** : 특정 장애에 걸리기 쉬운 개인적 특성으로 생물학적, 유전적, 인지적 소인 모두를 포함하며 환경과의 상호작용에서 점진적으로 형성된 신체적, 심리적 특성까지도 포함한다.

ㄴ **심리사회적 스트레스** : 심리적 부담을 야기하는 외부 사건을 의미한다. 예로써 부모의 사망, 이혼, 실직, 전쟁, 천재지변 등이다.

23 ④

DSM-Ⅳ에서는 사회적 의사소통장애를 심각한 결함으로 나타내지만 자폐스펙트럼 장애로 진단하기에 필요한 반복적인 상동행동 패턴을 보이지 않아 기타의 전반적 발달장애로 분류하였다. DSM-5에서는 사회적 의사소통장애를 언어적, 비언어적 의사소통 기술의 사회적 사용에 지속적인 어려움을 나타내는 경우로 새롭게 진단기준으로 제시하였다.

24 ①

지적장애의 진단 기준

ㄱ **경도** : IQ 50~55에서 70 미만에 해당되며, 지적장애의 85%가 여기에 해당이 된다. 독립적인 생활 혹은 지도에 의한 일상생활이 가능하다.

ㄴ **중등도** : IQ 35~40에서 50~55에 해당되며, 지적장애의 약 10%가 해당되고, 초등학교 2학년 수준의 지적 수준을 넘기기 어렵다. 보호기관에서 지도 아래 반숙련 또는 비숙련 작업이 가능하다.

ㄷ **고도** : IQ 20~25에서 35~40에 해당되며, 지적장애의 약 3~4%가 해당되고, 매우 초보적인 언어 습득만 가능하고 매우 집중적인 지도 감독 하에서 비숙련 단순작업이 가능하다.

ㄹ **최고도** : IQ 20~25 이하에 해당되며, 지적장애의 약 1~2%로, 학습 및 사회적 적응이 거의 불가능하다. 초기 아동기부터 계속적인 보살핌이 필요하다.

25 ②

타인의 행동을 적대적으로 해석하는 특성은 반사회성 성격장애, 편집성 성격장애 또는 피해망상을 가진 정신분열증 등에서 나타난다.

26 ③

조현병의 증상
- ㉠ **양성증상** : 정상인들에게는 나타나지 않지만 정신분열증 환자에게 나타난다. 망상, 환각, 와해된 언어와 행동을 보인다.
- ㉡ **음성증상** : 정상인들이 나타내는 적응적 기능이 결여된 상태를 말한다. 정서적 둔마, 언어빈곤, 의욕저하, 쾌락감소, 대인관계 무관심을 보인다.

27 ③

DSM-5의 조증삽화 증상
- ㉠ 자존감의 증가 또는 과대감
- ㉡ 수면에 대한 욕구 감소(예 단 3시간의 수면으로도 충분하다고 느낌)
- ㉢ 평소보다 말이 많아지거나 끊기 어려울 정도로 계속 말을 함
- ㉣ 사고의 비약 또는 사고가 연달아 일어나는 주관적인 경험
- ㉤ 주관적으로 보고하거나 객관적으로 관찰되는 주의산만(예 중요하지 않거나 관계없는 외적 자극에 너무 쉽게 주의가 분산됨)
- ㉥ 목표 지향적 활동의 증가 또는 정신운동 초조
- ㉦ 고통스러운 결과를 초래할 가능성이 높은 활동에의 지나친 몰두(예 과도한 쇼핑 등 과소비, 무분별한 성행위, 어리석은 사업투자)

28 ④

우울 유발적 귀인 현상
- ㉠ **내부적 귀인** : 실패의 원인을 과제의 난이도나 불운과 같은 외부적 원인으로 볼 때보다 자신의 능력, 노력부족, 성격 결함과 같은 내부적 요인으로 돌릴 때 더 우울해진다.
- ㉡ **안정적 귀인** : 실패의 원인을 노력 부족과 같은 불안정적인 요인으로 볼 때보다 자신의 능력부족이나 성격 결함과 같은 안정적인 요인으로 돌릴 때 우울이 깊어진다.
- ㉢ **전반적 귀인** : 실패의 원인을 특수한 능력부족으로 보거나, 성격의 일부 문제로 볼 때보다 전반적인 능력부족이나 성격 전체의 문제로 돌릴 때 더 우울해진다.

29 ④

- ① **동물형** : 파충류, 쥐, 벌레, 고양이, 개, 곤충에 대한 공포
- ② **상황형** : 터널, 다리, 엘리베이터, 운전, 폐쇄된 공간 등에 대한 공포
- ③ **자연환경형** : 폭풍, 높은 곳, 물과 같은 자연환경에 대한 공포

30 ②

강박장애는 원하지 않는 생각과 행동을 반복하게 되는 불안장애이다. 강박장애 환자들은 자신의 사고와 행동이 부적절하다는 것을 알면서도 반복하게 된다.

31 ③

외상 후 스트레스의 증상

㉠ **침습증상** : 외상적 사건을 생활 속에서 재경험한다.

㉡ **회피증상** : 불쾌한 기억과 감정을 차단하기 위해 외상과 연관된 생각, 느낌, 대화를 피하려고 한다.

㉢ **인지와 기분의 부정적 변화** : 자신과 타인에 대한 부정적 인식을 하고, 부정적인 감정들을 겪게 된다.

㉣ **지나친 각성증상** : 심한 외상 이후 항상 위험에 처한 것처럼 느껴 조마조마하고 경계를 하게 된다.

32 ④

DSM-5의 해리성 정체성 장애의 진단기준

㉠ 둘 또는 이상의 별개의 성격 상태로 특징짓는 정체성의 붕괴로 어떤 문화권에서는 빙의 경험으로 설명된다. 정체성의 붕괴는 자기감과 행위주체감에 현저한 비연속성을 포함하는데 관련된 변화가 정동, 행동, 의식, 기억, 지각, 인지, 감각-운동기능에 동반된다. 이러한 징후와 증상들은 다른 사람의 관찰이나 개인의 보고에 의해 알 수 있다

㉡ 매일의 사건이나 중요한 개인적 정보, 그리고(또는) 외상적 사건의 회상에 반복적인 공백이 통상적인 망각과는 일치하지 않는다.

㉢ 이러한 증상은 사회적, 직업적, 기타 중요한 기능 영역에서 임상적으로 유의미한 고통이나 손상을 초래한다.

㉣ 널리 받아들여지는 문화적 혹은 종교적 관습의 정상적인 부분이 아니다.

㉤ 이러한 증상은 물질의 생리적 효과(예 알코올 중독 상태에서의 일시적 기억상실 또는 혼돈된 행동)나 의학적 상태(예 복합성 부분 발작)로 기인한 것이 아니다.

33 ①

DSM-5에서 신체증상 및 관련 장애에 분류되는 하위 유형으로는 신체증상장애, 질병불안장애, 전환장애, 허위성 장애가 있다.

34 ②

신경성 식욕부진증은 자발적으로 유도한 체중 감량 상태로서 체중 증가에 대한 공포와 몸매에 대한 강한 집착, 체중 감소를 위한 과도한 행동들, 체중 감소행동으로 인한 신체적 건강의 손상을 나타내는 장애이다. 또한 자신의 신체이미지가 왜곡되어 있어 실제로는 매우 말랐음에도 불구하고 스스로를 뚱뚱하다고 인식한다.

35 ④

성별 불쾌감(Gender Dysphoria)은 자신의 생물학적 성과 성 역할에 대해 지속적이고 심각한 불편감을 호소하고 반대의 성이 되기를 희망한다. 동성애와 구별되어야 하는데, 대부분의 동성애자들은 자신의 생물학적인 성이나 성 역할에 대해 심각한 불편감을 호소하지도 성전환을 원하지 않는다.

36 ③

알코올 의존의 4단계(Jellinek, 1952)

㉠ 1단계 전 알코올 증상단계(pre alcoholic phase) : 사교적 목적으로 즐기는 단계임. 긴장이 해소되고 대인관계가 원활해지는 등 알코올의 긍정적 효과를 경험하는 단계이다.

㉡ 2단계 전조단계(prodromal phase) : 음주량과 빈도가 증가하고 음주 동안의 사건을 기억하지 못하는 일이 생긴다.

㉢ 3단계 결정적 단계(crucial phase) : 술에 대한 통제력을 상실하기 시작하고, 빈번한 과음으로 여러 가지 부적응적인 문제가 발생하는 단계이다.

㉣ 4단계 만성단계(chronic phase) : 알코올에 대한 내성 및 심한 금단증상을 경험하게 되고, 술에 대한 통제력을 상실. 술로 인한 신체적 어려움 뿐 아니라 여러 가지 부적응적인 상태에 빠지게 된다.

37 ②

DSM-5의 도박장애의 증상

다음 중 4개 이상의 항목에 해당하는 도박행동이 12개월 동안 반복적으로 일어나 사회적, 직업적 부적응을 초래할 때 진단된다.

㉠ 원하는 흥분을 얻기 위해서 점점 더 많은 액수의 돈을 가지고 도박을 하려는 욕구를 지닌다(내성).

㉡ 도박을 줄이거나 중단하려고 시도할 때는 안절부절못하거나 신경이 과민해진다(금단증상).

㉢ 도박을 통제하거나 줄이거나 중단하려는 노력이 거듭 실패로 돌아간다(통제력 상실).

㉣ 도박에 집착한다.

㉤ 정신적인 고통을 느낄 때마다 도박을 하게 된다(회피).

㉥ 도박으로 돈을 잃고 나서 이를 만회하기 위해 다음 날 다시 도박판으로 되돌아간다(추격매수).

㉦ 도박에 빠져있는 정도를 숨기기 위해서 거짓말을 한다.

㉧ 도박으로 인해서 중요한 대인관계, 직업, 교육이나 진로의 기회를 위태롭게 하거나 상실한다.

㉨ 도박으로 인한 절망적인 경제상태에서 벗어나기 위해 다른 사람에게 돈을 빌린다(구조요청).

38 ②

주요 신경인지장애는 하나 또는 그 이상의 인지 영역(복합적 주의, 집행 기능, 학습과 기억, 언어, 지각-운동 또는 사회 인지)에서 인지 저하가 이전의 수행 수준에 비해 현저하게 나타나 일상생활을 독립적으로 영위하기 힘든 경우 진단된다. 경도 신경인지장애는 상기 인지 저하가 이전의 수준에 비해 경미하게 나타날 때 진단된다. 주요 신경인지장애와 경도 신경인지장애의 감별기준에 성격의 변화 정도는 포함되지 않는다.

39 ②

조현형 성격장애는 사회적으로 고립되어 있으며, 기이한 생각이나 행동을 보여 사회적 부적응을 초래하는 성격장애이다.

① 조현성 성격장애 : 타인과의 친밀한 관계형성에 관심이 없고 감정표현이 부족하여 사회적 적응에 현저한 어려움을 나타낸다.

③ 편집성 성격장애 : 타인의 의도를 적대적인 것으로 해석하는 불신과 의심을 주된 특징으로 하며, 타인이 자신을 부당하게 이용하고 피해를 주고 있다고 생각한다.

④ **회피성 성격장애** : 타인으로부터 호감을 받기를 갈망하지만 비난 또는 거절을 받을지도 모른다는 두려움 때문에 지속적으로 대인관계를 기피하게 된다.

40 ①

편집성 성격장애는 사회적으로 고립되어 있고 기이한 성격특성을 나타내는 A군 성격장애에 해당되며, 편집성 성격장애, 분열성 성격장애, 분열형 성격장애가 이에 속한다. 편집성 성격장애는 타인에 대한 강한 불신과 의심을 지니고 적대적인 태도를 보여 사회적 부적응을 나타내는 성격특성이다.

제3과목 **심리검사**

41 ③

①②④ 구조화된 면담방식에 해당한다.

42 ①

② 관찰된 행동을 기술할 때에는 불안하다거나 우울하다와 같은 일반적 용어를 사용하기보다는 행동을 구체적인 용어로 기술하는 것이 바람직하다.
③ 평가보고서에는 임상적으로 유의미한 특징이나 증상을 나타내는 행동을 포함시켜야 한다.
④ 평가보고서에는 환자의 특징적인 행동과 심리검사 결과 뿐 아니라 외모나 면접자에 대한 태도, 의사소통방식, 사고, 감정 및 과제에 대한 반응까지 기술하는 것이 좋다.

43 ③

심리검사 개발과정
㉠ **검사의 사용목적 명료화** : 사용목적이 명확해야 그에 따른 검사개발의 기본 방향이 결정되고 이를 충족시킬 수 있는 검사를 만들 수 있게 된다.
㉡ **구성개념을 대표하는 행동규정** : 검사가 측정하려고 하는 구성개념을 대표하는 행동유형을 규정하고, 이를 구체적인 검사 문항으로 만들어내는 것이다.
㉢ **범주별 문항구성 비율설정** : 검사에서 구성요소 각각의 상대적인 비중을 결정하기 위한 계획을 수립한다.
㉣ **문항개발** : 문항을 구성하는 동안 검사개발자는 '어떻게 그것을 측정할 것인가'에 많은 노력을 기울여야 한다.
㉤ **문항검토 및 수정** : 문항들이 준비되면 해당 분야의 전문가들에게 그 문항들에 대한 검토를 의뢰한다. 이는 내용타당도(content validity)를 확보하기 위한 것이다.
㉥ **사전검사 실시 및 문항분석** : 전체 문항에 대해 수검자들을 대상으로 사전검사를 실시하여 문제점이 있는지를 파악하는 과정을 거치게 된다.
㉦ **본 검사** : 이상의 과정을 통해 예비문항들이 준비되었다면, 본격적인 문항분석을 통해 개발하고자 하는 검사가 잘 만들어졌는지를 확인해야 한다.

ⓞ **자료분석** : 검사를 실시하여 얻은 자료를 문항별로 문항분석을 실시하여 문제가 있는 문항을 삭제 또는 수정한 후, 검사의 신뢰도와 타당도를 분석하여 원래 목적에 부합되게 검사가 만들어졌는지를 확인한다.

ⓩ **검사의 규준화** : 확보된 점수들을 서로 비교 가능하게 만들려면 시간제한, 구두지시문, 예비실험, 수검자의 질문에 대처하는 방법, 검사 시행 시 세밀한 부분의 검사조건들까지 동일해야 한다.

ⓩ **발행과 개정** : 검사매뉴얼에는 검사목적부터 검사의 이론적 배경, 검사개발과정, 검사 실시, 채점 및 해석방법, 신뢰도 및 타당도, 측정의 표준오차, 규준표나 기준점 등의 내용이 제시되어 있어야 한다.

44 ④

구성타당도는 검사도구가 측정하려고 하는 구성개념을 실제로 적정하게 측정했는지의 정도를 나타내는 타당도이다. 전문가들로 하여금 검사내용을 판단하게 하는 것은 내용타당도를 평가하는 방법에 해당한다.

45 ③

① 스피어만(C. Spearman)은 인간의 지능이 일반요인과 특수요인으로 이루어진다고 제안하였다.
  ㉠ **일반(g)요인** : 모든 종류의 인지과제를 해결하는 데 필수적으로 관여하는 요인
  ㉡ **특수(s)요인** : 특정 과제의 문제해결에만 적용되는 다수의 특수요인

② 커텔(Cattell)은 지능을 선천적이며 개인의 경험과 무관한 유동성 지능과, 후천적이며 학습된 지식과 관련된 결정성 지능으로 구분하였다.

④ 써스톤(L. Thurstone)은 지능을 7개의 요인으로 구성되어 있다고 보는 다요인설을 주장하고, 이를 인간의 기본 정신능력이라고 하였다.

46 ③

K-WAIS-Ⅳ에서 처리속도가 영향을 주는 소검사는 동형찾기, 기호쓰기, 지우기(보충소검사)이다.

47 ④

웩슬러 지능검사는 숙련된 검사자의 진행이 필수이며 검사자와의 라포 형성이 중요하다.

48 ①

타당도 척도 중 F(비전형)는 비전형성을 평가한다. K(교정), L(부인), S(과장된 자기제시)는 방어성을 평가한다.

49 ③

MMPI의 타당도 척도의 형태
㉠ 정적 기울기(／ 모양)
  • L척도는 F척도보다 낮고, F척도는 K척도보다 낮은 형태(일반적으로 L척도가 T점수 40 정도이며 F척도는 T점수 50~55 정도, K척도는 T점수 60~70에 속함)

- 일상생활에서 흔히 당면하는 여러 가지 문제들을 해결할 수 있는 적절한 능력이 있고 현재 어떠한 심한 갈등이나 스트레스 같은 것을 겪고 있지 않는 정상적인 사람에게서 흔함
- 대졸 학력자나 입사지원자 또는 자신을 좋게 보이려는 경향을 가진 사람에게서도 나타남

ⓒ 부적 기울기(＼ 모양)
- L척도는 F척도보다 높고, F척도는 K척도보다 높은 경우(일반적으로 L척도는 T점수 60 정도이며 F척도는 T점수 50 정도를 보이고 K척도는 T점수 40~45에 위치)
- 다소 유치한 방식으로 자신을 좋게 보이려고 애쓰는 사람들로, 대개는 교육수준이나 사회경제적 수준이 낮은 계층에서 많이 나타남
- 좋게 보이려는 시도는 미숙하여 대개는 실패하며, 신경증 세 척도(1, 2, 3)가 동반 상승하는 경우가 많음

50 ①

2-7 척도는 행동화 성향보다는 생각이 많아 결정을 잘하지 못하고 우유부단한 경향이 있다.

51 ④

MBTI의 하위척도
- 외향성(E)-내향성(I) : 에너지의 방향이 외부인지 내부인지를 나타내는 지표이다.
- 감각(S)-직관(N) : 사물이나 상황을 인식하는 과정으로, 정보를 수집하는 기능이다.
- 사고(T)-감정(F) : 수집된 정보를 바탕으로 결정하거나 판단하는 기능이다.
- 판단(J)-인식(P) : 선호하는 생활양식을 나타내는 지표이다.

52 ③

PAI의 특징
ⓐ 임상장면에서 다양한 정신병리를 측정하기 위해 개발된 성인용 성격검사이다.
ⓑ 22개의 척도와 4점 척도로 평가하는 344개의 문항으로 구성되어 있다.
ⓒ PAI는 환자와 정상인 모두의 성격을 평가하는데 이용될 수 있다.
ⓓ 즉각적 개입을 필요로 하는 정신병리, 잠정적인 공격행동이나 자해가능성, 망상 및 환각 등을 재빨리 파악할 수 있다.

53 ③

Luria-Nebraska 신경심리검사는 총 269문항으로, 운동, 리듬, 촉각, 시각, 언어수용, 언어표현, 쓰기, 읽기, 산수, 기억, 지적과정의 총 11개 척도로 구성되어 있다.

54 ③

선로 잇기 검사(Trail Making Test : TMT)는 집중력, 정신적 추적능력을 평가한다. A형과 B형으로 되어 있다. A형은 검사지에 무작위로 배치되어 있는 숫자들을 1-2-3-4와 같이 차례대로 연결하는 것이고, B형은 숫자와 문자를 번갈아 가며 차례대로 연결하는 것으로(1-가-2-나-3-다) 검사를 마치는데 걸린 반응 시간과 오류 수로 측정된다.

55 ①

브로카 실어증은 뇌의 좌반구 하측 전두엽에 존재하는 브로카 영역(언어 관련 기능)이 손상되거나 질병에 걸려 일어나는 실어증을 말한다. 말이 유창하지 못하고 전보식 문장을 사용하며 따라 말하기에도 어려움을 보인다. 청각적인 언어이해 능력을 좋은 편이나 문법에 맞지 않는 문장을 사용하며 쓰기 능력이 손상된 경우가 많다.

56 ②

베일리 발달척도(BSID-II)는 정신척도, 운동척도, 행동평정척도로 구성되어 있다. 검사 대상의 연령범위는 16일~42개월의 영유아이며, 부모에게 아동발달에 대해 교육하기 위해 사용될 수 있는 평가도구이다.

57 ②

덴버발달검사(Denver Development Screening Test, DDST)는 0~6세 영유아의 발달지체 여부를 판별하는데 사용되고 있다. 개인사회발달 영역, 미세운동 및 적응발달 영역, 언어발달 영역, 운동발달 영역으로 측정하며 발달지체로 의심되는 영유아의 상태를 객관적으로 확인할 수 있다.

58 ④

K-Vineland-II

㉠ **연령 범위** : 0~90세

㉡ 자조, 이동, 작업, 의사소통, 자기관리, 사회화 등 6개의 하위영역으로 나누어 전연령대의 적응행동 수준 평가

㉢ 지적장애의 평가와 진단 등 다양한 장애의 임상적 진단

㉣ 발달적 평가로 아동의 발달 측정

㉤ 개인의 현재 기능 수준의 빠른 평가를 제공하여 개인의 기능수준 모니터링

㉥ 개인의 강점과 약점이 명확히 기술되는 교육, 훈련, 치료프로그램 개발

59 ①

부적절한 질문과 예

• 직접적인 질문 : "그 사람이 뭔가를 하고 있나요?"

• 유도적인 질문 : "어느 쪽이 위인가요?"

• 암시적 질문 : "혹시 색깔 때문에 그런 건가요?"

60 ②

문장완성검사는 일부 제시된 문장을 통해 검사가 알아보려고 하는 바를 수검자가 어느 정도 추측할 수 있다.

61 ①

위트머(Witmer)는 1896년에 펜실베니아 대학교에 첫 심리진료소를 개설하면서 임상심리학이 시작되었다. 위트머 (Witmer)는 아동의 학습문제 및 학교에서의 어려움을 돕기 위한 아동 프로그램을 개발하였고, 연구증거에 기반한 중재와 진단전략을 사용하였다.

62 ①

사례관리는 사회복지 실천의 한 방법으로, 사회복지사의 업무에 해당된다. 임상심리학자는 심리평가 및 심리치료, 심리교육, 심리학적 자문 등의 활동을 수행한다.

63 ④

미국임상심리학의 박사급 자격전문화가 이루어진 것은 보울더 모델 혹은 과학자-진료자 모델이 개설되면서부터다.

※ 임상심리학자의 실무모형

- 1949년 Colorado주의 Boulder에서 회의가 열렸으며, 임상 수련의 Boulder 모형(과학자-실무자 모형)이 개설되었다.
- 1973년 Colorado주의 Vail 회의 동안 새로운 임상심리학 수련모델인 Vail 모형(학자-실무자 모형)이 개설되었다.
- 1995년 APA 임상심리학 분과에서 견고한 연구결과를 토대로 한 심리치료에 대한 지침을 개발했고, 경험적으로 지지된 증거-기반 실무가 수립되었다.

64 ③

도덕적 불안은 원초아와 초자아 간의 갈등에서 오는 불안으로 양심에 대한 죄책감을 보인다. 도덕적 기준에서 위배되는 생각이나 행동을 했을 때 나타난다.

65 ④

방어기제란 자아가 위협받는 상황에서, 무의식적으로 자신을 속이거나 상황을 다르게 해석하여, 감정적 상처로부터 자신을 보호하는 심리 의식이나 행위를 가리키는 정신분석 용어이다. 방어기제는 자아가 원초아의 욕구와 초자아의 요구 사이에 조정을 하는 과정에서 원초아의 욕구가 강해지면 불안감을 느끼게 되는데, 이때 이러한 불안으로부터 자신을 보호하기 위해 사용하는 사고 및 행동수단이다.

66 ①

고전적 조건형성이란 무조건 반응(행동)을 발생시키는 무조건 자극과 연합된 중성 자극이 반복적인 노출을 통해 조건 자극이 되어 무조건 반응(행동)과 유사한 조건 반응(행동)을 일으키는 형태의 학습을 설명한다.

67 ①

낮은 도파민 수준은 어떤 동작을 시작하거나 자세를 유지하는데 어려움을 겪는 파킨슨병(parkinson's disease)과 관련되며, 높은 도파민 수준은 정신분열증과 관련된다. 우울증에 걸린 사람들의 경우 세로토닌의 수준이 정상인보다 낮으며, 노르에피네프린은 교감신경계의 작용에 관여하며, 각성과 주의에 영향을 준다. 글루타메이트는 흥분성 신경전달물질로 과활성화되면 해마 위축, 간질 발현에 영향을 준다.

68 ③

내담자중심 치료는 인간을 지속적으로 변화하고 성장하려는 동기를 가진 존재로 보고, 치료자의 직접적인 지시가 없이도 자신의 문제를 이해하고 해결할 수 있는 잠재 능력이 있다고 가정하였다. 1960년 후반, 로저스(Rogers)와 매슬로우(Maslow)의 인본주의 심리학 이론이 상담분야에 큰 변화를 일으켰다. 개인의 주관적 경험과 성장가능성, 건강하고 긍정적인 측면에 초점을 맞추어 인간을 이해하고자 하였다.

69 ③

매슬로우(Maslow)는 인간의 동기는 인간 욕구의 강도와 중요성에 따라 계층적 관계로 배열되어 있다고 보고, 이를 욕구위계단계로 설명하였다. 욕구에는 위계가 있어 하위욕구가 충족되어야 다음 욕구가 나타나며 생리적 욕구, 안전의 욕구, 애정 욕구, 존경 욕구, 자아실현 욕구로 나뉜다. 존경 욕구까지는 결핍 욕구, 자아실현의 욕구는 성장 욕구에 해당되며, 매슬로우는 성장 욕구를 중요시하여 자아실현 욕구가 충족된 사람은 자발성, 개방성, 창조성, 민주적인 관계, 유머, 독립적 등을 갖춘 심리적으로 건강한 사람으로 보았다.

70 ②

접촉, 지금-여기, 자각과 책임감 등을 중시하는 치료 이론은 게슈탈트 치료이다.

71 ③

Lazarus의 중다양식 치료의 기본 전제는 내담자들은 보통 여러 가지 특수한 문제들로 고통을 받고 있으므로 그 문제들을 다룰 때에는 여러 가지 특수한 치료법들을 동원해야 한다는 것이다. 중다양식 치료자는 각 내담자마다 독특한 BASIC ID의 형태를 파악하여 내담자 문제를 평가해야 한다.

72 ④

접수면접은 가장 적절한 치료나 중재 계획을 세우기 위해 환자의 증상이나 문제를 이해하기 위해 실시한다. 내담자의 인적사항, 내담자의 호소문제, 내원하게 된 직접적 계기, 문제의 원인, 호소문제와 관련된 개인사 및 가족관계, 외모 및 행동 등을 확인한다.

73 ③

행동평가란 행동에 선행하는 사건(상황)과 행동에 수반하는 결과에 초점을 맞춰 인간의 행동 특성을 평가하는 방법이다. 행동의 선행사건(antecedents), 행동(behavior) 및 결과(consequence)의 관련성에 초점을 맞춰 기능분석이 이루어진다.

74 ④

투사검사란 모호한 검사 자극(구조화되지 않은 자극)을 통해 개인의 욕구, 갈등, 성격에 대한 독특성을 최대한 끌어내려는 목적을 지닌다. 대표적으로 로샤(Rorschach) 검사, 주제통각검사(TAT), 사람그리기(Draw-a-person : DAP), 집-나무-사람 그리기(House-Tree-Person : HTP), 벤더게슈탈트 도형검사(Bender Visual Motor Gestalt test : BGT), 문장완성검사(Sentence completion test : SCT) 등이 있다.

75 ④

임상심리평가는 환자 또는 내담자를 진단하고 치료를 계획하고 행동을 예측(예후, 위험성, 미래 수행 등)하기 위해 정보를 수집하고 검토하는 과정이다.

76 ③

평가보고서는 환자의 일상적인 행동보다는 임상적으로 유의미한 특징이나 증상을 나타내는 행동을 포함시켜야 한다.

77 ②

자문의 주요모델

㉠ **정신건강 모델** : 피자문자에게 문제해결의 능력이 있다고 가정하며 자문가와 자문요청자 간의 관계는 평등하며 자문가는 조언과 지시를 제공하여 촉진자로서의 역할을 한다.

㉡ **행동주의 모델** : 자문가와 자문요청자 간에 보다 분명한 역할이 있으며, 문제해결에 있어 상호관계가 있을 수 있지만 행동지식 기반에 있어서 자문가와 자문요청자 사이에는 커다란 불균형이 있다.

㉢ **조직인간관계 모델** : 자문가는 인간관계의 촉진자로 묘사되는데, 개인의 가치 및 태도, 집단 과정에 초점을 두어 계획된 변화를 이끌어냄으로써 조직의 생산성 향상 및 사기 증진에 이바지한다.

㉣ **조직사고 모델** : 자문가는 시범을 보이고 훈련을 제공하는 등 보다 직접적인 개입을 통해 집단 과정을 촉진한다.

㉤ **과정 모델** : 자문가와 요청자 간의 협동을 강조한다.

78 ②

Boulder 모델에서는 치료, 평가, 연구를 임상심리학자의 주요 역할로 규정하고 있다.

79 ②

이중관계는 상담관계 이외에 상담자가 내담자와 가족, 친족, 친구, 동료, 학생 등의 관계를 맺는 것을 말하는데 상담자는 내담자와의 상담관계에 영향을 줄 수 있는 다른 사적관계는 피해야 한다.

80 ①

건강심리학은 건강에 영향을 미치는 심리적 요인, 건강행동을 증진하기 위한 방법 등에 대해서 연구하는 심리학의 한 분야이다. 관련 영역은 스트레스, 신체질병, 물질 및 행위 중독, 섭식 문제, 건강관리 및 증진, 정서 관리 등 광범위하다. 주의력결핍 과잉행동장애는 임상장면에서 주로 관심을 갖는 영역이다.

제5과목 심리상담

81 ④

크롬볼츠(Krumboltz)는 모든 내담자에게 상담목표를 동일하게 적용하면 안되는 이유를 세 가지로 설명한다. 첫째, 상담목표는 내담자가 요구하는 목표이어야 한다. 둘째, 상담자의 도움을 통해 내담자가 달성할 수 있는 목표이어야 한다. 셋째, 내담자가 상담목표 성취의 정도를 평가할 수 있어야 한다.

82 ④

내담자와 보호자가 기록 삭제를 요청할 경우를 제외하고는 상담 종결 후 일정기간 내담자에 대한 기록물을 보관할 의무가 있다.

83 ②

훈습(working through)은 자신의 내면적 문제와 갈등의 원인을 통찰한 후, 실제 생활에서 이를 반복적으로 적용하여 스스로 문제를 해결하는 과정을 말한다.

84 ③

인간중심 상담에서는 'If ~ then ~(만일 ~라면 ~일 것이다)'이라는 가설로 표현한다. 만일 어떤 관계 안에서 치료자라고 하는 사람의 태도 속에 진실성, 무조건적인 긍정적 존중, 공감적 이해와 같은 특정한 조건이 존재한다면, 그로 인해 내담자라는 사람에게서 성장적인 변화가 일어날 것이라는 것을 내포한다.

85 ④

행동주의 상담의 한계

㉠ 내담자의 생각, 감정보다는 문제행동과 문제해결을 위한 처치에 중점을 둔다.

㉡ 내담자가 문제에 대한 통찰이나 깊은 이해가 부족하다.

㉢ 부적응 행동의 근본적인 원인이 충분히 고려되지 않는다.

㉣ 상담자와 내담자의 관계보다는 기술을 지나치게 강조한다.

㉤ 고차원적 기능과 창조성 및 자율성이 무시된다.

㉥ 내담자의 자기실현에 제한적이다.

86 ①

노출훈련은 내담자가 두려워하는 자극이나 상황에 반복적으로 노출시켜 직면하게 함으로써, 자극과 상황에 대한 불안을 감소시키는 방법이다. 노출법에는 실제상황 노출법, 상상적 노출법, 점진적 노출법, 급진적 노출법이 있다.

87 ③

인지치료에서 부정적인 자기개념에서 비롯된 자동적 사고들은 대부분 비합리적인 사고들이다. 인지치료에서는 부적응적 사고내용을 탐색하여 그 사고의 타당성, 현실성, 유용성을 내담자와 함께 평가함으로써 보다 더 현실적이고 적응적인 사고로 전환시킨다.

88 ①

합리적 정서행동치료는 문제를 가진 대부분의 사람은 당위적 사고(should thought)를 포함한 비합리적인 신념을 가지고 있으며, 비합리적 신념체계를 검토하고 평가하는 과정을 통해 보다 효율적인 사고를 선택할 수 있도록 돕는다.

89 ①

Adler는 개인심리학에서 인간의 특성을 분리관계로 보지 않고 자신만의 독특한 생활양식(life style)에 의해 생의 목표를 설정하여 전체성과 통일체를 형성하는 존재로 보았다. 이는 인간의 행동, 사고, 감정을 하나의 일관된 전체로 보는 것이다.

90 ④

편향(deflection)은 감당하기 힘든 내적 갈등이나 환경적 자극에 노출될 때 이러한 경험으로부터 압도당하지 않기 위해 자신의 감각을 둔화시키는 것이다.

① 내사(introjection)는 타인의 태도나 행동, 가치관을 무비판적으로 받아 들여 자기화하는 것이다.

② 반전(retroflection)은 타인이나 환경에 가하고 싶은 행위를 스스로 자신에게 하는 것이다.

③ 융합(confluence)은 밀접한 관계에 있는 두 사람이 서로 섞이어 하나로 합쳐진 상태이다.

91 ③

인간은 완성을 추구하는 경향이 있다고 보는 것은 게슈탈트 상담접근으로 개인의 욕구에 따라 게슈탈트를 완성해 나가는 존재라고 본다.

92 ②

가족상담 시 사용되는 사정도구 중 대표적으로 써컴플렉스 모델, 비버즈 모델, 맥매스터 모델이 있다.
- ㉠ **써컴플렉스 모델** : 올슨(D. H. Olson) 등이 가족행동에 있어 '응집력과 적응력'이 중요하다는 사실을 밝혀내면서, 가족사정에 이 두 차원을 사용하여 모델을 개발하였다.
- ㉡ **비버즈 모델** : 써컴플렉스 모델을 자신의 모델과 비교해 비판하며 독자적인 가족모델을 만들었다. 가족이 서로 관계하는 양식에 관한 축(구심성, 원심성, 혼합형)과 가족기능의 정도에 따라 장애를 구분하는 축(심한 장애, 경계, 중간상태, 적절한 상태, 이상적인 최적상태)으로 구성된다.
- ㉢ **맥매스터 모델** : 가족기능을 문제해결, 의사소통, 가족의 역할, 정서적 반응성, 정서적 관여, 행동통제의 6가지 측면에서 고려하고 있다.

93 ③

집단상담자는 개개인의 문제해결에 중점을 두기보다는 집단원들 간의 생산적인 상호교류가 이루어질 수 있도록 집단원들의 관심사를 존중하고 경청하며, 누구나 자신의 관심사를 말할 수 있도록 하고, 행동이나 태도를 개선시킬 수 있도록 돕는 상호협력적인 역할을 하여야 한다.

94 ①

자극통제법은 행동수정의 한 가지 기법으로, 단서들에 의해 조성된 행동을 그 단서들을 통제함으로써 조절하는 일을 일컫는다. 혹은 행동치료에서 특정 반응이 좀 더 많이 일어나거나 좀 더 적게 일어나도록 환경을 바꾸거나 재배열하는 것을 의미한다.

95 ②

동기강화상담은 행동의 변화를 위하여 내담자가 경험하는 변화에 대한 양가감정을 탐색하고 해결해 가는 과정을 통해 개인에게 내재된 변화동기를 강화하는 상담접근이다. 기법은 열린 질문하기(open question), 인정하기(affirming), 반영하기(reflecting), 요약하기(summarizing)이다.

96 ②

학습(문제)상담이란 협의로는 학습부진 및 학습문제의 원인을 진단하여 전반적인 생활에서 학생이 학습에 스스로 책임감을 느끼고 전념하도록 도우며, 나아가 스스로 학습방법을 개선하고 향상시키도록 돕고 예방하는 활동이다. 광의로는 학습문제로 인한 부모자녀관계, 대인관계문제, 진로문제, 학교부적응 문제, 정신건강문제 등을 예방하고 도와서 성장, 변화, 학습하도록 하는 활동이다. 학습(문제)상담 시 시간관리전략으로 제한된 시간 내 효율적으로 학습하기 위해 목표를 구체적이고 측정가능하도록 세우고, 중요도에 따라 우선순위를 부여하여 실행한다.

97 ②

성 피해자를 대상으로 한 심리치료의 초기에 피해상황에 대한 진술은 내담자의 주도로 이루어져야 한다.

※ 성 피해자 심리상담의 초기 단계에서 유의할 사항

　㉠ 상담자는 피해자인 내담자와 신뢰할 수 있는 치료적 관계 형성에 힘써야 한다.

　㉡ 상담자는 내담자의 비언어적인 표현에 주의를 기울이며, 이에 대해 적절히 반응해야 한다.

　㉢ 상담자는 내담자에게 상담 내용의 주도권을 줌으로써, 내담자에게 현재 상황에서 표현할 수 있는 것들에 대해 이야기할 수 있도록 배려해야 한다.

　㉣ 피해자의 가족상황과 성폭력 피해의 합병증 등에 관해 상세하게 파악해야 한다.

　㉤ 내담자가 성폭력 피해의 문제가 없다고 부인하는 경우, 상담자는 일단 수용하며 언제든지 상담의 기회가 있음을 알려주어야 한다.

98 ④

머튼(Merton)은 아노미이론에서 "한 사회의 문화적 목표와 제도화된 수단과의 괴리" 현상 때문에 일탈이 발생한다고 보았다. 즉, 목적을 이루기 위해 비합법적으로라도 목적을 성취하려는 사회구조적 관점에서 비행을 바라본다.

99 ④

진로상담의 목표는 자신 및 직업 세계에 대한 이해 증진, 합리적인 의사결정의 함양, 정보 탐색 및 활용 능력의 함양, 일과 직업에 대한 올바른 가치관 형성, 직업선택에 대한 능동적 태도 형성 등이다.

100 ②

자살위험 평가 시 내담자와 친밀한 관계를 유지하고 상담형태로 이끌어나가야 한다. 이러한 관계 형성은 내담자가 자신의 자살감정을 잘 표현할 수 있도록 도와주어 상담자를 신뢰하도록 만든다. 평가상담 시 자살이라는 용어 사용을 꺼리거나 회피할 경우 오히려 내담자가 자살에 대한 응답을 회피하게 만드는 것으로 알려져 있다. 따라서 상담자가 솔직담백하게 자살의도 및 자살준비와 관련된 대화를 하면서 내담자의 신뢰를 얻어야 한다.

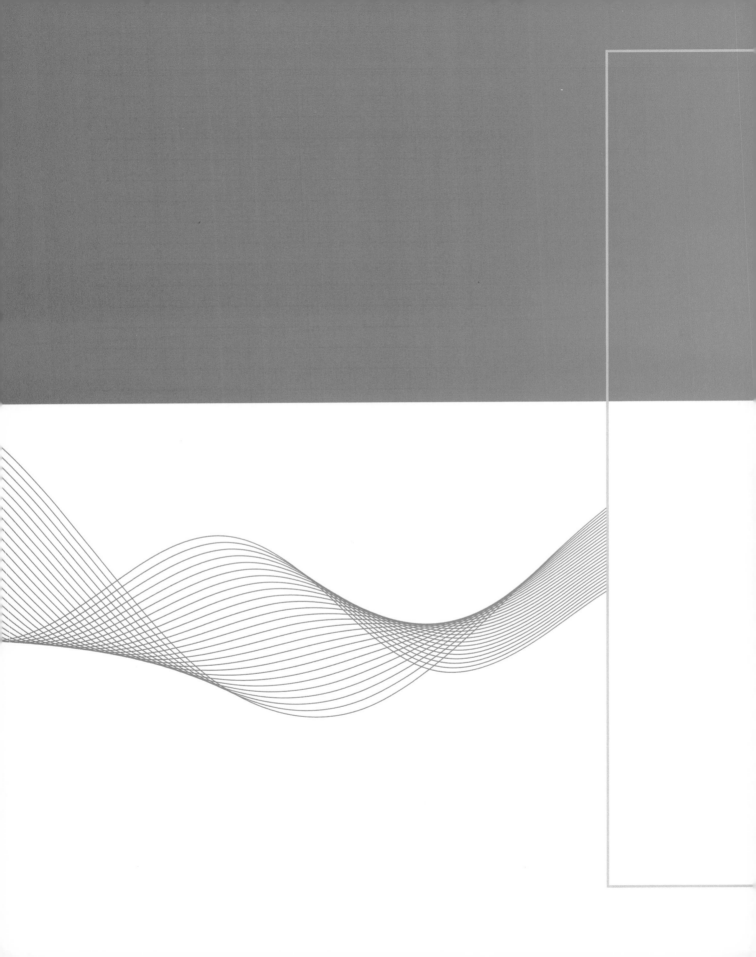

최신
기출문제분석

2020. 6. 14. 임상심리사 2급 1차 필기

제1과목 **심리학개론**

1 기억의 왜곡을 줄이는 데 효과적인 방법으로 가장 거리가 먼 것은?

① 반복해서 학습하기
② 연합을 통한 인출단서의 확대
③ 기억술 사용
④ 간섭의 최대화

> **Point**
> 간섭이란 기억의 인출을 방해하는 것으로 순행간섭과 역행간섭이 있다.
> ㉠ 순행간섭 : 기존의 지식 때문에 새로 배운 것을 기억해내기 어려운 것이다.
> ㉡ 역행간섭 : 오늘 학습한 내용 때문에 기존의 지식을 기억해내기 어려운 것이다.

2 설문조사에서 문항에 대한 응답을 「매우 찬성」에서 「매우 반대」까지 5개의 답지로 응답하게 만든 척도는?

① 리커트(Likert) 척도
② 써스톤(Thurstone) 척도
③ 거트만(Guttman) 척도
④ 어의변별(Semantic Differential) 척도

> **Point**
> ② 써스톤(Thurstone) 척도는 어떤 사실에 대하여 가장 우호적인 태도와 가장 비우호적인 태도를 나타내는 양 극단을 등간격으로 구분하여 여기에 수치를 부여하는 등간척도이다.
> ③ 거트만(Guttman) 척도는 단일차원적 특성, 태도, 현상 등을 측정하기 마련된 것으로 누적척도의 형식을 취한다.
> ④ 어의변별(Semantic Differential) 척도는 일직선으로 도표화된 척도의 양 극단에 대칭적 표현이나 형용사의 연속선상에 응답자로 하여금 5점 또는 7점 중에서 해당하는 부분에 평가하도록 하는 척도다.

3 최빈값에 관한 설명으로 옳지 않은 것은?

① 주어진 자료 중에서 가장 많이 나타나는 측정값이다.

② 최빈값은 대표성을 갖고 있다.

③ 자료 중 가장 극단적인 값의 영향을 받는다.

④ 중심경향성 기술값 중의 하나이다.

 Point

최빈값이란 대푯값 중의 하나로 분포된 점수 중에서 가장 많이 나타나는 측정값이다. 이때, 대푯값이란 자료의 중심적 성향을 나타내는 수치로 평균, 중앙값, 최빈값 등을 주로 사용한다. 자료 중 가장 극단적인 값의 영향을 받는 것은 평균값이다.

4 기온에 따라 학습능률이 어떻게 달라지는가를 알아보기 위해 기온을 13℃, 18℃, 23℃인 세 조건으로 만들고 학습능률은 단어의 기억력 점수로 측정하였다. 이 때 독립변수는 무엇인가?

① 기온

② 기억력 점수

③ 학습능률

④ 예언

Point

실험법은 연구자가 원인이 되는 독립변인에 조작을 가해서 변화를 줄 때, 결과가 되는 종속변인에서 어떠한 변화가 나타나는가를 살펴보는 것이다.

기온에 따라 학습능률이 어떻게 달라지는가를 알아보기 위해 기온을 세 조건을 만들고 학습능률은 단어의 기억력 점수로 측정하였다면 독립변수는 기온이다. 종속 변수는 학습능률로 이를 조작적 정의한 기억력 점수이다.

Answer 1.④ 2.① 3.③ 4.①

5 인간의 동조행동에 대한 설명으로 틀린 것은?

① 집단이 전문가로 이루어져 있을수록 동조행동은 커진다.

② 대체로 집단의 크기가 커질수록 동조행동은 줄어든다.

③ 집단의 의견이나 행동의 만장일치가 깨지면 동조행동은 거의 나타나지 않는다.

④ 비동조에의 동조(Conformity to Nonconformity)는 행위자의 과거행동에 일관되게 행동하려는 경향이다.

> **Point**
>
> 동조란 자신의 행동이나 생각을 집단의 기준과 일치하도록 바꾸는 것을 말한다. 즉, 집단의 의견에 따라가는 경향성을 의미한다.
>
> ※ 동조를 강화시키는 요인
> - 집단의 크기가 클수록
> - 집단이 전문가로 이루어져 있을수록
> - 집단의 응집력이 클수록
> - 자신에 대한 확신이 적을수록
> - 판단자를 능력이 없거나 불확실하다고 느끼도록 만들었을 경우
> - 집단이 만장일치 할 경우(단 한 사람이라도 반대하면 사회적 소신이 생겨 동조경향성은 감소)

6 Kübler-Ross가 주장한 죽음의 단계에 대한 순서로 옳은 것은?

① 부정 → 분노 → 타협 → 우울 → 수용

② 분노 → 우울 → 부정 → 타협 → 수용

③ 우울 → 부정 → 분노 → 타협 → 수용

④ 타협 → 부정 → 분노 → 우울 → 수용

> **Point**
>
> 죽음의 단계는 미국의 심리학자 엘리자베스 퀴블러-로스(Elisabeth Kübler-Ross)는 1969년에 쓴 『죽음과 죽어감』(On Death and Dying)에서 선보인 모델로서, 사람이 죽음을 선고받고 이를 인지하기까지의 과정을 5단계로 구분지어 놓았다. 죽음의 단계는 부정 → 분노 → 타협 → 우울 → 수용의 단계를 거친다.

7 다음은 무엇에 관한 설명인가?

> 가장 널리 사용되고 있는 성격검사로서 성격 특성과 심리적인 문제를 측정하는 데 사용되는 임상적 질문지

① 주제통각검사

② Rorschach 검사

③ 다면적 인성검사

④ 문장완성검사

Point

① 주제통각검사는 31개의 카드(도판)에 상황과 인물들의 대인관계 장면을 묘사하고 있으며 수검자에게 각 장면에 어울리는 이야기를 만들도록 요청한다.

② Rorschach 검사는 복잡한 잉크 반점으로 만들어진 10개의 카드를 보여주고 반점이 무엇을 나타내는지, 왜 그렇게 보이는지를 대답하게 한다.

④ 문장완성검사는 문장의 앞 부분을 제시하고 내담자가 채워 넣는 결말과 만들어내는 문장에 의해 내담자의 성격이 드러난다고 가정한다.

8 인본주의 성격이론에 대한 설명으로 옳은 것은?

① 무의식적 욕구나 동기를 강조한다.

② 대표적인 학자는 Bandura와 Watson이다.

③ 외부 환경자극에 의해 행동이 결정된다고 본다.

④ 개인의 성장 방향과 선택의 자유에 중점을 둔다.

Point

① 무의식적 욕구나 동기를 강조하는 것은 정신분석이다. 인본주의는 실존적인 선택의 주체로서 현상학적 자기를 중요시한다.

② 인본주의의 대표적인 학자는 Maslow, Rogers 등이 있다. Bandura는 사회학습이론의 주창자이며, Watson은 행동심리학의 창시자이다.

③ 외부 환경자극에 의해 행동이 결정된다고 보는 것은 행동주의 성격이론이다.

Answer 5.② 6.① 7.③ 8.④

9 성격의 5요인 모델에 속하지 않는 것은?

① 개방성   ② 성실성

③ 외향성   ④ 창의성

 Point

성격의 5요인 모델(Big Five)에 따른 구성요소는 개방성, 성실성, 외향성, 우호성, 신경성(신경증)이다.

10 성격의 일반적인 특성과 가장 거리가 먼 것은?

① 독특성   ② 안정성

③ 일관성   ④ 적응성

 Point

성격이란 개인이 환경에 따라 반응하는 특징적인 패턴으로서 타인과 구별되는 독특한 일관성이 있으며 안정적인 사고, 감정 및 행동의 총체를 의미한다.

11 프로이트(Freud)의 성격체계에서 자아(Ego)의 역할이 아닌 것은?

① 중재역할   ② 현실원칙

③ 충동지연   ④ 도덕적 가치

 Point

프로이트의 성격 구조

㉠ **원초아**(id) : 무의식적 정신 에너지의 저장소이며 쾌락의 지배를 받아 현실에 의해서 구속받지 않고 즉각적 만족을 추구한다(쾌락원리).

㉡ **자아**(ego) : 현실적인 적응을 담당하며 원초아와 초자와의 균형을 유지하고 둘 간의 갈등을 중재하는 역할을 한다(현실원리).

㉢ **초자아**(super ego) : 자아로 하여금 현실적인 것뿐만 아니라 이상적인 것도 고려하도록 이끌고 행위를 판단하게 하는 도덕적 규범과 같다(도덕원리).

12 다음 중 모집단의 표준편차를 적은 수의 표본자료에서 추정할 경우 사용하는 분포로 가장 적합한 것은?

① 정규분포
② t분포
③ χ^2분포
④ F분포

① 정규분포는 분포곡선이 평균값을 중심으로 하여 좌우대칭인 종 모양을 이루는 것으로, 정규분포곡선은 평균에서 좌우로 멀어질수록 x축에 무한히 가까워지는 종 모양을 이룬다.

③ χ^2분포는 서로 독립적인 표준정규 확률변수를 각각 제곱한 다음 합해서 얻어지는 분포이다.

④ F분포는 통계학에서 사용되는 연속확률분포로 F검정과 분산분석 등에서 주로 사용된다.

13 효과적인 설득을 위해 고려해야 할 사항이 아닌 것은?

① 설득자가 설득행위가 일어난 상황에 주의를 기울일 필요가 있다.
② 설득자는 피설득자의 특질과 상태를 고려할 필요가 있다.
③ 메시지의 강도가 중요하다.
④ 설득자의 자아존중감이 무엇보다 중요하다.

설득에 관한 상호작용론적 관점에서 인간의 행동은 특질과 상황의 상호적 관계에서 결정된다. 이에 따라 자아존중감이 높은 사람은 남들의 시선과는 관계없이 메시지를 수용할 확률이 높다. 반면, 자아존중감이 낮은 사람은 높은 사람에 비해 설득되기 쉽다는 통념이 있다. 결국 설득자의 자아존중감도 중요하지만 피설득자의 자아존중감이 무엇보다 중요하다는 것이다.

14 강화계획 중 유기체는 여전히 특정한 수의 반응을 행한 후에 강화를 받지만 그 숫자가 예측할 수 없게 변하는 것은?

① 고정비율 강화계획
② 변동비율 강화계획
③ 고정간격 강화계획
④ 변동간격 강화계획

① 고정비율 강화계획은 일정 수의 반응을 나타날 때 강화를 주는 것이다(예 성과급).

③ 고정간격 강화계획은 일정한 주기마다 강화를 주는 것이다(예 월급, 용돈)

④ 변동간격 강화계획은 불규칙한 시간 간격마다 강화를 주는 것이다.

Answer 9.④ 10.④ 11.④ 12.② 13.④ 14.②

15 뉴런의 전기화학적 활동에 관한 설명으로 옳지 않은 것은?

① 뉴런은 자연적으로 전하를 띠는데, 이를 활동전위라고 한다.
② 안정전위는 뉴런의 세포막 안과 밖 사이의 전하 차이를 의미한다.
③ 활동전위는 축색의 세포막 채널에 변화가 있을 경우 발생한다.
④ 활동전위는 전치 쇼크가 일정 수준 즉, 역치에 도달할 때에만 발생한다.

 Point

뉴런은 신경계에서 신경 충동을 전달하는 세포를 말하며, 시냅스를 통해 다른 뉴런 혹은 근육 세포와 상호 작용한다. 이와 같이 뉴런이 역치 이상의 자극을 받았을 때 축색에서 일어나는 급격한 전위 변화를 활동전위라 한다.

16 Piaget가 발달심리학에 끼친 영향과 가장 거리가 먼 것은?

① 환경 속의 자극을 적극적으로 구축하는 가설-생성적인 개체로 아동을 보게 하였다.
② 인간 마음의 변화를 생득적-경험적이라는 두 대립된 시각으로 보는 데 큰 기여를 했다.
③ 발달심리학에서 추구하는 학습이론이 구조와 규칙에 대한 심리학이 되는 데 그 기반을 제공했다.
④ 발달심리학이 인간의 복잡한 지적능력의 변화를 탐색하는 분야가 되는 데 기여했다.

Point

피아제는 인간 마음의 변화를 생득적-경험적으로 분류하지 않았고 평형화라는 개념을 제시하였다. 이는, 인지발달이 이루어지는데 영향을 주는 요인인 성숙과 환경적 요인, 사회적 요인을 적합한 방식으로 통합하고 조정하는 개인의 내재된 능력을 말한다. 즉, 스스로 자신의 인지구조를 형성하고 재구성하는 인지발달의 핵심기능이다.

17 로저스(Rogers)의 '자기 개념'에 관한 설명으로 옳지 않은 것은?

① 사람의 세상에 대한 지각에 영향을 준다.
② 상징화되지 못한 감정들로 구성되어 있다.
③ 자기에는 지각된 자기 외에 되고 싶어 하는 자기도 포함된다.
④ 지각된 경험에 의해 형성된다.

Point

로저스에 따르는 의식 혹은 자각은 인간이 경험하는 어떤 것의 상징화이며, 상징화를 통해서 인간은 경험한 것들을 의식하게 된다. 경험은 의식적인 경험일 수도 있고 무의식적인 경험일 수도 있다. 의식적인 경험은 이미 상징화가 된 것이며, 무의식적 경험은 아직 뚜렷하게 상징화가 되지 않은 경험이다. 개인은 자신의 현상학적 장에서 상징화되지 않은 경험을 하는데, 상징화되지 않은 경험을 변별하고, 선택하고, 반응하는 과정을 상징화 과정이라고 한다. 즉, 상징화는 개인이 자신의 경험을 인식하게 하고, 알게 하는 과정이다.

18 장기기억의 특성에 관한 설명 중 옳지 않은 것은?

① 장기기억에서 주의를 기울인 정보는 다음 기억인 작업기억으로 전이된다.

② 장기기억의 정보는 일반적으로 의미에 따라서 부호화된다.

③ 장기기억에서의 망각은 인출 실패에 따른 것이다.

④ 장기기억의 몇몇 망각은 저장된 정보의 상실에 의해 일어난다.

 Point

단기기억 및 작업기억에 들어오는 정보는 감각기억보다는 오래 지속 되지만 기억하고자 하는 의도적인 노력을 하지 않으면 곧 사라지게 된다. 이때, 군집화(청킹) 등을 통해 작업기업을 장기기억으로 전환할 수 있다.

19 연합학습 이론에 대한 설명으로 틀린 것은?

① 고전적 조건형성 이론 : 능동적 차원의 행동변화

② 조작적 조건형성 이론 : 결과에 따른 행동변화

③ 고전적 조건형성 이론 : 무조건 자극과 조건자극의 짝짓기 빈도, 시간적 근접성, 수반성 등이 중요

④ 조작적 조건형성 이론 : 강화계획을 통해 행동출현 빈도의 조절 가능

 Point

고전적 조건형성 이론은 파블로프의 실험을 통해 제시된 것으로 개에게 종소리를 들려준 후 곧바로 먹이를 제공하는 절차를 몇 번 반복한 뒤, 이후에는 먹이 없이 종소리만 들려주어도 침을 흘리게 된다는 점을 발견하였다. 이는 능동적 차원이 아닌 수동적 차원의 행동변화를 설명한다.

20 음식, 물과 같이 하나 이상의 보상과 연합되어 중립 자극 자체가 강화적 속성을 띠게 되는 현상은?

① 소거(Extinction)

② 자발적 회복(Spontaneous Recovery)

③ 자극 일반화(Stimulus Generalization)

④ 일반적 강화인(Generalized Reinforcer)

Point

음식, 물과 같이 하나 이상의 보상과 연합되어 중립 자극 자체가 강화적 속성을 띠게 되는 현상을 (일반적) 강화인이라고 한다. 스키너는 동물의 조작 행동(operant behavior)을 분석하기 위해 자신의 이름을 딴 실험상자를 고안하였다. 실험상자 안의 동물은 지렛대를 누르거나 표적을 쪼면 보수로 먹이가 나온다. 먹이가 강화인이 되어 동물은 지렛대 누르는 것을 학습하게 된다.

Answer 15.① 16.② 17.② 18.① 19.① 20.④

21 **병적 도벽에 관한 설명으로 옳은 것은?**

① 개인적으로 쓸모가 없거나 금전적으로 가치가 없는 물건을 훔치려는 충동을 저지하는 데 반복적으로 실패한다.

② 훔친 후에 고조되는 긴장감을 경험한다.

③ 훔치기 전에 기쁨, 충족감, 안도감을 느낀다.

④ 훔치는 행동이 품행장애로 더 잘 설명되는 경우에도 추가적으로 진단한다.

> **Point**
> ② 훔치기 전에 고조되는 긴장감을 경험한다.
> ③ 훔친 후에 기쁨, 충족감, 안도감을 느낀다.
> ④ 훔치는 것이 품행장애, 조증 삽화 또는 반사회성 성격장애로 더 잘 설명되지 않아야 한다.

22 **주요 우울장애에 대한 설명으로 옳은 것은?**

① 주요 우울장애의 유병률은 문화권에 관계없이 비슷하다.

② 주요 우울장애의 유병률은 60세 이상에서 가장 높다.

③ 정신증적 증상이 나타나면 주요 우울장애로 진단할 수 없다.

④ 생물학적 개입방법으로는 경두개 자기자극법, 뇌심부 자극 등이 있다.

> **Point**
> ① 주요 우울장애의 유병률은 문화권에 따라 다르게 나타날 수 있다.
> ② 주요 우울장애의 평균 발병 연령은 20대 중반으로 나타난다.
> ③ 주요 우울장애가 심한 상태에서는 무표정하고 정서가 둔화되는 등 정신증적 증상이 나타날 수 있다.

23 **성격장애에 대한 설명으로 옳은 것은?**

① 성격장애는 아동기, 청소년기에는 진단할 수 없다.

② 반사회성 성격장애의 경우 품행장애의 과거력이 있다면 연령과 상관없이 진단할 수 있다.

③ 회피성 성격장애의 유병률은 여성에게서 더 높다.

④ 경계성 성격장애의 유병률은 여성에게서 더 높다.

① 성격장애란 성격 그 자체가 부적응적이어서 자신이 속한 사회문화적 기대에 부응하지 못하고 어긋난 행동을 지속적으로 나타내어 본인도 고통을 받고 주변 사람들도 고통을 받게 된다. 이는 연령을 기준으로 진단 여부를 결정하지 않는다.

② 반사회성 성격장애의 경우 15세 이전부터 품행장애를 나타낸 증거가 있어야 한다. 아동기나 청소년기부터 폭력, 거짓말, 절도, 결석이나 가출 등의 문제행동을 나타낸다.

③ 회피성 성격장애의 평생 유병률은 0.5~1% 정도로 추산되며 남녀의 성비는 거의 비슷한 것으로 나타난다.

24 자폐스펙트럼 장애의 진단에 특징적인 증상만으로 묶인 것은?

① 사회적–감정적 상호성의 결함, 관계 발전·유지 및 관계에 대한 이해의 결함, 상동증적이거나 반복적인 운동성 동작

② 구두 언어 발달의 지연, 비영양성 물질을 지속적으로 먹음, 상징적 놀이 발달의 지연

③ 일반적인 의학적 상태, 타인과의 대화를 시작하거나 지속하는 능력의 현저한 장애, 발달수준에 적합한 친구 관계 발달의 실패

④ 동물에게 신체적으로 잔혹하게 대함, 반복적인 동작성 매너리즘(Mannerism), 다른 사람들과 자발적으로 기쁨을 나누지 못함

자폐스펙트럼 장애는 사회적 상호작용과 의사소통에서 결함이 나타나며, 제한된 관심과 흥미를 보이고 상동증적인 행동을 반복적으로 나타내는 장애들이 포함된다. DSM–IV에서 전반적 발달장애에 포함되었던 자폐증, 소아기 붕괴성 장애, 아스퍼거 장애, 기타 전반적 발달장애를 통합한 것이다.

25 이상심리학의 역사에 관한 설명으로 틀린 것은?

① Kraepelin은 현대 정신의학의 분류체계에 공헌한 바가 크다.

② 고대 원시사회에서는 정신병을 초자연적 현상으로 이해하였다.

③ Hippocrates는 모든 질병은 그 원인이 마음에 있다고 하였다.

④ 서양 중세에는 과학적 접근 대신 악마론적 입장이 성행하였다.

히포크라테스(Hippocrates)는 체액론을 주장하였는데 사람의 체액을 혈액, 점액, 흑담즙, 황담즙으로 구분하고 이 중 어느 체액이 신체 내에서 우세한가에 따라 성격이 결정된다고 보았다.

Answer 21.① 22.④ 23.④ 24.① 25.③

26 우울장애의 원인에 관한 설명으로 옳은 것은?

① 신경전달물질인 노르에피네프린 및 세로토닌의 결핍과 관련이 있다.

② 갑상선 기능 항진과 관련된다.

③ 코르티솔 분비감소와 관련된다.

④ 비타민 B1, B6엽산의 과다와 관련이 있다.

 Point

세로토닌과 노르에피네프린의 결핍은 우울과 관련이 있으며, 삼환계항우울제는 신경전달물질인 세로토닌과 노르에피네프린이 재흡수되는 과정을 억제하여 우울감을 감소시킨다.

27 환각제에 해당되는 약물은?

① 펜시클리딘

② 대마

③ 카페인

④ 오피오이드

 Point

환각제에 해당되는 약물은 펜시클리딘, LSD, 메스칼린, 실로시빈, 엑스터시 등이다.

28 자기애성 성격장애에 대한 설명으로 틀린 것은?

① 과도한 숭배를 원한다.

② 자신의 중요성에 대해 과대한 느낌을 가진다.

③ 자신의 방식에 따르지 않으면 일을 맡기지 않는다.

④ 대인관계에서 착취적이다.

 Point

자기애성 성격장애는 자신에 대한 과장된 평가로 인한 특권의식을 갖고 타인에게 착취적이거나 오만한 행동을 나타내어 사회적 부적응이 초래되는 성격특성이다.

자신의 방식에 따르지 않으면 일을 맡기지 않는 것은 강박성 성격장애의 증상이다.

29 주요 우울장애와 양극성 장애의 비교설명으로 옳은 것은?

① 주요 우울장애와 양극성 장애의 발병률은 비슷하다.

② 주요 우울장애는 여자가 남자보다, 양극성 장애는 남자가 여자보다 높은 발병률을 보인다.

③ 주요 우울장애는 사회경제적으로 낮은 계층에서 발생비율이 높고, 양극성 장애는 높은 계층에서 더 많이 발견된다.

④ 주요 우울장애 환자는 성격적으로 자아가 약하고 의존적이며, 강박적인 사고를 보이는 경우가 많은 데 비해, 양극성 장애의 경우에는 병전 성격이 히스테리성 성격장애의 특징을 보인다.

(Point)

사회적 계층과 관련된 양극성 장애와 주요 우울장애의 비교에 대한 확실한 증거는 없다. 주요 우울장애에 비해 양극성 장애의 발병률이 현저하게 낮으며 주요 우울장애는 여자가 남자보다 발병률이 높지만 양극성 장애는 여자와 남자의 발병률이 비슷하다.

30 소인-스트레스 이론(Diathesis-Stress Theory)에 대한 설명으로 가장 적합한 것은?

① 소인은 생후 발생하는 생물학적 취약성을 의미한다.

② 스트레스가 소인을 변화시킨다.

③ 소인과 스트레스는 서로 억제한다.

④ 소인은 스트레스 상황에서 발현된다.

(Point)

소인-스트레스 이론에서는 장애에 대한 소인을 지닌 사람에게 스트레스 사건이 발생하여 그 적응부담이 일정한 수준을 넘게 되면 조현병이 발생한다고 보고 있다.

Answer 26.① 27.① 28.③ 29.③ 30.④

31 알츠하이머병으로 인한 신경인지장애의 특성에 대한 설명으로 옳은 것은?

① 초기에는 일반적으로 오래된 과거에 관한 기억장애만을 가지고 있다.
② 인지 기능의 저하는 서서히 나타난다.
③ 기질적 장애 없이 나타나는 정신병적 상태이다.
④ 약물, 인지, 행동적 치료 성공률이 높은 편이다.

 Point

알츠하이머병은 치매를 일으키는 가장 흔한 퇴행성 뇌질환으로 서서히 발병하여 기억력을 포함한 인지 기능의 악화가 점진적으로 진행되는 병이다.

32 다음 중 만성적인 알코올 중독자에게서 흔히 발생하는 것으로 비타민 B1(티아민) 결핍과 관련이 깊으며, 지남력 장애, 최근 및 과거 기억력의 상실, 작화증 등의 증상을 보이는 장애는?

① 혈관성 치매
② 코르사코프 증후군
③ 진전 섬망
④ 다운 증후군

Point

코르사코프 증후군은 만성적인 알코올 중독자에게서 흔히 발생하는 것으로 비타민 B1(티아민) 결핍과 관련이 깊으며, 지남력 장애, 최근 및 과거 기억력의 상실, 작화증 등의 증상을 보인다. 작화증이란 기억나지 않는 과거의 일을 꾸며내고 그것을 사실이라 믿는 증상이다.

33 불안 증상을 중심으로 한 정신장애에 대한 설명으로 가장 거리가 먼 것은?

① 강박장애 : 원치 않는 생각이 침습적으로 경험되고, 이를 무시하거나 억압하려 하고, 중화시키려고 노력한다.
② 외상 후 스트레스 장애 : 외상적 사건을 경험하고 난 후에 불안상태가 지속된다.
③ 공황장애 : 갑자기 엄습하는 강렬한 불안, 즉 공황발작을 반복적으로 경험한다.
④ 범불안장애 : 다른 사람들과 상호작용하는 사회적 상황을 두려워하여 회피한다.

Point

범불안장애는 미래에 발생할지 모르는 다양한 위험에 대해 과도한 불안과 걱정이 6개월 이상 최소한 1번에 며칠 이상 발생하는 경우이다.
다른 사람들과 상호작용하는 사회적 상황을 두려워하여 회피하는 것은 사회불안장애(사회공포증)이다.

34 DSM-5에서 변태성욕장애의 유형에 대한 설명으로 옳은 것은?

① 노출장애 : 다른 사람이 옷을 벗고 있는 모습을 몰래 훔쳐봄으로써 성적 흥분을 느끼는 경우
② 관음장애 : 동의하지 않는 사람에게 자신의 성기나 신체 일부를 반복적으로 나타내는 경우
③ 소아성애장애 : 사춘기 이전의 아동을 대상으로 한 성적 활동을 통해 반복적이고 강렬한 성적 흥분이 성적 공상, 충동, 행동으로 발현되는 경우
④ 성적가학장애 : 굴욕을 당하거나 매질을 당하거나 묶이는 등 고통을 당하는 행위를 중심으로 성적 흥분을 느끼거나 성적행위를 반복

📢 Point
① 다른 사람이 옷을 벗고 있는 모습을 몰래 훔쳐봄으로써 성적 흥분을 느끼는 경우는 관음장애이다.
② 동의하지 않는 사람에게 자신의 성기나 신체 일부를 반복적으로 나타내는 경우는 접촉마찰장애(마찰도착장애)이다.
④ 굴욕을 당하거나 매질을 당하거나 묶이는 등 고통을 당하는 행위를 중심으로 성적 흥분을 느끼거나 성적행위를 반복하는 것은 성적 피학장애이다.

35 급식 및 섭식장애에 대한 설명으로 틀린 것은?

① 이식증은 아동기에서 가장 발병률이 높다.
② 되새김 증상은 다른 정신장애에서 발생하는 경우 심각성과 상관없이 추가적으로 진단할 수 있다.
③ 신경성 폭식장애에서는 체중증가를 막기 위한 반복적이고 부적절한 보상행동이 나타난다.
④ 신경성 식욕부진증의 유병률은 여성이 남성보다 높다.

📢 Point
되새김 증상이 다른 정신장애의 맥락에서 발생한다면, 되새김장애 진단은 특별한 임상적 주의가 필수로 요구되는 경우에 한해서 내려진다.

Answer 31.② 32.② 33.④ 34.③ 35.②

36 지적장애에 관한 설명으로 틀린 것은?

① 심각한 두부외상으로 인해 이전에 습득한 인지적 기술을 소실한 경우에는 지적장애와 신경인지장애로 진단할 수 있다.
② 경도의 지적장애는 여성보다 남성에게 더 많다.
③ 지적장애는 개념적, 사회적, 실행적 영역에 대한 평가로 진단된다.
④ 지적장애 개인의 지능지수는 오차 범위를 포함해서 대략 평균에서 1표준편차 이하로 평가된다.

 Point

　　지적장애 개인의 지능지수는 오차 범위를 포함해서 대략 평균에서 2표준편차 이하로 평가된다.

37 조현병의 원인에 관한 설명으로 옳은 것은?

① 사회적 낙인 : 조현병 환자는 발병 후 도시에서 빈민거주지역으로 이동한다.
② 도파민(Dopamine) 가설 : 조현병의 발병이 도파민이라는 신경전달물질의 과다활동에 의해 유발된다.
③ 사회선택이론 : 조현병이 냉정하고 지배적이며 갈등을 심어주는 어머니에 의해 유발된다.
④ 표출정서 : 조현병이 뇌의 특정 영역의 구조적 손상에 의해 유발된다.

🔊 Point

　　① 사회적 선택설은 조현병 환자들이 부적응적인 증상으로 사회의 하류계층으로 흘러가게 된 것이라 주장한다.
　　③ 조현병(정신분열증) 유발적 모친은 어머니의 성격이 지배적이고, 냉담하고, 갈등이 많은 경우가 원인이 되어 조현병으로 작용한다.
　　④ 표출정서는 가족 간의 심한 갈등과 부정적 가정의 과도한 표출이 조현병의 원인이 된다고 주장한다.

38 신경성 식욕부진증에 관한 설명으로 틀린 것은?

① 폭식하거나 하제를 사용하는 경우는 해당하지 않는다.
② 체중과 체형이 자기평가에 지나치게 영향을 미친다.
③ 말랐는데도 체중의 증가와 비만에 대한 극심한 두려움이 있다.
④ 체중을 회복시키고 다른 합병증의 치료를 위해 입원치료가 필요한 경우도 있다.

🔊 Point

　　신경성 식욕부진증은 체중 증가와 비만에 대한 두려움이 극심하여 최소한의 음식만을 먹거나 거부함으로써 체중이 비정상적으로 줄어든 경우를 말한다. 유형으로는 폭식-하제 사용형과 제한형으로 구분된다.

39 대형 화재현장에서 살아남은 남성이 불이 나는 장면에 극심하게 불안증상을 느낄 때 의심할 수 있는 가능성이 가장 높은 장애는?

① 외상 후 스트레스 장애

② 적응장애

③ 조현병

④ 범불안장애

 Point

외상 후 스트레스 장애는 실제적 혹은 위협에 의한 죽음에의 노출, 심각한 상해 또는 성폭력에의 노출을 경험했을 때 발생한다.

40 섬망(Delirium) 증상의 특징이 아닌 것은?

① 주의를 기울이고 집중, 유지, 전환하는 능력의 감소

② 환경 또는 자신에 대한 지남력의 저하

③ 증상은 오랜 기간에 걸쳐서 발생

④ 오해, 착각 또는 환각을 포함하는 지각장애

 Point

섬망은 뇌에 영향을 주는 어떤 원인에 의해 일시적으로(몇 시간에서 며칠까지) 주의기능(의식의 혼미)과 인식기능에 장애가 발생하는 경우이다.

Answer 36.④ 37.② 38.① 39.① 40.③

41 심리검사의 윤리적 문제에 대한 설명으로 옳지 않은 것은?

① 검사자들은 검사제작의 기술적 측면에만 관심을 가질 필요가 있다.

② 제대로 자격을 갖춘 검사자만이 검사를 사용해야 한다는 조건은 부당한 검사사용으로부터 피검자를 보호하기 위한 조치이다.

③ 검사자는 규준, 신뢰도, 타당도 등에 관한 기술적 가치를 평가할 수 있어야 한다.

④ 심리학자에게 면허와 자격에 관한 법을 시행하는 것은 직업적 윤리 기준을 세우기 위함이다.

 Point

검사자들은 검사제작의 기술적 측면뿐만 아니라 전문가로서의 전문적 측면, 검사자에 대한 도덕적 측면, 윤리적 측면과 사회적 측면을 모두 고려해야 한다.

42 시각–운동 협응 및 시각적 단기기억, 계획성을 측정하며 운동(Motor)없이 순수하게 정보처리 속도를 측정하는 소검사는?

① 순서화

② 동형찾기

③ 지우기

④ 어휘

Point

① 순서화는 주의의 폭, 집중력, 청각적 단기 기억력, 연속적 처리능력을 측정한다.

③ 지우기는 주의력 및 집중력을 측정한다.

④ 어휘는 언어 발달 정도, 언어 개념 형성, 축적된 언어 학습능력, 교육적 배경을 측정하며 병전지능을 추정할 수 있다.

43 MMPI-2의 재구성 임상척도 중 역기능적 부정정서를 나타내며, 불안과 짜증 등을 경험하는 경우 상승하는 척도는?

① RC4 　　　　　　　　　　　　② RC1

③ RC7 　　　　　　　　　　　　④ RC9

 Point

MMPI-2의 재구성 임상척도 중 역기능적 부정정서를 나타내며, 불안과 짜증 등을 경험하는 경우 상승하는 척도는 RC7이다.

척도명		높은 점수
RCd (dem)	의기소침	• 전반적인 정서적 불편감이 큼 • 낙심하고 의기소침해 있음 • 자존감이 낮으며 자신과 미래에 대해 비관적 • 현재의 상황을 극복할 능력이 없다고 느낌
RC1 (som)	신체증상 호소	• 신체적 불편감을 호소 • 피로, 허약함, 만성적인 통증을 호소할 수 있음 • 건강에 대한 걱정이 많음
RC2 (lpe)	낮은 긍정정서	• 사회적 상황에서 철수되어 있고 즐거움을 못 느낌 • 결정을 내리고 일을 마무리하는데 어려움을 느낌 • 우울증을 경험할 가능성이 높음
RC3 (dyn)	냉소적 태도	• 다른 사람들의 진실성을 믿지 않음 • 다른 사람의 동기를 의심
RC4 (asb)	반사회적 행동	• 다양한 반사회적 행동에 관여할 수 있음 • 공격적으로 행동하는 경향이 있음
RC6 (per)	피해의식	• 다른 사람들로부터 학대받고 괴롭힘을 당한다고 느낌 • 신뢰로운 관계 형성에 어려움을 보일 수 있음
RC7 (dne)	역기능적 부정정서	• 쉽게 불안을 경험하고 불안장애로 발전될 위험이 높음 • 걱정이 많으며 비판에 민감한 경향이 있음 • 실수나 실패에 집착하고 죄책감을 경험할 수 있음
RC8 (abx)	기태적 경험	• 환각, 망상 등의 정신증적 증상을 보고할 수 있음(74T 이상) • 정신분열형 성격 특징을 보일 수 있음(65~74T)
RC9 (hpm)	경조증적 상태	과장된 자기상, 흥분감, 감각추구 경향, 충동통제의 어려움 등 다양한 경조증적 증상들을 보고할 수 있음

Answer 41.① 42.② 43.③

44 MMPI-2의 임상척도 중 0번 척도가 상승한 경우 나타나는 특징은?

① 외향적이다.
② 소극적이다.
③ 자신감이넘친다.
④ 관계를 맺는 데 능숙하다.

 Point

> MMPI-2의 임상척도 중 0번 척도는 내향성 척도(Si ; Social Introversion)이다. 0번 척도가 상승한 경우 내향적이며, 수줍음이 많고, 현실 회피적(소극적)이다.

45 표본에서 얻은 타당도 계수가 표집에 의한 우연요소에 의해 산출된 것이 아님을 확인하기 위해 필요한 것은?

① 추정의 표준오차
② 모집단의 표준편차
③ 표본의 표준편차
④ 표본의 평균

Point

> 표본에서 얻은 타당도 계수가 표집에 의한 우연요소에 의해 산출된 것이 아님을 확인하기 위해 추정(측정)의 표준오차를 확인해야 한다. 측정의 표준오차는 관찰점수를 가지고 진점수를 추정하는 데서 발생하는 오차의 정도를 파악하는 것이다.

46 Wechsler 지능검사를 실시할 때 주의할 사항으로 옳은 것은?

① 피검자가 응답을 못하거나 당황하면 정답을 알려주는 것이 원칙이다.
② 모호하거나 이상하게 응답한 문항을 다시 질문하여 확인할 필요는 없다.
③ 모든 검사에서 피검자가 응답할 수 있을 때까지 충분한 여유를 주어야 한다.
④ 피검자의 반응을 기록할 때는 그대로 기록하는 것이 원칙이다.

Point

> ①② 분명치 않거나 모호한 반응에 대해 유도질문은 피하고 중립적인 질문을 사용하여 탐색한다. (예 "더 자세하게 말씀해주세요, 그것이 무슨 의미인가요?")
> ③ 웩슬러 지능검사 실시 시 모든 검사에게 응답할 수 있을 때까지 충분한 여유를 주는 것이 아니라 집중력이 떨어지면 개별 검사 후 잠시 쉬고 다시 재개한다.

47 BGT(Bender-Gestalt Test)에 관한 설명으로 옳지 않은 것은?

① 기질적 장애를 판별하려는 목적에서 만들어졌다.

② 언어적인 방어가 심한 환자에게 유용하다.

③ 정서적 지수와 기질적 지수가 거의 중복되지 않는다.

④ 통일된 채점체계가 없으며 전문가간의 불일치가 발생할 수 있다.

> **Point**
>
> ③ BGT가 처음에 많이 사용되고 소개되었던 것은 기질적 장애를 판별하려는 목적에서였으나, 이 검사는 뇌손상 이외에도 정신증이나 정신지체 그 밖에 성격적인 문제를 진단하는 데도 적용될 수 있다. 또한 수년 동안 여러 가지 지적, 정서적 장애를 보이고 있는 아동들과 성인들에게 Bender와 그 외의 여러 사람들에 의해서 BGT가 실시되어 왔고 객관적 채점방법이 개발되어 왔다.

48 다음 중 뇌손상으로 인해 기능이 떨어진 환자를 평가하고자 할 때 흔히 부딪힐 수 있는 환자의 문제와 가장 거리가 먼 것은?

① 시력장애   ② 주의력 저하

③ 동기저하   ④ 피로

> **Point**
>
> 외상성 뇌손상 환자의 상당수가 후유증을 보이는데 인지, 기분, 행동 영역의 다양한 신경정신과적 문제를 야기한다. 외상성 뇌손상 후 우울증은 10~70%에 이르는데 피로(29%), 주의산만(28%), 분노/이자극성(28%), 반추(25%)가 가장 흔한 우울 증상이었고 외상성 뇌손상 환자의 27%가 절망감, 무가치함, 흥미상실 등의 주요 우울장애 진단 기준에 부합한다.

49 K-WAIS-IV에서 일반능력지수(GAI)에 해당하지 않는 것은?

① 행렬추론   ② 퍼즐

③ 동형찾기   ④ 토막짜기

> **Point**
>
> 일반능력지수(GAI)는 언어이해지수(어휘, 이해, 공통성, 단어추리, 상식)와 지각추론지수(토막 짜기, 행렬 추론, 공통그림 찾기, 빠진 곳 찾기)의 합산으로 산출되는 지표로 지능의 보다 안정적인 요인들로 구성되어 있다. 동형찾기는 기호쓰기 선택과 함께 처리속도지수(PSI)를 구성한다.

Answer 44.② 45.① 46.④ 47.③ 48.① 49.③

50 원판 MMPI의 타당도 척도가 아닌 것은?

① L척도   ② F척도

③ K척도   ④ S척도

 Point

과장된 자기제시 척도(S ; Superlative Self-Presentation)는 자기 자신을 매우 정직하고, 책임감 있고, 심리적 문제가 없고, 도덕적 결점이 거의 없고, 다른 사람들과 매우 잘 어울리는 사람인 것처럼 드러내려는 경향을 평가한다. 인사 선발 혹은 자녀양육권 평가 등의 장면에 흔히 관찰되며 검사 앞부분에 국한되어 있는 K척도(교정 척도)와 달리 S척도의 문항은 검사 전반에 걸쳐 퍼져 있다.

51 Rorschach 검사에서 지각된 스트레스와 관련된 구조변인이 아닌 것은?

① M   ② FM

③ C   ④ Y

 Point

Rorschach 검사에서 구조적 요약-하단부는 크게 7개의 영역인 중심 영역, 사고 영역, 정서 영역, 조정 영역, 과정 영역, 대인관계 영역, 자아지각 영역, 특수지표로 구분된다. 중심 영역 중 경험 기초는 FM 개수 + m 개수 : C 개수 + T 개수 + Y 개수 + V 개수의 합으로 산출하여 수검자에 의해 경험된 자극 압력에 대한 정보를 제공해 준다.

52 지능에 대한 설명으로 옳지 않은 것은?

① 비네(A. Binet)는 정신연령(Mental Age)이라는 용어를 사용하였다.

② 지능이란 인지적, 지적 기능의 특성을 나타내는 불변개념이다.

③ 새로운 환경 및 다양한 상황을 다루는 적응과 순응에 관한 능력이다.

④ 결정화된 지능은 문화적, 교육적 경험에 따라 영향을 받는다.

Point

지능에 대한 통일된 개념 정의는 없으나 일반적으로 학습능력, 추상적 사고능력 등의 인지적 능력으로 정의되며 지능검사는 개인의 지적인 능력수준을 평가하는 도구이다. 지능은 연령, 교육수준, 뇌 손상 여부 등 다양한 요인에 따라 변화한다.

53 집중력과 정신적 추적능력(Mental Tracking)을 측정하는 데 사용되는 신경심리검사는?

① Bender Gestalt Test
② Rey Complex Figure Test
③ Trail Making Test
④ Wisconsin Card Sorting Test

Point

선로 잇기 검사(Trail Making Test : TMT)는 집중력, 정신적 추적능력을 평가한다. A형과 B형으로 되어있다. A형은 검사지에 무작위로 배치되어 있는 숫자들을 1-2-3-4와 같이 차례대로 연결하는 것이고, B형은 숫자와 문자를 번갈아 가며 차례대로 연결하는 것으로(1-가-2-나-3-다) 검사를 마치는데 걸린 반응 시간과 오류 수가 측정된다.

54 Sacks의 문장완성검사(SSCT)에서 4가지 영역에 속하지 않는 것은?

① 가족 영역
② 대인관계 영역
③ 자기개념 영역
④ 성취욕구 영역

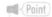

Point

문장완성검사(Sentence Completion test, SCT)는 미완성된 문장을 완성하게 하여 피검사자의 투사를 유도하는 심리검사이다. 측정 영역은 가족 영역, 성적 영역, 대인관계 영역, 자기개념 영역이다.

55 정신지체가 의심되는 6세 6개월 된 아동의 지능검사로 가장 적합한 것은?

① H-T-P
② BGT-2
③ K-WAIS-4
④ K-WPPSI

Point

K-WPPSI는 만 3세~만 7세 3개월의 아동을 대상으로 한 지능검사이며, K-WIAS-4는 만 16세~만 69세 11개월의 지능을 평가할 수 있다. H-T-P와 BGT-2는 지능을 평가하는 도구로 적합하지 않다.

Answer 50.④ 51.① 52.② 53.③ 54.④ 55.④

56 검사-재검사 신뢰도에 관한 설명으로 옳지 않은 것은?

① 검사 사이의 시간 간격이 너무 길면 측정대상의 속성이나 특성이 변할 가능성이 있다.

② 반응민감성에 의해 검사를 치르는 경험이 개인의 진점수를 변화시킬 가능성이 있다.

③ 감각식별검사나 운동검사에 권장되는 방법이다.

④ 검사 사이의 시간 간격이 짧으면 이월효과가 작아진다.

 Point

검사-재검사 신뢰도는 시간 경과에 따른 검사의 안정성을 재는 것으로, 1차 때의 점수와 일정한 시간이 흐른 뒤에 동일한 도구를 통해 얻은 2차 점수 간의 상관관계를 알아보는 것이다. 두 검사 사이의 시간 간격이 너무 짧은 경우 앞에서 응답한 것을 기억해서 뒤의 응답 시에 활용하게 되므로 이월효과가 커진다.

57 다음 MMPI 검사의 사례를 모두 포함하는 코드 유형은?

> ㉠ 에너지가 부족하고 냉담하며 우울하고 불안하며 위장장애를 호소하는 남자이다.
> ㉡ 이 남자는 삶에 참여하거나 흥미를 보이지 않고 일을 시작하는 것을 힘들어한다.
> ㉢ 미성숙한 모습을 보이며 의존적일 때가 많다.

① 2-3/3-2

② 3-4/4-3

③ 2-7/7-2

④ 1-8/8-1

Point

② 3-4/4-3은 만성적 분노, 적대적·공격적 충동이 있으나, 적절한 방식으로 표현하지 못하며 수동-공격성 성격장애, 연극성 성격장애가 나타난다.

③ 2-7/7-2는 사소한 문제에 과도한 반응, 자신의 문제에 골몰하며 일어나지 않을 일을 걱정한다. 자기 처벌적, 자기비난, 열등감이 강한 유형이다.

④ 1-8/8-1은 적대감, 공격적, 불신 감정을 호소한다. 감정조절, 적응적 표현능력이 결여되어 조현병, 분열성 성격장애 진단이 가능하다.

58 연령이 69세인 노인환자의 신경심리학적 평가에 적합하지 않은 검사는?

① SNSB

② K-VMI-6

③ Rorschach 검사

④ K-WAIS-IV

 Point

로샤 검사는 스위스 정신의학자인 로샤(H. Rorschach)에 의해 1921년 개발된 투사적 심리진단 검사로 피험자의 전체 인성을 파악하기 위해 사용된다. 검사는 특수하게 넓게 펼쳐진 잉크 얼룩 문양으로 이루어진 10개의 판으로 구성되어 있다.

59 심리검사 점수의 해석과 사용에서 임상심리사가 유의해야 할 점이 아닌 것은?

① 검사는 개인의 일정 시점에서 무엇을 할 수 있는지를 밝혀내도록 고안된 것이다.

② 검사 점수를 해석할 때는 그 사람의 배경이나 수행동기 등을 배제해야 한다.

③ 문화적 박탈 효과에 둔감한 검사는 문화적 불이익의 효과를 은폐시킬 수 있다.

④ IQ점수를 범주화하여 해석하는 것은 오류 가능성이 있다.

 Point

검사 점수(평가 결과)를 해석할 때는 해석의 정확성을 감소시킬 수 있는 다양한 검사 요인들, 예를 들어 피검사자의 검사받는 능력과 수행 동기, 검사에 영향을 미칠 수 있는 상황이나 개인적, 언어적, 문화적 차이 등을 고려해야 한다.

60 기억검사로 분류되지 않는 것은?

① K-BNT

② Rey-Kim Test

③ ReyComplex Figure Test

④ WMS

Point

K-BNT는 한국판 보스턴 이름대기 검사로 만 3세부터 만 14세 11개월의 아동 및 학령기 학생을 대상으로 표현 어휘력 측정 및 표현 언어장애 선별을 목적으로 실시한다.

Answer 56.④ 57.① 58.③ 59.② 60.①

61 자신의 초기 경험이 타인에 대한 확장된 인식과 관계를 맺는다는 가정을 강조하는 치료적 접근은?

① 대상관계이론
② 자기심리학
③ 심리사회적 발달이론
④ 인본주의

 Point

대상관계이론
㉠ 멜라니 클라인(Melanie Klein)이 제시한 대상관계이론에서 인간은 관계를 만들고 유지시키고자 하는 욕구에 의해 동기화되며, 대상과 형성하는 관계의 질에 따라 개인의 심리내적 특성이 크게 좌우된다고 보았다.
㉡ 초기 양육자와의 대상관계, 즉 양육자의 대상 이미지, 어머니에게 돌봄을 받는 자기 이미지, 대상 이미지와 자기 이미지의 관계에 대한 내면화가 성격과 자아발달에 영향을 준다고 보았다.
㉢ 가장 심각한 공포와 불안은 개인의 내적 갈등으로 발생하는 것이 아니라 대상관계의 상실이나 왜곡이 있을 때 발생하며, 치료자와 새로운 긍정적 대상관계를 경험하게 될 때 내담자의 내적 대상 표상은 성숙하게 변화될 수 있다고 보았다.
㉣ 치료적 과정에서 안아주는 능력(holding), 공감적 이해, 반영, 견디어 주는 능력이 중요하다고 보았으며, 치료자가 충분히 좋은 어머니 역할이 되어주는 것을 통해 치료가 이루어진다고 보았다.

62 임상심리사의 역할 중 교육에 관한 설명으로 옳은 것을 모두 고른 것은?

㉠ 심리학자가 아동들이 부모의 이혼에 대처하도록 도와주는 방법에 관한 강의를 해주는 것은 비학구적인 장면에서의 교육에 해당된다.
㉡ 의과대학과 병원에서의 교육은 비학구적인 장면에서의 교육에 포함된다.
㉢ 임상심리학자들은 심리학과뿐만 아니라 경영학, 법학, 의학과에서도 강의한다.
㉣ 의료적, 정신과적 문제를 대처하도록 환자를 가르치는 것도 임상적 교육에 포함된다.

① ㉠, ㉡, ㉢
② ㉠, ㉡, ㉣
③ ㉠, ㉢, ㉣
④ ㉡, ㉢, ㉣

 Point

병원에 속한 일부 임상심리학자들은 의대의 교수진으로 의과대학 수업을 담당하기도 한다. 따라서 의과대학과 병원에서의 교육은 임상적 장면에서의 교육에 포함된다.

63 다음 ( )에 알맞은 것은?

> Seligman의 학습된 무기력과 관련하여 사람들이 부정적 사건들을 ( ), ( ), ( )으로 볼 때 우울하게 되는 경향이 있다고 예언한다.

① 내부적, 안정적, 일반적
② 내부적, 불안정적, 특수적
③ 외부적, 안정적, 일반적
④ 외부적, 불안정적, 특수적

Point

우울 유발적 귀인 양식에는 내부적 귀인, 안정적 귀인, 전반적 귀인이 있다.
- 내부적 : 실패 경험에 대해 자신의 탓으로 돌리는 것을 말한다(능력 부족, 노력 부족, 성격적 결함).
- 안정적 : 실패 경험에 대해 쉽게 변화될 수 없는 지속적 요인의 탓으로 돌린다(성격, 능력 등).
- 전반적(일반적) : 실패 경험을 전반적 요인에 귀인한다(전반적 능력의 부족, 성격 전체의 부족, 수학 과목만 낮은 점수를 받았을 때 "수학을 망쳤으니 난 실패자야").

64 수업시간에 가만히 자리에 앉아 있지 못하고 돌아다니며, 급우들의 물건을 함부로 만져 왕따를 당하고 있는 초등학교 3학년 10세 지적장애 남아의 문제행동을 도울 수 있는 가장 권장되는 행동치료법은?

① 노출치료
② 체계적 둔감화
③ 유관성 관리
④ 혐오치료

Point

유관성 관리(수반관계관리, contingency management)는 스키너(Skinner)의 조작적 조건화의 원칙에 입각하여 결과를 수정함으로써 행동변화를 시도하는 치료 전략이다. 수업시간에 가만히 자리에 앉아 있지 못하고 돌아다니며 급우들의 물건을 함부로 해치는 초등학생의 행동변화를 치료하는 데 적용할 수 있다.

Answer 61.① 62.③ 63.① 64.③

65 현재 임상장면에서 많이 사용되는 심리평가 도구들 중 가장 먼저 개발된 검사는?

① 다면적 인성검사

② Strong 직업흥미검사

③ Rorschach 검사

④ 주제통각검사

> **Point**
> 로샤 검사는 스위스 정신의학자인 로샤(H. Rorschach)에 의해 1921년 개발된 대표적인 투사적 검사이다.
> ① 다면적 인성검사(MMPI)의 원판은 미네소타 대학병원에서 일하던 임상심리학자 해서웨이(Stark Hathaway)와 정신과 의사 맥킨리(J. Charnley McKinley)에 의해 1943년에 처음 출판되었다.
> ② Strong 직업흥미검사는 직업의 흥미에 대해 알기 위해 1927년에 스트롱(Edward Strong, Jr)이 개발한 검사로, 대상은 현재 진로를 탐색 중인 사람이다. 경험적, 예언적, 직업적 특성을 가지고 있으며 지속적인 개정을 거치면서 가장 체계적인 흥미검사로 알려져 있다.
> ④ 주제통각검사는 그림을 보고 만드는 공상적인 이야기를 통해서 의식적 및 무의식적인 경향을 알려는 목적으로 머레이(H. A. Murray)와 모간(C. D. Morgan)에 의해서 1935년 만들어졌다.

66 다음은 무엇에 관한 설명인가?

> Beck이 우울증 환자에 대한 관찰을 기반하여 사용한 용어로, 자신을 무가치하고 사랑받지 못할 사람으로 간주하고, 자신이 경험하는 세계가 가혹하고 도저히 대처할 수 없는 곳이라고 지각하며, 자신의 미래는 암담하고 통제할 수 없으며 계속 실패할 것이라고 예상하는 것

① 부정적 사고(Negative Thought)

② 인지적 삼제(Cognitive Triad)

③ 비합리적 신념(Irrational Belief)

④ 인지오류(Cognitive Error)

> **Point**
> 벡은 우울 증상을 경험하는 사람들의 자동적 사고는 크게 3가지 내용으로 구성되어 있는데 이를 인지적 삼제(cognitive triad)라 하였다. 이는 자기, 세상, 미래에 대한 한 개인의 부정적인 생각과 태도를 말하며 우울증의 원인이 된다.
> ㉠ 자신에 대한 비관적 사고 : "나는 무가치하고 쓸모없는 인간이다"
> ㉡ 자신의 미래에 대한 비관적 사고 : "내겐 더 이상 희망이 없다"
> ㉢ 주변 환경(세계)에 대한 부정적 사고 : "세상 살기가 정말로 어렵다"

67 프로그램의 주요 초점은 사회 복귀이며, 직업능력 증진부터 내담자의 자기개념 증진에 걸쳐 있는 것은?

① 일차 예방   ② 이차 예방

③ 삼차 예방   ④ 보편적 예방

 Point

> Gordon의 예방상담 분류에 기초하여 위험정도 혹은 문제 상황의 심각정도에 따라 보편적, 선택적, 지시적 예방으로 구분하여, 취업준비생과 직장초년생을 1차 예방 내담자로, 일반적으로 실직 위험군에 속하는 최근 청년실직자를 선택적 예방 대상인 2차 예방 내담자로, 그리고 지시된 예방의 대상으로 실직사례가 누적되는 사람을 3차 예방의 내담자로 설정하였다. 사회 복귀와 직업능력 증진, 자기개념 증진은 3차 예방의 내담자에 해당한다.

68 통제된 관찰에 관한 설명으로 적합하지 않은 것은?

① 스트레스 면접은 통제된 관찰의 한 유형이다.

② 자기-탐지 기법은 통제된 관찰의 한 유형이다.

③ 역할시연은 가장 일반적으로 사용되는 통제된 관찰 유형이다.

④ 모의실험 방식에서 관심행동이 나타나도록 하는 유형이다.

 Point

> 자기탐지는 자기관찰법으로 통제된 관찰과는 별개로 관찰자가 자기 자신의 행동을 스스로 관찰하고 기록하는 방법이다. 관찰자가 자신의 행동에 대한 피드백을 통해 문제행동을 통제할 수 있으나, 자신에 대한 관찰 및 기록을 왜곡할 수 있다.

69 주의력 결핍 과잉행동장애(ADHD)는 행동과의 관계에서 볼 때 어떤 부위의 결함을 시사하는가?

① 전두엽의 손상   ② 측두엽의 손상

③ 변연계의 손상   ④ 해마의 손상

Point

> 전두엽은 기억력, 사고력, 행동 조절, 판단력, 감정 조절과 집중력 조절, 계획 능력, 기억력 등과 관련되어 있다. 주의력 결핍 과잉행동장애(ADHD)는 전두엽의 결함에 따라 증세가 나타날 수 있다.

Answer 65.③ 66.② 67.③ 68.② 69.①

70 치료 매뉴얼을 바탕으로 하며 내담자의 특성이 명확하게 기술된 대상에게 경험적으로 타당화된 치료를 실시할 때 증거가 잘 확립된 치료에 대한 기준에 해당하지 않는 것은?

① 서로 다른 연구자들이 시행한 두 개 이상의 집단설계 연구로서 위약 혹은 다른 치료에 비해 우수한 효능을 보이는 경우
② 두 개 이상의 연구가 대기자들과 비교해 더 우수한 효능을 보이는 경우
③ 많은 일련의 단일사례 설계연구로서 엄정한 실험설계 및 다른 치료와 비교하여 우수한 효능을 보이는 경우
④ 서로 다른 연구자들이 시행한 두 개 이상의 집단설계 연구로서 이미 적절한 통계적 검증력(집단당 30명 이상)을 가진 치료와 동등한 효능을 보이는 경우

🔊 Point

근거기반치료는 경험적으로 타당화된 치료(empirically validated treatments), 경험적으로 지지된 치료(empirically supported treatments) 등 다양한 이름으로 불리어진다. 미국심리학회의 제12분과인 임상심리학 분과의 Task Force on Promoition and Dissemination of Psychological Procedures(1995)는 경험적으로 타당화된 치료의 기준과 함께 이 기준에 합당한 다수의 심리학적 개입의 목록을 20여 년 전에 처음으로 발표하였다. 근거 기반이 '어느 정도인(modest) 치료'는 최소 두 편의 치료연구에서 대기자 통제집단보다 우월한 효과를 보여야 하며, 강한 수준의 잘 설계된 치료 연구가 하나인 경우(또는 두 개인데 연구진이 동일한 경우)이다.

71 행동관찰에 대한 설명으로 틀린 것은?

① 면접을 통해서 얻어진 정보에 비해서 의도적 또는 비의도적으로 왜곡될 가능성이 더 적다.
② 연구자 스스로 관심을 가지고 있는 문제를 볼 수 있는 기회를 제공해준다.
③ 표적행동을 분명하게 정의하기 위하여 조작적 정의를 개발하는 것이 필요하다.
④ 외현적–운동 행동뿐만 아니라 인지와 정서적 상태에 대한 정보를 풍부하게 얻을 수 있다.

🔊 Point

행동관찰은 문제 혹은 부적응 행동의 현재 상태 파악이나 표적 행동의 발생비율(빈도나 지속시간)을 측정하기 위해 하는 것으로 외현적–운동 행동을 알 수 있을 뿐 인지와 정서적 상태에 대한 정보를 얻기 위해서는 심리 평가 및 행동 평가를 통해 피검자의 모든 반응을 고려해야 한다.

72 초기 접수면접에 관한 설명과 가장 거리가 먼 것은?

① 환자가 미래의 문제들을 잘 다룰 수 있는지에 초점을 맞춰야 한다.

② 내원 사유를 정확히 파악해야 한다.

③ 기관의 서비스가 환자의 필요와 기대에 부응하는지 판단해야 한다.

④ 치료에 대해 가질 수 있는 비현실적 기대를 줄여 줄 수 있어야 한다.

 Point

접수면접의 목적은 근본적으로 면접이 이루어지는 장소에 내담자를 접수할지에 대한 여부를 결정하는 것이다. 구체적으로는 내담자에게 치료가 필요한지를 결정하는 것으로 어떤 종류(입원환자, 외래환자, 특수한 치료가 필요한 환자)의 치료가 필요한지를 결정한다. 현재 시설이 내담자에게 필요한 치료를 제공해 줄 수 있는지 또는 환자가 보다 적합한 시설을 추천받아야 하는지도 고려한다.

73 골수 이식을 받아야 하는 아동에게 불안과 고통에 대처하도록 돕기 위하여 교육용 비디오를 보게 하는 치료법은?

① 유관관리 기법

② 역조건형성

③ 행동시연을 통한 노출

④ 모델링

Point

모델링은 반두라(Bandura)의 사회학습이론에서 제시된 것으로 타인의 행동을 관찰한 결과로 학습이 이루어진다고 보았다. 관찰학습은 모델링(modeling)할 행동에 주의집중하고 기억을 해야 하며, 이를 어떤 동기에 의해 행동으로 전환해야 한다.

74 다음은 무엇에 관한 설명인가?

> 정신이상 항변을 한 피고인이 유죄로 판결되면 치료를 위해 정신과 시설로 보내진다.
>
> 최종적으로 정상상태로 판정되면 남은 형기를 채우기 위해 교도소로 보낸다.

① M'Naghten 원칙

③ Durham 기준

② GBMI 평결

④ ALI 기준

 Point

유죄이지만 정신장애(GBMI : guilty but mentally ill verdict) 평결 ⋯ 유죄이지만, 정신장애가 있다는 결론을 취하는데 사회 안전에 위험한 정신이상자의 석방을 금지하려고 한 입법 목적을 가졌다. 이 평결을 내릴 경우 기소된 당사자는 만일 자신이 유죄로 판단되면 부과될 형의 선고를 받으며 이 경우 형의 집행 뿐 아니라 정신병원에서 치료처분이 부과될 수 있다.

① 범죄자의 범죄 행위가 정신이상 때문에 옳고 그름을 판단하지 못한 결과였는지 증명하기 위한 법적 검사

75 아동기에 기원을 둔 무의식적인 심리적 갈등에서 이상행동이 비롯된다고 가정한 조망은?

① 행동적 조망

② 인지적 조망

③ 대인관계적 조망

④ 정신역동적 조망

 Point

정신역동적 조망은 이상행동의 근원적 원인을 어린 시절의 경험에 뿌리를 둔 무의식적 갈등에서 찾는다.

① 행동적 조망 : 인간의 행동은 환경으로부터 학습된 것으로 보며, 이상행동 또한 고전적 조건형성, 조작적 조건형성, 사회적 학습 등을 통해 형성되고 유지된다고 본다.

② 인지적 조망 : 이상행동은 자신과 세상에 대해 부정적이고 왜곡된 의미를 부여하는 부적응적인 인지활동에 기인한다고 주장한다.

③ 대인관계적 조망 : 초기 아동기 경험은 자기표상과 대상표상의 형성에 중요하며, 이는 성장 후의 대인관계에 미친다고 주장한다.

76 임상적 면접에서 사용되는 바람직한 의사소통 기술에 해당되는 것은?

① 면접자 자신의 사적인 이야기를 꺼내는 데 주저하지 않는다.

② 침묵이 길어지지 않게 하기 위해 면접자는 즉각 개입할 준비를 한다.

③ 환자가 의도한대로 단어들을 이해하기 위해 노력한다.

④ 내담자의 감정보다는 얻고자 하는 정보에 주목한다.

 Point

임상적 면접에서 사용되는 바람직한 의사소통을 위해서는 개방형 질문을 최대한 활용함으로써 환자가 의도한대로 단어들을 이해하기 위해 노력해야 한다.

77 임상심리학자의 법적, 윤리적 책임에 관한 설명으로 틀린 것은?

① 임상심리학자의 직업수행에는 공적인 책임이 따른다.

② 어떠한 경우에도 내담자의 비밀은 보장해야 한다.

③ 내담자 사생활의 부당한 침해를 방지하기 위해 노력해야 한다.

④ 내담자, 피감독자, 학생, 연구 참여자들을 성적으로 악용해서는 안 된다.

Point

비밀보장의 원리 … 상담과정에서 알게 된 내담자의 정보와 상담자와 내담자 간의 대화 내용은 반드시 비밀을 보장해 주어야 한다. 이 원리는 상담자와 내담자 간의 신뢰관계를 형성하고 유지하는데 매우 중요하다. 다만, 비밀보장의 예외상황인 경우 내담자의 동의를 얻어 내담자가 노출되어 피해가 가지 않도록 최소한의 정보들을 신중하게 공개해야 한다.

※ 비밀보장의 예외 상황

ㄱ 내담자가 자신과 타인에게 위해 행동을 할 위험이 있을 경우(학대, 폭행, 살인 등)

ㄴ 내담자 자신이 타인의 위해 행동의 피해자인 경우

ㄷ 내담자의 문제가 위급한 상황(병원치료, 자살시도)일 경우

ㄹ 범죄 및 법적인 문제와 연루되어 있을 경우

ㅁ 내담자가 비밀공개를 허락했을 경우

Answer 74.② 75.④ 76.③ 77.②

78 Rorschach 검사에서 반응위치를 부호화할 때 단독으로 기록할 수 없는 것은?

① S   ② D

③ Dd   ④ W

 Point

반응의 위치는 전체(W), 부분(D), 드문 부분(Dd) 공백(S)으로 채점한다. 이때 S는 흰 공백 부분에 반응할 때이 며 독립적으로 채점하지 않고 WS, DS 같이 부가적으로 채점한다.

79 Rorschach 검사의 모든 반응이 왜곡된 형태를 근거로 한 반응이고, MMPI에서 8번 척도가 65T 정도로 상승되 어 있는 내담자에 대한 설명으로 가장 적합한 것은?

① 우울한 기분, 무기력한 증상이 주요 문제일 가능성이 있다.

② 주의집중과 판단력이 저하되어 있을 가능성이 있다.

③ 합리화나 주지화를 통해 성공적인 방어기제를 작동시킬 가능성이 있다.

④ 회피성 성격장애의 특징을 보일 가능성이 있다.

Point

Rorschach 검사의 모든 반응이 왜곡된 형태를 근거로 한 반응이고, MMPI에서 8번 척도가 65T 정도로 상승되 어 있는 내담자의 경우 주의집중과 판단력 저하, 외부 현실에 대한 해석 오류, 망상, 환각, 냉담, 사고와 의사소 통 곤란이 곤란할 가능성이 있다.

80 기억력 손상을 측정하는 검사가 아닌 것은?

① Wechsler Memory Scale

② Benton Visual Retention Test

③ Rey Complex Figure Test

④ Wisconsin Card Sorting Test

Point

위스콘신 카드분류검사는 4개의 자극카드가 놓여 지면 128개의 반응카드를 차례대로 제시받고 4개의 자극카드 중 짝이 된다고 생각되는 카드에 짝을 지우는 것으로 인지적 유연성과 더불어 문제해결력을 평가하는 데 활용한 다(전두엽 기능과 관련).

81 벌을 통한 행동수정 시 유의해야 할 사항이 아닌 것은?

① 벌을 받을 행동을 구체적으로 세분화하고 설명한다.
② 벌을 받을 상황을 가능한 한 없애도록 노력한다.
③ 벌은 그 강도를 점차로 높여가야 한다.
④ 벌을 받을 행동이 일어난 직후에 즉각적으로 벌을 준다.

 Point

벌은 가장 효과가 있을 것으로 예상되는 처벌을 선택하여야 하며, 그 강도를 점차적으로 높이지 말아야 한다.

82 청소년의 권리 빛 책임, 청소년육성정책에 관한 기본적인 사항을 규정한 청소년기본법의 제정 시기는?

① 1960년대
② 1970년대
③ 1980년대
④ 1990년대

 Point

청소년기본법은 구 청소년육성법의 후신으로서, 1991년 12월 31일 제정되어 1993년 1월 1일부터 시행되고 있다. 이 법에서 "청소년"이란 9세 이상 24세 이하인 사람을 말한다. 다만, 다른 법률에서 청소년에 대한 적용을 다르게 할 필요가 있는 경우에는 따로 정할 수 있다.

Answer 78.① 79.② 80.④ 81.③ 82.④

83 약물에 관한 설명으로 옳은 것을 모두 고른 것은?

> ㉠ 약물 오용 : 의도적으로 약물을 다른 목적으로 사용하는 것이다.
>
> ㉡ 약물 의존 : 약물이 없이는 지낼 수 없어 계속 약물을 찾는 상태를 말한다.
>
> ㉢ 약물 남용 : 약물을 적절한 용도로 사용하지 못하고 잘못 사용하는 것이다.
>
> ㉣ 약물 중독 : 약물로 인해 신체건강에 여러 부작용을 나타내는 상태를 말한다.

① ㉠, ㉡

② ㉡, ㉣

③ ㉢, ㉣

④ ㉠, ㉣

🔊 Point

　　㉠ **약물오용** : 약물을 과다사용하거나 무분별하게 사용하는 것을 말한다.

　　㉢ **약물남용** : 약물을 질병의 치료, 경감, 처치, 예방의 목적으로 사용하지 않고 다른 목적으로 사용하는 것을 말한다.

84 집단상담에서 상대방의 행동이 나에게 어떤 반응을 일으키는가에 대하여 상대방에게 직접 이야기 해주는 개입방법은?

① 자기투입과 참여

② 새로운 행동의 실험

③ 피드백 주고받기

④ 행동의 모범을 보이기

🔊 Point

피드백 주고받기

　　㉠ 타인의 행동에 대한 자신의 반응을 상호 간에 솔직하게 이야기해주는 과정을 피드백이라고 한다. 즉 상대방의 행동이 나에게 어떤 반응을 일으키는가에 대하여 상대방에게 직접 이야기 해주는 것이다.

　　㉡ 피드백 주고받기는 집단상담의 중요한 목적의 하나로, 집단성원으로 하여금 타인들이 자신을 어떻게 보고 있는지에 대해 학습할 기회를 제공한다.

85 청소년비행 중 우발적이고 기회적이어서 일단 발생하면 반복되고 습관화되어 다른 비행행동과 복합되어 나타날 수 있는 것은?

① 약물 사용
② 인터넷중독
③ 폭력
④ 도벽

 Point

도벽은 훔치고 싶은 충동을 억누르지 못하고, 물건을 훔치고 나서 기쁨이나 만족감, 안도감을 느끼기 때문에 반복되고 습관화되기 쉽다.

86 진로상담에서 "하고 싶은 일이 너무 많아요."라고 호소하는 내담자에게 가장 먼저 개입해야하는 방법은?

① 자기 이해
② 직업정보 탐색
③ 진학정보 탐색
④ 진로 의사결정

 Point

진로 상담에서 "하고 싶은 일이 너무 많아요"라고 호소하는 내담자에게는 바로 직업 및 진학 정보를 탐색할 것이 아니라 내담자의 자기 이해(직업에 대한 가치관, 적성, 흥미 등)를 먼저 탐색해야 한다.

87 교류분석상담에서 성격이나 일련의 교류들을 자아상태 모델의 관점에서 분석하는 것은?

① 구조분석
② 기능분석
③ 게임분석
④ 각본분석

 Point

교류분석상담 중 구조분석
㉠ 교류분석은 번(Berne)에 의해 창시된 이론으로 의사거래 분석으로도 불린다. 각 개인의 자아 상태를 토대로 상대방과 어떻게 의사소통하는지를 분석하는 이론이다.
㉡ 구조분석 : 자아 상태는 부모 자아, 성인 자아, 아동 자아로 구성되어 있으며, 상태마다 고유한 사고, 감정, 행동적 특성이 존재한다.
• 부모 자아(P ; Parent ego state) : 주로 중요한 인물의 영향을 받아 형성된다. 부모나 형제, 혹은 중요한 인물들의 행동이나 태도를 모방하고 학습하여 내면화된다.
• 성인 자아(A ; Adult ego state) : 객관적으로 현실 세계를 파악하며 합리적 사고와 행동을 취한다. 다른 자아 상태에서 정보를 수집하고 합리적으로 판단한다.
• 아동 자아(C ; Child ego state) : 어린 시절의 감정적 반응체계의 흔적들로 충동적이다. 출생 후 5세경까지 외부 사건들에 대한 감정적 반응체계가 내면화된다.

Answer 83.② 84.③ 85.④ 86.① 87.①

88 미국심리학회(APA)와 미국상담학회(ACA)에서 제시한 전문적 심리상담자의 기본적인 도덕 원칙에 해당하지 않는 것은?

① 자율성(Autonomy)

② 명확성(Clarity)

③ 성실성(Fidelity)

④ 덕행(Beneficence)

Point

미국심리학회(APA)에서는 연구자에게 권고하는 기초적인 도덕적 항목 5가지를 제시한다.

㉠ 피험자의 자율성(autonomy)을 존중해야 한다. 이를 위해서 연구에 참여하는 것이 피험자들의 자발적인 선택의 문제가 되어야 할 것이다.

㉡ 이점(beneficience)과 무해(nonmaleficence)의 항목으로 연구자는 피험자의 가능한 이득을 최대화하고 연구로 인한 피해를 최소화해야 한다.

㉢ 정의(justice)의 항목으로 예를 들어 개발된 약을 쇠약한 환자에게 투여하는 것과 같은 실제 인간사회에서 이루어질 수 없는 연구를 할 때는 그 이유와 적합한 절차를 가져야 한다.

㉣ 신뢰(trust)의 항목으로 연구자는 연구 중에 피험자에게 믿음을 주며 신뢰성 있는 관계를 유지해야 한다는 것이다.

㉤ 성실(fidelity)과 과학적 무결성(scientifc integrity)의 항목인데 연구자는 진실의 발견에 따른 결과를 반드시 공표(promulgation)해야 하며 그 결과는 조작하지 않아야 하는 것이다.

89 정신분석적 상담에서 내적 위험으로부터 아이를 보호하고 안정시켜주는 어머니의 역할을 모델로 한 분석기법은?

① 버텨주기(Holding)

② 역전이(Countertransference)

③ 현실검증(Reality testing)

④ 해석(Interpretation)

Point

② 역전이(countertransference)는 상담자가 내담자에게 일으키는 전이현상으로 상담자 자신의 갈등으로 파생되는 감정이나 신념이 내담자로 인하여 발달되는 경우를 말한다.

③ 현실검증(reality testing)은 환경에 대한 현실감각을 유지하고 있는지를 시험해보고 평가하는 것이다.

④ 해석(interpretation)은 내담자가 명확하게 자각하지 못하는 것을 일깨워 주는 상담자의 설명을 의미한다. 해석을 통해 내담자는 자신의 무의식적 갈등에 대한 통찰을 얻게 된다. 환자가 스스로 이해하기 어려운 무의식적 갈등, 방어기제, 전이, 저항 등에 대해서 상담자가 해석을 해 주어야 한다. 해석은 가능한 한 단정적이지 않고 가설적으로 표현하는 것이 좋다.

90 다음 설명에 해당하는 상담기법은?

> 내담자가 반복적으로 드러내는 자기파멸적인 행동의 동기를 확인하고 그것을 제시해서 감춰진 동기를 외면하지 못하고 자각하게 함으로써 부적응적인 행동을 멈추도록 한다.

① 즉시성
② 단추 누르기
③ 수프에 침 뱉기
④ 악동 피하기

🔊 Point

수프에 침 뱉기는 개인을 이전의 행동으로부터 분리시키려고 할 때 아주 효과적으로 사용하는 기법이다. 상담자가 내담자의 잘못된 인식, 생각 또는 행동을 간직하고 '침을 뱉으면', 내담자는 그와 같은 것을 더 이상 하지 않거나 주저하게 되는 원리이다.

91 트라우마 체계 치료(TST)의 원리에 대한 설명으로 옳지 않은 것은?

① 무너진 체계를 조정하고 복원하기
② 현실에 맞추기
③ 최대한의 자원으로 작업하기
④ 강점으로 시작하기

🔊 Point

트라우마 체계 치료(TST : trauma system a therapy)는 열 가지 치료 원리를 따른다. 이 원리들은 트라우마 체계 치료의 기본적인 특성에 기반하고 있다.
1. 무너진 체계를 조정하고 복원하기
2. 먼저 안전을 확보하기
3. 사실에 근거하여 명확하고 초점화된 계획을 만들기
4. 준비되지 않았을 때 시작하지 않기
5. 최소한의 자원으로 작업하기
6. 책임, 특히 당사자의 책임을 주장하기
7. 현실에 맞추기
8. 당신 자신과 팀을 돌보기
9. 강점으로 시작하기
10. 더 좋은 체계를 만들어 남겨 두기

Answer 88.② 89.① 90.③ 91.③

92 성문제 상담에서 상담자가 지켜야 할 일반적 지침으로 옳지 않은 것은?

① 상담자는 성에 대한 자신의 태도를 자각하고 있어야 한다.

② 내담자가 성에 대한 올바른 지식을 가지고 있음을 전제로 상담을 시작한다.

③ 상담 중 내담자와 성에 관하여 개방적인 의사소통을 한다.

④ 자신의 한계를 넘어서는 문제는 다른 전문가에게 의뢰한다.

(Point)

성문제 상담 시 내담자의 성지식에 대한 가정이 중요한데, 상담자는 내담자가 성과 성적 욕구, 특히 이성의 성에 대해서는 거의 모르고 있다고 가정하는 것이 안전하다. 또한 상담자는 성급한 경험 내용과 바람직하고 올바른 지식을 혼동해서는 안 된다.

93 로저스(Rogers)가 제안한 '충분히 기능하는 사람'의 특성과 가장 거리가 먼 것은?

① 창조적이다.

② 제약 없이 자유롭다.

③ 자신의 유기체를 신뢰한다.

④ 현재보다는 미래에 투자할 줄 안다.

(Point)

로저스가 제안한 '충분히 기능 하는 사람'의 특징은, 경험에 대한 개방성이 증가하는 것, 현재에 충실하게 살 수 있고 자신이 사는 매 순간에 주의를 기울이는 능력을 가진 것, 유기체에 대한 신뢰(자유로운 주체자가 되고 사회와 조화를 이룸)이다.

94 다음 내용에 해당하는 상담의 기본원리는?

· 상담은 내담자를 중심으로 진행해야 한다.
· 내담자의 자조의 욕구와 권리를 존중해야 한다.
· 상담자는 먼저 자기의 감정이나 태도를 이해할 수 있어야 한다.
· 상담자의 반응은 상담실에서 이루어져야 한다.
· 내담자에 대한 과잉 동일시를 피해야 한다.

① 개별화의 원리

② 무비판적인 태도의 원리

③ 자기결정의 원리

④ 수용의 원리

수용의 원리는 상담자가 내담자에게 따뜻하고 명랑하고 친절하게 대하여 주고 내담자를 중심으로 진행해야 한다는 것을 말한다. 내담자를 수용하기 위해서는 상담자는 먼저 자기의 감정이나 태도를 이해할 수 있어야 하며 내담자에 대한 과잉 동일시를 주의해야 한다.

95 약물남용 청소년의 진단 및 평가에 있어서 상담자가 유의해야 할 사항으로 옳지 않은 것은?

① 청소년이 약물을 사용한 경험이 있다는 것만으로 약물 남용자로 낙인찍지 않도록 한다.
② 청소년 약물 남용과 관련해서 임상적으로 이중진단의 가능성이 높은 심리적 장애는 우울증, 품행장애, 주의력 결핍 과잉행동장애, 자살 등이 있다.
③ 청소년 약물 남용자들은 약물사용 동기나 형태, 신체적 결과 등에서 성인과 다른 양상을 보이므로 DSM-5와 같은 성인 위주 진단체계의 적용에 한계가 있다.
④ 가족문제나 학교 부적응 등의 관련 요인들의 영향으로 인한 일차적인 약물 남용의 문제를 보이는 경우, 상담의 목표도 이에 따라야 한다.

청소년의 경우 성인에 비해 약물 사용 자체가 신체적, 발달적 측면에 더 큰 부정적 영향을 미칠 가능성이 높으므로, 약물 사용 중단을 일차적 치료 목표로 둔다.

96 REBT 상담에 대한 설명으로 옳지 않은 것은?

① 내담자의 비합리적 신념을 발견하고 규명한다.
② 내담자의 무의식을 의식화하고 자아를 강화시킨다.
③ 주요한 상담기술로 인지적 재구성, 스트레스 면역 등이 있다.
④ 합리적 행동 반응을 개발, 촉진하기 위한 행동연습을 실시한다.

REBT(Rational Emotive Behavior Therapy)는 엘리스의 합리적 정서행동치료로 내담자의 비합리적 신념을 발견하여 합리적이고 생산적인 삶을 영위할 수 있도록 하는데 치료목표를 둔다. 내담자의 무의식을 의식화하고 자아를 강화시키는 것은 정신분석적 상담이다.

Answer 92.② 93.④ 94.④ 95.④ 96.②

97　게슈탈트 치료의 접촉경계 장애에 관한 설명으로 옳은 것을 모두 고른 것은?

> ㉠ 내사 : 개체가 환경의 요구를 무비판적으로 받아들이는 것
> ㉡ 투사 : 자신의 생각이나 욕구, 감정을 타인의 것으로 지각하는 것
> ㉢ 융합 : 밀접한 관계에 있는 두 사람이 서로의 독자성을 무시하고 동일한 가치와 태도를 지니는 것처럼 여기는 것
> ㉣ 편향 : 다른 사람에게 하고 싶은 행동을 자기 자신에게 하는 것

① ㉠, ㉡
② ㉠, ㉡, ㉢
③ ㉡, ㉢, ㉣
④ ㉠, ㉡, ㉢, ㉣

📢 **Point**

게스탈트 치료의 접촉경계 장애에서 편향이란 감당하기 힘든 내적 갈등이나 외부 환경 자극에 노출될 때 이러한 경험으로부터 압도당하지 않기 위하여 자신의 감각을 둔화시켜서 환경과의 접촉을 약화시키는 것이다.

98　가족상담의 기본적인 원리와 가장 거리가 먼 것은?

① 가족체제의 문제성을 이해하도록 한다.
② 자녀행동과 부모관계를 파악한다.
③ 감정노출보다는 생산적 이해에 초점을 둔다.
④ 현재보다 과거 상황에 초점을 둔다.

📢 **Point**

가족상담이란 개인이 속해 있는 가족의 구조와 소통 방식을 변화시킴으로써 개인의 심리적 문제를 치료하는 것이다. 여러 구성원으로 이루어져 기능하는 가족을 하나의 체계(system)로 보고 치료적 개입을 통해 가족체계의 변화를 추구한다. 가족상담은 과거보다는 현재 상황과 미래에 초점을 맞추어 진행된다.

99 상담 종결에 관한 설명으로 옳지 않은 것은?

① 상담목표가 달성되지 않아도 상담을 종결할 수 있다.

② 상담의 진행결과가 성공적이었거나 실패했을 때에 이루어진다.

③ 조기종결 시 상담자는 조기종결에 따른 내담자의 감정을 다뤄야 한다.

④ 조기종결 시 상담자가 내담자에게 조기종결에 따른 솔직한 감정을 표현하는 것은 도움이 되지 않는다.

 Point

조기종결 시 상담자는 언제든지 원한다면 상담을 받을 수 있다는 점을 인식시키고 내담자가 미안한 마음을 가지지 않도록 조심한다. 한편, 일정 기간 상담을 진행했지만 내담자의 변화가 보이지 않는다면 상담자는 종결을 고려하고 있는 사실을 그대로 솔직하게 내담자에게 알리고 종결에 대해 의논한다.

100 와이너(Weiner)의 비행분류에 관한 설명으로 옳지 않은 것은?

① 비행자의 심리적인 특징에 따라 사회적 비행과 심리적 비행을 구분한다.

② 심리적 비행에는 성격적 비행, 신경증적 비행, 정신병적(기질적) 비행이 있다.

③ 신경증적 비행은 행위자가 타인의 주목을 끌 수 있는 방식으로 비행을 저지르는 경우가 많다.

④ 소속된 비행하위집단 내에서 통용되는 삶의 방식들은 자존감과 소속감을 가져다주므로 장기적으로 적응적이라고 할 수 있다.

Point

와이너는 비행을 크게 사회적 비행과 심리적 비행으로 구분하였고, 심리적 비행은 성격적 비행, 신경증적 비행, 정신병적 비행으로 구분하였다. 사회적 비행은 반사회적 행동을 하는 비행집단의 구성원으로서 집단문화에 동조하기 위한 수단으로서의 비행이다. 일시적으로 자아존중감과 소속감을 경험하지만 결코 적응적이라고 할 수 없다.

Answer 97.② 98.④ 99.④ 100.④

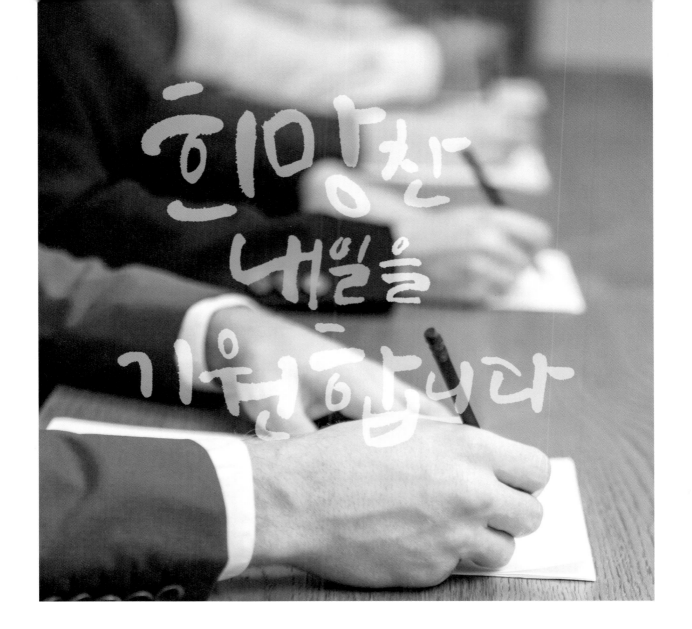

수험서 전문출판사 서원각

목표를 위해 나아가는 수험생 여러분을 성심껏 돕기 위해서 서원각에서는 최고의 수
험서 개발에 심혈을 기울이고 있습 니다. 희망찬 미래를 위해서 노력하는 모든 수험
생 여러분을 응원합니다.

| 공무원 대비서 | 취업 대비서 | 군 관련 시리즈 | 자격증 시리즈 | 동영상 강의 |

수험서 BEST SELLER

공무원

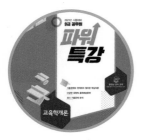

9급 공무원 파워특강 시리즈

국어, 영어, 한국사, 행정법총론, 행정학개론,
교육학개론, 사회복지학개론, 국제법개론

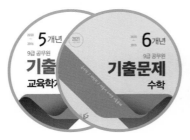

5, 6개년 기출문제

영어, 한국사, 행정법총론, 행정학개론, 회계학
교육학개론, 사회복지학개론, 사회, 수학, 과학

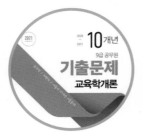

10개년 기출문제

국어, 영어, 한국사, 행정법총론, 행정학개론,
교육학개론, 사회복지학개론, 사회

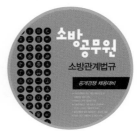

소방공무원

필수과목, 소방학개론, 소방관계법규,
인·적성검사, 생활영어 등

자격증

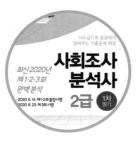

사회조사분석사 2급 1차 필기

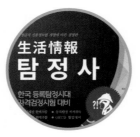

생활정보탐정사

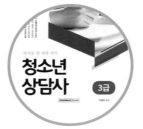

청소년상담사 3급(자격증 한 번에 따기)

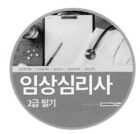

임상심리사 2급 기출문제

NCS기본서

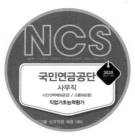

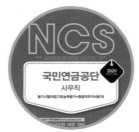

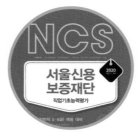

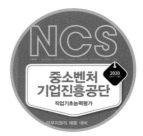

공공기관 통합채용

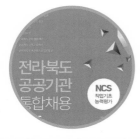

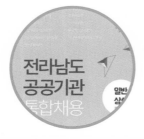

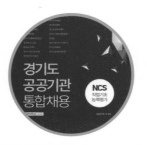

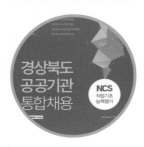